细胞和基因治疗产品的非临床评价研究

主编　王全军　王庆利

U0213495

清华大学出版社

北京

图书在版编目（CIP）数据

细胞和基因治疗产品的非临床评价研究 / 王全军，王庆利主编 . — 北京：清华大学出版社，2021.11（2022.11重印）

ISBN 978-7-302-59568-7

Ⅰ.①细… Ⅱ①王… ②王… Ⅲ.①基因疗法—研究 Ⅳ.① R456

中国版本图书馆 CIP 数据核字（2021）第 239775 号

责任编辑：孙　宇
封面设计：钟　达
责任校对：李建庄
责任印制：曹婉颖

出版发行：清华大学出版社
　　　网　　　址：http://www.tup.com.cn，http://www.wqbook.com
　　　地　　　址：北京清华大学学研大厦 A 座　　　邮　　编：100084
　　　社　总　机：010-83470000　　　　　　　　　邮　　购：010-62786544
　　　投稿与读者服务：010-62776969，c-service@tup.tsinghua.edu.cn
　　　质量反馈：010-62772015，zhiliang@tup.tsinghua.edu.cn
印　装　者：天津鑫丰华印务有限公司
经　　　销：全国新华书店
开　　　本：185mm×260mm　　　印　张：25　　　字　数：473 千字
版　　　次：2021 年 12 月第 1 版　　　印　次：2022 年 11 月第 6 次印刷
定　　　价：118.00 元

产品编号：090061-02

编　委　会

主　编：王全军　王庆利
副主编：吴纯启　耿兴超　王三龙　霍　艳
编　委：（按姓氏拼音字母排序）

蔡宇伽　上海交通大学系统生物医学研究院
陈　凯　山东省药学科学院
戴学栋　国家药品监督管理局药品审评中心
董延生　国科赛赋河北医药技术有限公司
杜　杰　北京赛赋医药研究院有限公司
高　光　前美国 FDA 审评专家
高　杰　军事医学研究院毒物药物研究所
耿兴超　中国食品药品检定研究院
韩俊源　军事医学研究院毒物药物研究所
侯田田　中国食品药品检定研究院
胡雪莲　北京艺妙神州医药科技有限公司
黄　瑛　中国食品药品检定研究院
霍　艳　中国食品药品检定研究院
李　超　中国医学科学院北京协和医学院
李　丹　三卿（北京）生物科技有限公司
李　红　国科赛赋河北医药技术有限公司
李芊芊　中国食品药品检定研究院
李子轲　国科赛赋河北医药技术有限公司

梁宗星　国科赛赋河北医药技术有限公司

林　志　中国食品药品检定研究院

刘　佳　北京美中爱瑞肿瘤医院

刘淑洁　国家药品监督管理局药品审评中心

鲁薪安　北京艺妙神州医药科技有限公司

陆金华　前美国 FDA 审评专家

孟繁思　军事医学研究院毒物药物研究所

庞丽丽　军事医学研究院毒物药物研究所

屈　哲　中国食品药品检定研究院

王　欣　中国食品药品检定研究院

王立军　杭州嘉因生物科技有限公司

王庆利　国家药品监督管理局药品审评中心

王全军　军事医学研究院毒物药物研究所

王三龙　中国食品药品检定研究院

韦　娜　国科赛赋河北医药技术有限公司

文海若　中国食品药品检定研究院

吴纯启　军事医学研究院毒物药物研究所

吴振华　杭州嘉因生物科技有限公司

杨　威　广东省药物非临床评价研究企业重点实验室

叶国杰　杭州嘉因生物科技有限公司

尹纪业　军事医学研究院毒物药物研究所

张　昂　解放军战略支援部队特色中心

张海飞　昭衍（苏州）新药研究中心有限公司

张可华　中国食品药品检定研究院

张素才　北京昭衍新药研究中心股份有限公司

序 一

自 Friedmann 和 Roblin 首次提出基因治疗概念以来，人类在遗传学、干细胞生物学、纳米科学等领域不断得到突破性理论进展和颠覆性技术创新，逐渐将基因与细胞治疗理念从设想转变为现实。Andrew Fire 和 Craig Mello 在 RNA 干扰方面的开创性研究，极大地促进了 RNAi 或反义寡核苷酸基因治疗沉默策略的发展，可用于清除或降低致病的缺陷型蛋白的表达。山中伸弥等以 Oct3/4、Sox2、Klf4 和 c-Myc 再编程因子将成体成纤维细胞重编程为诱导型多能干细胞，可大幅度拓展自体细胞在离体基因治疗和再生医学中的应用前景。光遗传学、化学生物学和点击化学等化学修饰技术，已广泛用于时空控制转基因的表达、化学控制体内细胞的活性、克服转基因的表遗传学沉默或诱导和改进干细胞产品的靶向肿瘤部位。规律成簇间隔短回文重复（CRISPR/CAS）基因编辑系统、碱基编辑器和先导编辑等新一代基因编辑技术的成熟，可以让研究人员对细胞中的 DNA 序列进行精准操作，从而改变细胞命运和生物学特征，为疾病的基因治疗提供了重要的工具。以腺相关病毒 AAV 和慢病毒为代表的病毒性基因递送系统和以脂纳米粒子和外泌体为代表的非病毒性基因递送系统都在蓬勃发展，已逐步实现蛋白质、核酸、基因治疗等药物的长期、靶向和稳定性递送，可以有效降低脱靶效应。目前，新药发现与开发已从小分子化学药物、生物技术药物稳步迈向细胞与基因治疗的新时代。与此同时，药物治疗范式则从传统药物的管理疾病、减轻症状和缓解疼痛模式，逐步走向针对遗传病和（或）威胁生命性疾病病因的研究，以编码蛋白的基因本身或基因的表达机制为作用靶标，旨在恢复、纠正或修正疾病导致的遗传性或获得性的生理功能障碍；进而逐渐成为治疗遗传病、感染性疾病和肿瘤等疾病的重要手段，为传统药物无法解决的疾病提供了更多的选择方案。

与此同时，细胞与基因治疗在化学、生产和控制（CMC）实施原则、商业化运行模式、技术革新和法规性监管等方面均取得了长足进步，有力地推动了产业持续健康发展。合同开发与生产组织（CDMO）在细胞与基因治疗产品的工艺研发与制备、工艺优化、注册与验证批次生产及商业化定制研发等方面大行其道，已涌现出 Lonza、Catalent、药明康德、复星凯特等国际性和国内性行业龙头。据报道，截至

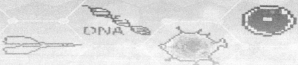

2021 年初，正在开展的细胞与基因治疗临床试验多达 4300 项，已上市的细胞和基因治疗产品有 20 余个，临床试验所针对的人类疾病主要有肿瘤学、糖尿病、神经退行性疾病、血友病、镰状细胞贫血、β - 地中海贫血症、Leber 遗传性视神经病变等。

但细胞和基因治疗产品毕竟不同于一般的小分子药物和普通大分子药物，基于其新颖性和异质性，在产品的生产制备与质量、评价产品疗效和安全性的临床前和临床模型等方面也存在诸多困难和挑战。本书系统地介绍了细胞与基因治疗产品国内外最新指导原则和在生产制备、临床应用过程中可能具有的，对患者健康造成的短期、中期和远期安全风险以及针对这些风险相应的研究评价策略。内容全面、系统合理，科学性、针对性、可读性和参考价值都非常大。

细胞与基因治疗产品的研发，需要"高精尖"生物技术、大量的资金投入和雄厚的生物制药工业基础。我国在本领域的发展较为迅猛和深入，复星凯特研发的国内首款 CAR-T 细胞产品已在 2021 年被国家食品药品监督管理局批准上市。作为国内外首部全面系统介绍细胞与基因治疗非临床研究的专著，相信本书的出版将对国内的细胞与基因治疗产业健康协调发展和产品的研发大有裨益。

蒋华良

中国科学院院士

2021 年 8 月于上海

序　二

细胞和基因治疗产品包括 DNA、RNA、寡核苷酸和自体或异体的细胞，是继化学药物和生物技术药物之后的最新一代药物，具有非常广阔的发展应用前景。其非临床研究计划一般包含一系列体内、体外研究项目，通过所得到的实验数据可支持产品的临床试验，开展非临床研究的目的是为开展临床试验的必要性、可行性提供依据，并寻求监管机构的建议和指导。细胞和基因治疗产品的非临床研究内容包括：（1）概念验证性研究（proof of concept，PoC）又称即药效学研究，旨在确定药理学有效剂量范围、给药途径的可行性、靶向的解剖部位或组织，探索或确定最佳给药时间和最适当的给药方案。（2）生物分布研究，目的是阐明细胞或基因载体的体内处置过程，相关的分布、迁移、归巢等生物学行为，细胞的分化等。（3）安全性评价研究，此研究的目的是系统、全面地鉴别、鉴定和定量药物的安全性风险，包括局部毒性、全身毒性和毒性的可逆性，单次给药毒性试验、重复给药毒性试验、免疫原性和免疫毒性试验、成瘤性 / 致癌性试验、生殖毒性试验、遗传毒性试验和特殊安全性试验。

在设计细胞与基因治疗产品的非临床研究时，应采用灵活、科学、个案处理的原则处理潜在的安全性问题，并在参考毒理学、药代动力学和药效学基本原理地基础上，重点考虑产品的生物学特性、临床适应证、药物投送器械或特殊给药途径的潜在效应。在与监管部门协商讨论和充分参考相关非临床研究原则的基础上，开展全面细致的非临床研究，评估相关临床应用风险，以便有条不稳、及时有效、合适划算地推进产品临床研究。这些风险包括动物模型的相关性、产品的异质性或鉴定的未充分性、非期望的免疫原性、成瘤性、插入突变、生物分布与存续性以及脱靶分布、毒性。

细胞与基因治疗产品的非临床研究中，在使用替代性动物模型（遗传修饰动物、动物疾病模型），配制和给药中所使用的特殊器械，评价载体或细胞的分布或命运所需使用的特殊仪器设备如单光子发射计算机断层扫描（SPECT）、磁共振成像（MRI）、生物发光成像和定量多聚酶链式反应等情况下可能难以实施 GLP；则应采用科学合理的实验方案并报告所有的方案修订和偏离，数据的采集与报告均应具

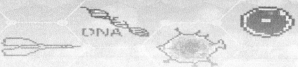

备充分的质量和完整性以支持临床试验。

本书在介绍细胞和基因治疗产品的概念，内涵与外延，治疗领域，作用原理和机制，在物质实体、生物制备方法与模式、安全风险等方面特点和优势，发展史和现状的基础上，全面阐述了在生产制备、临床应用细胞与基因治疗产品过程中可能患者健康造成的脱靶效应、细胞污染、异常分布、致瘤性、成瘤性、异常免疫反应、扩大药理学效应等短期、中期和远期安全风险。从监管的角度对美国、欧盟、日本、中国以及 ICH 所颁布的基因和细胞治疗产品相关技术指南进行了全面的比较和差异分析。从研发的角度在描述介绍产品质量控制方面的要求、方法步骤、技术指标或参数的前提下，通过上市产品的具体案例说明非临床研究的项目、设计、实施、技术要点，对实验结果进行了较为详细、务实的分析解释，是一本针对细胞产品和基因治疗产品研发非常具有参考价值的学术专著。

我国也非常重视细胞与基因治疗产品的研发。2019 年 4 月，国家药品监督管理局启动了中国药品监管科学行动计划，将"细胞和基因治疗产品技术评价与监管体系研究"列入了首批研究项目之中。本书作者大多为国内开展细胞与基因治疗产品非临床研究的专家学者，作为国内外首部全面系统介绍细胞与基因治疗非临床研究的专著，相信本书的出版将有力地促进国内的细胞与基因治疗产业健康协调发展，为开展非临床研究的科技工作者提供宝贵的参考和借鉴。

国家药品监督管理局药品安全总监
中国食品药品检定研究院院长
2021 年 8 月于北京

前　言

　　细胞治疗（cell therapy）是利用患者自体（或异体）的成体细胞（或干细胞）对组织、器官进行修复的治疗方法。细胞治疗方法自发明以来，被广泛用于骨髓移植、晚期肝硬化、股骨头坏死、恶性肿瘤、心肌梗死等疾病。细胞治疗产品的发展源头可以追溯到 19 世纪 30 年代，当时德国科学家施莱登、施旺和魏尔肖等创立了细胞学说。1930 年，瑞士的代保罗·尼汉斯（Daul Niehans，1882—1971 年）成为细胞治疗皮肤年轻化的著名医师，被业界誉为"细胞治疗之父"。一般认为，细胞治疗包括免疫细胞治疗、干细胞治疗和其他细胞治疗等。目前，全球已上市 40 多款细胞治疗产品（含已撤市产品），其中免疫细胞治疗产品有 5 款获批上市（其中 3 款为 CAR-T 细胞，1 款为 DC 细胞，1 款为 T 细胞），其余均为干细胞治疗产品和其他细胞治疗产品。从首次上市的国家和地区来看细胞治疗产品的上市国家和地区主要是美国、韩国、日本和欧盟等，中国也已有了细胞治疗产品获批上市。从上市时间看，细胞治疗产品都集中在 2000 年以后。从适应证看，干细胞产品的适应证范围非常广，包括癌症、神经系统疾病、心血管疾病、代谢系统疾病、消化系统疾病等；免疫细胞主要用于治疗血液肿瘤；其他细胞治疗产品多用于组织损伤修复。细胞治疗产品市场是生物医药市场增长最快的子领域之一。在干细胞领域，2014 年全球干细胞治疗市场规模约为 507 亿美元，2018 年全球干细胞治疗市场规模达 1370 亿美元，年复合增长率高达 22%。预计未来干细胞治疗市场增速将持续维持在 20% 以上。

　　以 1972 年 Friedmann 和 Roblin 正式提出"gene therapy"这一概念为起点，到 1990 年，被称为"基因治疗之父"的 William French Anderson 医生领衔进行了一项长期临床试验，这项临床试验的目的是治疗患有腺苷脱氨酶（ADA）缺乏性重度联合免疫缺陷症（ADA-SCID，一种罕见疾病，每年在欧洲影响约 14 人）的儿童。研究人员使用逆转录病毒将 ADA 基因转移到分离的 T 细胞中，然后将这些基因修饰的 T 细胞回输至患者体内，以求向 ADA-SCID 患者中引入健康的 ADA 基因。令所有人高兴的是，临床试验观察到儿童健康状况的显著改善，该报告表明，基因治疗可以安全有效地用于患者。到现在，基因治疗领域已经发展了近 50 年。尽管期间历经起伏，但近年来基因治疗产品的不断涌现说明基因治疗正在不断走向成熟。

2013—2017 年，全球基因治疗专利数量首次超越论文数量，意味着基因治疗迈入技术成果转化阶段。值得注意的是，FDA（美国食品和药品管理局）和 EMA（欧洲药品管理局）已经批准了一部分基因疗法。2012 年，EMA 批准了首款基因疗法药品 Glybera，这是一种携带人脂蛋白脂肪酶（LPL）基因的 AAV1 载体，用于治疗脂蛋白脂肪酶缺乏引起的严重肌肉疾病，售价高达 120 万美元。2016 年，EMA 批准了第二款基因疗法 Strimvelis——一种治疗 ADA-SCID 患者的干细胞基因疗法。与 Glybera 相似，这种基因治疗起步不好。该疗法最初定价为 66.5 万美元。2017 年，FDA 批准了首款基因疗法 Luxturna，一种携带 RPE65 基因的 AAV2 载体，用于治疗罕见遗传性视网膜病变造成的视力丧失，由美国 Spark Therapeutics 研发。相关产品被批准也意味着欧洲和美国的监管部门已经对基因疗法持肯定态度，这在很大程度上也取决于基因治疗产品的有效性和安全性的进一步提高。

与相对传统药物相比，细胞和基因治疗具有相对独特优势。不同于传统小分子药物和抗体药物在蛋白质水平进行调控，基因治疗可在基因水平发挥作用，因此对于致病基因清晰而蛋白质水平难以成药的靶点具有独特优势，可以在基因水平调控，解决蛋白水平难以成药靶点的成药性问题。另外，相比于传统药物，细胞和基因治疗产品的开发也拥有独特研发优势。细胞的获取和传代增殖技术和工艺都相对成熟，核酸序列的设计与合成相较小分子靶向药和单抗药物难度也更低，非病毒载体工艺的工业化级别放大也相对容易，因此在开发出一个安全、高效的递送系统之后，细胞和基因治疗产品的开发难度反而更低、研发成功率更高。特别是近几年随基因编辑技术的开发，更推动了细胞和基因治疗药物的发展，细胞和基因治疗对于特定基因引起的疾病有极大的应用潜能，特别对单基因突变导致的罕见病而言，基因治疗可实现"治本"，是目前的研究主流，如脊髓型肌萎缩、血友病、莱伯先天性黑蒙等。其中许多款药物更是实现了该适应证可用药零的突破，满足了罕见病患者迫切的用药需求。预测未来细胞和基因治疗在实现实体瘤适应证的突破、向常见病尤其是慢性病领域拓展和罕见病适应证持续拓展等突破还将持续高速发展。

与传统药物相比，细胞和基因治疗产品也更有其特点，最突出的特点是，细胞药物是活的细胞，具有一定的生命繁殖能力，通过修饰机体生命密码，直通病根的作用靶标作用模式达到"药到病除""立竿见影"的治疗效果，这种作用起效方式，致使其在政策监管方面，特别是安全性评价方面与传统药物更加不同，特别是其长期安全效应，更引起人类重视。

众所周知，是药三分毒，新药被批准上市的唯一准则是病人获益远大于用药风险，为了更好推动细胞治疗产品和基因治疗产品产业的发展，务必重视其有效性和安全性问题，这也是撰写本书的初衷。

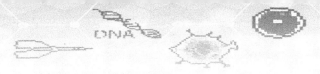

本书共计 13 章，分别涵盖了细胞和基因治疗产品概述、细胞和基因治疗产品的安全风险、细胞和基因治疗产品的行政监管、细胞和基因治疗产品的质量控制、细胞和基因治疗产品非临床毒理学研究、细胞和基因治疗产品药代动力学研究与评价、细胞和基因治疗产品致瘤性 / 成瘤性评价研究、细胞和基因治疗产品免疫原性评价研究、干细胞产品的非临床评价研究、CAR-T 细胞产品的非临床评价研究、溶瘤病毒产品的非临床评价研究、基因编辑产品的非临床评价研究以及细胞和基因治疗产品新药研究申请（IND）注册申报非临床研究核查要点，希望通过本书内容能够为从事细胞治疗产品和基因治疗产品研发者提供些许帮助。本书的特点之一就是在尽可能解释清楚细胞和基因治疗产品潜在风险原理机制的基础上，详细讨论了针对这些潜在风险开展非临床评价研究需要的思路和方法，并尽可能提供翔实的研发案例，但因篇幅有限，大量的研发案例通过数字化手段展示，供大家参考。读者可以扫描下方二维码进入后台观看。

需要说明的是，本书不同于技术指导原则和指南，尽管参与编写的专家充分发挥各自专长，努力将本领域的研究进展呈现给读者，但由于细胞治疗产品和基因治疗产品发展的历史相对较短，特别是文献较少，难免存在欠缺或不当之处，敬请读者提出。另外，数字化的案例展示并不代表标准，也

有不足和欠缺，如有错误和缺漏也敬请读者理解，更希望读者能与我们共同努力，提供更多案例供大家参考。

在本书的编写过程中，非常荣幸得到中国科学院院士蒋华良教授和国家药品监督管理局药品安全总监、中国食品药品检定研究院李波院长的指导，并在百忙之中为本书作序；感谢秦昭恒在书稿收集过程中的辛勤付出，感谢王振屹为本书页眉做画，本书还受到国家重大新药创制专项课题（2018ZX09711003-007；2018ZX09201017-003）的支持，谨代表全体编者深表谢意！

2021 年 9 月于北京

目　　录

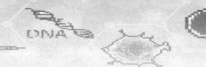

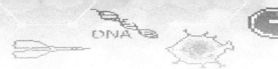

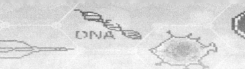

第一章
细胞和基因治疗概述

通过改变基因以治疗乃至治愈某种疾病的想法在过去无异于天方夜谭。然而，时下的"基因即药物"的理念已让这种想法变为现实，并与其他尖端的技术方法相结合共同重塑药物治疗、治愈疾病的模式。约 20 世纪 70 年代，科学家们首次认识到直接改变人类基因的可能性；其后在遗传学和分子生物学领域的科学认知飞速发展，引领生物医学走进了朝气蓬勃的新时代。生物医学研究对人类疾病生物学机制的持续不断地探求，创造了令人鼓舞的推进治疗学进展的新途径；而突破性的创新技术则开启了一波又一波的研究前沿。其中最令人振奋的是细胞和基因治疗（cellular and gene therapy，CGT）产品所带来的广泛应用前景。

CGT 产品是一种日新月异、全新类型的药物，其巨大的生物医学应用潜能初现端倪。对于某些严重的和致命性的人类疾病而言，目前尚缺乏有效的治疗手段，故亟须创新性医药方式进行适当的治疗和干预，而 CGT 产品则是预防或治疗此类疾病的重要范式转变。CGT 技术旨在应对人类疾病（尤其是遗传病）发生、发展的根本原因，其疗效也具有持续乃至永久的特征；故此既迎来新药研发的新模式、新时代和新浪潮，又为治疗罕见病、老年病、失能性疾病等带来新希望、新途径和新思路。目前，全球范围内已有数十种 CGT 产品上市，正在开展的临床试验成千上万，研发资金投入呈现井喷式增长。另外，CGT 产品研发中也频频遭遇生产烦琐复杂、药物递送困难、患者群体小而散、支出花费惊人等挑战和限制。高效细胞收获法、精准基因编辑、下一代干细胞技术、先进制备纯化工艺、组织细胞低温冷链运输等技术的兴起、普及和应用，预示着 CGT 产品研发已走出隧道尽头的黑暗，并可能改变当代医疗保健的运行管理模式。本章扼要描述了 CGT 产品的定义，欧盟、美国和日本对其的分类和监管，CGT 的基本原理，CGT 相对于小分子化药和大分子生物药等传统药物的特殊性，细胞和基因治疗的发展史，CGT 的研发现状与发展趋势，以及未来的机遇与挑战。

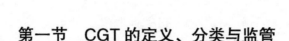

第一节　CGT 的定义、分类与监管

细胞治疗是指使用患者自身或其他供体的细胞治疗疾病。细胞治疗中所使用的细胞通常为干细胞，即可在体内分化成熟为不同特化细胞的原始细胞。从患者体内提取细胞，施加遗传操作处理，再回输至患者体内以治疗疾病。所以基因治疗与细胞治疗殊途同归，时常相互重叠；以 CGT 描述此类产品既实至名归，又恰如其分。

基因治疗是指引入、去除或改变患者细胞内的遗传物质以治疗遗传病或其他发展性疾病的治疗方式。从本质上看，基因治疗就是利用遗传物质治疗遗传性疾病。其中包括加入基因的野生型拷贝（基因添加）或将突变基因改变为野生型基因（基因编辑）；基因操作处理既可能发生于体外（离体治疗），也可能发生于体内（在体治疗）。体细胞基因治疗是指治疗性干预靶向体内占绝大多数的体细胞。如果干预的靶标为生殖细胞，则可称为种系基因治疗；其基因改变可传递至下一代，且带来严重的生物伦理问题。

CGT 在欧洲药品管理局（EMA）被称为高级治疗药品（advanced therapy medicinal products，ATMP），指代治疗、预防和（或）诊断目前尚无有效疗法的疾病的基因治疗、体细胞治疗、组织工程产品和组合型 ATMP。欧洲议会的法令 1394/2007 规定：对申请欧盟上市授权的 ATMP，由 EMA 的高级疗法委员会在赋予授权前进行科学评估。EMA 的 ATMP 分类如下：①含有或由重组核酸组成的，用于调节、修复和（或）替换缺陷基因的基因治疗药品（GTMP）。此类疗法也可能向人基因组中插入新的基因。旨在直接或经由所表达的物质产生治疗性和预防性的效应或补充性的诊断信息。②含有或由细胞或组织所组成的细胞治疗药品（CTMP）具备经修饰的或非生物学的特性，利用其自然功能于治疗、诊断或疾病预防之目的。③含有经适当修饰细胞或组织的组织工程产品（TEPs）用于修复、再生和（或）替换生病的或受损的组织。④掺入活性物质（即活细胞或非活性的细胞或组织）于一个或多个有活性的可植入医疗器械中的组合型 ATMPs，而医疗器械则是治疗产品整体的一部分。EMA 已制订详细的指南确定新的基因、细胞或组织产品是否满足 ATMP 类的科学标准。

CGT 在美国则被称为细胞和基因治疗产品（CGTP），FDA 的 CGTP 产品分类与 EMA 的分类有较大差异：①含有或由遗传物质组成的基因治疗产品，旨在出于治疗用途修饰或操纵基因产物的表达或改变活细胞的生物学性质；可对细胞进行离体修饰，随后再注入人体或者通过基因治疗直接给药至受试者进而出现体内改变。

FDA 明确声明对细胞的离体遗传操纵及随后的注入患者体内过程就是一种体细胞治疗方式。②体细胞治疗涉及给予经过离体操作或处理的自体性、同种基因性或异种基因性活细胞。这种治疗包括植入经操纵的细胞群体（如肝细胞、肌细胞或胰岛细胞），旨在完成复杂的生物学功能。将细胞递送至患者体内所使用的基质、纤维、磁珠或其他材料则归类为辅药、附加的活性成分或医疗器械。③人体细胞、组织以及基于细胞和组织的产品（HCT/P），其定义为含有或成分为人体细胞或组织的产品，旨在植入、移植、输注或转移至接受者的体内。HCT/P 的示例包括骨、韧带、皮肤、源自外周血或脐带血的造血干细胞 / 前体细胞、置于人造基质上的自体软骨细胞或上皮细胞。

美国食品药品管理局依据《公共卫生服务法案》将 CGT 归入人类细胞、组织及相关产品（HCT/P）管理，由生物制品评价与研究中心（CBER）的组织与高级治疗办公室（OTAT）监管，预防性 CGT 产品则由 CBER 的疫苗研究审评办公室（OVRR）评审。依据风险分级管理原则，将 CGT 产品分成高风险的 351HCT/P 和低风险的 361HCT/P。351 产品被当作药品来管理，必须经过 FDA 批准后方可用于临床试验，并在证明其安全、有效和好疗效后，经 FDA 批准方可上市销售。而 361 产品无须经过临床试验或 FDA 批准即可进行临床应用。

在日本，CGT 的名称为再生医療等製（再生药品）；基因治疗的定义为出于治疗目的将遗传物质或遗传修饰细胞注入人体，其中使用非病毒载体表达 siRNA 或反义 RNA 也属于基因治疗。细胞治疗是指将来自人或动物源性组织或器官的，经过处理的活细胞注入或植入体内。其中的"处理"包括以治疗疾病或修复重建组织为目标的：①人工扩增 / 分化细胞并建立细胞系；②化学处理以激活细胞或组织；③修饰生物学特性；④与非细胞 / 非组织性成分联合使用；⑤细胞的遗传修饰。日本的 CGT 技术和产品实施双轨制管理，技术对应临床研究，仅在获得认证的医疗机构进行，不可用于上市许可；产品对应注册试验，以上市许可为目的，上市后成为再生医学产品。临床研究和注册试验以是否上市为目的进行区分，两类临床研究均有明确的监管流程。与此同时，对临床研究的细胞进行风险分类，分别是：Ⅰ类风险，诱导多功能干细胞、胚胎干细胞、转基因细胞、同种异体加工细胞等；Ⅱ类风险，除Ⅰ类之外，大部分干细胞疗法和非同源细胞疗法；Ⅲ类风险，除Ⅰ、Ⅱ类风险外的非干细胞、非同源细胞的细胞疗法。

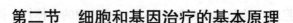

第二节　细胞和基因治疗的基本原理

一、细胞和基因治疗产品的研发策略

对于功能失调性基因所引起的隐性遗传病，加入某一基因的正常拷贝即可逆转疾病表型，所转移的遗传物质也仅为正确的基因。因此，此种情况下应用基因治疗也就直截了当、顺理成章。这种策略也被称为基因增强疗法，非常适合于治疗基因突变所引发的疾病，而此类基因突变可导致基因功能失常或基因编码蛋白的缺陷。在基因治疗时加入一份缺陷基因的功能性或正常的版本，理论上就可确保基因治疗的成功。但是，从更实用的观点看，此种成功至少应以如下两个因素为前提：①插入基因所表达的正常蛋白量必须够大且达到生理水平；②疾病的效应仍处于可恢复的状态下。此类基因治疗已应用于首个 CGT 产品临床试验［适应证为腺苷脱氨酶缺乏型重度联合免疫缺陷症（ADA-SCID）］，但对各类重症联合免疫缺陷或囊性纤维化等疾病也同样有效。

对其他疾病而言，恢复正常蛋白的功能并不足以逆转疾病表型，事实上则应抑制突变基因的表达。这种策略也被称为基因沉默疗法（基因抑制疗法），非常适合于某些显性遗传病、某些类别的癌症或某些传染病的治疗。以显性疾病为例，这种策略的理论设想应当是引入一个可抑制突变基因表达或干扰突变蛋白活性的基因。随着 RNAi 途径在 1998 年被发现，这种基因治疗策略也有了临床实施的可行性。RNAi 是一种内源的、保守的细胞途径，可通过与 mRNA 互补的小 RNA 分子来调节基因表达。对细胞和基因治疗而言，RNAi 途径提供了一种采用内源性细胞机器控制异常或缺陷基因表达的可能性。在几种疾病的非临床研究中已成功地测试了基因沉默策略，目前也正在开展相关的临床试验。

随着 TALEN 或 CRISPR 等基因编辑技术的兴起，我们高兴地迎来了另一种基因治疗策略，即通过去除突变基因和（或）精准纠正基因来编辑基因组。当然，所有的基因治疗策略都有其问题和需要考虑的特殊性。例如，基因增强疗法的主要安全性关注点是转基因随机插入的可能性，此种插入可能发生于有问题的基因组位点，如邻近癌基因、肿瘤抑制基因或不稳定基因组区。尽管基因沉默或抑制策略已取得很大的成功，但无法完全关闭靶基因的表达。此外，对于采用 RNAi 途径的基因沉默策略，需认真探讨和考虑脱靶效应、小 RNA 分子的长期毒性或 RNAi 途径饱和等安全性问题。为此，导向插入转基因或以正常的功能基因替换异常或缺陷基因则是一种理想的基因治疗方式，可避免增强和沉默基因治疗策略所遇到的某些问题。

然而，基因编辑工具也仅在最近一段时间才易于操纵，并得以应用于人的基因治疗中。例如，2016 年采用基因编辑技术治疗癌症的首个临床试验取得了令人满意的结果。当然，也应精心考虑和研究基因编辑技术潜在的脱靶效应或非预期的基因编辑现象。上述三种策略旨在恢复细胞的内稳态以期逆转病理学异常。但是在癌症等多种疾病中，其治疗目标则是杀死缺陷的细胞。在这种情况下，仍可以采用细胞和基因治疗策略，其实施方式为使用转基因以编码一种高毒性蛋白以杀死致病细胞或表达细胞标记蛋白作为免疫系统的靶标。

二、治疗靶标的选择

设计细胞和基因治疗产品时需考虑的另一个重要问题是靶基因或靶细胞的选择，进而需要准确理解和把握疾患或疾病的遗传病因和分子机制。以细胞疗法为例，首先考虑的治疗靶标即是发病的或缺陷的细胞。尽管如此，还需考虑如下几个重要问题：①所采用的治疗性细胞是否需要进行基因治疗处理？②若使用干细胞，干细胞应处于哪一个分化阶段？③细胞来自何处？

就基因治疗而言，靶标的选择则并不直接明了，因为相应的选项较多，其适宜性也取决于疾病的病理机制。对于单基因隐性遗传病，基因治疗在于加入缺陷基因的健康拷贝。但对于显性遗传病等病理更复杂的情况，这种策略不足以确保治疗的成功。对于这些疾病，可能的基因治疗策略应当是采用 RNA 和小 RNA 分子以沉默异常的致病基因表达。为此，可专门设计 siRNA、shRNA 和 miRNA 等各类 RNAi 分子以便靶向致病基因的 mRNA，使其裂解或防止其被翻译。也可采用基因来治疗显性疾病，旨在改善细胞功能（如激活自噬相关的基因）或导致细胞死亡（如自杀性基因治疗）。近年来，加入健康基因拷贝已成为显性疾病的治疗选项，只要用基因编辑工具将异常拷贝去除。

重要的是，在选择治疗靶标时应仔细权衡疾病的病理生理学，因为就众多影响人类健康的疾病而言，细胞疗法可能并不适用。

三、药物递送途径

靶细胞或器官的局域化，可能是决定投药途径以及选择基因递送载体的主要因素。概括地说，基因治疗的给药途径可能有两种：将基因直接递送至生物体内，也称为在体治疗；将基因递送至细胞内，之后将细胞植入生物体内，称为离体治疗。离体基因治疗是一类细胞治疗方法，其中包括免疫细胞治疗［如嵌合抗原受体（CAR）T 细胞治疗、T 细胞受体（TCR）治疗、自然杀伤细胞治疗、肿瘤浸润淋巴细胞（TIL）、骨髓源性淋巴细胞（MIL）、γδT 细胞和树突细胞疫苗］。体内投

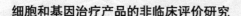

药时，直接将治疗序列递送至靶细胞、靶器官或身体内；这种方法的侵害性较低，但更易于发生脱靶效应。另外，在离体治疗时，在体外处理细胞后再植入患者体内，可以对被处理的细胞施加更多的控制，但技术上更为复杂。尽管如此，这种简单明了的投药途径事实上更为复杂。以体内直接投药为例，就应当考虑到很多重要的问题，如能否接近靶细胞或器官以便直接用药？在经全身给药的情况下，药物是否会对正常细胞产生影响？在设计基因治疗研究课题并将其应用之前，就需要周密考虑这些问题。在靶向中枢神经系统时，采用直接递送途径应考虑血－脑脊液屏障及其选择性。

脑实质内注射或输注进入脑脊液，是一种行之有效的绕过血－脑脊液屏障的方式。但是，此类投药途径具有较大的侵害性，极大地限制了其在患者中的应用。离体投药还可能面临细胞来源的问题。若采用同种基因型细胞，就存在免疫相容性问题，而自体细胞有时则呈缺陷型，故并不适合于细胞治疗。

四、药物递送系统

将外源的遗传物质递送至细胞或组织内，并不是一个直截了当或简易便捷的过程，因为生物体已进化出若干种策略和屏障防止此类事件的发生。故此，在考虑基因治疗策略时，另一个重要问题是递送治疗性序列的方式，即何种递送系统更适合于确保细胞和基因治疗的成功。现有的递送系统可分为两大类：病毒系统和非病毒系统。病毒载体系统包括慢病毒、γ反转录病毒、腺病毒、腺相关病毒、单纯疱疹病毒、牛痘病毒、杆状病毒等工程化重组病毒。

非病毒载体系统所采用的递送方法可分为物理法和化学法两大类。物理法包括流体力学递送法、微量注射法、电穿孔法、核转染法、弹道递送或基因枪法、声波穿孔法、磁转染法、磁穿孔法、微针法。化学法则包括几丁质、β环糊精、聚L型赖氨酸、聚乙烯亚胺、葡聚糖、树状体等多聚体纳米载体，阳离子脂质体、特洛伊木马脂质体、高密度脂蛋白模拟系统、微囊泡外泌体等脂基系统，金属纳米颗粒、量子点、碳纳米管、硅基系统等无机化合物。病毒系统充分利用病毒的广泛多样及其先天性感染或转导细胞的能力。病毒性载体的主要优势在于离体和体内两种治疗方式下的基因转移的高效性、某些情况下载体表达的持续性、可转导细胞的多样性、工程化病毒的高度多样性和天然的核转位机制；其主要缺点是修饰病毒带来的安全性问题，以及可能诱发炎症和免疫应答、克隆能力有限、生产制备复杂、某些情况下趋向性较为有限、可能诱发突变和对病毒感染分子机制了解的局限性。非病毒系统的主要优势在于生产制备简易、毒性较低和无限的克隆能力。其主要不是在于基因的转移效率和表达水平均相对较低、不发生基因整合和趋向性较低。选择某一

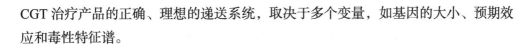

CGT 治疗产品的正确、理想的递送系统，取决于多个变量，如基因的大小、预期效应和毒性特征谱。

五、基因或遗传序列的表达以及持续性的表达和持续性

细胞和基因疗法应用中的另一个重要关注点，即插入转基因或序列的表达水平，因为几乎无法仅引入一份转基因拷贝到靶细胞内。同样重要的是，不同靶细胞中所引入的基因拷贝数也常常各不相同。基于以上两种原因，靶细胞之间的表达水平差异和增加相对于本底条件而言的表达水平增加。此外，如果采用反转录病毒载体等将外源基因整合至基因组内，将导致持续表达且所引起的表达水平可能不同于生理性本底水平（很可能要高得多），进而诱发毒性效应。为此，在临床中实施基因治疗需确保对转基因表达加以极为严格和一致的调控，此种调控可采用受控启动子来实现。合适的基因调控系统应显示出如下特性，包括：①转基因的本底表达水平低；②应当在投药小分子后启动表达，且对该分子的响应剂量较宽；③具有靶细胞或器官特异性；④不干扰内源性基因表达；⑤可快速有效地诱导或阻抑转基因的表达。

基因调控系统可大致分为两大类：采用外源化学物调节基因表达且最广泛地应用于 CGT 产品中的外源性调节系统和依赖于内部刺激以控制转基因表达的内源性控制系统。

在外源性调节系统中，四环素调控系统是应用最多的控制基因表达工具；同类系统中，其他较为成熟的是西罗莫司调节系统或 RU486- 调节系统。在内源性控制系统中，启动子对葡萄糖水平或缺氧等生理参数和条件较为敏感。然而这种内源性调控较为困难，故绝大多数系统所使用的是递送外源分子。

六、CGT 产品细胞靶向

对于绝大多数人类疾病而言，未受到影响的细胞和器官则各不相同；为此基因或细胞疗法需确保优先治疗受累的细胞、组织和器官。细胞靶向的特异性将提高治疗的效力，提升治疗性分子在绝大多数受累细胞或器官中的浓度，避免治疗性分子在非靶向细胞中的隔离、稀释或失活，同时增加细胞治疗产品的安全性特征谱。

参考现有的常规药物开发经验以及细胞移植方面的理论基础，CGT 产品研发中可采用以下几种策略促进特殊靶向：①物理性策略，通过导管之类的器械将分子或细胞直接局部递送至靶区域。②生理性策略，以天然的生理性分布机制为基础。③生物性策略，以生物学方式更改溶媒以实现特异性局域化为基础。局部递送可能是最为直接的递送 CGT 产品的方式，毫无疑问其操作也极具侵害性且某些细胞或器官难以接近。生理性基因递送策略则是利用血液循环等生理机制。尽管在某些情

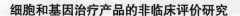

景下可采用全身性递送，但是须解决某些生理性屏障问题，如进入中枢神经系统的血–脑脊液屏障。生物性递送策略是指采用靶细胞特异性启动子等方式修饰载体或细胞，以改变其进入规则或调整进入后的特性。针对不同的载体（病毒或非病毒），可对载体表面进行不同的修饰。例如，可采用其他病毒的糖蛋白修饰慢病毒载体包膜，进而改变其趋向性。对于腺相关病毒，不同的血清型趋向于不同的细胞，进而可提供广泛的应用可选性。单纯疱疹病毒等对神经元具有天然的趋向性，因而尤其适合于作为神经系统的递送载体。对于非病毒载体，尤其是化学性的载体，外加其他的分子则有助于选择靶向细胞。如使用转铁蛋白可确保脂质体更易于进入脑内，绕过血–脑脊液屏障。

七、对细胞和基因治疗的免疫应答

除了疫苗开发和溶解肿瘤外，CGT 产品研发过程中的主要问题就是绕过免疫应答，尤其是在采用病毒载体的情况下。免疫系统通过多种复杂的机制使得机体免受病毒和细菌等病原体的损害。免疫应答可分为两大类，即初始的、快速的、以非特异性防御为主的先天性免疫应答和后期诱发且更为复杂的过继性免疫应答。过继性免疫应答中，涉及特异性抗原介导的病原体识别，体液免疫和（或）细胞免疫介导的病原体清除以及提高对未来感染抵抗力的免疫记忆。

病毒载体和非病毒载体都可能诱发免疫应答，导致载体与所转导的细胞被清除出体内，进而降低细胞和基因治疗的效力。此外，免疫应答中产生的促炎症细胞因子和趋化因子对机体也极为有害。影响载体或细胞免疫应答的因素复杂多样，包括：①投药的途径；②载体的剂量；③患者相关的因素（如年龄、性别、免疫状态和摄取药物）；④所采用的启动子和（或）增强子的种类；⑤对载体基因组序列和（或）结构的更改。

为确保细胞与基因治疗得以克服免疫应答，可采取如下几种针对性的应对策略：①避免被递送的基因在树状细胞、B 细胞或巨噬细胞等抗原呈递细胞中的表达；②采用转基因的表达调节来避免免疫应答，即将基因的表达延迟到组织已从递送载体相关的炎症中恢复时；③将基因递送至脑、眼之类的免疫特许部位；④对所使用的载体进行修饰，如对载体结构开展遗传性（病毒载体）、化学性和非化学性的修饰（针对病毒载体和非病毒载体）；⑤以免疫抑制为基础，类似于器官移植后的化学性抗排异反应。但是，应用免疫抑制策略时应精心计划，因为免疫抑制可干扰 CGT 产品的其他方面，如修饰载体的内在化、稳定性和转导效率或导致癌症风险增加之类的长期并发症。

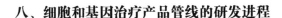

八、细胞和基因治疗产品管线的研发进程

CGT 产品的研发进程可大致分为概念验证、临床前研究、临床试验和上市后监测四个阶段。由于 CGT 产品的特殊性，传统的针对小分子化药和生物技术药物的 Ⅰ～Ⅳ 期临床试验并不适合于 CGT。以开发人心肌膜片治疗心力衰竭为例予以说明。

传统的心力衰竭疗法并未再生所丧失的功能性心肌细胞。植入工程化的心肌膜片（EHM）则可能实现衰竭心脏的重肌肉化。将 hiPSC-CM 包埋于胶原水凝胶中，其后再暴露于适当的实验环境以驱动 hiPSC-CM 自组织并通过铸模和组织融合成为功能性合胞体，进而制成 EHM。其所显示的结构、组织、分子、生理和药理学等方面的特性，均与人心室收缩肌相当。此外，EHM 可整合和强化靶向心室壁的、受抑的收缩性能，且未见显著性不良反应。为此，按照 GMP 要求建立 EHM 生产工艺。

为确保 EHM 开发成功，就必须解决相关的监管问题。首当其冲的问题就是选择既能达到临床阈限疗效又不导致无法接受的安全风险的 EHM 剂量。为了确定最大有效剂量，所制备的 EHM 膜片中所包含的心肌细胞数相当于疾病进程所破坏并被瘢痕组织取代的心肌细胞群（严重心衰时约为 1×10^9 个细胞）。在首次细胞和基因治疗临床试验中，在心力衰竭患者心肌内注射 1×10^8 个 hPSC-CM，以测试其疗效和安全性。使用 hPSC-CM 植入体相关的重大风险可能是心律失常。其次，hiPSC-CM 中所含多能型干细胞杂质也具有形成畸胎瘤的风险。在动物模型中测试人特异性心肌细胞相关的不良反应（尤其是心律失常）的预测性较低，导致治疗窗的估算进一步复杂化。为此，可采用同源性临床前植入模型和非人灵长类等大动物模拟临床植入程序并按比速增长剂量标度法开展风险评估。在小鼠、大鼠和恒河猴中完成可行性、安全性和疗效研究，为 EHM 的人体临床试验铺路。迄今为止，所有的非临床研究都进展顺利，未发现严重的不良反应。对于包括 EHM 在内的心肌细胞治疗产品药效学评价，可采用收缩力测定法作为效价测定法进行离体评估。事实上，EHM 的收缩功能与移植物功能和拟定的治疗药物作用机制（即功能性重肌肉化）密切相关。

2020 年，对末期心力衰竭且缺乏替代性治疗选项的患者开展了 EHM 的首次临床试验，据估计，个性化 EHM 构建时间为 4～6 周。

第三节　细胞和基因治疗的特殊性

与传统的小分子化药、大分子生物技术药物相比较，CGT 的特殊性、先进性和研发艰巨性主要体现在以下几个方面。

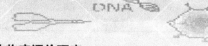

一、前所未有的治疗模式

传统药物一般旨在管理疾病、减轻症状和缓解疼痛，而 CGT 所针对的是某些遗传病和某些威胁生命的、获得性疾病的根本病因，旨在恢复、纠正或修正疾病导致的遗传性或获得性生理功能障碍。对于某些由于基因突变导致蛋白缺陷或缺乏功能的疾病而言，基因治疗可固定这种缺陷和（或）产生功能蛋白的方式。例如囊性纤维化电导调控子（CFTR）基因的基因突变导致黏液分泌改变，进而引起呼吸障碍、慢性呼吸道感染、高发病率和过早死亡。由于对囊性纤维化潜在的破坏性和疾病生物学的理解，其一直成为基因治疗的目标适应证。CGT 的先进性和研发艰巨性：需要在合适的组织、以合适的水平、在合适的时间范围内表达细胞或载体基因，从而需要努力研发递送遗传物质的最佳方式，考虑机体免疫系统对 CGT 的应答情况。

二、直通病根的作用靶标

化学药物、生物技术药物的作用靶标是酶、受体等蛋白质，CGT 的作用靶标则是编码蛋白的基因本身或基因的表达机制。某些遗传病由单基因突变诱发，而癌症等其他疾病则是由多个基因突变所致。此外，紫外辐射之类的环境因素在癌症的病因和疾病严重性等方面也发挥重要作用。对于遗传病，纠正、恢复突变的基因可一劳永逸地控制乃至治愈疾病。对于多基因和环境因素共同引发的疾病，CGT 同样可以通过改变机体的细胞和基因功能而获得持续、稳定的疗效。

三、未被满足的治疗需求

CGT 的主要目的在于治疗那些目前尚缺乏有效的治疗手段或现有的治疗模式疗效欠佳、风险较高或无法达到治愈目标的疾病。这些应用 CGT 可能带来美好前景的疾病大多是罕见遗传病。据美国国立卫生研究院（National Institutes of Health，NIH）报告，目前近 7000 种罕见病中约有 80% 由单基因缺陷所诱发，其中半数病例为儿童。许多罕见病为严重的或威胁生命的疾病，95% 的罕见病缺乏经过批准的治疗手段，故存在巨大的、未被满足的治疗需求。开发安全有效的罕见病治疗产品大多极具挑战性，如难以募集足够的罕见病患者参与临床试验、患者的临床表现复杂多样、病程进展速率难以预测等。如果 CGT 的适应证满足某些标准，如拟定用于治疗、预防或诊断那些危及生命、长期虚弱且尚缺乏满意治疗手段的疾病或罕见病，即可认定为孤儿药。认定孤儿药之后的激励性优势明显，如排他性上市许可期延长、为孤儿药量身定制的免费科学咨询和降低程序性费用，对 CGT 产品研发极为有利。

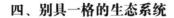

四、别具一格的生态系统

对于自体型 CAR-T 细胞类型的 CGT 产品，其制备过程从患者病床开始，其后再采集培养用的细胞，经针对性的基因改造处理后冻存，直到回输至供体或其他合适的患者体内为止。CGT 产品为活的药物，其制备、分析检测和营销渠道等均极为复杂昂贵，必须构建独特的生态系统和基础设施以实现 CGT 产品最大规模的市场渗透。

目前，欧美的 CAR-T 细胞治疗市场覆盖率远高于其他国家，数字技术化的供应链管理、冷链后勤、专业药房和细胞处理中心等高附加值服务正方兴未艾。预期这些新型医药服务势必将患者、政府、科研团体、学术界、医疗机构、保险公司和制药企业等利益攸关方有机整合，促进 CGT 生态系统的形成和持续稳定的先进治疗产品供应。

五、群雄并起的研发范式

PCT 产品大多从学术机构的生物医学研究发现中诞生并启动研发。这些学术机构及随行就市创立的中小型生物制药企业的药物研发经验有限，也缺乏相应的资金和基础设施。为促进从实验室到病床的临床转化，2016 年 3 月 EMA 推出了优先药物（PRIME）方案，旨在加速医药短缺领域药品的研发和审评进程，让患者尽早从中受益。PRIME 与 FDA 突破性疗法认定（breakthrough therapy designation，BTD）有所重叠，但有所差别。入围 PRIME 的候选药物临床研究程度更低，而创新性更高。如果申办方在临床前研究和药物耐受性试验获得突出的数据，就更有早期进入 PRIME 方案的机会。一旦获得 PRIME 认定，EMA 会采取一系列措施（包括提出科学建议、有条件审批和加速评估）与研发企业持续沟通和跟进。

第四节　细胞和基因治疗的发展历史

在细胞和基因疗法的发展史上，一系列具有里程碑意义的事件引领学科进展方向和趋势，有利地推动了遗传学、细胞生物学、医药学等领域的进展。

一、基因转移理论形成期

Griffith 于 1928 年通过肺炎球菌荚膜毒力转变试验发现细菌的转化原理，Lederberg 于 1947 年发现某些细菌通过结合作用可转移遗传物质，并于 1952 年发现细菌通过第三种方式即转导作用转移基因，这些研究不仅为确定 DNA 为遗传物

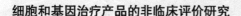

质的理论提供了最直接的证据，而且奠定了以噬菌体、肿瘤病毒为载体转移遗传物质进入真核细胞的基本技术工具和手段理论依据。因发现细菌结合和交换基因，Lederberg 于 1958 年获得诺贝尔生理学或医学奖。

二、基因转移实践和基因治疗概念的提出

1961 年 Howard Temin 发现病毒感染细胞后可导致可遗传的基因突变。Szybalski 于 1962 年基于 λ 噬菌体方面的先驱研究，以次黄嘌呤 – 鸟嘌呤磷酸核糖基转移酶基因为目的基因，首次在哺乳动物细胞中实现 DNA 介导的细胞生化特性可遗传性转化。Edward Tatum 于 1966 年发表了病毒用于体细胞遗传学及其在基因治疗中的潜在应用的论文。Marshall Nirenberg 在 1967 年基于可化学合成遗传信息并用于编程细胞这一事实提出：人类社会是否对此有准备？Rogers 和 Pfuderer 于 1968 年开展了病毒介导的基因转移的概念验证研究，以烟草花叶病毒为载体工具将聚腺苷酸片段导入病毒 RNA 中。1972 年，Jackson 等将含有 λ 噬菌体的"猴病毒 40"插入含有乳糖操纵子的大肠埃希菌基因组中，构建首个重组 DNA 分子。1972 年，Friedmann 和 Roblin 在《科学》杂志上首提基因治疗概念，明确指出将基因递送进入人体细胞的所有要素均已具备，外加 mRNA 表达所需的转录启动子和多腺苷酸化信号，即可在体内被转译成为治疗性蛋白。Friedmann 还预期单基因病，尤其是常染色体隐性孟德尔病，可通过基因治疗预防或逆转其表型特性。1973 年，Rogers 等完成了首个人体基因治疗试验尝试：以野生型乳头状瘤病毒为载体将精氨酸酶基因引入两例患有尿素循环障碍的女孩体内。1975 年，Howard Temin 因肿瘤病毒与细胞遗传物质之间的相互作用方面的研究而获得诺贝尔生理学或医学奖。

三、人类基因治疗临床试验的启动和拓展

构建基因递送系统是基因治疗关键，研究者花费很多心血致力于基因递送系统的开发。为此，基因治疗方面的另一项重要进展即为构建反转录病毒载体。1984 年，Cepko、Roberts 和 Mulligan 报道开发鼠反转录病毒载体，从而得以有效地将 DNA 引入至哺乳动物细胞内。1988 年，首个向人体内引入外源性基因的试验方案被批准。该项研究并非出于治疗目的，而是描述了将 1 个细菌基因引入肿瘤浸润性淋巴细胞中，随后再追踪细胞在回输至晚期黑色素瘤患者体内后的持续性和位置。1990 年，首个基因治疗临床试验（ADA-SCID，腺苷脱氨酶严重联合免疫缺陷病）开展，同时发起人体内的基因治疗干预。最初的想法是采用自体造血干细胞（HSC）和反转录病毒施行离体基因治疗，但是前期在非人灵长类中的研究令人失望，仅出现低水平的病毒转导和移植物植入。作为替代法，研究者采用经过功能 ADA 基因

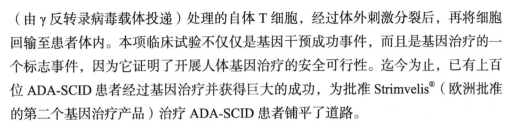

（由 γ 反转录病毒载体投递）处理的自体 T 细胞，经过体外刺激分裂后，再将细胞回输至患者体内。本项临床试验不仅仅是基因干预成功事件，而且是基因治疗的一个标志事件，因为它证明了开展人体基因治疗的安全可行性。迄今为止，已有上百位 ADA-SCID 患者经过基因治疗并获得巨大的成功，为批准 Strimvelis®（欧洲批准的第二个基因治疗产品）治疗 ADA-SCID 患者铺平了道路。

　　在随后的数十年内，基因治疗理论与实践经历了一段从最初的激动狂热、系列的挫折、兴趣的复归到最终的成功的发展历程。自首个基因治疗试验获得成功后，一系列针对不同适应证的基因治疗试验如雨后春笋般发起，但试验结果却不尽如人意。1991 年，中国开展了血友病基因治疗临床试验，该项试验也是世界范围内的第二项人基因治疗试验。1995 年底，一个评估小组对 NIH 基因治疗研究方面的投资进行了全面评估，发现：①在多达 100 项试验方案中，均未出现临床受益的证据；②基础科学支撑方面存在严重缺陷；③仅有少数几项试验得出了有价值的基本信息；④卖空研究项目的情况极为普遍，妨碍科学进展和研究信心。1996 年，全美基因治疗学会（ASGT）成立并建立了慢病毒载体，并在 1998 年于西雅图召开首次年会。1996—1999 年，在 2 型腺相关病毒 AAV2 作为基因治疗载体的非临床开发方面，有多个关键步骤在小鼠和犬类疾病模型中获得突破。1996 年，在同种基因移植受体中，实现有效的自杀基因治疗输注 T 细胞，减轻移植物抗宿主排斥反应。

　　Andrew Fire 和 Craig Mello 在 1998 年发现了一种称为 RNAi 的基因表达调节机制，即通过与信使 RNA（mRNA）互补的小 RNA 分子（siRNA 和 microRNA）激活 mRNA 降解途径，RNAi 对基因治疗具有重要意义。按照传统的基因治疗观点，将功能异常基因的功能性拷贝或正常拷贝引入患者体内可以治疗疾病。理论上说，对于某些隐性遗传病，此种基因干预治疗可完全的治愈疾病。但对于显性遗传病，引入一个正常基因并不足以逆转疾病进程。从这种意义上来讲，RNAi 提供了一种通过基因治疗手段治疗显性遗传病的可能性，即使用小 RNA 分子来治疗显性遗传病。通过设计与目标 mRNA 互补的小 RNA 分子，可导致目标蛋白表达水平下降，并在理论上减轻甚至治愈疾病。使用 RNAi 或反义寡核苷酸极大地促进了基因治疗沉默策略的发展，其目的在于清除或降低致病的缺陷型蛋白的表达。2006 年，Andrew Fire 和 Craig Mello 因 RNA 干扰方面的开创性研究而获得诺贝尔生理学或医学奖。

　　18 岁的 Jesse Gelsinger 于 1999 年在一项鸟氨酸转氨甲酰酶（OTC）缺乏症临床试验中死亡，发生了一项负面影响基因治疗领域发展的事件。OTC 缺乏症是一种影响氨消除的代谢病，在出生后前几天具有致命性，但某些患者为 OTC 部分缺乏症，可通过严格的进食和药物治疗而加以控制。Jesse 是 OTC 缺乏症患者，是理想的基因治疗干预候选者。经由肝动脉直接在他体内注射剂量为 3.8×10^{13} 个含有正常

OTC 基因的重组腺病毒载体。Jesse 在基因治疗干预 4 天后因严重抗载体免疫反应诱发的休克综合征、细胞因子释放、急性呼吸窘迫症和多器官衰竭而死亡。但值得指出的是，参与本项研究的其他 17 例患者（包括无症状者）出现肌痛、发热等暂时性的轻度不良反应。截至 2000 年 2 月，在约 400 项临床试验中已有 4000 多例受试者参与了基因治疗，Jesse 是唯一的死亡病例。虽然如此，当时仍有几项基因治疗临床试验被中止、审核或暂停；美国 FDA 和国立卫生研究院督促建立两个新计划，以便加强对基因治疗临床研究的监督管理。2000 年《科学》杂志发表一项欧洲开展的反转录病毒介导造血干细胞的基因治疗临床试验，报道了对 10 例患有性连锁严重免疫缺陷症（X-SCID）男孩的治疗情况。该项试验获得成功，在试验后的 10 年内，所患疾病得以被纠正。但是，治疗性基因的插入位点导致 4 例男童发生白血病，并有 1 例因白血病死亡。该事件发生后，FDA 于 2003 年暂停基因治疗临床试验。

相反，中国在 2003 年首次批准了基因治疗产品今又生®（Gendicine®），并于 2004 年启动上市。今又生®中包含以腺病毒载体形式递送的野生型 p53 基因，旨在治疗头颈部鳞细胞癌患者。据报道，该产品显示出极好的治疗结果，未见较严重的不良反应；到 2013 年为止，10000 多例患者因各类癌症接受今又生®治疗。尽管如此，今又生®并未在欧洲、美国或日本批准上市。尽管基因治疗临床试验被暂时停止，但并未终止改进与发展基因治疗策略的步伐。2003—2004 年，有 3 篇重要文献阐明了基因治疗载体的整合模式。2004 年，欧洲药品管理局授予欧盟的首个商业化优良生产规范 GMP 证书，用于基因药物的商品化生产和供应。被授权许可的产品为 Cerepro®，是一种含有单纯疱疹病毒胸苷激酶基因的腺病毒载体，用于治疗恶性脑瘤。尽管开展了包括 1 项三期试验在内的几项临床试验，但 Cerepro® 并未获得欧洲药品管理局的上市授权。2004 年，在科学界，尤其是基因治疗方面实现了一项重大突破。通过国际合作努力，人基因组被完全测序，故此人类基因组计划全面完成，为精准定位所有的人类基因提供了无限可能性。除其他重要应用之外，人类基因组图谱为开发基因编辑技术用于基因治疗提供了框架。

2006 年，山中伸弥发表了 CGT 领域的另一项重大突破，即报道诱导型多能干细胞（iPSC）的开发应用。作者采用 4 种称为山中伸弥再编程因子的基因，即 *Oct3/4*、*Sox2*、*Klf4* 和 *c-Myc*，在成体成纤维细胞再编程这些多能干细胞。不久后，人们就认识到此项突破在再生医学方面的巨大应用前景。2012 年，山中伸弥凭借诱导型多能干细胞方面的突破性研究而获得诺贝尔生理学或医学奖。

四、人类基因治疗产品的面世与发展

自细胞和基因研究领域的重大突破之后，通过改进递送载体安全性和开发更好的风险评估测试法方面的持续攻关，导致一系列疾病（如 Leber 先天性黑蒙、β- 地中海贫血或 B 型血友病）基因治疗临床试验的回归。2008 年，对遗传性致盲症即 Leber 先天性黑蒙开展了先驱性的 AAV 基因治疗临床试验。2009 年，对腺苷脱氨酶缺陷型 SCID 的造血干细胞反转录病毒基因治疗获得预期的临床收益，也具有较好的安全性。2009 年，美国基因治疗学会更名为美国细胞和基因治疗学会。采用造血干细胞慢病毒基因治疗性连锁肾上腺脑白质营养不良和异染性脑白质营养不良的临床试验，分别于 2009 年和 2013 年获得阳性结果。2011 年，以 AAV8 为载体的 B 型血友病基因治疗试验获得成功。2011—2014 年，以嵌合抗原受体工程化 T 细胞（CAR-T）治疗 CD19⁺ 型恶性淋巴肿瘤获得引人注目的临床反应。2012 年，美国细胞和基因治疗学会发行《分子治疗：核酸》公开获取型杂志。2012 年，通过非临床和临床基因治疗研究的协同努力，欧洲的首个基因治疗产品 Glybera® 被批准上市。Glybera® 以 AAV 载体递送脂蛋白酯酶基因功能拷贝为基础，适应证为遗传型高胆固醇血症。但是，Glybera® 的上市公司在 2017 年底并未更新其上市授权，故此被要求退市。2011 年 Charpantier 在化脓链球菌的研究过程中发现一种以前未知的分子——反式作用 CRISPR RNA，这种分子是细菌古老的免疫系统 CRISPR/CAS 的一部分，能通过切割病毒 DNA 来抵御病毒入侵。2012 年，Charpantier 与 RNA 领域研究颇深的生物学家 Doudna 合作重建细菌中特有的基因剪刀，并简化这个特殊工具的分子成分，使其更易于使用。最后，通过一系列的改造和优化，该系统可在预定的位置切割 DNA 片段，进而重写基因密码。2020 年，Charpantier 和 Doudna 因对新一代基因编辑技术 CRISPR 的贡献，而获得诺贝尔化学奖。2013 年，FDA 批准合成型反义寡核苷酸 ApoB-100 抑制剂 Kynamro（mipomesen），用于高胆固醇血症患者的治疗。2014 年，对艾滋病患者自体 CD4 T 细胞的 CCR5 基因开展基因编辑，首次开展基因组编辑临床试验。2014 年，美国细胞和基因治疗学会出版《分子治疗：方法与临床开发》和《分子治疗：溶瘤病毒》两个公开获取型杂志。2014 年，日本启动了 iPSC 源性细胞的首个应用试验，适应证为老年人中最为流行的视网膜黄斑变性。尽管所报道的结果较为积极，但由于安全考虑，该项临床试验在 1 年后被停止。2015 年，Fischer 和 Friedmann 因提出基因治疗概念及应用而获得日本的杰出成就奖。2016 年，FDA 批准寡核苷酸药物 Spinraza 用于儿童期发作型棘肌萎缩的治疗。2017 年，采用通用供体型 TALEN 工程化 CAR-T 细胞实现难治性 CD19⁺ 急性白血病患者的缓解。2017 年诺华公司的 CAR-T 细胞治疗产品 Kymriah（用于复发型或难治型急性 B 淋巴细胞白血病）和吉利德公司 CAR-T 细胞治疗产品 Yescarta（用于复发型或难治型大 B 细胞淋巴瘤）获得 FDA 批准上市。2019 年，中国之外的全球首个 CRISPR 系统基因编辑临床试验经 FDA 批准后启动，适应证为 β- 地中海贫血。2020 年，间充质干细胞和基因编辑技术已分别用于新冠肺炎（COVID-19）疫情中严重患者的治疗和新冠病毒的检测。

第五节　细胞和基因治疗的发展现状与趋势

自 1990 年首项临床试验起，细胞与基因治疗走过了伴随着成功与挫折的 30 年的发展道路。通过科学家、临床医师、生物技术人员的不懈努力，CGT 领域在技术、体系和产品安全性等方面均取得持续的改进和提高。据 Signals Analytics 的数据，截至 2020 年初，正在开展的 CGT 临床试验多达 4300 项，已上市的 CGT 产品有 20 余个，其中在欧美上市的 CGT 产品如表 1-1 所示。临床试验所针对的人类疾病主要有肿瘤学、血友病、亨廷顿病、肌萎缩侧索硬化等。目前，CGT 领域的研发进展在基因递送载体系统，多能干细胞，基因编辑，工程化免疫细胞和化学、生产与控制（CMC）五个方面最为突出。

一、基因递送载体系统

（一）腺相关病毒

腺相关病毒（adeno-associated virus，AAV）属于细小病毒科，是较小的依赖性细小病毒属病毒；AAV 由直径约 26 nm 的二十面体蛋白质衣壳和约 4.7 kb 单链 DNA 基因组组成。基因组的两端是两个 T 形反向末端重复序列（ITR），其末端主要用作病毒复制起点和包装信号。AAV 存在于多种脊椎动物中，其生命周期依赖于腺病毒等辅助病毒，且不引起任何人类疾病。

重组型 AAV（rAAV）中所包装的基因组删除了全部 AAV 蛋白编码序列，并且添加治疗性基因表达盒。唯一的病毒来源序列是 ITR，用于载体生产过程中指导基因组复制和包装。病毒编码序列的完全去除使得 rAAV 的包装能力最大化，并有助于体内递送时的低免疫原性和细胞毒性。rAAV 在人类中的遗传毒性低，也没有直接证据表明 rAAV 可以在人类中引起载体基因组介导的宿主遗传毒性。一般认为 rAAV 基因组主要以附加体（episome）的形式存在于宿主细胞核中。不同的 AAV 血清型以不同方式与血清蛋白相互作用，且不同血清型可实现不同组织的靶向性，包括心（AAV1/8/9）、肾（AAV2）、肝（AAV71/8/9）、肺（AAV4/5/6/9）和胰腺（AAV8）。rAAV 的有效性在很大程度上取决于衣壳和靶细胞表面受体之间的分子相互作用以及随后颗粒内化后的下游事件。针对 AAV 的天然趋向性和未被满足的医疗需求，大多数 rAAV 基因治疗计划集中于肝脏、横纹肌和中枢神经系统。

AAV 的非致病性、低免疫原性、低遗传毒性和在人体中的广泛趋向性特征谱，

表 1-1 美国和欧盟现已批准的人用基因治疗产品

序号	产品	用药途径	基因	载体	适应证	靶向	国家	批准年份
1	Imlygic	体内	GM-CSF	HSV-1	黑色素瘤	伤口内注射	美国	2015
2	Kymriah	离体	CD19 特异性 CAR-T	慢病毒载体	急性淋巴细胞白血病（ALL）	细胞移植	美国	2017
3	Luxturna	体内	RPE67	腺相关病毒载体	遗传性视网膜病	视网膜下注射	美国	2017
4	Yescarta	离体	CD19 特异性 CAR-T	γ 反转录病毒载体	非霍奇金淋巴瘤（NHL）	细胞移植	美国	2017
5	Strimvelis	离体	ADC	反转录病毒载体	ADA-SCID	细胞移植	欧盟	2016
6	Zalmoxis	离体	ΔLNGFR 和 HSVTK Mut 4	反转录病毒载体	接受干细胞移植排异反应	细胞移植	欧盟	2016
7	Kynamro	体内	反义寡核苷酸	—	纯合型家族性高胆固醇血症	注射	美国	2013
8	Spinraza	体内	反义寡核苷酸	—	脊髓性肌萎缩	鞘内注射	美国	2016
9	Vyondys 53	体内	反义寡核苷酸		杜氏肌营养不良（含易受 53 外显子跳失控制的突变）	静脉注射	美国	2019
10	Exondys 51	体内	反义寡核苷酸	—	杜氏肌营养不良	静脉注射	美国	2016
11	Onpattro	体内	RNAi	脂纳米颗粒	遗传性转甲状腺素蛋白淀粉样变性	静脉输注	美国	2018
12	Tegsedi	体内	反义寡核苷酸	—	遗传性转甲状腺素蛋白淀粉样变性	皮下注射	美国	2018
13	Zolgensma	体内	SMN1	AAV9	脊髓性肌萎缩	静脉输注	美国	2019
14	Zynteglo	离体	BA-T78-Q-球蛋白	慢病毒载体	β-地中海贫血	细胞移植	欧盟	2019
15	Tecartus	离体	CD19 特异性 CAR-T	反转录病毒载体	成人复发/难治性套细胞淋巴瘤	静注	美国	2020
16	Oxlumo	体内	乙醇酸氧化酶 HAO1 基因	ESC-GalNAc	1 型原发性高草酸尿症	皮下注射	欧盟	2020

ESC: 增强稳定化学

使得 rAAV 成为在体基因治疗递送主要平台和安全有效的转导有丝分裂后细胞的平台；基于 AAV 所构建的重组体载体也成为理想的基因治疗递送媒介，并发展成为当代基因治疗革命和创新的中心。全球首个 rAAV 基因治疗产品是 uniQure 公司开发的 Glybera，2012 年经欧洲药品管理局批准用于治疗脂蛋白脂肪酶缺乏症；2017 年，FDA 批准 Luxturna 成为美国首个获得上市许可的 rAAV 基因疗法。

新型 AAV 载体的开发进展主要集中于两大研究前沿：①探索新的载体基因组设计，以便携带可促进遗传操纵或调控的转基因组分；②修饰 AAV 衣壳蛋白以改变载体特性进而获得细胞或组织特异性、绕过宿主的免疫监控和（或）改善细胞内的运输。具体而言，AAV 载体的设计策略和研究进展包括以下 4 个方面：

（1）控制转基因表达水平和特异性：rAAV 基因治疗平台利用强大且普遍存在的启动子以实现高效转基因表达。这些启动子包括巨细胞病毒（CMV）启动子和与 CMV 增强子融合的鸡 β-肌动蛋白启动子（CβA）。此外，GC 含量、隐蔽性剪接位点、转录终止信号、影响 RNA 稳定性的基序和核酸二级结构等转基因序列元件也可影响表达，故可通过密码子优化来增强基因表达。在翻译时，包含 Kozak 的序列可进一步增加蛋白质表达。使用组织或细胞类型特异性启动子并在 3′-非翻译区（UTR）中掺入 miRNA 结合位点可去除富含 miRNA 的细胞的表达，并减轻非靶向组织或细胞类型中的基因表达所导致的毒性或所引发的免疫应答。

（2）转基因长度设计：rAAV 最佳装载量为 5.0 kb 以下，因此必须仔细设计有效负载，不仅要考虑治疗性转基因序列，还要考虑基因表达所必需的调控元件。一般都通过设计缩短版的基因来编码截短的功能蛋白，以容纳较大的转基因。

（3）增强耐久性：尽管 rAAV 是基因治疗的有利载体，但它们仍然是非复制性的附加体。因此，转导的载体基因组在有丝分裂细胞中逐渐丧失，为此需探索在复制细胞中保留转基因表达的策略。例如，以 rAAV 基因组作为供体模板，将治疗基因片段通过同源定向修复途径精确且可遗传地插入宿主基因组中。还可通过无核酸酶的同源重组定向整合，将与基因组靶位点同源的侧翼片段插入载体基因组中，以实现目的序列的稳定整合，无须通过核酸酶引入 DNA 断裂。最后，还可以将支架或基质附着区（S/MAR）序列插入构建体中，使 rAAV 游离体能在转导细胞中复制，实现目标基因长期表达。

（4）克服 rAAV 基因递送的免疫学障碍：在天然 AAV 感染后，约半数人群血液中均带有中和抗体，进而可有效地阻断 rAAV 基因递送，尤其是在静脉内注射后。对此，一般采用中和抗体筛查和排除血清反应阳性受试者。对于可能需要重复给药时，可考虑在第一次注射时利用瞬时 B 细胞耗竭和西罗莫司诱导免疫耐受。为绕过免疫障碍，还可采用工程化技术修饰 AAV 衣壳以逃避预存的中和抗体，或采用 IgG

切割内肽酶暂时性清除血循环中的抗体。rAAV 衣壳触发的细胞毒 T 淋巴细胞（CTL）介导的细胞毒性，可导致转导细胞被清除，进而引起转基因表达的丧失。由于调节性 T 细胞可能在抑制 $CD8^+$ CTL 中发挥作用，可使用类固醇对 $CD8^+$T 细胞进行药理学抑制，进而有效控制转移 rAAV 后肝脏的 CTL 应答，并确保转基因的长期表达。除了引发过继性免疫反应外，rAAV 衣壳和载体基因组也可能在递送进入体内后不久触发 Toll 样受体 2（TLR2）的先天免疫应答。这种应答可导致促炎细胞因子的产生并促进过继性免疫应答。由于自互补性 rAAV 基因组或高 GC 含量的载体基因组均出现先天免疫应答增强，耗竭 rAAV 基因组中的 CpG 二核苷酸可预防 TLR 信号传导并进而增强 rAAV 介导的基因表达。还可将 TLR9 的抑制性 DNA 序列掺入 rAAV 基因组中，以逃避先天免疫监视。

（二）脂质体纳米颗粒（LNP）

脂质体纳米颗粒载体已被广泛用于寡核苷酸药物的研究中，特别是反义寡核苷酸 ASO 和 siRNA。脂质体由磷脂组成，磷脂易于在水性溶剂中形成封闭的脂质双分子层，从而形成纳米级别的颗粒。脂质体包括阳性、中性和阴性脂质体，其中阳性脂质体通常被用作递送载体，因为它们易于与带负电荷的核酸结合，与核酸中存在的带负电的磷酸基团相互作用，形成纳米颗粒。这种脂质复合物能够保护其中的遗传物质免遭降解，并在哺乳动物细胞内递送。例如，FDA 批准用于治疗遗传性淀粉样变性的 siRNA 药物 Onpattro，就是将 siRNA 包裹在基于 MC3 的 LNP 中，通过静脉输注将药物直接递送至肝脏，防止人体产生致病蛋白。另外，两性（同时带有正、负电荷）脂质组成的 LNP 会非特异递送 mRNA 到达肝、肺等器官中，而调整脂质体表面电荷可递送 mRNA 到肺、脾免疫细胞中介导肿瘤免疫治疗。2020 年，有课题组利用这一原则设计出器官特异性的 LNP 靶向研究思路，对 LNP 进行精准、可预测的优化，使其快速实现肝、肺和脾的 mRNA 靶向递送和 CRISPR/Cas9 介导的基因编辑，预计该结果将会极大程度地推动 mRNA 治疗和基因编辑领域的发展，尤其是肝脏以外的靶向治疗。阿斯利康公司的研究人员利用微流控技术合成高度均匀 LNP 以包封 mRNA，在通过 DA 环加成化学反应将胞膜窖（caveolae）相关蛋白 PV1 抗体 αPV1 共价修饰到 LNP 的表面。由于肺部毛细血管内皮中的胞膜窖占 70%，可实现 mRNA 对肺部的定向递送和诱导表达。

（三）外泌体

外泌体（exosomes）是细胞分泌的囊泡，在细胞与细胞之间通信中发挥重要作用。由于其固有的长距离通信能力和出色的生物相容性，外泌体具有很大的潜力作为药物递送载体，尤其适合递送蛋白质、核酸、基因治疗剂等治疗药物。许多研究表明外泌体可以有效地将许多不同种类的药物递送至靶细胞，因此，它们常被作为药物载体用于治疗。LAMP2 是一种外泌体的膜蛋白，将特定细胞靶向的多肽融合至 LAMP2 的 N 末端以构建工程化外泌体，可实现外泌体的定向递送。该策略与 AAV 外壳蛋白插入靶向肽异曲同工，并且某些靶向肽还可以共用，如神经元乙酰胆碱受体特异性的肽 RVG。

二、新一代干细胞技术

干细胞是具有无限或永生的自我更新能力的细胞，能够产生至少一种高度分化的子细胞，为其在医学领域的应用带来了广阔的前景。第一代干细胞是指造血干细胞、间充质干细胞和胎儿组织源性干细胞等多能型躯体干细胞，可分化成为组织限制性或细胞谱系特异性的子细胞。第二代干细胞则是指人胚胎干细胞、诱导型多能干细胞等多能干细胞（PSC），可体外无限扩增，具有广泛的分化能力，并在理论上可形成体内的任一种细胞。第一代和第二代干细胞均可通过基因工程操作而改善其特异性或药效，并拓展其临床应用领域。

数十年来的生物医学发展，为科学家们提供了下一代干细胞研究应用技术工具，这些技术革新极大地推动了下一代干细胞的临床转化与应用。简而言之，这些技术工具可大致分为三大类。

（一）病毒介导的干细胞转导

病毒介导的外源性转基因转导可用于驱动干细胞在正常情况下并不表达的蛋白得以表达，诸如前药转换酶、嵌合抗原受体和光遗传学促动子。转基因还可用于提高干细胞内的蛋白表达水平，如具有趋向效应或修复作用的生长因子。最后，转基因还可用于表达野生型蛋白，以便功能代偿遗传性突变。

（二）基因编辑

CRISPR 及其他基因编辑平台的诞生和演变，正逐渐推进干细胞的离体基因编辑研究与评价，以期纠正或克服致病性基因的突变，并为降低通用型同种异体干细胞的临床应用开辟新的研究领域。

（三）其他可用于创建和改进下一代干细胞的工具

其他可用于创建和改进下一代干细胞的工具包括光遗传学、化学遗传学和点击化学。在光遗传学研究中，采用光反应性蛋白激发细胞信号通路在暴露于特定波长的光源后被激活。因此光遗传学蛋白可用于时空控制转基因的表达、克服转基因的表遗传学沉默或诱导基因转录以促进分化。化学遗传学中采用化学物控制体内细胞的活性，一般都是通过完全由设计者药物激活的设计者受体（DREADD）来实现。例如，在帕金森病和癫痫的临床前动物模型中，通过经口给药途径可控制携带 DREADD 的植入干细胞的活性。无铜的点击化学（click chemistry）接合反应可用于改进干细胞产品靶向肿瘤部位；其中涉及二苯基环辛炔之类的环辛炔与含叠氮表面之间的生物直交反应。点击化学还可用于将免疫检查点抑制剂之类新抗癌药物拘束至干细胞，以便增强其递送作用和（或）持久性。

下一代干细胞的临床应用可分为两大类：治疗药物的递送媒介和新功能增强型干细胞。干细胞具有天然的肿瘤趋向性，在输入体内后会自发地向肿瘤组织靠拢，因此在干细胞中包装抗癌药可以使这些药物更易于进入肿瘤和（或）转移灶，同时降低全身毒性。神经干细胞与间充质干细胞相对不具有免疫原性，在响应肿瘤分泌的趋化因子、血管生成因子和（或）炎症信号后而向肿瘤迁移，已被广泛地应用于抗肿瘤药物的递送研究中，其中最有前途的方法是利用干细胞负载前药转化酶、细胞凋亡诱导因子基因或溶瘤病毒。作为治疗制剂的下一代干细胞，可应用于肿瘤免疫学、组织修复和遗传病。在肿瘤免疫学中，下一代 HSC 可通过其多谱系植入能力提供长期的抗原特异性免疫，而下一代 PSC 经分化后可通过现货型抗原特异性的免疫治疗产品。在组织修复过程中，工程化的干细胞可过表达神经生长因子、抗炎性细胞因子或血管形成因子促进受损组织的愈合与恢复。为治疗遗传性疾病，下一代干细胞可用于提供长期的代谢缺陷酶替代，以纠正或消除致病突变的影响。

现有的临床试验证据表明，PSC 细胞治疗虽然具有较好的安全性和耐受性，但也存在在体内形成肿瘤或异位组织之类的挑战，尤其是在终末产品中存在残留的 PSC 或高增殖性前体细胞并需植入患者体内的情况下。此外，破坏人胚胎组织带来的伦理问题，hESC 与 iPSC 的潜在遗传不稳定性（包括制备 iPSC 之重编程过程、体外长期培养以及分化过程等引起的染色体异常或突变）带来的某些安全性相关。

三、基因编辑

基因编辑技术是对细胞中的 DNA 序列进行精准操作从而改变细胞命运和生物体特征的技术，为提高人类对遗传学的理解以及遗传疾病的治疗提供了重要的工具。现有的基因组编辑核酸酶包括大范围核酸酶（meganuclease）、锌指核酸酶（ZFN）、转录激活因子样效应物核酸酶（TALEN）和规律成簇间隔短回文重复（CRISPR）/Cas 核酸酶系统。ZFN 为首个达到 I 期临床试验阶段的基因编辑系统，但目前绝大多数研究均采用 CRISPR-Cas 系统，其多样性、模块性和高效性正在掀起一场生物技术革命。

（一）基因编辑技术

1. CRISPR/Cas9 编辑系统

该系统通过引导 RNA（sgRNA）与靶标 DNA 中相对保守的原间隔邻近基因序列（PAM）的上游基因互补配对，再经 Cas9 蛋白对靶标基因进行剪切。通过设计

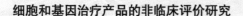

与目标片段匹配的 sgRNA，就可以精确地定位到所有的 DNA 位置，然后由 Cas9 剪切 DNA，形成位点特异性的 DNA 双链断裂（DSB）。DSB 产生后，激活细胞启动两种主要的天然修复机制：非同源末端连接（NHEJ）和同源定向修复（HDR）。通常，细胞主要通过 NHEJ 方式进行修复，NHEJ 在断裂 DNA 修复重连的过程中，能够在 DSB 位点发生碱基随机插入或缺失（indel），常造成移码突变使基因失活，从而实现目的基因的敲除。若存在一个外源性供体基因序列，NHEJ 机制会将其连入 DSB 位点，从而实现定点的外源基因敲入。当一个带有同源臂的重组供体存在时，细胞还会采取 HDR 的方式对 DSB 进行修复，供体中的外源目的基因会通过同源重组过程完整的整合到靶位点，从而实现特定位点的精确插入、缺失或者碱基置换，而不会出现随机的碱基插入或丢失。

2. 碱基编辑

迄今为止，在已知的疾病数据库中，突变类型最多的还是单碱基突变或单核苷酸多态性。2016 年，刘如谦等三个研究团队先后利用胞苷脱氨酶 rAPOBEC1、hAID 和 PmCDA1 开发出能够将 C/G 碱基对突变为 T/A 碱基对的胞苷碱基编辑器（CBE）。其后，刘如谦等又利用噬菌体协助的持续进化（PACE）创造出了将 A/T 碱基对突变为 G/C 碱基对的腺苷碱基编辑器（ABE）。总体来说，两类碱基编辑工具的工作原理是将不同的 DNA 脱氨酶融合在 Cas9 的 N- 端表达，利用 Cas9/sgRNA 将脱氨酶靶向目标序列，进而利用各自融合的脱氨酶实现碱基的脱氨和转变。碱基编辑工具的优势在于编辑过程中不易发生大片段缺失、平均效率较 HDR 高，为疾病的精确治疗提供了新的思路。其最直接的应用是原位修复导致致病基因的突变。例如，spyCas9 蛋白过大导致单碱基编辑工具的大小普遍在 4.5 kb 以上，增加了 AAV 病毒的包装难度，甚至使其无法被包装；该工作位点受到 NGG PAM 的限制；编辑窗口较宽，容易造成旁观者突变。为此研究人员开发出基于 Cpf1、saCas9 等较小 CRISPR 系统的单碱基编辑工具，同时也在尝试改变 spyCas9 的 PAM 识别序列。而为了解决旁观者效应，Gehrke 等通过在 A3A-BE3 上引入新的突变，创造了新的 eA3A-BE3 单碱基编辑工具。2020 年 6 月，刘明耀教授及李大力教授团队合作的一项研究表明，将胞嘧啶脱氨酶 hAID- 腺嘌呤脱氨酶 -Cas9n（SpCas9 D10A 突变体）融合在一起，开发出的一种新型双功能碱基编辑器 A&C-BEmax，不仅可以实现单独的 C → T 或 A → G，还可以在同一等位基因上同时实现 C → T 和 A → G 的高效转换。

3. 先导编辑

先导编辑（prime editing，PE）是一种新型基因组编辑技术，也是一种将 Cas9 介导的 RNA 向导 DNA 切口形成与反转录酶介导的切口位点 DNA 合成相结合的蛋白工程技术。在先导编辑中，Cas9 切口酶与 Moloney 鼠白血病病毒反转录酶结合为融合蛋白，并以先导编辑向导 RNA（pegRNA）作为向导将编辑蛋白引导到目标位点和反转录酶模板。其后，pegRNA 复合物与目标 DNA 结合，并切割 PAM 的 DNA 链，使 $3'$ 末端与引物结合位点杂交；最后反转录酶发挥作用，以 pegRNA 的 RT 模板启动包含所需编辑的新 DNA 的反转录。细胞内源酶切割的 $5'$ 未编辑链，使 $3'$ 编辑链与互补链结合，在 DNA 的连接与修复后，使 DNA 得到稳定的基因编辑。先导编辑的优势主要体现在如下几个方面：①与已知的 Cas9 脱靶效应相比，先导编辑提供的脱靶率更低；②与 Cas9 引起的 HDR 相比，其副产物更少，效率更高；③无须 DSB 或供体 DNA 模板即可进行精确的靶向插入、缺失和所有 12 种可能的点突变类别（如纠正黑蒙性家族性痴愚中的最常见突变，即 4 个碱基的插入），在效率和产品纯度方面具有重要优势，所以先导编辑具有促进绝大多数致病等位基因研究的潜力。由于先导编辑系统组成成分 PE 蛋白和 pegRNA 比较大，必须开发出有效的递送系统才能实现体内的临床应用；其次，反转录酶来自细菌可能诱发免疫反应，并可能在其他位点激活脱靶的反转录活性进而引起插入突变，其安全性仍然是一个需要考虑的问题。

体外基因编辑是从患者体内提取相应的细胞，经基因编辑后将细胞移植回患者相应部位以达到治疗疾病目标的治疗方法。主要适应证包括镰状细胞贫血症、X 连锁严重的联合免疫缺陷、β- 地中海贫血、溶酶体酶缺乏症等单基因遗传病。当受影响的细胞或组织无法从患者身上获得，或者离体操作后无法有效地移植回患者体内，则必须进行体内基因编辑。主要适应证包括杜氏肌营养不良、亨廷顿舞蹈症、常染色体显性遗传性视网膜色素变性、莱伯先天性黑蒙及鸟氨酸转氨甲酰酶缺乏症、乙型血友病、黏多糖贮积症、法布雷病和戈谢病等肝脏代谢性疾病。

（二）基因编辑策略

基因编辑治疗的应用策略方面，由于 NHEJ 修复常造成单个或多个碱基的插入或缺失，可用于破坏正常的基因阅读框进而使基因失活。也可作用于启动子、增强子等非编码序列，抑制或者激活目的基因的表达，达到治疗的效果。例如，针对 β 珠蛋白突变型镰状贫血患者的造血祖干细胞启动子 102-104 区域，Weiss 等利用 Cas9 进行编辑后发现，低氧诱导的病态镰状细胞比例由 20% 以上降低到 10% 以下。但在大多数由基因突变导致的疾病当中，仍需要通过精准基因修复或在 *AAVS1* 基因座等安全位点插入正常的基因才能够实现基因治疗，此时利用 DSB 来提高 HDR 就变得意义重大。此外，通过在 Cas9 核酸酶蛋白域引入突变，可生成催化活性缺失的 Cas9（dCas9），将 dCas9 与 TET1（去甲基化酶）融合，可在脆性 X 综合征神经元和小鼠模型中靶向失调的 *FMR1* 位点，并逆转其表型。利用含 PAM 序列寡核苷酸，可将 Cas9 系统改造成 RNA 编辑工具（RCas9）。RCas9 可用于消除致病 RNA、修复 mRNA 剪接错误或降低三核苷酸重复序列表达的蛋白水平。CRISPR 介导的基因抑制或干扰（CRISPRi）可立体阻断 RNA 多聚酶并诱导异染色质化，进而通过修饰单个碱基或 RNA 剪切而导致 DNA 甲基化或 RNA 寻靶之类的直接型表遗传修饰。CRISPR 介导的基因激活（CRISPRa）可募集转录机器以增加靶向区域的表达，进而导致组蛋白乙酰化之类的直接型表遗传修饰。

（三）基因编辑的安全性

对于基因编辑治疗而言，最大的担忧是具有潜在的脱靶安全隐患。在干细胞中发生的低频脱靶可能并不会立刻导致相应的表型产生，但是从长远的角度看却埋下了隐患。近几年，随着 CRISPR/Cas9 技术的发展也催生出了许多灵敏度极高的体内、体外实验方法以帮助检测潜在的低频脱靶位点，如 Dig seq、Circle seq、Guide-seq 等。这些方法在临床治疗时的合理运用将会对临床实验的安全性起到重要的作用。基因编辑临床应用中的其他安全性问题，包括细菌来源的基因编辑蛋白的免疫原性、预先存在的针对 CRISPR 成分的抗体引起炎症的可能性以及未知的基因组编辑结果的长期安全性和稳定性。

（四）基因编辑的递送系统

目前在体外、组织以及体内递送基因编辑的方式主要有 3 种：纳米粒子、病毒载体或蛋白 -RNA 复合物电穿孔技术。目前体外比较受欢迎的递送方式是将 Cas9 组装进蛋白 -RNA（核糖核蛋白，RNP）复合物，然后使用电穿孔进行递送。而在体内递送释放过程中，一般采用病毒载体（尤其是腺相关病毒载体）或者是脂纳米颗粒携带 Cas9 mRNA 以及 sgRNA 进行递送。病毒运载工具包括慢病毒、腺病毒以及腺相关病毒，具有组织靶向可能性广泛、运输效率高以及临床应用经验丰富等优势。但是腺相关病毒也存在一些缺点：①腺病毒的基因组只能容纳编码 4.7 kb 左右的遗传物质，与其他病毒载体相比容纳量小；②长时间表达基因编辑分子会出现脱靶效应或者免疫反应；③临床使用中造价比较高，纳米粒子可以作为另外一种递送基因编辑系统的方式；其中包括脂质介导的纳米粒子、阳离子介导的纳米粒子。纳米粒子的优势在于费用低、易于制备、无基因组插入风险和免疫原性较低。其主要缺点在于组织靶向的能力有限。电穿孔法是用高压电流脉冲细胞，并在细胞膜上产生瞬间纳米级孔隙，使得带负电荷的 DNA、mRNA 分子或 CRISPR-Cas 的 RNP 进入细胞。虽然目前该方法主要使用在体外细胞的基因编辑分子运输，但是目前已有证据表明电穿孔法可以成功将 Cas9 运送到动物合子之中。RNP 主要靶向卵细胞、干细胞和 T 细胞；其主要优势在于无长期表达、脱靶效应极低和无基因组整合。主要缺点是在缺乏工程化试剂或补加试剂情况下无法进入细胞、体内具有免疫原性和在未被保

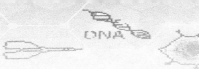

护的情况下易被降解。

四、肿瘤的工程化免疫细胞治疗

细胞免疫治疗也叫过继性细胞治疗，是一种旨在约束机体免疫系统以清除癌症的创新性治疗方式。基础免疫学、遗传工程、基因编辑和合成生物学的持续进展，极大地改善了免疫细胞治疗复杂性的机遇，增加了产品的药效和安全性，扩展了治疗疾病的潜能。为了更好地识别和杀伤肿瘤细胞，目前已对 T 细胞、NK 细胞、γδT 细胞甚至巨噬细胞等免疫细胞进行工程化处理，使抗原特异性的 T 细胞受体（TCR）或嵌合抗原受体（CAR）表达。肿瘤的工程化免疫细胞治疗主要应用是 TCR-T 细胞、CAR-T 细胞和 CAR-NK 细胞。

（一）TCR-T 细胞

TCR-T 细胞技术的出发点就是治疗实体肿瘤。它借助于 TCR 与生俱来的结构和生物学功能，通过模拟和筛选，制备出经基因工程化改造后能表达新 T 细胞受体的细胞，再通过 MHC 呈递肿瘤特定抗原以识别肿瘤细胞并杀伤肿瘤细胞。制备 TCR-T 细胞产品需要比制备 CAR-T 产品更复杂、更高端的技术和工艺（包括应用基因编辑等新技术，解决 HLA 亚型的限制等难题）。TCR 分子可以用于针对细胞内的肿瘤抗原进行设计，不同于 CAR 分子只能识别细胞表面的抗原分子，可以较大增加对肿瘤抗原的选择范围和在实体瘤上进行应用的可能性。

开发工程化 TCR 面临诸多挑战。首先，与内源性受体配对的肿瘤特异性转基因 TCR 的 α 和 β 链可导致转基因 TCR 表达水平过低和脱靶毒性风险。一般通过优化载体设计、在转基因 α 和 β 链中掺入半胱氨酸和（或）小鼠基因元件以诱导转基因蛋白的优先配对予以克服。其次是 TCR 靶向抗原的选择问题。目前应用最多的抗原有三类。

1. 过表达的癌相关性自身抗原

此类抗原可存在于胞内或胞外，在多种癌症中广泛表达，但其亲合力往往较低，需采用酵母或噬菌体展示技术以及人抗原免疫小鼠的方法增强其亲合力。现有的证据表明，NY-ESO-1/LAGE TCR、WT1 TCR 具有一定的治疗窗可确保安全靶向。因正常组织中也具有低水平的抗原表达，故有潜在的毒性风险，也增加了肿瘤选择抗原阴性变异体的风险。

2. 个体化的新抗原

正常组织中不表达该类抗原，故较为安全，但为每个患者选择唯一性抗原耗时耗力，花费巨大。

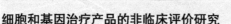

3.癌基因热点区的共同新抗原

目前，在常见癌基因中已鉴别出反复出现的热点突变，如磷脂酰肌醇 3- 激酶、Ras 和 p53。衍生自热点突变的多肽已在 HLA 等位基因表达，诸如结直肠癌中的 G12D 突变、脑瘤中的 H3K27M 突变。由于此类突变在致癌适应性中发挥作用，进而减少了选择抗原阴性变异体的风险。采用先进的肿瘤学测序平台可鉴别含靶向突变的患者亚群。现代生物工程已对 TCR 工程化细胞进一步优化改造，如修饰 TCR 可变阈的框架区以增加表达水平、增强效力和降低交叉反应性风险；制备新生 TCR 的技术或鉴别肿瘤反应性 T 细胞。

（二）CAR-T 细胞

嵌合抗原受体（CAR）是将单克隆抗体上 scFv 段与一个或多个 T 细胞受体内单个信号域相结合的融合蛋白，CAR 通过 MHC 非限制性的方式识别表面抗原。第一代 CAR 分子由 scFv 分子与 CD3ζ 链构成，第二代 CAR 分子则增加了一个共刺激结构域（CD28 或 4-1BB 等），第三代 CAR 分子是在基础结构上再增加一个共刺激结构域，以增强 CAR-T 活力和持久力。第四代 CAR 分子是让 T 细胞在表达 CAR 分子的同时，再表达另一个可分泌的蛋白，常见的有 T 细胞活化因子、PD-1/PD-L1 抗体等，以期提高 CAR-T 细胞对肿瘤的浸润能力并抵抗来自肿瘤微环境的抑制作用。一般而言，更激进的肿瘤由于快速扩增动力学而可能需要 CD28 共刺激，进展更慢的肿瘤则可通过整合 4-1BB 共刺激的 CAR-T 细胞加以控制。

从 CAR-T 分子设计的原理上看，需要作为靶细胞的肿瘤细胞都携带同一个抗原，才能被专一的 scFv 识别，并被 CAR-T 细胞杀伤，获得完全缓解。实际情况下，此类理想化抗原极为罕见。因为肿瘤存在组织学异质性，由多种表达不同突变基因的癌细胞和基质细胞构成。目前获得应用的 CD19、CD22、B 细胞成熟抗原（BCMA）并非肿瘤特异性抗原，而是 B 细胞系的标志物，它们对应的 CAR-T 产品治疗成人晚期 B 细胞淋巴瘤和儿童与成人急性 B 淋巴细胞性白血病、骨髓瘤是依赖于对包括恶性癌细胞在内的所有 B 细胞的清除，而且在一定的时间内患者可以耐受 B 细胞缺失，才使这类 CAR-T 产品获得好的治疗效果。

CAR-T 细胞对治疗实体瘤效果欠佳，其根本原因在于缺乏被明确鉴定的、合适的细胞膜靶标；这些靶标在实体瘤中一致性地高水平表达，而正常组织中的表达水平极低。通过对癌细胞表面组分类编目的持续探索，目前已鉴别出多种癌细胞表面明显差异表达的分子，包括腺癌表面 MUC1 的 Tn 糖形、弥散性内生型脑桥胶质瘤表面的 GD2 神经节苷脂、神经母细胞瘤表面的 GPC2 和 Ewing 肉瘤表面的 PAPP-A。将岩藻糖基转移酶（fucosyltransferase, Fuco）通过酶连接法加入树突状细胞表面，并在与 T 细胞发生相互作用后生物素化标记 T 细胞（FucoID），可搜寻

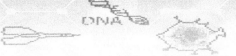

发现肿瘤特异性免疫 T 细胞，进而将其再工程化改造为 CAR-T 细胞。

表达 CD19 的 CAR-T 细胞在临床使用中已出现明显的毒性，包括细胞因子释放综合征（即 CAR-T 细胞抗肿瘤活性导致分泌高水平的 IL-6、IL-1）、败血症样症状及免疫效应器细胞相关的神经毒性综合征（ICANS，与高度炎症性环境诱导血 – 脑脊液屏障中的内皮细胞功能障碍相关联）。尽管这些毒性可导致严重的甚至致命性并发症，但降低 CAR-T 细胞剂量、以甾类激素或者阻断 IL-6R 的抗体（托珠单抗）治疗均极为有效。此外，有研究表明：表达 CD19 的 CAR-T 细胞的神经毒性与大脑血 – 脑脊液屏障血管网中的壁细胞（mural cell）表达 CD19 有关。

增强过继性 T 细胞（包括 TCR-T 和 CAR-T）的对抗肿瘤的效力、安全性和特异性，可采用一系列行之有效的工程化策略。①改变肿瘤微环境：装甲 CAR（分泌 IL-12、IL-18、CD40L 等），表达截短的 TGFβ 受体，引入溶瘤病毒以诱导靶抗原的表达；CAR 靶向肿瘤基质或脉管系统。②多重特异性：CAR 共转导、串联 CAR scFV（如 CD19/CD20、CD19/CD22、HER2/IL13Rα2）、BITE 分泌。③增强运输：过表达趋化因子受体如 CXCR2/CCR2b、CXCR5 等，诱导分泌趋化因子或细胞因子，如 RANTES、IL15。④扩增和持久性：整合 4-1BB 共刺激结构域、组成型细胞因子（如 IL7、IL-12、IL-15、IL-21）分泌，表达合成型细胞因子受体（如直交的 IL-2R）。⑤减轻毒性：改变 scFV 的亲和性，自杀开关（如 Cas9），"与"逻辑门控（如 synNotch），"非"逻辑门控（如掺入 scFV 和 PD-1 膜内结构域的嵌合蛋白），接头子 CAR 平台（如 SUPRA、Switch CAR），小分子可调控的 CAR。⑥耗竭抗性：外位表达 c-jun 等转录因子，遗传性删除 NR4a 因子、PD-1 等，嵌合开关受体（如 PD1-CD28），可局部分泌抗 PD-1 的装甲 CAR。

（三）CAR NK 细胞

CAR-T 细胞治疗方法问世是转基因细胞治疗癌症的里程碑，随着 CAR-T 细胞治疗血液恶性肿瘤的巨大成功，开发 CAR NK 细胞用于治疗肿瘤与传染性疾病越来越受到关注。迄今为止，全球正在开展 CAR NK 细胞临床试验有 19 项。

与 CAR-T 细胞相比较，CAR NK 细胞的优势主要表现在以下 3 个方面。①优越安全性：外周血循环中的 CAR NK 细胞寿命有限，对靶向正常组织或非肿瘤细胞的毒杀风险相对较低。同种异体 CAR-NK 细胞回输患者也可降低移植物抗宿主病（GVHD）风险。细胞因子释放综合征（CRS）和神经毒性在 CAR-NK 免疫治疗中发生频率低。②多种细胞杀伤机制：除了 CAR 靶向杀死肿瘤靶细胞外，CAR NK 细胞对肿瘤细胞仍具有天然的细胞毒活性，可通过非 CAR 机制激活。此外，NK 细胞可通过 CD16 介导的 ADCC 清除肿瘤细胞。③同种异体反应性低：NK 细胞的低同种异体反应特性，使得 CAR-NK 细胞来源广泛，包括 NK92 细胞系、外周血单个

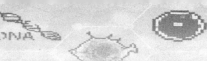

核细胞、脐带血和诱导型多能干细胞。可提供"即用型"CAR-NK 细胞产品，消除目前困扰 CAR-T 细胞个性化疗法和针对患者特异性的产品需求。

CAR-NK 细胞可被工程化处理，以便靶向各种不同的抗原，增加其在体内的增殖和持续性，提高对实体瘤的穿透力，克服抵抗性的肿瘤微环境，最终实现有效的抗肿瘤应答。

五、化学、生产和控制

CGT 产品的活性成分为完整病毒或活细胞，生产制备过程旨在维持其效力。产品鉴定（强度、身份、活力、纯度、效力、病毒安全性等）和放行试验都极具挑战，并需要采用新的分析方法。在工艺开发和验证、确定过程的可重复性以及符合 cGMP 等方面，都要求采用创新性的大规模生产解决办法。与此同时，还必须应对产品安全性关注点和行政监管方面的不确定性。病毒载体生产已成为制约基因治疗商业化的瓶颈，在小规模试验到大规模商业化生产转化过程中载体供应同样成为至关重要的问题。此外，病毒载体制备过程烦琐复杂、成本高昂，难以满足 cGMP、缺乏标准化的载体效力和安全性分析方法以及运输过程中温度要求高等，都是当前急需解决的问题。在 CGT 产品审评过程中，大约有 80% 的时间要花费在生产和质量问题上。近十年来，在 CGT 产品的化学、生产和控制（CMC）实施原则、商业化运行模式、技术革新和法规性监管等方面都取得了长足的进步，有利地推动了 CGT 产业持续健康的发展。

CGT 产品研发中的 CMC 实施原则：①在多种因素影响产品活力和功能的复杂生物学系统中，对整个开发阶段和最终的商业工艺中确立并维持原料和产品的一致性和可靠性极为重要，也极具挑战性。②只有药品在整个开发周期均具有相似性或可比性的条件下，才能在整个开发周期利用临床数据。故 CGT 治疗产品的可比性成为工艺开发的重要方面，需要在产品开发完整进程中与临床数据相关联。③在所有的产品开发和质量控制活动中，产品效力测定法具有核心指导地位。效力测定可履行多种职能，它既有助于鉴别与控制生产活动中变异性的来源，也可用于测试不同批次、场所、工艺变更、规模改变和稳定性试验之间的产品可比性。

目前，CGT 产品 CMC 的商业化运行模式大致分为以下 3 类：①大型制药企业开发可生产大量临床级产品的平台，并降低成本。②小型生物技术公司与合同开发与生产组织（CDMO）开展合作，将 CGT 产品从实验室规模平稳过渡到商业化生产，并尽可能地确保产品的质量一致性。③通过医院内就地中试生产网络，实施轴辐式横向扩展（scaling out）型或去中央化型的产品生产模式。CDMO 是一种新兴的研发生产外包组织，主要为医药生产企业以及生物技术公司的产品特别是创新产品的工艺研发与制备、工艺优化、注册与验证批次的生产以及商业化定制研发生产的服务机构。根据 Frost & Sullivan 估计，CGT 的外包市场将由 2017 年的 12 亿美元增长至 2022 年的 36 亿美元，年复合增长率达到 24.3%。目前 CDMO 国际巨头 Lonza、Catalent、Breakthrough Medicine 和国内龙头 CDMO 药明康德、博腾股份、和元上海等都在不断增加 CGT 的产能。

在 CMC 的技术革新方面，磁棘轮效应细胞仪纯化 T 细胞亚型技术、确定性侧向位移连续流微流体粒子分离纯化 CAR-T 细胞技术、可塑性微通道声能分离纯化淋巴细胞技术 3 种无标记、定量性、生物物理分离法已从实验室研究转化放大到临床级别的细胞治疗应用。在自动化摇摆式生物反应器中控制多能干细胞聚集体的大小，可提高细胞扩增的效率。快速采样分析细胞培养基中的微生物检测法，先前已应用于小型细胞培养装置，有望将其内置于新型的细胞培养生物反应器系统中，并用于生产线内的无菌性检测。3D 细胞培养、3D 生物打印技术则逐步应用于人造组织器官产品的制备工艺中。分段核苷酸单元（blockmer）合成寡核苷酸原料技术，已被应用于大规模生产寡核苷酸类药物。适用于慢病毒的 BioBLU® 5p 一次性固定床式反应器连续灌流培养系统、Repligen 切流动过滤系统、APS 高效灌流系统等所构成的一站式解决方案，已大幅提高病毒载体大规模生产的自动化水平和效率。不消化衣壳的病毒定量法、dd（微滴数字化）PCR、高内涵效力测定法、多角度动态光散射衣壳滴度测定法，已明显改善 rAAV 病毒载体定量分析的测量精度和速率。

美国 FDA 于 2020 年初正式颁布《人类基因治疗在研新药申请（IND）的化学、生产和控制（CMC）信息》和《产品生产和患者随访过程中，对反转录病毒载体型基因治疗产品的复制能力反转录病毒（RCR）的测试》两项相关的指导原则，为业界开展 CGT 产品的 CMC 提供了详细、明确的操作实施指南。

第六节　机遇与挑战

当前，CGT 领域正面临前所未有的机遇，同时势必将经历持续性的挑战甚至某些严重的风险。基因组学的蓬勃发展为理解疾病遗传病理学发生机制，为阐明药物暴露和反应的变异性，鉴别新的药物作用靶标提供了发展契机。基因沉默、基因编辑、RNA 编辑、碱基编辑、先导编辑、干细胞重编程、新型基因递送系统等新技术正逐渐成熟，并被纳入各种 CGT 产品的研发过程中。由于 CGT 产品的内在新颖性和异质性，临床开发和批准此类产品注定繁复多变，坎坷艰难。CGT 产品及相关技术的研发周期通常遵循探索性研究、对照性验证和产品开发、临床实践最终采纳这一动态连续进程。当某一受试者亚群对治疗反应良好或对所出现不良事件更为易感

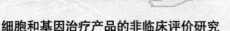

时，临床医师、科学家、药品研发企业和监管者应密切关注并通力合作，确保 CGT 的临床收益与风险达到合理均衡。未来几年内，CGT 的各类新颖分子机制势必在细胞、动物和患者中以分子医学的形式予以测试和应用，以便全面、细致和深刻了解其药效和安全性。

当前和未来基因治疗技术的局限性及其带来的挑战将持续数年。最前的局限性则是缺乏大规模、低成本制备载体的能力。破解这一局限性的秘诀在于进一步了解病毒载体复制与包装的生物学、病毒生产细胞的生物学和从转染固着培养细胞开始的上游细胞生产平台的复杂性。虽然目前已有某些种类载体的封装线，但并非所有类别的载体都能合适封装。将细胞系生产线从悬浮培养更改为微载体培养或采用更复杂的基底，也需要艰巨的细胞工程努力。目前正在努力解决的下游问题是有效分离空病毒颗粒和完整病毒颗粒及载体的纯化。虽然这些问题都可以循序渐进被逐个攻克，但需要花费大量的时间和精力。

当前 CGT 研发体系的另一大局限性是对人体内较大的或难以接近的靶细胞群体进行药物递送。对中枢神经系统的基因治疗而言，绝大多数载体仍难以通过血－脑脊液屏障；通过脑实质直接注射或进入脑脊液以广泛散布载体，同样具有其他方面的障碍。应对转基因产品和载体成分的先天性和获得性免疫问题，始终是 CGT 治疗领域极为重大的挑战。

CGT 产品临床试验方面的局限性，表现为极小的患者群体和 CGT 的新颖性使得难以得到决策者所需的、稳健的临床证据。众多遗传病以患者群体小且病情严重、症状多呈渐进性为特征，在开发早期评价新疗法时采用随机对照试验法（RCT）可带来伦理学和适用性方面的问题。故此，监管审批中的常用标准很可能是单臂试验或早期交叉的 RCT，且必须在如何确保这些试验尽可能稳健有力，以便在指导决策方面达成一致。其他因素则可能导致稳健证据的形成进一步复杂化，这些因素包括：对某些遗传病缺乏标准的、以患者为中心的结局测量指标或替代性测量指标；对"常规支持性护理"缺乏标准化；新的作用机制病毒载体技术带来早期临床收益的安全性和耐久性。

因为作用靶标适当和开发模式新颖，CGT 已成为制药企业趋之若鹜的研发领域。CGT 产品的成功研发，取决于能否满意地解决诸多未曾预料到的挑战，如产品的生产制备与质量、评价产品疗效和安全性的临床前和临床模型。对于未来将要面临 CGT 发展机遇以及相应挑战所伴随的风险，业界应当谨慎应对。在目前的商业环境下，全社会往往都急于将新的治疗产品尽快推向临床，也势必义无反顾地推动投资驱动型里程碑产品。当细胞和基因治疗的设计（载体、途径和剂量）健全、合理时，全社会舆论宣传就会推动生产力的发展。然而，任何舆论推动的快速进展冲动，均不应将过度的风险带进临床。近期在杜氏肌营养不良症临床试验中，期望升高静脉注射 rAAV9 载体的剂量就是一个很好的反例。超出极限地注射无胞膜病毒，似乎导致了由补体激活引起的新毒性，但非人灵长类和猪仔的临床前数据对此已有所预测。虽然都非常期待扩大基因治疗的临床应用，但是由于载体和疾病状态偶尔发生令人意想不到的相互作用，必须由对这两个专业领域都富有经验的研究者谨慎从事。此外，最近在经过 AAV 病毒载体基因治疗 A 型血友病 10 年后的犬只中发现，病毒携带的某些治疗性基因片段被整合至肝脏内控制细胞生长的染色体上，并存在扩增的细胞克隆；为 AAV 病毒载体带来了新的安全隐患。尽管存在这样或那样的警示，但是在基因治疗进入第四个 10 年时，我们仍难以保持乐观。随着基因沉默、基因编辑和合成生物学技术持续不断发展，可确保基因治疗进入朝气蓬勃的黄金时代，我们的确应为置身其中而倍感荣幸。当我们庆祝 CGT 治疗领域所取得的丰硕成果时，绝不应忘记我们全身心努力工作的对象，即我们的患者。只要我们的意愿和目标始终以细胞和基因治疗的对象即患者的福利为中心，这项崇高事业就将立于不败之地。

参考文献

［1］AIUTI A, CATTANEO F, GALIMBERTI S, et al. Gene therapy for immunodeficiency due to adenosine deaminase deficiency[J]. N Engl J Med, 2009, 360 (5): 447-458.

［2］ANGUELA X M, HIGH K A. Entering the modern era of gene therapy[J]. Annu Rev Med, 2019, 70: 273-288.

［3］ANZALONE A V, RANDOLPH P B, DAVIS J R, et al. Search and-replace genome editing without double-strand breaks or donor DNA[J]. Nature, 2019, 576: 149-157.

［4］BAINBRIDGE J, SMITH A, BARKER S, et al. Effect of gene therapy on visual function in Leber's congenital amaurosis[J]. N Engl J Med, 2008, 358(21): 2231-2239.

［5］BARKHOLT L, VOLTZ-GIROLT1C, RAINE J, et al. European regulatory experience with advanced therapy medicinal products[J]. Nat Rev Drug Disc, 2019, 18: 8-9.

［6］BIFFI A, MONTINI E, LORIOLI L, et al. Lentiviral hematopoietic stem cell gene therapy benefits metachromatic leukodystrophy[J]. Science, 2013, 341(6148): 1233158.

［7］BIJEN H M, VAN DER STEEN D M, HAGEDOORN R S, et al. Preclinical strategies to identify off-target toxicity of high-affinity TCRs[J]. Mol Ther, 2018, 26(5): 1206-1214.

［8］BONINI B, FERRARI G, VERZELETTI S, et al. HSV-TK Gene transfer into donor lymphocytes for control of allogeneic graft-versus-leukemia[J]. Science, 1996, 276(5319): 1719-1724.

［9］BROUGHTON J P, DENG X, YU G, et al. CRISPR-Cas12-based detection of SARS-CoV-2[J]. Nat Biotechnol, 2020, 38: 870-874.

［10］BULAKLAK K, GERSBACH C. The once and future gene therapy[J]. Nat Commun,

2020, 11: 5820.

［11］CARTIER N, HACEIN-BEY-ABINA S, BARTHOLOMAE C, et al. Hematopoietic stem cell gene therapy with a Lentiviral vector in X-linked adrenoleukodystrophy[J]. Science, 2009, 326(5954): 818-823.

［12］CAVAZZANA-CALVO M, HACEIN-BEY S, DE SAINT BASILE G, et al. Gene therapy of human severe combined immunodeficiency (SCID)-X1 disease[J]. Science, 2000, 288(5466): 669-672.

［13］CAVERO I, SEIMETZ D, KOZIEL D, et al. 19th Annual Meeting of the Safety Pharmacology Society: regulatory and safety perspectives for advanced therapy medicinal products (cellular and gene therapy products)[J]. Expert Opini Drug Saf, 2020, 19: 5, 553-558.

［14］CHENG Q, WEI T, FARBIAK L, et al. Selective organ targeting (SORT) nanoparticles for tissue specific mRNA delivery and CRISPR-Cas gene editing[J]. Nat Nanotechnol, 2020, 15(4): 313-320.

［15］CONG L, RAN F, COX D, et al. Multiplex genome engineering using CRISPR/Cas systems[J]. Science, 2013, 339(6121): 819-823.

［16］DAVILA M, RIVIERE I, WANG X, et al. Efficacy and toxicity management of 19-28z CAR-T cell therapy in B cell acute lymphoblastic leukemia[J]. Sci Transl Med, 2014, 6(224): 224ra25.

［17］DEPIL S, DUCHATEAU P, GRUPP S A, et al. "Off- the-shelf" allogeneic CAR-T cells: development and challenges[J]. Nat Rev Drug Disc, 2020, 19: 185-199.

［18］DOUDNA J A. The promise and challenge of therapeutic genome editing[J]. Nature, 2020, 578: 229-236.

［19］DU J, LI H, LIAN J, et al. Stem cell therapy: a potential approach for treatment of influenza virus and coronavirus-induced acute lung injury[J]. Stem Cell Res Ther, 2020, 11: 192.

［20］FINKEL R, CLAUDIA A C, JIRI V, et al. Treatment of infantile-onset spinal muscular atrophy with nusinersen: a phase 2, open-label, dose-escalation study[J]. Lancet, 2016, 388(10063): 3017-3026.

［21］FLOTTE T R, GAO G. Prime Editing: a novel Cas9-Reverse transcriptase fusion may revolutionize genome editing[J]. Hum Gene Ther, 2019, 30(12): 1445-1446.

［22］FLOTTE T R, GAO G. 2020: gene therapy enters its fourth decade[J]. Hum Gene Ther, 2020, 31(1/2): 2-3.

［23］Food and Drug Administration, Center for Biologics Evaluation and Research. Chemistry, Manufacturing, and Control (CMC) Information for Human Gene Therapy Investigational New Drug Applications (INDs), Guidance for Industry[EB/OL]. [2020-1]. https://www.fda.gov/vaccines-blood-biologics/guidance-compliance-regulatory-information-biologics/biologics-guidances.

［24］Food and Drug Administration, Center for Biologics Evaluation and Research. Testing of Retroviral Vector-Based Gene Therapy Products for Replication Competent Retrovirus (RCR) during Product Manufacture and Patient Follow-up, Guidance for Industry[EB/OL]. [2020-1]. https://www.fda.

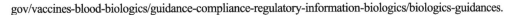

gov/vaccines-blood-biologics/guidance-compliance-regulatory-information-biologics/biologics-guidances.

［25］FRIEDMANN T, ROBLIN R. Gene therapy for human genetic disease?[J]. Science, 1972, 175(4025): 949-955.

［26］GAUDELLI N M, KOMOR A C, REES H A, et al. Programmable base editing of A*T to G*C in genomic DNA without DNA cleavage[J]. Nature, 2017, 551: 464-471.

［27］HACEIN-BEY-ABINA S, VON K C, SCHMIDT M, et al. LM02-associated clonal T cell proliferation in two patients after gene therapy for SCID-X1[J]. Science, 2003, 302(5644): 415-419.

［28］HERZOG R W, YANG E Y, COUTO L B, et al. Long-term correction of canine hemophilia B by gene transfer of blood coagulation factor IX m mediated by adeno-associated viral vector[J]. Nat Med, 1999, 5(1): 56-63.

［29］HINDERER C, KATZ N, BUZA E L, et al. Severe toxicity in nonhuman primates and piglets following high dose intravenous administration of an adeno-associated virus vector expressing human SMN[J]. Hum Gene Ther, 2018, 29: 285-298.

［30］JINEK M, CHYLINSKI K, FONFARA I, et al. A programmable dual-RNA-guided DNA endonuclease in adaptive bacterial immunity[J]. Science, 2012, 337(6096): 816-821.

［31］KIMBREL E A, LANZA R. Next-generation stem cells - ushering in a new era of cell-based therapies[J]. Nat Rev Drug Disc, 2020, 19: 463-479.

［32］KNOTT G J, DOUDNA J A. CRISPR-Cas guides the future of genetic engineering[J]. Science, 2018, 361(6405): 866-869.

［33］KOCHENDERFER J, WILSON W, JANIK J, et al. Eradication of B-lineage cells and regression of lymphoma in patient treated with autologous T cells genetically engineered to recognize CD19[J]. Blood, 2010, 116(20): 4099-4102.

［34］KOMOR A C, KIM Y B, PACKER M S, et al. Programmable editing of a target base in genomic DNA without double stranded DNA cleavage[J]. Nature, 2016, 533: 420-424.

［35］LAPINAITE L, KNOTT G J, PALUMBO C M, et al. DNA capture by a CRISPR-Cas9-guided adenine base editor[J]. Science, 2020, 369(6503): 566-571.

［36］LEBORGNE C, BARBON E, ALEXANDER J, et al. IgG-cleaving endopeptidase enables in vivo gene therapy in the presence of anti-AAV neutralizing antibodies[J]. Nat Med, 2020, 26(7): 1096-1101.

［37］LI Q, CHAN C, PETERSON N, et al. Engineering caveolae-targeted lipid nanoparticles to deliver mRNA to the lungs[J]. ACS Chem Biol, 2020, 15 (4), 830-836.

［38］LIU X S, WU H, JI X, et al. Editing DNA methylation in the mammalian genome[J]. Cell, 2016, 167, 233-247.

［39］LIU Z, LI J, CHEN M, et al. Detecting tumor antigen-specific T cells via interaction-dependent fucosyl biotinylation[J]. Cell, 2020, 183(4): 1117-1133.

［40］MAGUIRE A, SIMONELLI F, PIERCE E, et al. Safety and efficacy of gene transfer for Leber's congenital amaurosis[J]. N Engl J Med, 2008, 358(21): 2240-2248.

［41］MALI P, YANG L, ESVELT K, et al. RNA-guided human genome engineering via Cas9[J]. Science, 2013, 339(6121): 823-826.

［42］MANDAI M, WATANABE A, KURIMOTO Y, et al. Autologous induced stem-cell-derived retinal cells for macular degeneration[J]. N Engl J Med, 2017, 376(11): 1038-1046.

［43］MAUDE S, FREY N, SHAW P, et al. Chimeric antigen receptor T cells for sustained remissions in leukemia[J]. N Engl J Med, 2014, 371(16): 1507-1517.

［44］MCKEE C, CHAUDHRY G R. Advances and challenges in stem cell culture[J]. Colloids Surf B Biointerfaces, 2017, 159: 62-77.

［45］MENDICINO M, FAN Y, GRIFFIN D, et al. Current state of U.S. Food and Drug Administration regulation for cellular and gene therapy products: potential cures on the horizon[J]. Cytotherapy, 2019, 21(7): 699-724.

［46］MITCHELL R, BEITZEL B, SCHRODER A R, et al. Retroviral DNA integration: ASLV, HIV, and MLV show distinct target site preferences[J]. PLOS Biol, 2004, 2(12): 423.

［47］NALDINI L, BLÖMER U, GALLAY P, et al. In vivo gene delivery and stable transduction of nondividing cells by a lentiviral vector[J]. Science, 1996, 272(5259): 263-267.

［48］NATHWANI A, TUDDENHAM E, RANGARAJAN S, et al. Adenovirus-associated virus vector-mediated gene transfer in Hemophilia B[J]. N Engl J Med, 2011, 365(25): 2357-2365.

［49］PARKER K, MIGLIORINI D, PERKEY D, et al. Single-cell analyses identify brain mural cells expressing CD19 as potential off-tumor targets for CAR-T immunotherapies[J]. Cell, 2020, 183(1): 126-142.

［50］PORTER D, LEVINE B, KALOS M, et al. Chimeric antigen receptor-modified T cells in chronic lymphoid leukemia[J]. N Engl J Med, 2011, 365(8): 725-733.

［51］QASIM W, ZHAN H, SAMARASINGHE S, et al. Molecular remission of infant B-ALL after infusion of universal TALEN gene-edited CAR-T cells[J]. Sci Transl Med, 2017, 9(374): 2013.

［52］RAAL F, SANTOS R, BLOOM D, et al. Mipomersen, an apolipoprotein B synthesis inhibitor, for lowering of LDL cholesterol concentrations in patients with homozygous familial hypercholesterolaemia: a randomized, double-blind, placebo-controlled trial[J]. Lancet, 2010, 375(9719): 998-1006.

［53］RAMAMOORTHY A, KARNES J H, FINKEL R, et al. Evolution of next generation therapeutics: past, present, and future of precision medicines[J]. Clin Transl Sci, 2019, 12: 560-563.

［54］REES H A, LIU D R. Base editing: precision chemistry on the genome and transcriptome of living cells[J]. Nat Rev Genet, 2018, 19: 770-788.

［55］ROSENBLUM D, GUTKIN A, KEDMI R, et al. CRISPR-Cas9 genome editing using targeted lipid nanoparticles for cancer therapy[J]. Sci Adv, 2020, 18;6(47): 9450.

［56］RUELLA M, CARL H, JUNE C H. Predicting dangerous rides in CAR-T cells: bridging the gap between mice and humans[J]. Mol Ther, 2018, 26(6): 1-3.

［57］SEBESTYEN Z, PRINZ I, JDÉCHANET-MERVILLE J, et al. Translating gamma delta (γδ) T cells and their receptors into cancer cell therapies[J]. Nat Rev Drug Disc, 2020, 19: 169-184.

［58］SETTEN R L, ROSSI J J, HAN S. The current state and future directions of RNAi- based therapeutics[J]. Nat Rev Drug Disc, 2019, 18: 421-446.

［59］SHIMASAKI N, JAIN A, CAMPANA D. NK cells for cancer immunotherapy[J]. Nat Rev Drug Disc, 2020, 19: 200-218.

［60］TAMBUYZER E, VANDENDRIESSCHE B, AUSTIN C P, et al. Therapies for rare diseases: therapeutic modalities, progress and challenges ahead[J]. Nat Rev Drug Disc, 2020, 19: 93-111.

［61］TEBAS P, STEIN D, TANG W, et al. Gene editing of CCR5 in autologous CD4 T cells of persons infected with HIV[J]. N Engl J Med, 2014, 370(10): 901-910.

［62］VAN HAASTEREN J, LI J, SCHEIDELER O J, et al. The delivery challenge: fulfilling the promise of therapeutic genome editing[J]. Nat Biotechnol, 2020, 38: 845-855.

［63］WANG D, TAI PWL, GAO G. Adeno-associated virus vector as a platform for gene therapy delivery[J]. Nat Rev Drug Disc, 2019, 18: 358-378.

［64］WANG D, WANG K, CAI Y. An overview of development in gene therapeutics in China[J]. Gene Ther, 2020, 27: 338-348.

［65］WANG D, ZHANG F, GAO G. CRISPR-based therapeutic genome editing: strategies and in vivo delivery by AAV vectors[J]. Cell, 2020, 181: 136-150.

［66］WEBER E W, MAUS M V, MACKALL C L. The Emerging landscape of immune cell therapies[J]. Cell, 2020, 181: 46-62.

［67］WIRTH T, PARKER N, YLÄ-HERTTUALA S. History of gene therapy[J]. Gene, 2013, 525: 162-169.

［68］WU X, LI Y, CRISE B, et al. Transcription start regions in the human genome are favored targets for MLV integration[J]. Science, 2003, 300(5626): 1749-1751.

［69］XIAO X, J LI J, SAMULSKI R J, et al. Efficient long-term gene transfer into muscle tissue of immunocompetent mice by adeno-associated virus vector[J]. J Virol, 1996, 70(11): 8098-8108.

［70］XIE G, DONG H, LIANG Y, et al. CAR-NK cells: A promising cellular immunotherapy for cancer[J]. EBioMedicine, 2020, 59: 102975.

［71］XU L, WANG J, LIU Y, et al.CRISPR-edited stem cells in a patient with HIV and acute lymphocytic leukemia[J]. N Engl J Med, 2019, 381(13): 1240-1247.

［72］YANEZ L, SANCHEZ-ESCAMILLA M, PERALES M A. CAR-T cell toxicity: current management and future directions[J]. HemaSphere, 2019, 3(2): 1-10.

［73］ZHANG L, TIAN L, DAI X, et al. Pluripotent stem cell-derived CAR-macrophage cells with antigen-dependent anti-cancer cell functions[J]. J Hematol Oncol, 2020, 13(1): 153.

［74］ZUO E, SUN Y, WEI W, et al. Cytosine base editor generates substantial off target single-nucleotide variants in mouse embryos[J]. Science, 2019, 364: 289-292.

［75］虞淦军，万涛，王闻雅，等 . 国际细胞和基因治疗制品监管比较及对我国的启示 [J]. 中国食品药品监管，2019, 8(187): 4-19.

第二章
细胞和基因治疗产品的安全风险

随着基因转导和修饰技术、病毒学、免疫学和细胞生物学技术的发展，细胞和基因疗法（Cellular and Gene Therapy，CGT）逐渐成为癌症和遗传病等生物医药领域最具前景的发展方向，多种相关产品相继进入临床试验。广义的 CGT 包括传统未经基因修饰或编辑的干细胞、免疫细胞疗法，通过病毒载体和非病毒载体将确定的遗传物质直接导入患者靶细胞内的基因治疗方法，溶瘤病毒，基因编辑产品以及通过体外基因修饰自体或异体细胞后回输患者体内的细胞治疗方法。

细胞和基因治疗产品因其自身特点，在生产制备、非临床评价以及临床应用过程中都存在着与传统小分子药物和大分子药物较大的不同及特殊的风险考虑。例如，细胞治疗类产品（包括干细胞及衍生产品、非基因修饰的免疫细胞产品、经体外基因修饰或基因编辑的细胞等）有异质性、复杂性、多样性、发展性等特点。其供体材料来自人体，质量受细胞来源、类型、性质、功能等个体差异带来的影响，同时可能携带传染性疾病的病原体；细胞的生产过程存在引入污染或交叉污染的风险，且产品无法进行终端灭菌及病毒灭活；细胞产品成分和功能复杂多样，也存在由非目标细胞导致的毒性和由于目标细胞药理作用放大导致的毒性（如异常免疫反应）和体内异常分布等；对于干细胞及衍生产品，基因修饰和基因编辑的细胞可能存在成瘤性和致瘤性风险；对于异体细胞产品，回输人体后还可能存在免疫排斥等问题。

基因治疗产品形式主要包括质粒 DNA、RNA、基因编辑系统、表达特定基因或经基因修饰的病毒、细菌、真菌等，本章把溶瘤病毒产品也涵盖在内阐述。这类产品丰富多样，细胞基质种类、生产工艺、作用机制、产品风险等均存在较大差异，风险也各不相同。但一般考虑认为，病毒载体系统可能存在基因序列的稳定性、突变序列带来的安全性风险，毒株或载体引起的免疫原性风险，病毒载体可能引起生殖毒性风险，插入位点突变或基因整合导致的致癌性，生产过程中出现可复制型病毒的风险，有复制能力的载体从患者向家庭成员和卫生保健人员水平传播的潜在风险以及病毒对靶细胞感染的特异性及目的基因在靶细胞表达的特异性不够等。对于核酸类载体，也可能存在序列不稳定、脱靶、产品递送系统引起的毒性、靶细胞的表型或激活状态等风险。除了以上的一般性安全考虑外，不同的载体因各自特殊的生物学性质也有特别需要注意的地方。

综上所述，对于 CGT 产品，需要结合产品特点和生产工艺充分考虑产品安全性风险，在全过程质量控制、非临床研究评估和临床应用时，合理设计方案，制订风险控制措施。

第一节　细胞和基因治疗产品安全风险概述

CGT 产品的开发由来已久。血液回输和骨髓移植作为常规医学实践已经应用多年。随后间充质干细胞和免疫细胞也经历了大量的临床前和临床研究。世界上首次人体基因治疗的临床试验是 1990 年由美国 FDA 正式批准的，用反转录病毒载体在造血前体细胞中表达腺苷脱氨酶，以治疗一名患免疫缺陷疾病的儿童。此后经过科学家的持续努力以及对 CGT 的研发投入的不断增长，如今细胞和基因治疗产品领域已经进入收获期。造血干细胞治疗先天代谢或遗传缺陷性疾病，树突状细胞癌症疫苗（provenge）以及角膜干细胞（holoclar）等一批细胞治疗产品先后获批。根据历年来的新药临床研究（IND）数据判断，今后几年内细胞和基因治疗产品的获批会越来越多，越来越快。

在飞速发展的同时，细胞和基因治疗产品也带来极大的挑战。一些事故引发了公众对基因治疗安全性的关注。监管机构也在细胞基因治疗的探索过程中逐渐认识到这类先进疗法的特殊性：①这类产品无论是产品形式还是作用机制都非常多样；②这些产品的生产通常采用了新颖复杂的制造工艺，有时含有以前未经正式毒理学研究或临床试验测试过的成分。这些特点给这类产品的监管带来前所未有的挑战，如虽然药理学和毒理学领域的一般科学原理可能适用于 CGT 产品，但是某些特定术语，如吸收、分布、代谢和排泄可能并不适用，或者它们的应用目前在临床前研究中并没有被广泛接受。在监管评审方面，由于复杂的产品生物学特性和临床适应证的多样性以及新的科学研究和发现快速进入这些产品领域，也使相关的监管实践面临考验。

具体而言，对于 CGT 产品的临床前研究及其监管评审，需要兼顾特定临床适应证和产品本身的风险收益分析。同时 CGT 的安全风险评估也应随着科学的发展和产品的应用而发生变化。事实上，无论是早期的 Jesse Gelsinger 事件，还是近来发生的 CAR-T 细胞免疫治疗中出现的严重不良反应，都深刻影响了产品开发和监管领域的健康发展。

风险是对发生伤害的可能性和这种伤害的严重程度的综合考量。一般来说，CGT 治疗产品的风险来自以下几个方面：①对产品的科学认知还有缺陷；②制造工艺质量控制问题；③产品固有的性状，包括正常生理功能的放大等因素。本章中，我们将首先对源于 CGT 产品工艺过程的一般安全风险进行分析，结合已知情形分别就细胞治疗和基因治疗产品的安全风险进行讨论。

第二节 CGT 产品源于工艺过程的一般安全风险

CGT 产品与一般药品一样，存在由于生产工艺过程而带来的风险。同时由于CGT 产品的特殊性和生产工艺的复杂性，也会导致一些有别于化学药和大分子药（抗体、重组蛋白等）的安全隐患。例如，不同于化学药品，甚至大分子生物药导致微生物感染的风险存在于细胞产品的整个工艺过程，所以生产加工 CGT 时，对全程防控感染有更高的要求。另外，由于 CGT 产品在很多时候是活的制品，极低的交叉污染也可能被扩增放大，因而使风险升高。

CGT 常常涉及使用异体或异种生物材料，因此做好相关原材料和供体细胞的筛查是降低风险的重要保障。生产 CGT 的细胞库必须经过严格的检验，包括对未知感染源的严格检测。例如，在细胞培养过程中，如果使用了鼠源滋养层细胞，那么就必须测试是否存在鼠源病毒。

生产过程所使用的其他原材料也是风险之一。基因修饰、基因编辑和基因改造方法的不同也可能引入不同的风险，需要选择和设计合适的载体系统。部分产品目前还需要使用血清或其他动物源性材料，必须对其可能引入的外源因子的风险进行严格控制。

CGT 风险评估的更大挑战在于这类产品通常具有高度异质性，导致质量控制方法有时并不能完整地对产品作出风险评估，以指导临床使用。这些情景可能是无法清晰设定作为杂质的某一细胞亚群的允许范围，也可能是无法对 CGT 产品的有效成分预先作出检定，从而因为使用剂量不当而增加不必要的风险。供体的异质性也会影响 CGT 产品的功效和安全。

对于自体细胞产品，全程的监控与跟踪是必须采取的措施。此外，生产过程中维持 CGT 产品的性状稳定，通过限定细胞传代次数，防止细胞分化特性和核型改变等也是在 CGT 研发过程中要考虑的问题，以降低相关的风险。

工艺改变在产品研发过程中经常发生，有时甚至是为了符合要求或得到更好的产品而必须经历的过程。由于前面所述 CGT 产品的复杂性和质量控制检验的局限性，

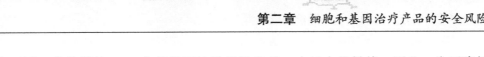

由不同工艺获得的 CGT 产品的可比性的认定是一个巨大的挑战。因此，为了降低风险，在 CGT 产品研发过程中要尽量避免重大工艺改变。

第三节　细胞治疗产品的安全风险

细胞治疗产品（CT）产品种类繁多，特性各不相同，对 CT 进行分类是一个挑战。按细胞来源分，CT 产品一般可分为干细胞衍生和成熟或功能分化细胞衍生两大类。如果一个 CT 产品同时具备干细胞衍生产品和成熟或功能分化细胞衍生产品的特征，如某些来自诱导多能干细胞（iPSCs）的 CT 产品，那么在产品开发过程中要同时考虑两方面的影响因素，如来源细胞类型与新生干细胞的成分比例。

干细胞的组织来源包括：①成人（如造血、神经、间充质、心脏、脂肪、皮肤）；②围生期（如胎盘、脐带血）；③胎儿（如羊水、神经）；④胚胎。干细胞衍生产品的特点是有自我更新复制的能力以及可以分化为具有特殊性质或功能的各种细胞类型。这种分化和复制主要受给药后细胞所在宿主的生理环境控制。相对应地，分化后的 CT 产品受到未分化干细胞或未完全分化的祖细胞/前体细胞的污染也会带来潜在的安全隐患。

功能分化的组织衍生 CT 产品可从成人供者（自体或同种异体）或动物来源（异种）获得。细胞来源可以是软骨细胞、胰岛细胞、肝细胞、神经细胞和各种免疫细胞。来自功能成熟组织的 CT 产物通常不具有自我更新增殖的特性和分化为多种细胞类型的能力，但是它们可能保留了其来源组织的某些细胞特性。此外，在体内给药后，根据特定的细胞周边环境，它们的特征可能会发生变化。

一般来说，CT 产品的风险包括以下几个方面：①细胞迁移至非靶部位；②细胞分化为非预期细胞或形成异位组织；③由于体外操作引起的改变；④宿主对异体（异种）细胞产生炎症或免疫反应；⑤细胞可能生成肿瘤；⑥因为与同时用药（比如免疫抑制药）相互作用而导致的风险。设计临床前研究要考虑到与此相关的因素：所需要的细胞表型，细胞来源，进行体外操作的程度（如选择、纯化、扩张、激活），给药后细胞的命运（植入、迁移、分化、致瘤性），宿主对给药细胞免疫应答，给药部位反应，靶组织和（或）非靶组织的潜在炎症反应，宿主内细胞不受调节或失调的增殖。下面将结合具体的 CT 类型作更详细的讨论。

一、干细胞治疗

干细胞（SC）具有无限增殖和分化为不同功能细胞的潜力。由于具有修复受损组织或器官功能的潜能，干细胞疗法被寄予厚望。然而，SC 也可能只对有限的适应证有用、有效和安全。在过去已经发生了多起干细胞治疗医疗事故，提醒人们需要对这一领域加强监管。

（一）胚胎干细胞

1981年，Evans和Kausman从小鼠胚胎里分离出胚胎干细胞（ESC）。1998年，Thomson等研发了一种技术，从人胚胎里分离并培养了人胚胎干细胞。ESC能够分化成为3个胚层的细胞（内胚层、中胚层和外胚层）。ESC最典型的验证方式便是检验这些细胞在体内能否形成畸胎，同时检查这些细胞能否无限繁殖，表达特异干细胞表征分子，并有胚胎干细胞的形态特征。ESC在注射进小鼠囊胚体后，能参与形成嵌合体。

（二）诱导干细胞

iPSCs是经过人工诱导，从成熟分化体细胞而来的多能干细胞。这一过程通常是由表达几个转录因子（Oct4，Sox2，c-myc，Nanog和Lin28）重编程人或小鼠的成体细胞，使之成为iPSCs。已经有多种来源的细胞可以被成功转化为iPSCs的报道。iPSCs和ESC具有很多共性，比如生长特性、基因表达特征、表观遗传修饰以及发育潜能。但与此同时，两者之间也存在一些显著的差异。iPSCs似乎更难形成嵌合体，肿瘤发生的比例更高。

（三）成体干细胞与间充质干细胞

多能成体干细胞（SSC）在多个组织中都有被发现。这些细胞可能参与组织损伤修复和再生。SSC可以根据不同的组织来源、形态、表型以及分化潜能而分为不同组别，如间充质或基质细胞（MSC）、造血干细胞（HSC）、神经干细胞等。这些干细胞可以无限增殖，并分化成为来源组织中的各类细胞，比如神经干细胞可以分化成神经元，神经胶质细胞，促进神经再生。常见SSC来源包括脐带、骨髓、脂肪组织、羊膜、胎盘等。

MSC可以相对容易地从多个组织来源获取，并能快速增殖，从而被广泛地用于临床研究。这些细胞可以分化为成骨细胞，软骨和脂肪细胞。临床试验测试的适应证包括骨骼损伤、脊椎损伤、移植物抗宿主反应（GvHD）、心血管疾病、心肌梗死等。

（四）干细胞治疗的风险

干细胞治疗可能存在多种风险，也有多种因素可能与这些风险相关。这些风险有些已经在临床中观察到，有些可能是基于临床前研究或理论上的一种可能性。关于干细胞风险的一个重要的考量是肿瘤形成风险，可能在细胞治疗多年后才出现。在一例报道中，研究者发现受试者的脊柱接种了来自嗅觉黏膜的干细胞，多年后，这些细胞仍然维持供体部位的组织学特征，维持原先的分化和增值状态，并最终形成瘤块。另一个研究发现了35病例，19例来自文献，16例来自媒体报道，在干细胞注射后出现急性或慢性不良反应，包括死亡。其中一例是一位 13 岁的孩子，患共济失调毛细血管扩张（ataxia telangiectasia），接受了三次来自胎儿的异体神经干细胞注射至小脑（cerebellum）和脑脊液（cerebrospinal fluid）。在接受最后一次注射的一年后，患者有经常性头疼症状。检查发现，孩子头部有来自供体神经干细胞的胶质神经瘤。有文献报道了 3 例患者在接受了脂肪组织来源的干细胞注射至玻璃体内后，视力受到严重损伤。另外，iPSC 细胞因其人工诱导过程，还可能存在染色体异常、基因拷贝数变异、点突变、表观遗传学改变、致瘤性等安全风险，iPSCs 产品在临床的应用仍不成熟。

二、细胞免疫治疗

细胞免疫治疗占据了细胞治疗的相当大一类，包括肿瘤浸润细胞治疗（TIL）、树突状细胞疫苗（DC）、抗原特异性 T 细胞、NK 治疗和基因改造的 TCR-T 细胞等。这里我们只讨论未经基因修饰的免疫细胞疗法，CAR/TCR-T 细胞疗法在基因治疗产品里讨论。

肿瘤浸润细胞来自肿瘤组织，经过体外扩增以及细胞因子活化，再回输到患者体内，通常再回输 TIL 的同时，也会联合使用细胞因子，如 IL-2、IL-5 或其他细胞因子，以支持 TIL 在体内的存活和功能。虽然 TIL 的成分并没有详细的定义，但一般认为 T 细胞在其中起主要作用。一系列的临床研究表明 TIL 有一定疗效，但一般认为至少部分抑癌功能来自细胞因子。临床研究表明，TIL 治疗的风险包括常见的异常免疫细胞活化而致的自体免疫以及在靶脱瘤效应。此外，TIL 治疗通常同时需要化学药品清除淋巴细胞，也会导致造血和非造血系统相关的毒性。

DC 细胞在体内的正常功能是抗原呈递。基于 DC 细胞的免疫治疗主要是作为癌症肿瘤疫苗，即通过分离和体外扩增 DC，让这些细胞表达并呈递来自肿瘤细胞的抗原，然后单独或与佐剂一起回输给患者，希望患者体内产生针对肿瘤细胞的免疫反应。DC 治疗有很好的安全性记录，通常只是低热流感一类的症状，但有报道 DC 疫苗偶尔也导致神经系统毒性，可能与同时使用的细胞因子有关。

抗原特异性 T 细胞免疫治疗是指分离体内 T 细胞，通过抗原刺激，让针对某一个或某几个抗原的 T 细胞扩增而得到的产品。抗原特异性 T 细胞免疫治疗已经用于多个针对肿瘤或病毒感染的临床研究中。这类产品在保证抗原专一性的情况下，一般是安全的，但有时会因为过度的免疫反应而引起细胞因子风暴和相关的心血管系统及神经系统的不良反应。

为了让回输的免疫细胞更好地扩增和持久存活，多数情况下适应性细胞免疫治疗都会通过化学药品处理的方法预清除体内淋巴细胞。依据用药种类以及用药方式，这些药品大都会引起对身体多个系统的毒性反应。有时适应性细胞免疫治疗也会和细胞因子联用，这些细胞因子（如 IL-2）也会带来一系列的不良反应。

第四节 基因治疗产品的安全风险

基因治疗产品（GT）包括非常多样复杂的产品。从基因治疗所用的载体来说，包括以下几大类：①非病毒载体（如质粒，mRNA，转座子）；②复制缺陷类病毒载体［如腺病毒、腺相关病毒（AAV）、反转录病毒、慢病毒、痘病毒、单纯疱疹病毒（HSV）］；③可复制溶瘤病毒载体（如麻疹、呼肠孤病毒、腺病毒、水泡性口炎病毒、痘苗）；④用于基因治疗的微生物载体（如李斯特菌、沙门菌、大肠埃希菌、噬菌体）；⑤新近兴起的基因组编辑等。基因治疗可以直接在体应用，也可以将离体基因修饰的细胞回输。

尽管体内给药载体的安全性评估取决于每种载体类型的生物学特性，但总离不开以下因素的考量：

（1）最终配方成分（如脂质体和各种赋形剂或污染物）引起的毒性；

（2）产品使用途径带来的安全隐患；

（3）在非靶细胞、组织中的作用；

（4）载体和转基因表达的水平和持久性；

（5）可复制病毒在靶、非靶细胞、组织中复制水平；

（6）治疗产品引起的免疫激活或抑制以及针对载体的免疫反应；

（7）靶细胞的表型、激活状态；

（8）基因载体插入突变或致癌性的可能性；

（9）种系传播的可能性；

（10）有复制能力的载体从患者向家庭成员和卫生保健人员传播。

除了以上一般性安全考虑外，不同的载体因各自特殊的生物学性质也有各自需要特别注意的地方。比如，大量的非病毒载体如 DNA 质粒的使用可能让机体产生免疫反应。在常用的几类复制缺陷病毒载体中，宿主可能对腺病毒产生显著免疫反应和炎症反应。生产过程中产生的可复制腺病毒也可能导致不良反应。目前一般认为 AAV 在转基因细胞中不会整合进入基因组，但一些研究提示存在 AAV 随机整合到宿主 DNA 中，导致突变和不良生物效应的可能性；宿主也可能对多种病毒的衣壳蛋白产生免疫反应。

另外，针对一些特殊载体的安全考量见表 2-1。

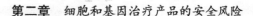

表 2-1　一些载体的安全考量因素

载体类别	可能的安全因素
反转录病毒和慢病毒	在制造过程中产生可复制的反转录病毒 / 慢病毒（RCR/RCL）
	插入突变，致癌基因激活
	种系整合的可能性
	宿主基因表达改变的可能性
痘病毒	在多种人类组织和细胞中感染和复制的能力
	对免疫缺陷人群（如癌症患者）的潜在毒性
	肾脏或心脏问题
单纯疱疹病毒（HSV）	对中枢神经系统的嗜性以及潜伏和再激活的可能性
用于基因治疗的微生物载体	微生物缺乏足够的毒力衰减
	在非靶组织中复制的能力
	过度诱导促炎细胞因子
	缺乏抗生素敏感性

由于基因治疗通常是通过表达转基因来达成治疗效果的，也需要评估转基因的安全。在确定所表达的转基因和（或）翻译蛋白的安全性时，应考虑以下因素：①局部和全身表达；②表达水平和持续时间；③急性和慢性影响。虽然持续的转基因表达可能是某些 GT 产品的目标，但由于过度表达、转基因蛋白的积累或异常免疫反应，它也可能导致产品的不良结果。例如，生长因子、生长因子受体或免疫调节剂等转基因的长时间表达可能导致不受调控的细胞生长、恶性转化、对自身抗原的自身免疫反应、宿主基因表达的改变或其他不良反应，应考虑进行长期临床前研究来评估这些不良反应的可能性和严重程度。

体内给药后载体生物分布特征的描述是 GT 产品临床前开发计划的重要组成部分。这些数据用于确定载体存在于所需目标组织或生物液（如血液、脑脊液）、非靶组织或生物液和种系中的可能性，同时也有助于 GT 产品表达与毒性相关性的判断。

一、基因修饰的离体细胞治疗

有相当多的基因治疗产品依赖于体外遗传改造细胞，然后将改造过的细胞回输到患者身体中。对这类产品的安全性考虑遵从关于 CGT 安全考虑的一般原则，即供体细胞本身、基因改造的工艺、转基因活性、机体对基因治疗产品的反应等。下面以常见的两类基因修饰产品——遗传改造的造血干细胞和 T 细胞为例说明这个过程。

遗传改造的造血干细胞是开发治疗遗传疾病的 GT 产品的有效手段。造血干细胞可以被反转录病毒、慢病毒、非病毒载体等手段改造成表达转基因的细胞。由于改造后的造血干细胞具备归巢能力，宿主经清髓处理后，改造过的干细胞可以长期

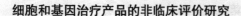
生存于体内，并表达具备正常功能的蛋白，因此患者可以实现长期获益。由于造血干细胞本来就可以生成各种免疫细胞，因此特别适合于免疫系统遗传病的治疗，同时也可被用于诸多代谢疾病的治疗。但是由于这种疗法使用了干细胞，同时也存在高度风险。首先，这一疗法的一个缺陷是需要清髓，而清髓化疗具有毒性，可能导致继发肿瘤或骨髓功能损害。此外干细胞基因组由于反转录病毒插入导致的突变可能引起白血病和肿瘤发生，在 X-SCID，Wiskott-Aldrich 等疾病的临床研究中已有报道，可能源自干细胞具有无限扩增的能力，反转录病毒的插入可能更易于使致癌基因表达发生改变。由于这些发现，促使人们寻求更安全的载体用于造血干细胞的改造。慢病毒载体在细胞周期的静止 G_0 期或 G_1 期高效转导造血细胞，并且在人类基因组中具有比 γ- 反转录病毒载体更安全的整合模式，因而在治疗原发性免疫缺陷、代谢疾病和遗传性血液疾病的离体试验中被寄予厚望。虽然如此，慢病毒载体毕竟也要整合进入基因组，理论上也可能导致基因组的遗传毒性和后续的不良反应。美国基因疗法公司 Bluebird bio 在 2021 年 2 月 16 日宣布暂停了一项针对镰状红细胞的临床试验，原因是两名接受治疗的患者出现白血病样癌症，但目前还不确定是否为基因插入导致的直接风险。该产品通过慢病毒载体将带有编码载氧蛋白血红蛋白的 DNA 导入造血干细胞，回输人体，从而起到治疗作用。治疗镰状细胞贫血症的另一种基因疗法是使用 CRISPR 基因编辑技术，该技术具有较好的应用前景，但 CRISPR 本身可能存在脱靶效应及染色体重排等风险，具体临床使用安全性还有待进一步评估。

另一种非常热门的离体基因治疗是遗传改造的 T 细胞或更广泛意义上的免疫细胞疗法。T 细胞或 NK 细胞经过基因改造，可以表达针对某一抗原比如癌相关抗原的转基因（如 CAR 或 TCR），从而使这些改造过的细胞具备识别肿瘤细胞，并通过信号传导而激活并攻击肿瘤细胞的能力。基因改造的 T 细胞疗法具有很大的潜能来改变肿瘤、自体免疫疾病以及传染病的治疗方式和结果。与此同时，这类产品也带来前所未有的安全评估挑战。例如，CAR-T 细胞在临床上可能引起严重的细胞因子风暴（CRS）和神经毒性风险。由诺华公司开发的 Kymriah，作为全球第一款 CAR-T 产品，于 2017 年 8 月 30 日获得美国 FDA 批准上市。FDA 曾给予 Kymriah "孤儿药""突破性疗法" 资格认定。支持该产品上市的一项关键性注册临床研究（Study B2202）结果显示，在 49% 的患者中发现了严重的 CRS（3 级和 4 级）事件，这些事件危及生命，需要采取支持性措施；安全人群中 47% 的患者需要 ICU 入院，有 53% 的患者需要维持血管升压药或维持血压的液体，16% 的患者需要机械通气，12% 需要透析，平均持续 11 天（给药后 8 周内）。

从安全评估的角度，下列因素可能会影响这类疗法的安全：①抗原表达的细胞

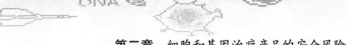

组织特异性；②识别抗原的专一性；③基因改造操作可能导致的不良反应；④免疫细胞的放大的药理学效应；⑤与此疗法相伴随的化疗和细胞因子引起的不良反应。如果采用了异体细胞，免疫排斥反应也是必须解决的问题。依据目前报道的临床研究，由于产品污染、脱靶效应、在靶脱瘤（on-target-off-tumor）等因素而导致的不良反应都有出现。由于由于产品的生物学活性而导致的细胞因子风暴、神经毒性等不良反应更是亟待解决的关键问题。

二、溶瘤病毒

溶瘤病毒（oncolytic virus，OV）由致病能力弱或减毒天然病毒（或经过基因改造的病毒）制成。这些病毒利用肿瘤靶细胞中特殊的信号通路选择性地感染肿瘤细胞，并在肿瘤细胞内大量复制而摧毁肿瘤细胞，同时能激发机体产生抗肿瘤免疫反应。

溶瘤病毒疗法有悠久历史。最初都是利用天然的溶瘤病毒，但其引发的强烈免疫反应和并发症限制了该疗法发展。随着病毒学和基因工程技术的不断发展，人们能对病毒基因进行改造，从而提高了溶瘤病毒对肿瘤细胞感染的专一性以及总体安全性。2015 年美国 FDA 和欧盟批准基于 HSV-1 的溶瘤病毒 T-Vec 上市，用于复发黑色素瘤的治疗。

溶瘤病毒具备复制能力，因此这类疗法的最大安全隐患是：①病毒可能感染正常细胞并复制；②溶瘤病毒减毒性状的丢失，尤其是对于易突变的 RNA 病毒而言；③免疫抑制患者或与放疗、化疗、前药或其他药物联合用药时，病毒在非靶组织中的传播和复制可能性增加；④为了提高治疗效力，增加的基因表达以及随之而来的反应。对于有些溶瘤病毒载体，人体存在先天免疫，可能在溶瘤病毒给药时，导致由免疫反应引起的不良反应。

三、基因编辑产品

基因编辑是对于存在于基因组中的某一或某些特定基因原位作出改变。基因编辑产品是基因治疗的一种特殊类型，目前有离体和体内基因编辑两种方式。常用的工具是包括 CRISPR/Cas9 在内的位点特异性核酸酶。这类基因编辑技术通过在 DNA 中产生靶向的双链断裂，然后依靠细胞自身修复机制来完成编辑过程。

基因编辑产品的安全性来自以下几个方面的考量：①核酸酶的表达以及递送方法。依据对于基因编辑酶活性的要求，核酸酶可以通过各种遗传物质比如质粒、mRNA、病毒载体、直接的蛋白或核酸蛋白复合物等方式在细胞内表达。在此过程中，可能导致针对核酸酶或递送物质的免疫反应。②脱靶效应，基因编辑的脱靶效应，即由于位点选择发生错误，在靶向基因以外的基因里引起变异。这种变异可能导致

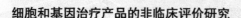

关键基因功能丢失，染色体结构不稳定，或是转基因或错误编码蛋白质表达导致不良反应。

对于这类安全性隐患的评估极具挑战，需要结合临床应用，考虑采用不同的方法来处理。至今没有一个在细胞水平来预测和检出脱靶基因组改变的金标准，也没有系统性的研究来证实不同动物模型或物种对人体相关毒性，甚至人群个体差异都可能导致基因编辑出现不同后果。

许多导致疾病的基因组突变发生在单个碱基中，为使基因编辑更加精确，单碱基基因编辑技术应运而生——针对这些单一的碱基错误（即点突变）作出改变，而不会在 DNA 中造成双链断裂。但科学家们在随后的研究过程中发现，单碱基编辑系统存在严重的脱靶效应、会诱导大量基因突变、编辑转化效率不高等缺点，因此这一技术的广泛应用有赖于进一步的优化。

四、基因替代或调控的基因治疗产品

除了前面所述的离体基因治疗外，在体基因治疗近些年也获得了巨大进展，这主要得益于新的载体，尤其是 AAV 载体的开发应用。研究者将治疗性基因克隆到含有包装信号的 AAV 基因组中，经过细胞内复制扩增并形成病毒颗粒。将这些病毒颗粒直接注入人体内，致病基因便可在体内细胞表达，发挥治疗作用。但 AAV 载体也有缺陷，即当转基因的长度大于 5 kb 时，包装效率大幅下降，而许多致病基因的长度超出了这个范围，因此限制了 AAV 在这些疾病中的应用。

对于以 AAV 为载体的体内基因治疗，目前认为 AAV 载体 DNA 不会整合入患者基因组，因此发生插入诱变的风险很低。但是有研究报道新生小鼠接受大剂量 AAV 载体注射后，发生了肝癌。插入诱变的发生风险具有剂量依赖性，在新生小鼠中这一风险增高，提示不能完全排除 AAV 致瘤风险。此外，由于 AAV 转导而导致的免疫毒性也在多个临床试验中被观察到，这些毒性的发生可能与使用的 AAV 剂量以及涉及的组织有关。值得关注的是由于 AAV 载体被广泛用于治疗神经系统遗传疾病的临床研究中，其可能引起的神经毒性需要审慎评估。

除了以表达载体表达外源功能性的基因蛋白以治疗遗传疾病外，另一个可能的在体基因治疗方式是调控基因表达以补偿基因功能，例如治疗镰状贫血病的一个可能途径，便是通过基因编辑激活已沉默的胎儿血红蛋白。此外，调控 mRNA 剪接或者直接以基因编辑的方式改变错误编码蛋白也有研究。这类治疗方法的最大优点是避免了表达外源基因而常常导致的免疫反应。但正如前述，如何保证调控的靶向专一性是衡量产品安全的重要指标。

五、其他基因治疗产品

近年来 RNA 技术因为便捷、功能多样性以及相对安全而受到越来越多的关注。无论是早期的反义 RNA、核酶，还是之后出现的 siRNA、miRNA 以 mRNA 为疫苗等技术都处在针对不同应用的临床研究中，包括最近获得批准上市的 RNAi 药物。由于避免了基因插入，相比 DNA 载体，这类治疗没有明显的致瘤隐忧。同时由于一些 RNA 技术只是在 RNA 环节调节了目的基因的表达水平，也避免了针对这类产品的异常免疫反应。但是，这些产品的调控专一性，以及为递送 RNA 而采用的手段，比如脂质纳米颗粒，仍然可能导致治疗的不良反应。当以 mRNA 为信使指导蛋白合成并诱导免疫反应时，mRNA 的分布以及表达水平或许会导致异常的免疫反应。最后，这类技术常常用到化学修饰的而非天然的 RNA，它们对细胞或在体内的长期影响也值得关注。

以细菌为载体的基因治疗方法很早就得到开发并取得一些成功。细菌侵染细胞常常伴有不同于病毒感染导致的免疫反应，有时可能有助于一些疾病的治疗。细菌对一些组织，如肠道、肝脏有天然的靶向性，这些都是产品开发的理想性状。此外一些细菌需要在特殊环境下或需要特殊营养成分才能生存（如厌氧环境），对特殊营养成分的需求等，也为产品安全性提供了保障。最后所用细菌通常都对抗生素敏感，可以在需要的时候杀死细菌，保证患者安全。但是，这些优势也可能影响产品的安全：细菌的毒性是否足够减弱或稳定；对于特殊环境的要求会否使得细菌藏匿于宿主的特殊部位，致使抗生素失去效用。诸如此类的问题都需要经过系统的临床前研究而对相关产品的安全性作出评估。一些细菌产品通过前药代谢的方式来实现肿瘤杀伤。此时前药及其代谢产物的毒性需要加以评估。

第五节　结　语

作为一种新的治疗手段，人们对 CGT 这类产品的安全风险认识还处在早期积累阶段。同时由于新的科学认知不断加深，新的技术应用，人们对于 CGT 的安全风险认识也在不断深入和扩大。CGT 产品的内在物质组成和推测的 MOA（s）不同于小分子药物、大分子生物药物和医疗器械。传统的、标准化的临床前毒性试验方法，往往不适合评价 CGT 产品的安全性。一些因应 CGT 产品的临床前研究方法和系统，如人工智能、器官芯片也在不断被开发出来，并被越来越多地用于 CGT 的风险评估。

在 CGT 非临床监管层面，一些新的监管思路也在用于监管实践中。例如，考虑到 CGT 产品大部分时候都有种属专一性，传统的两种系动物实验安全评估基本上没有被采用，而更多地使用体外、in silicon 分析方法来代替补充。在疾病模型里同时获得药效和毒理评估的实验设计也越来越被监管机构接受，这是因为有时疾病本身就对产品的效用以及毒性有很大的影响，如细胞的迁移、分化，微环境对产品的生物活性的发挥或抑制等。

评估研究性 CGT 产品的监管审查过程，需要在特定临床适应证的背景下进行仔细的风险效益分析。需要采用灵活、科学驱动的审查流程，在考虑产品生物学的背景下解决安全问题。这种方法一方面有很高的灵活性，同时也包含了基本的毒理学原理，这些原则是更传统、标准化的临床前试验的基础。事实证明，创新疗法的应用应该是在监管范围内和受控的，让创新疗法对患者造成的风险大大降低。

参考文献

［1］HACEIN-BEY-ABINA S, VON KALLE C, SCHMIDT M, et al. LMO2-associated clonal T cell proliferation in two patients after gene therapy for SCID-X1[J]. Science, 2003, 302: 415-419.

［2］FDA. Guidance for Industry Gene Therapy Clinical Trials-Observing Subjects for Delayed Adverse Events [EB/OL]. [2006-2011]. https://www.fda.gov/downloads/biologicsbloodvaccines/ guidancecomplianceregulatoryinformation/guidances/cellularandgenetherapy/ucm078719.pdf.

［3］FESNAK A D, JUNE C H, LEVINE B L, et al. Engineered T cells: the promise and challenges of cancer immunotherapy[J]. Nat Rev Cancer, 2016, 16: 566-581.

［4］U.S. Department of Health and Human Services. Food and Drug Administration. Center for Biologics Evaluation and Research. Guidance for Industry: Source Animal, Product, Preclinical, and Clinical Issues Concerning the Use of Xenotransplantation Products in Humans. [EB/OL]. [2003-2004]. http://www.fda.gov/biologicsbloodvaccines/guidancecomplianceregulatoryinformation/ guidances/xenotransplantation/ucm074354.htm#CLINICALISSUESINXENOTRANSPLANTATION.

［5］FDA. PHS Guideline on Infectious Disease Issues in Xenotransplantation [EB/OL]. [2001-01-19]. http://www.fda.gov/BiologicsBloodVaccines/GuidanceComplianceRegulatoryInform ation/Guidances/Xenotransplantation/ucm074727.htm.

［6］FINK D W, BAUER S R. Stem cell-based therapies: food and drug administration product and pre-clinical regulatory considerations. essentials of stem cell biology[M]. Burlington, MA: Elsevier Academic Press, 2009: 619-630.

［7］Cellular, Tissue and Gene Therapies Advisory Committee (CTGTAC) Meeting. cellular therapies derived from human embryonic stem cells - considerations for pre-clinical safety testing and patient monitoring[C]. April 10-11, 2008.

［8］EVANS M J, KAUFMAN M H. Establishment in culture of pluripotential cells from mouse embryos[J]. Nature, 1981, 292: 154-156.

［9］THOMSON J A. Embryonic stem cell lines derived from human blastocysts[J]. Science,

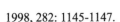

1998, 282: 1145-1147.

［10］LENGNER C J. IPS cell technology in regenerative medicine[J]. Ann N Y Acad Sci, 1192: 38-44.

［11］TAKAHASHI K, TANABE K, OHNUKI M, et al. Induction of Pluripotent Stem Cells from Adult Human Fibroblasts by Defined Factors[J]. Cell, 2006, 131: 861-872.

［12］TAKAHASHI K, YAMANAKA S. Induction of pluripotent stem cells from mouse embryonic and adult fibroblast cultures by defined factors[J]. Cell , 2006, 126: 663-676.

［13］GEOGHEGAN E, BYRNES L. Mouse induced pluripotent stem cells[J]. Int J Dev Biol, 2008, 52: 1015-1022.

［14］PESSINA A, GRIBALDO L. The key role of adult stem cells: therapeutic perspectives[J]. Curr Medi Res Opin, 2006, 22: 2287-2300.

［15］TAUPIN P, GAGE F H. Adult neurogenesis and neural stem cells of the central nervous system in mammals[J]. J Neurosci Res, 2002, 69: 745-749.

［16］GIORDANO A, GALDERISI U, MARINO I R. From the laboratory bench to the patient's bedside: an update on clinical trials with Mesenchymal Stem Cells[J]. J Cell Physiol, 2007, 211: 27-35.

［17］CHEN K S, MCINTYRE J C, LIEBERMAN A P, et al. Human spinal autografts of olfactory epithelial stem cells recapitulate donor site histology, maintaining proliferative and differentiation capacity many years after transplantation[J]. Acta Neuropathol, 2016, 131: 639-640.

［18］AMARIGLIO N, HIRSHBERG A, SCHEITHAUER B W, et al. Donor-derived brain tumor following neural stem cell transplantation in an ataxia telangiectasia patient[J]. PLoS Med, 2009, 6: 0221-0231.

［19］KURIYAN A E, ALBINI T A, TOWNSEND J H, et al. Vision loss after intravitreal injection of autologous "Stem Cells" for AMD[J]. N Engl J Med , 2017, 376: 1047-1053.

［20］GORE A, LI Z, FUNG H L, et al.Somatic coding mutations in human induced pluripotent stem cells[J]. Nature, 2011, 471: 63-67.

［21］WOAN K V , MILLER J S. Harnessing natural killer cell antitumor immunity: from the bench to bedside[J]. Cancer Immunol Res, 2019, 7: 1742-1747.

［22］WEBER J, ATKINS M, HWU P, et al. White paper on adoptive cell therapy for cancer with tumor infiltrating lymphocytes: a report of the CTEP subcommittee on adoptive cell therapy[J]. Clin Cancer Res, 2011, 17(7): 1664-1673.

［23］BOL K F, SCHREIBELT G, GERRITSEN W R, et al. Dendritic cell based immunotherapy: state of the art and beyond[J]. Clin Cancer Res, 2016, 22(8): 1897-1906.

［24］DRAUBE A, KLEIN-GONZALEZ N, MATTHEUS S, et al. Dendritic cell based tumor vaccination in prostate and renal cell cancer: a systematic review and meta-analysis[J]. PLoS One , 2011, 6: 18801.

［25］FDA. Guidance for Industry Gene Therapy Clinical Trials - Observing Subjects for Delayed

Adverse Events [EB/OL]. [2006-11]. https://www.fda.gov/downloads/biologicsbloodvaccines/ guidanc ecompliance regulatoryinformation/guidances/cellularandgenetherapy/ucm078719.pdf.

［26］ICH. General Principles to Address the Risk of Inadvertent Germline Integration of Gene Therapy Vectors [EB/OL]. [2006-10]. http://www.ich.org/fileadmin/Public_Web_Site/ICH_ Products/Consideration_documents/GTDG_Considerations_Documents/ICH_Considerations_ General_Principles_Risk_of_IGI_GT_Vectors.pdf.

［27］ICH. General Principles to Address Virus and Vector Shedding [EB/OL]. [2009-6]. https://database.ich.org/sites/default/files/M6_Appendix1.pdf.

［28］MONTINI E, CESANA D, SCHMIDT M, et al. The genotoxic potential of retroviral vectors is strongly modulated by vector design and integration site selection in a mouse model of HSC gene therapy[J]. J Clin Invest, 2009, 119: 964-975.

［29］HACEIN-BEY A S, GASPAR H B, BLONDEAU J, et al. Outcomes following gene therapy in patients with severe Wiskott-Aldrich syndrome[J]. JAMA, 2015, 313: 1550-1563.

［30］RIBEIL J A, HACEIN-BEY-ABINA S, PAYEN E, et al. Gene therapy in a patient with sickle cell disease[J]. N Engl J Med, 2017, 376: 848-855.

［31］FRANGOUL H, ALTSHULER D, CAPPELLINI M D, et al. CRISPR-Cas9 gene editing for sickle cell disease and β-thalassemia[J]. N Engl J Med, 2021, 384(3): 252-260.

［32］ROSENBERG S A, RESTIFO N P. Adoptive cell transfer as personalized immunotherapy for human cancer[J]. Science, 2015, 348(6230): 62-68.

［33］FDA.BLA Clinical Review Memorandum[EB/OL].[2017]. https://www.fda.gov/ media/107973/download.

［34］BRENTJENS R, YEH R, BERNAL Y, et al. Treatment of chronic lymphocytic leukemia with genetically targeted autologous T cells: case report of an unforeseen adverse event in a phase 1 clinical trial[J]. Mol Ther, 2010, 18: 666-668.

［35］LINETTE G P, STADTMAUER E A, MAUS M V, et al. Cardiovascular toxicity and titin cross-reactivity of affinity-enhanced T cells in myeloma and melanoma[J]. Blood, 2013, 122(6): 863-871.

［36］KOCHENDERFER J N, DUDLEY M E, FELDMAN S A, et al. B-cell depletion and remissions of malignancy along with cytokine-associated toxicity in a clinical trial of anti-CD19 chimeric-antigen-receptor-transduced T cells[J]. Blood, 2012, 119(12): 2709-2720.

［37］GRUPP S A, KALOS M, BARRETT D, et al. Chimeric antigen receptor-modified T cells for acute lymphoid leukemia[J]. N Engl J Med, 2013, 368(16): 1509-1518.

［38］KAUFMAN H L, KOHLHAPP F J, ZLOZA A. Oncolytic viruses: a new class of immunotherapy drugs[J]. Nature Reviews Drug Discovery, 2015, 14: 642-662.

［39］ANDTBACKA R H, KAUFMAN H L, COLLICHIO F, et al. Talimogene laherparepvec improves durable response rate in patients with advanced melanoma[J]. J Clin Oncol, 2015, 33(25): 2780-2788.

［40］WU Z, ASOKAN A, SAMULSKI R J. Adeno-associated virus serotypes: vector toolkit for human gene therapy[J]. Mol Ther, 2006, 14: 316-327.

［41］DONG J Y, FAN P D, FRIZZELL R A. Quantitative analysis of the packaging capacity of recombinant adeno-associated virus[J]. Hum Gene Ther, 1996, 7: 2101-2112.

［42］MILLER D G, PETEK L M, RUSSELL D W. Adeno-associated virus vectors integrate at chromosome breakage sites[J]. Nat Genet, 2004, 36: 767-773.

［43］MINGOZZI F, MEULENBERG J J, HUI D J, et al. AAV-1-mediated gene transfer to skeletal muscle in humans results in dose-dependent activation of capsid-specific T cells[J]. Blood, 2009, 114: 2077-2086.

［44］MENDELL J R, AL-ZAIDY S, SHELL R, et al. Single-dose gene-replacement therapy for spinal muscular atrophy[J]. N Engl J Med, 2017, 377: 1713-1722.

［45］HORDEAUX J, BUZA E L, DYER C, et al. Adeno-associated virus induced dorsal root ganglion pathology[J]. Hum Gene Ther, 2020, 15: 808-818.

［46］PAIKARI A, SHEEHAN V A. Fetal haemoglobin induction in sickle cell disease[J]. Br J Haematol, 2018, 180(2): 189-200.

［47］LEDFORD H. Gene-silencing technology gets first drug approval after 20-year wait[J]. Nature, 2018, 560: 291-292.

［48］TITZE-DE-ALMEIDA S S, BRANDÃO R P, FABER I, et al. Leading RNA interference therapeutics part 1: silencing hereditary transthyretin amyloidosis, with a focus on patisiran[J]. Mol Diagn Ther, 2020, 24: 49-59.

［49］FORBES N S. Engineering the perfect (bacterial) cancer therapy[J]. Nat Rev Cancer, 2010, 10: 785-794.

［50］LAMM D L. BCG immunotherapy for transitional-cell carcinoma in situ of the bladder[J]. Oncology (Williston Park), 1995, 9: 947-952, 955, discussion 955-965.

［51］HOFFMAN R M. Tumor-seeking Salmonella amino acid auxotrophs[J]. Curr Opin Biotechnol, 2011, 22: 917-923.

［52］MOWDAY A M, GUISE C P, ACKERLEY D F, et al. Advancing Clostridia to Clinical Trial: Past Lessons and Recent Progress[J]. Cancers (Basel), 2016, 8: 63.

［53］KING I, BERMUDES D, LIN S, et al. Tumor-targeted Salmonella expressing cytosine deaminase as an anticancer agent[J]. Hum Gene Ther, 2002, 13: 1225-1233.

［54］CAVAGNARO J, SILVA LIMA B. Regulatory acceptance of animal models of disease to support clinical trials of medicines and advanced therapy medicinal products[J]. Eur J Pharmacol, 2015, 759: 51-62.

第三章
细胞和基因治疗产品的行政监管

药品是直接作用于人体的特殊商品，其质量关系着人民群众的身体健康和生命安全，各国政府对药品的研发、生产、使用、不良反应监测方面给予了高度的重视，因此药品行政监管问题一直以来都是人们关注的焦点，是推动医药产品更好服务人民健康的首要保证，更是推动医药发展的重要支撑。特别是细胞治疗和基因治疗产品的监管问题，更是学界研究的热点。本章节就美国、日本和欧盟以及我国政府对于细胞和基因治疗产品的行政监管问题进行简要叙述。

第一节　美国对细胞和基因治疗产品的监管政策

在美国，细胞治疗（cell therapies，CT）和基因治疗（gene therapies，GT）被视为生物制品，由 FDA 负责监管，具体事务是其生物制品评价和研究中心（Center for Biologics Evaluation and Research，CBER）下的细胞、组织和基因治疗办公室（Office of Cellular，Tissue，and Gene Therapies，OCTGT）负责，2016 年该办公室又被改建为组织和先进疗法办公室（Office of Tissue and Advanced Therapies，OTAT），其下属 5 个部门，分别为细胞和基因治疗部（Division of Cellular and Gene Therapies，DCGT）、临床评价和药理毒理学部（Division of Clinical Evaluation and Pharmacology/Toxicology，DCEPT）、人体组织部（Division of Human Tissues，DHT）、血浆蛋白治疗部（Division of Plasma Protein Therapeutics，DPPT）和项目监管部（Division of Regulatory Project Management，DRPM）。

一、细胞和基因治疗产品的监管框架

（一）法律、法规和指导原则文件
美国在细胞治疗领域已形成了比较完善的由法律、法规、指导原则组成的法律

法规监管框架。法律（法令）是由美国国会通过并经美国总统签署，是 FDA 运作的法定权威的基础。《公共卫生服务法》（Public Health Service Act，PHS Act）和《食品、药品和化妆品法》（FD&C Act）及其修正案等法律授权 FDA 监管人类医疗产品（如药品、生物制品或器械），也是监管细胞基因治疗产品的主要法律依据。而法规是有助于实施和执行法律的书面规则，《联邦法规》（CFR）第 21 部分详细规定了 FDA 如何履行 PHS 法、FD&C 法以及其他法规规定的监管责任，有法定约束力。其中 21 CFR 312 规定了研究性新药申请的要求，21 CFR 210&211 是关于《现行药品生产质量管理规范》（cGMP）的法规。而 CFR1271，即《人体细胞和组织产品的管理规定》，则是细胞治疗审批主要依据的法规，该法规将人体细胞组织分为 PHS 351 产品和 PHS 361 产品两大类进行管理。指导原则只是 FDA 对法规的解释，其目的是传达 FDA 当前对监管政策的想法，并就如何遵循监管要求提供建议，指导原则并不具有法律约束力。所有的 FDA 指导原则均可在 FDA 网站上获得，具体见图 3-1。

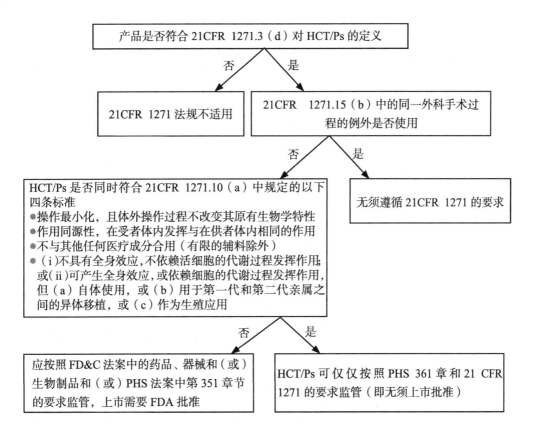

图 3-1 PHS 351 产品和 PHS 361 产品界定流程图

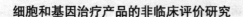

（二）医疗产品的界定

对于一种细胞基因治疗产品，确定其是属于生物制品、医疗器械还是药械组合产品至关重要，因为 FDA 对生物制品、药品和医疗器械有不同的监管要求。表 3-1 列出了生物制品、药品、医疗器械和人细胞组织产品（human cell, tissue, and cellular and tissue-based product，HCT/P）的定义。这些定义足以广泛涵盖一系列的医疗产品，当然也包括基因细胞治疗产品。例如，基因治疗产品包括离体的基因修饰的细胞、非病毒载体（质粒）、病毒载体（如腺病毒、腺相关病毒、反转录病毒、慢病毒、痘病毒、单纯疱疹病毒）、微生物载体（如李斯特菌、沙门菌、大肠埃希菌）和溶瘤病毒（如单纯疱疹病毒、麻疹病毒、呼肠孤病毒、腺病毒、痘病毒等）；而细胞治疗产品包括干细胞或祖细胞来源、成体干细胞或功能分化细胞来源、组织工程来源的细胞产品。

表 3-1　美国对不同医疗产品的定义

生物制品 ［42USC 262（i）］	用于预防或治疗人类疾病的病毒、治疗血清、毒素、抗毒素、疫苗、血液、血液成分或衍生物、过敏性产品、蛋白质（化学合成的多肽除外）或类似产品、砷凡纳明或砷凡纳明衍生物（或任何其他三价有机砷化合物）
药物 ［21USC 321 （g）（1）］	（1）美国药典（USP）、美国顺势疗法药典（HPUS）、国家处方集中收纳的物质，或其任何补充；（2）用于诊断、预防或治疗人类或其他动物疾病的物质；（3）旨在影响人或动物身体结构或功能的物质（食品除外）；（4）拟用作（1）（2）（3）条所规定的任何物质的组成部分的物质
人细胞、组织或基于细胞和组织的产品（HCT/P）［21CFR 1271.3（d）］	用于植入、移植、输注或转移到人受体中的含有或由人细胞或组织组成的产品。HCT/Ps 的实例包括但不限于骨、韧带、皮肤、硬脑膜、心脏瓣膜、角膜、来自外周血和脐带血的造血干/祖细胞、处理的自体软骨细胞、上皮细胞、精液或其他生殖组织
医疗器械 ［21USC 321（h）］	（1）在国家处方集或美国药典或其他任何补充文件中得到认可；（2）用于人类或其他动物疾病的诊断、预防或治疗；（3）拟用于影响或其他动物身体结构或功能，但不通过人或其他动物体内化学作用，且不依赖于新陈代谢来实现其预期目的的仪器、设备、机械、装置、植入物、体外试剂或其他类似或相关物质，包括任何组件、零件或附件
组合产品 ［21CFR 3.2（e）］	（1）由两种或两种以上的受监管的成分以物理、化学或其他方式组合或混合成的单一实体产品，即药物/器械、生物制品/器械、药物/生物制品或药物/器械/生物制品；（2）由两种或两种以上单个产品包装在一个包装内或作为一个单元包装，且由药物与器械、器械与生物制品或生物制品与药品组成；（3）单独包装的药物、器械或生物制品，根据其研究计划或拟定的标签，仅可与已批准的某一特定的药物、器械或生物制品合用，以达到预期用途、适应证或疗效，并且在该产品获得批准后，已批准产品需要变更产品的标签，例如，反映预期用途、剂型、规格、给药途径或剂量的重大变更；（4）单独包装的任何在研药物、器械或生物制品，根据其拟定标签，仅可与另一单个特定在研药物、器械或生物制品共同使用，以达到预期用途、适应证或疗效

大多数细胞和基因治疗产品可被认为是生物制品，尽管在某些情况下，CGT 产品也可被视为医疗器械和（或）药械组合产品。细胞和基因产品通常含有人体细胞或组织，因此也属于 HCT/P，可被视为 HCT/P 的细胞和基因产品也应遵循 21 CFR 1271 第 A-D 部分（一般规定、登记和列表、捐赠者资格要求和良好组织规范）的要求，并且在某些情况下，当 HCT/P 满足 21 CFR 1271.10（a）中定义的以下标准时，可能不需要上市许可和其他适用于药品和生物制品的规定：

（1）最小操作（minimally manipulated），处理过程不改变其相关生理活性，如未经过体外激活、扩增或基因修饰。

（2）同源使用（homologous use），在受者体内发挥与供者相同的作用，在产品标签、广告或制造商的其他指示中说明其具有作用同源性。

（3）除水、晶体液、灭菌剂、保存或储存剂外（前提是添加这些物质不会导致额外的临床安全性问题），其生产制造过程中并不添加其他任何试剂。

（4）符合以下其中一条：①不具有全身效应，不依赖活细胞的代谢过程发挥作用；②可产生全身效应，或依赖细胞的代谢过程发挥作用，但①自体使用，或②用于第一代和第二代亲属之间的异体移植，或③作为生殖应用。

若同时满足以上所有条件，HCT/Ps 可仅仅按照 PHS 361 章和 21 CFR 1271 的要求监管（即无须上市批准），对于不能同时满足以上条件的 HCT/Ps，应按照 FD&C 法案中的药品、器械和（或）生物制品和（或）PHS 法案中第 351 章节的要求监管，上市需要 FDA 批准。

（三）监管路径的确定

开发细胞和基因治疗产品首先最重要的一步是确定其监管路径，可以向 CBER、CDER 和 CDRH 的监管协调员联系帮助确定。对于药械组合产品，可通过组合产品办公室（OCP）的指定请求（request for designation，RFD）程序确定产品的管辖权，该程序根据产品的主要作用方式考虑任务分配。包含基因治疗产品的药械组合产品包括：使用特定的递送装置（如用于 GT 或 CT 递送的导管）、细胞治疗产品一起使用的封装或容纳装置、接种细胞的支架装置。关于组合产品的更全面的讨论包括最新批准的组合产品清单以及指导原则，可以在 FDA/OCP 网站上查询。确定细胞和基因产品的监管路径可能会对其产品的开发和批准过程产生重要的影响，如报告的要求、申请人的责任、上市申请的类型和其他监管要求均取决于其适用的监管路径。

二、细胞和基因治疗产品的全生命周期管理

（一）临床研究

在美国，FDA 对所有研究用药物、生物制品和医疗器械的临床试验具有管辖权。

按照 FD&C 法案和 PHS 第 351 章节的要求，所有的生物制品、医疗器械进行临床试验时，均需要递交 IND（investigational new drug）或 IDE（investigational device exemption）申请。这些申请是一种正式文件，并且具有规定的内容和格式，在获得 FDA 批准后，这些生物制品方可在临床试验中使用或分发。

21 CFR 312 规定了 IND 的监管，包括使用的要求、申请以及 FDA 的审评流程等。IND 的申请人或发起人可以是个人、公司或机构，其职责包括：选择合格的研究者，按照预先制定的书面方案进行临床试验，监督研究者，获得所有参与者的知情同意，报告不良事件或风险，与机构审查委员会进行沟通，保存足够的记录，以及其他任务。

IND 申请中应包含：①FDA 1571 表格；②目录；③总体研究计划的介绍和说明；④研究者手册；⑤详细的临床研究方案；⑥化学、生产和控制（CMC）数据；⑦药理或毒理学数据；⑧既往的人体用药经验。

21 CFR 312.22（a）中规定"FDA 审评 IND 的主要目的是，在研究的所有阶段确保受试者的安全和权益，在第 2 和 3 期阶段帮助确保科学评价的质量足以评估药物的有效性和安全性……"因此，在对产品的特性、生产及控制有充分信心，有支持拟开展临床试验的安全性和科学依据的非临床数据，且在非临床和临床试验的设计和实施中纳入了合理的科学原则的前提下，FDA 对 IND 的审评主要集中于对产品的安全性的评估。FDA/CBER 的 IND 核心审评小组通常由三个专业（CMC、药理毒理和临床）的审评员和一名项目管理员组成，并且根据需要，可能还会咨询 CBER 其他办公室（如统计学）或其他 FDA 中心（如科学和政策专家）的专家。在某些特殊情况下，如研究的药物或拟开展的临床试验具有特别有挑战性的科学和（或）监管问题，也可能会咨询 FDA 以外的专家。

当 FDA 收到 IND 申请后，申请人将收到一封确认信，其中包含受理日期和 IND 编号，对于细胞和基因治疗产品，该信函中还包含一个提醒，提醒申请人按照美国国立卫生研究院（National Institutes of Health，NIH）指南的附录 M 向其下属的生物技术活动办公室（Office of Biotechnology Activies，OBA）提交材料。从 IND 的受理日开始，FDA 会在 30 天内完成审评。IND 将在受理后的 30 天自动生效，除非 FDA 通知申请人 IND 的临床试验被暂停，这是 FDA 根据 21CFR 312.42 而发布的延迟开始拟定临床试验或暂停正在进行的临床试验的命令。如果 IND 临床试验被暂停（如受试者暴露于明显的或不合理的风险中），在申请人解决临床暂停的问题之前，拟开展的临床试验不得继续进行。在某些情况下，也可对 IND 进行部分暂停，例如临床试验方案中的一部分被延迟或中止，而另一部分被允许继续进行。

（二）上市许可

美国 PHS 法案要求生产生物制品的个人或公司在进入美国销售之前，必须获得该产品的生物制品许可申请（biologics license application，BLA）。BLA 申请流程和人用药物的新药批准（new drug approval，NDA）基本相似。通常，在实验室内和在动物中证明在人进行临床试验的安全性和科学合理性后，将在 IND 下进行人体探索性和确证性临床试验，如果人体临床试验能够证明该产品在拟定的适应证下具有有效性和安全性，该数据将作为 BLA 的一部分提交给药 FDA/CBER。作为 FDA 上市申请审评的一部分，可以公开举行咨询委员会会议，就与正在申请许可的产品的有效性和安全性相关的科学、技术和政策问题获取独立专家的意见。

（三）上市后监管

在批准上市后，FDA 将继续监测所有生物制品（包括细胞和基因治疗产品）的安全性和稳定性。例如，生产商需在规定的时间内通过 FDA 的生物制品偏移报告系统就某些生产问题的解决情况向 FDA 报告。FDA 还会通过 Medwatch 积极监控由医疗专业人员和其他个人提交给该机构的不良事件，若 FDA 或申请人发现严重不良事件，可能需要召回产品或进行额外的研究。在这一阶段，作为上市申请审评时所做承诺的一部分，有时还需要进行额外的临床研究。

（四）沟通交流

在产品的开发和上市过程中，申请人通常会在监管流程的关键节点向 FDA 寻求指导，FDA 会通过与申请人召开正式会议来反馈意见，这些反馈意见对产品的开发和（或）临床试验计划的成功至关重要，表 3-2 描述了可能召开的会议类型。有关如何召开会议的更多信息，可参考 *Gidance for Industry: Formal Meetings with Sponsors and Applications*（2009 年 5 月）和 *SOPP 8101.1: Scheduling and Conduct of Regulatory Review Meetings with Sponsors and Applications.*

表 3-2　FDA 与申请人召开的会议类型

	A 类会议	B 类会议	C 类会议
会议描述	需要立即召开的会议，否则产品的开发将会暂停	通过会议获得特定问题的非束缚性的反馈 每个细胞和基因治疗产品召开的每一 B 类会议一般不会超过一次	不符合 A 和 B 类会议标准，而在开发和审评中需要召开的会议
举例	有关临床试验暂停的讨论 解决争议问题 评估特殊试验方案	Pre-IND 会议 Ⅰ 期结束后会议 Ⅱ 期结束后会议 Ⅲ 期前会议 pre-BLA 会议	讨论开发过程中出现的问题（例如，变更生产工艺）
时间安排	30 天内	60 天内	75 天内

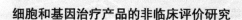

细胞和基因治疗产品的开发过程中可能还需要与美国其他监管主体（如 IRB）进行额外互动。IRB 是 FDA 注册的一个组织，被正式指定审评和监测涉及人体的生物医学研究。根据 FDA 的规定，IRB 有权批准或要求修订或不批准研究。IRB 通过提前或定期审查，以确保采取了适当的措施从而保护受试者的权利和福利。然而，只有 FDA 才可以授权在美国使用未经批准或未经许可的产品进行临床试验。

三、美国细胞和基因治疗的最新监管政策

（一）《21 世纪治愈法案》

2016 年 12 月 13 日《21 世纪治愈法案》（The 21st Century Cures Act）正式签署成为法律，该法案旨在帮助加快医疗产品的开发，帮助患者更高效地获得创新或先进产品。该项法律建立在 FDA 正在进行的工作的基础上，在 FDA 的决策过程中，将会把患者的观点纳入药物、生物制品和医疗器械的开发中。该法案将提高现代化临床试验设计的能力，包括使用真实世界的证据和临床结果评估，这将加快新医疗产品的开发和审评。此外它还提供了新的授权，帮助 FDA 提高招聘和留住科学家、技术专家和专业专家的能力，并且建立新的加速产品开发计划，包括：①再生医学先进疗法（regenerative medicine advanced therapy，RMAT），它为符合要求的生物制品提供了一种的加速途径；②医疗器械突破性疗法，旨在加速某些创新医疗器械的审评。此外，该法案还指示 FDA 建立一个或多个跨中心部门，以帮助和促进CDER、CBER、CDRH 各大中心在重大疾病领域的工作协调，并改进对组合产品的监管。

（二）再生医学先进疗法的监管政策框架

为兑现《21 世纪治愈法案》的重要条款，2017 年 11 月 16 日，美国 FDA 发布了一项包括新型细胞疗法在内的再生医学产品监管开发和监管的全面政策框架，该政策框架建立在 FDA 现有的基于风险的监管方法基础之上，由 4 份指南文件组成，更清晰地描述了哪些产品应作为药品、医疗器械和（或）生物制品监管。此外，其中两份指南文件提出了一个有效的、基于科学的监管程序，在帮助和支持这一领域产品开发的同时确保这些疗法的安全性和有效性。这组指南文件定义了基于风险的监管框架，描述了 FDA 如何将执法的重点放在那些可能引发重大安全隐患的产品之上。这一现代化政策框架是为了使 FDA 在确保安全性和推动再生医学进一步发展之间取得平衡，从而使创新产品的研发者能够尽可能快速和安全地为患者带来新的、有效的治疗方法。

该综合性政策框架的第一份指南文件 *Same Surgical Procedure Exception under 21 CFR 1271.5（b）：Questions and Answers Regarding the Scope of the Exception*

（2017 年 11 月发布终稿），对采用相同外科手术并保持其原型从同一体内移除并植入的人体细胞或组织产品何时可以从法规 21 CFR 1271 排除的问题给出了更多的澄清和解释。第二份指南文件 *Guidance for Industry and Food and Drug Administration Staff: Regulatory Considerations for Human Cells, Tissues, and Cellular and Tissue-Based Products: Minimal Manipulation and Homologous Use*，更加清晰地界定了法规文件中的"操作最小化"和"作用同源性"的定义，向利益相关方详细解释了 FDA 对 HCT/Ps 监管要求，确立了产品何时需要 FDA 批准上市的法定界限。FDA 将对此类产品采用基于风险的方法监管，将产品的使用方式及适应证考虑在内，在促进有前景的技术持续创新的同时，FDA 将对具有潜在重大安全性问题的产品采取行动；对于属于需 FDA 批准上市范围但目前尚未满足要求的产品，在指南发布的 36 个月内，FDA 将行使执法自由裁量权，以使这些产品的生产商能够有时间与 FDA 交流是否需要提交上市许可申请。第三份指南文件 *Evaluation of Devices Used with Regenerative Medicine Advanced Therapies*，阐述了 FDA 将如何评估用于回收、分离和递送 RMAT 的器械，包括如何简化其监管要求，并解释了为什么基于再生医学先进疗法的医疗器械会被划分为Ⅲ类器械。指南 *Expedited Programs for Regenerative Medicine Therapies for Serious Conditions* 介绍了用于治疗严重疾病的再生医学先进疗法（包括获得 RMAT 认定的产品）可以采用的加快程序。此外，该指南还描述了 FDA 对再生医学先进疗法临床开发的考虑以及申请人与 CBER 审评员沟通交流的机会。

（三）再生医学疗法的加快程序

1998 年，FDA 在 21 CFR 312 中发布了关于严重疾病患者加快获得有前景的疗法的规定，该法规要求尽早关注对严重疾病有治疗前景的药物，包括尽早向 FDA 咨询。在随后的几年里，为加快产品的开发和审评，FD&C 法案经多次修订，增加了一些新的程序，包括快速通道认定（fast track designation）、突破性疗法认定（breakthrough therapy designation）、加速批准（accelerated approval）、优先审评（priority review）等。关于这些加快程序的认定标准以及获得认定后的好处，可参见指南 *Guidance for Industry: Expedited Programs for Serious Conditions - Drugs and Biologics*（2014 年 5 月）。2016 年 12 月，通过《21 世纪治愈法案》又对 FD&C 法案 506 节进行修订并新增了 506（g）章节，特别增加了 RMAT 认定程序以加快某些再生医学疗法的开发和审评。

1. 快速通道认定

用于治疗严重疾病的在研药物，如果其已有的非临床或临床数据可阐明其具有解决未满足的临床需求的潜力，则有可能获得快速通道认定。证明其可使患者临床获益的数据类型取决于产品的开发阶段，例如，在开发的早期，在体外或动物模型中获得的有效性证据足以作为证明产品具有解决未满足的临床需求的潜力的证据；而在开发的后期，可能还需要一定的临床数据。获得快速通道认定的优势包括：①可以与 FDA 更频繁的开会和沟通，以确保整体研究计划和单个研究产生的数据可更好地支持产品批准；②增加 BLA 时获得加速批准和优先审评的可能性；③若 FDA 同意，有可能被允许滚动递交研究数据（又称"滚动审评"）。

2. 突破性疗法认定

用于治疗严重疾病的在研药物，如果已有初步的临床证据证明其在一个或多个有临床意义的终点上较现有疗法有明显的优势，则有可能获得突破性疗法认定。申报突破性疗法一般不应晚于 II 期临床试验结束会议。获得突破性疗法认定的优势除快速通道认定的所有优势之外，还可以获得 FDA 的指导以帮助设计一个高效的开发计划，并且 FDA 的高层也会参与促进产品的开发计划。需要指出的是，突破性疗法认定所需要的证据水平高于快速通道认定。

3. 再生医学先进疗法认定

按照 FD&C 法案 506（g）节（《21 世纪治愈法案》第 3033 章节新增）所述，有资格获得再生医学先进疗法（RMAT）认定的产品必须符合以下条件：①产品符合再生医学疗法的定义；按照 FD&C 法案 506（g），再生医学疗法被定义为细胞治疗（包括同源异体和自体细胞治疗）、治疗性组织工程产品、人类细胞和组织产品或采用这些疗法或产品的任何组合产品，那些仅按照 PHS 361 和 21 CFR 1271 监管的产品除外；根据 FDA 对第 FD&C 法案 506（g）节的解释，人类基因疗法（包括对细胞或组织可能产生持续作用的转基因细胞）也包含在再生医学疗法定义范围中。此外，对于组合产品（生物制品或器械、生物制品或药物或生物制品或药物或器械），当生物制品部分是一种再生医学疗法，并且在组合产品预期治疗作用中贡献最大，该组合产品也有资格获得 RMAT 认定。未经基因改造的微生物，如病毒、细菌和真菌不符合再生医学疗法的定义。②用于治疗、缓解、逆转或治愈严重或危及生命的疾病或适应证。③有初步临床证据提示该药物有潜力解决该疾病或适应证未满足的临床需求。

获得 RMAT 认定的优势包括了快速通道认定和突破性疗法认定的所有好处，包括与 FDA 的早期互动。这些早期互动可与 FDA 讨论潜在的临床替代终点或中间终点，以支持加速批准。

关于用于证明再生医学疗法具有解决未满足的临床需求的潜力的初步临床证据，通常从专门用于评价疗效的临床试验中获得。这种临床试验不一定是伴随平行对照的前瞻性临床试验，尤其是产品开发的初始阶段。在某些情况下，选择合适历史对照的临床试验中获得的临床证据可以提供充足的初步临床证据。在其他情况下，

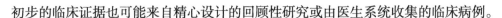

初步的临床证据也可能来自精心设计的回顾性研究或由医生系统收集的临床病例。

一般而言，此类申请应包含支持RMAT认定的简明信息概要，包括：①对在研产品的描述，包括符合再生医学疗法定义的依据；②就产品拟治疗的疾病或适应证进行讨论，以支持其为严重疾病；③该疾病或适应证现有疗法的获益风险总结；④描述存在的、产品将要解决的未满足的临床需求；⑤证明产品有潜力解决该疾病或适应证未满足的临床需求的初步临床证据。在收到RMAT认定请求后，CBER会在60天内通知申请人是否获得RMAT认定。对于已获得RMAT认定的产品，如果在后续开发过程中不再符合认定标准，CBER可能会撤销RMAT认定，以便能够将资源集中到那些符合RMAT认定标准的产品上。

（四）优先审评认定

如果一个在研的再生医学疗法（包括那些已经获得快速通道、突破性疗法或RMAT认定的产品）在其申请上市时符合优先审评认定的标准：用于治疗严重疾病的药品若获批，其安全性或有效性将会比目前可用的疗法相比有明显的提高，均有资格申请优先审评。在与CBER召开pre-BLA会议时，申请人应考虑与FDA讨论是否有资格申请优先审评。在收到上市申请或有效性补充申请的60天内，FDA将会决定是否授予优先审评。如果授予优先审评，CBER将会整合资源在6个月内完成BLA审评。然而优先审评并不改变产品批准标准。

（五）加速批准

加速批准主要用于疾病病程较长且需要较长时间来评估药物的预期疗效的情况。FD&C法案第506（c）条规定："对于严重或危及生命的疾病，……在确定该产品对可替代终点（该替代终点很可能预测临床获益）或可在不可逆的发病率或死亡率等终点之前测定的临床终点（该临床终点很可能预测对不可逆的发病率或死亡率的影响或其他临床获益）有影响时，结合对疾病的严重性、罕见性或流行性以及替代疗法的可及性或缺乏的考虑。"FDA可以加速批准药物（包括再生医学疗法）。已获得加速批准的药物会被要求在批准后进行确证性研究，以验证其对发病率和死亡率或其他临床获益的预期影响。

FD&C法案第506（g）条规定，对于获得RMAT认定的产品，FDA也可授予其加速批准。因此，获得RMAT认定的产品，基于以下两点也有资格申请加速批准：①之前达成共识的很可能预测长期临床获益的替代终点或中间终点；②依赖从大量临床场地获得的数据，包括额外的扩展场地。临床场地的数量取决于有效性证据是否会受特定场地或特定研究者偏倚的影响。

获得加速批准的RMATs可以通过以下方式来满足其上市后要求：①递交临床证据、临床研究、患者病历或其他真实世界证据，如电子健康记录；②收集产品开发期间商定的更多的确证性数据；③批准后继续对批准前接受治疗的所有受试者进行监测。基于 BLA 审评，CBER 会确定需要何种类型的上市后要求以确证 RMATs 有临床获益。与其他通过加速审批途径获批的生物制品一样，如果申请人未能遵守 FD&C 法案第 506（c）条及 21 CFR 601.43（a）的规定，FDA 会撤销再生医学疗法（包括 RMAT）的上市批准。

第二节 欧盟对细胞和基因治疗产品的监管政策

自 2003 年通过 *Directive 2003/63/EC* 将细胞和基因治疗产品引入立法以来，欧盟一直将细胞和基因治疗产品作为医药产品加以监管。组织工程产品虽然在当时已经在医院被广泛使用，但仍不在法律框架范围之内，在大多数欧盟成员国根本没有受到监督。2007 年在对相关法规进行整合的基础上，*Regulation 1394/2007/EC*《先进治疗医学产品法规》颁布，将细胞、基因和组织产品作为先进治疗医学产品（advanced therapy medicinal products，ATMPs）纳入立法，并为 ATMPs 提供了总体的法律框架。该法规规定，在欧盟 ATMPs 的上市许可属于集中程序的强制性范围，制药公司通过该程序递交单一的上市许可申请（marketing authorisation application，MAA），欧洲药品管理局（EMA）负责按照集中审评程序对 MAA 进行科学评价。EMA 的大部分科学评估工作则由其科学委员会进行，该委员会由来自欧盟成员国的代表及患者、消费者和医疗专业组织的代表组成，这些委员会承担着与欧盟药品开发、评估和监管有关的各种任务，这些科学委员会通过提供科学建议、制定指南、孤儿药认定和创新工作组（Innovation Task Force，ITF）会议的早期对话，在促进创新和研究方面发挥作用。在 2009 年之前，细胞和基因治疗产品由人类医药产品委员会（CHMP）负责，2009 年根据 *Regulation 1394/2007/EC*，欧盟成立了先进疗法委员会（Committee for Advanced Therapies，CAT）来负责 ATMPs 的监管和咨询。CAT 负责评估和起草 ATMPs 的 MAA 意见，CHMP 将进一步评估讨论这些意见并形成最终意见，然后递交给予欧盟委员会。2017 年 2 月，欧盟委员会和 EMA 发布了一项关于 ATMPs 的联合行动计划，旨在进一步简化 ATMPs 的审评程序，更好地促进 ATMPs 的发展。

一、ATMPs 的法律和法规框架

Regulation 1394/2007/EC 于 2008 年 12 月正式生效，该法规规定了 ATMPs 的总体框架，修订了 *Directive 2001/83/EC* 和 *Regulation 726/2004/EC* 中有关 ATMPs 的立法。建立了专门负责评估 ATMPs 的质量、安全性和有效性的科学委员会（即 CAT）。

一般来说，ATMPs 必须遵循与其他医药产品相同的科学和监管要求：在进行非临床安全性试验时应遵循 GLP 规范，在进行临床试验时应遵循 GCP 规范，在制备和生产时应遵循 GMP 规范。CAT 与欧洲委员会及临床试验促进小组合作，就有关 ATMPs 的 GLP 原则制订了一份答问文件 *GLP requirements for ATMPs*。该文件要求在进行关键非临床安全性试验时，应尽可能遵循 GLP，否则应提交合理性的依据，并评估对试验数据可靠性的影响，实施过程应严格按照拟定的实验方案进行，并且需要专人监督其质量，实验相关文件需要存档。*Regulation 536/2014* 制定了人用医药产品临床试验相关的法规，而 *Commission Directive 2005/28/EC* 制定了人用试验药物的 GCP 原则和详细指南，2009 年欧盟委员会发布了专门针对 ATMPs 的 GCP 指南 *Detailed guidelines on good clinical practice specific to Advanced Therapy Medicinal Products*，这些指南草案是对 *Commission Directive 2005/28/EC* 的补充。*Commission Directive 2003/94/EC* 制定了人用药物和人用试验药物的 GMP 原则和指南，2017 年欧洲委员会发布了一套针对 ATMPs 的 GMP 指南 *Good Manufacturing Practice for Advanced Therapy Medicinal Products*，这些指南针对 ATMPs 的具体特性对欧盟 GMP 要求进行了修订。儿科法规（*Regulation 1901/2006/EC* 和 *Regulation 1902/2006/EC*）中的规定也适用于 ATMPs，包括按照既定儿科研究计划进行儿科研究的义务。适用于药品批准的药物警戒要求也适用于 ATMPs。如果采用组织和细胞作为起始物料，还应遵循 *Directive 2004/23/EC*（又称欧洲组织和细胞指令）及其技术实施指令中关于人体组织和细胞捐赠、采购和检测、加工、保存、储存和配送的规定。此外，以下欧盟相关法律也可能适用于 ATMPs。

（一）人体血液和血液成分

2003 年 1 月颁布的 *Directive 2002/98/EC*（修订 *Directive 2001/83/EC*）规定了人体血液和血液成分的采集、检验、加工、储存和配送的质量和安全标准。

（二）基因修饰生物

如果 ATMPs 含有转基因生物，还必须遵守有关向环境中排放转基因生物的相关法律。2003 年颁布的 *Directive 2001/18/EC*（废除了 *Commission Directive 90/220/EEC*）制定了一个逐步评估潜在环境和健康风险的流程。

（三）有条件批准上市

为满足患者的临床需求和公众健康需要，对于对于某些符合 *Regulation 726/2004/EC* 第 3 节（1）和（2）条规定的人用药品，可能会根据尚不完整的数据而有条件批准上市，但必须每年审查。*Commission Regulation 507/2006/EC* 中制定了有条件批准上市的相关规定。更多详细信息也可参考 *Pre-authorisation guidance，question: could my application qualify for a conditional marketing authorisation?*。

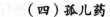
（四）孤儿药

如果一个 ATMPs 同时也是一种孤儿药，应参考孤儿药的相关法规：*Regulation 141/2000/EC*、*Commission Regulation 847/2000/EC* 和 *Commission notice on application of Articles 3，5 and 7 of Regulation 141/2000/EC*。

值得一提的是，在 *1394/2007/EC* 法规的第 28 条包含了"医院豁免"条款，允许由各欧盟成员国可根据各自国家的法规规定授权和监督由主治医师负责使用的非工业化生产的 ATMPs，但该豁免产品只能在国家一级生产和使用。目前英国和德国已经将"医院豁免"纳入法规体系，但也有国家尚未完成法规修订工作。2020 年 4 月，CAT 发布了一项声明 *EMA warns against using unproven cell-based therapies*，建议患者和公众关注未经批准的细胞疗法，不要使用不受监管的细胞疗法，这些疗法可能无效，并且还会增加严重不良反应的风险，医疗人员在向患者提供细胞疗法时，应向患者解释说明该疗法的获益和风险，并确认监管部门已经批准其使用。

二、ATMPs 的定义和分类

ATMPs 是一种基于细胞、基因或组织的人用药物，可被分为 3 类：

（1）体细胞治疗药物（somatic-cell therapy medicines）含有经过处理以改变其生物学特性的细胞或组织，或拟定作用不同于其在人体中的基本功能的细胞或组织。可用于治疗、诊断或预防疾病。

（2）基因治疗药物（gene therapy medicines）含有能够产生治疗、预防或诊断作用的基因。它们通过将"重组"基因植入人体，通常用于治疗多种疾病，包括遗传病、癌症或一些长期疾病。重组基因时在实验室产生的、将不同来源的 DNA 聚在一起的一段 DNA。

（3）组织工程药物（tissue-engineered medicines）含有经过改造的细胞或组织，以便用于修复、再生或替换人体组织的药物。

此外，一些 ATMPs 可能包含一个或多个医疗器械作为药物的组成部分，被称为组合 ATMPs（combined ATMPs），例如接种细胞的生物降解基质或支架。关于不同类型 ATMPs 的详细定义可参考 *Regulation1394/2007/EC*（提供了"组织工程药物"和"组合 ATMP"的定义）和 *Directive 2001/83/EC*（提供了"基因治疗药物"和"体细胞治疗药物"的定义）。

干细胞产品在 EMA 也被归类为 ATMPs，根据其在体内的作用，可能会被归类为体细胞治疗产品或组织工程产品。2011 年 12 月，EMA 发表了一片关于干细胞药物的文章 *Reflection paper on stem cell-based medicinal products*，强调干细胞的研发人员应密切关注药物的生产方式，以确保终产品的批间一致性。在进行非临床和临床试验时，要考虑细胞的特性，确保肿瘤形成和机体排斥的风险得到充分研究，权衡患者的获益风险比。

为帮助 ATMP 研发者界定一个给定产品是否属于 ATMPs 及其分类，EMA 建立了对 ATMPs 分类提供科学建议的程序，并发布指南文件 *Procedural advice on the provision of scientific recommendation on classification of ATMPs in accordance with Article 17 of Regulation（EC）No 1394/2007*。该指南文件描述了 ATMP 分类的程序，并给出了申请人和 EMA 应遵循的步骤。申请人可以向 EMA 递交申请，CAT 在收到申请后 60 天内会与欧盟委员会协商，并提供有关 ATMP 类别的科学建议，确定 ATMPs 的类别将为产品的后续开发以及需要参考的指导原则提供适用法律框架的监管确定性。EMA 建议申请人尽早界定 ATMPs 的分类，最好能够在提交科学建议或方案援助请求、儿科研究计划（PIP）评估、质量和非临床数据认证、孤儿药物指定和上市许可申请（MAA）之前完成。

三、CAT 的职责

先进疗法委员会（CAT）是按照 *Regulation 1394/2007/EC* 的规定而成立的科学委员会，主要负责评估 ATMPs 的质量、安全性和有效性，并跟踪该领域的科学发展，提供评估 ATMPs 所需的专业知识。在评估过程中，CAT 就 ATMPs 的质量、安全性和有效性起草意见，并将此意见发送给 CHMP，基于 CAT 的意见，CHMP 可能会作出建议批准或不批准的意见，而欧盟委员会会基于 CHMP 的意见作出最终决定。在 EMA 执行董事或欧盟委员会的要求下，CAT 还可以对任何与 ATMP 相关的科学问题提出意见。

此外，CAT 的职能还包括：

（1）参与开发 ATMP 的中小型企业的质量和非临床数据的认证，该认证将会提示它们的 ATMP 开发计划是否能够在未来符合 MAA 的标准。

（2）就 ATMPs 的分类提供科学建议。

（3）与科学咨询合作组（Scientific Advice Working Party，SAWP），提供科学咨询。

（4）就疗效随访、药物警戒或风险管理系统的实施提供建议。

（5）就任何可能需要 ATMPs 专业知识的药品质量、有效性和安全性评估，向 CHMP 提出建议。

（6）在科学方面协助制定有 ATMP 法规目标有关的任何文件。

（7）为任何需要 ATMPs 专业知识的创新药物和疗法的开发提供科学建议。

（8）为 CHMP 各工作组的工作计划提供支持。

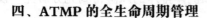

四、ATMP 的全生命周期管理

（一）药物开发阶段

在药物开发阶段，EMA 提供了一系列的咨询服务和激励措施来支持 ATMPs 的发展。其中一些激励措施是属于财政性的（费用减免），例如就 ATMPs 提供科学咨询可减收 65% 的费用（中小微企业减少 90%），认证程序的费用可减少 90%。而其他措施则是建立了帮助 ATMPs 开发的程序，如科学咨询和方案援助程序、孤儿药认定程序、ATMPs 分类程序和为研发 ATMPs 的中小微企业提供质量和非临床认证程序等。

通过科学咨询和方案援助程序，在药物开发的任何阶段，开发人员均可要求从 EMA 获得指导。咨询可以包括质量（CMC）、非临床（药理学或毒理学试验）、临床（试验人群、终点的选择以及风险控制计划等）以及统计学（统计检验、数据分析、建模或模拟等）等方面的问题。EMA 会针对这些特定问题给出前瞻性的科学建议，这些科学建议有助于开发者采用最佳的方法或设计进行试验和研究，以便在 MAA 时不会对试验的设计提出重大异议。但 EMA 不会对研究结果进行预评估，也不会对药物的风险获益比作出结论性的回答，并且这些科学建议也不具有法律约束力。方案援助是一种特殊形式的科学咨询，专门针对孤儿药开发人员提供，孤儿药的开发者可以就孤儿药许可标准的相关问题咨询 EMA。EMA 专门制定了一项指南 *European Medicines Agency Guidance for Applicants seeking scientific advice and protocol assistance*，以指导申请人申请科学咨询和方案援助。更多有关科学咨询和方案援助程序的信息可在 EMA 网站 https://www.ema.europa.eu/en/human-regulatory/research-development/scientific-advice-protocol-assistance 查询。

在欧盟，一个药物如果能够符合以下标准，有可能会被认定为孤儿药：①用于治疗、预防或诊断危及生命或使人长期衰弱的疾病；②这种疾病在欧盟的发病率不超过 5‰，或者这种药物的市场销售额不足以回报研发所需的投资；③该疾病尚无令人满意的治疗、预防或诊断方法获批，或者即使有，该药物能够使此疾病的患者明显获益。孤儿药的认定申请由 EMA 的孤儿药委员会（Committee for Orphan Medicinal Products，COMP）审查，EMA 会将 COMP 的意见发给负责授予孤儿药称号的欧盟委员会。2018 年 2 月，EMA 发布了一份问答文件 *Rare diseases, orphan medicines: Getting the facts straight*，解决了对孤儿药定义的含义以及与孤儿药有关的其他方面的普遍误解。

一旦 ATMP 被 COMP 认定为孤儿药，将享受以下激励措施：①方案援助；②可进入集中审评程序；③ 10 年市场独占权；④费用减免。

此外，CAT 还会为中小企业（small- and medium-sized enterprises，SME）在研的 ATMP 的提供一个认证程序，在对包括对质量以及开发过程中任何阶段产生的非临床数据进行科学评估后，CAT 会签发一份证明，确认现有数据在多大程度上符合 MAA 的标准。该评估和认证程序需要 90 天，通过该认证程序，可及早发现可能影响 MAA 的问题，以便在递交 MAA 之前解决这些问题。EMA 发布了一项指南文件 *Procedural advice on the certification of quality and non-clinical data for SMEs developing ATMPs*，规定了关于提交、评估和认证质量和非临床数据的程序、时间表和实际步骤。在另一 EMA 指南文件 *Guideline on the minimum quality and non-clinical data for certification of ATMPs* 中，规定了申请质量和非临床数据认证时应至少提交的数据内容。

（二）上市许可

为帮助申请人递交 MAA，EMA 制定了 ATMPs 的评价程序以及一系列指导原则文件。

2018 年 1 月，EMA 更新了 ATMPs 评价程序建议指南 *Procedural advice on the evaluation of ATMPs*，进一步澄清了 ATMPs 的评价程序，更新内容包括：①加强申请人、EMA 以及委员会之间的及时有效互动；②详细说明了 EMA 的三个委员会（即 CAT、CHMP 和 PRAC）在评价中的角色和职责；③简化了委员会通过问题清单和议题清单的程序；④澄清了哪些情况下可能需要口头解释；⑤允许更长时间的暂停（clock stops），以给开发者更多时间来回答委员会提出的问题。更多信息参见 *Adoption of revised guidance concerning procedural advice on the evaluation of ATMPs*。

按照集中审评程序递交 MAA 所需要的文件包要求可参见 "*Dossier requriements for centrally authorised products（CAPs）*"。递交 ATMPs 的 MAA 时，除应遵循 *Directive 2001/83/EC* 附件一中所述的产品质量、非临床和临床开发的一般要求外，*Regulation 1394/2007/EC* 还制定了 ATMPs 的专门要求，这些要求不仅考虑到了 ATMPs 的特殊性，同时还为 ATMPs 基于风险的开发方法奠定了法律基础。基于这些专门为 ATMPs 开发的风险分析策略，研究者可从开始开发直至整个开发过程中考量并确定未来 MAA 所需要的产品质量、非临床和临床数据量。关于基于风险的开发和评价方法的更多具体信息可参见指导原则 *Guideline on risk-based approach according to annex I, part IV of Directive 2001/83/EC applied to advanced-therapy medicinal products* 和 *Development of non-substantially manipulated cell-based advanced therapy medicinal products: flexibility introduced via the application of the risk-based approach*。对于包含医疗器械的组合 ATMPs，为评估医疗器械组件是否符合相关医疗器械指令的基本要求，CAT 在审评时将会按照程序与医疗器械公告机构（Notified

Bodies，NB）进行互动，EMA 制定了文件 *Procedural advice on the evaluation of combined advanced therapy medicinal products and the consultation of notified bodies in accordance with Article 9 of Regulation（EC）No. 1394/2007*，描述了 CAT 评估组合 ATMP 时，EMA 与 CAT 和医疗器械公告机构之间进行互动的程序，并提供了此类互动的可能场景和时间表。

（三）上市后药物警戒

欧盟关于药物警戒的所有立法和指导原则均适用于 ATMPs。2018 年 2 月，根据 *Regulation 1394/2007/EC* 第 14（4）条的规定，结合 ATMPs 的独特特性，EMA 发布了一份关于 ATMPs 安全性和有效性随访及风险管理的指导原则草案 *Guideline on safety and efficacy follow-up risk management of ATMPs*，该指导原则草案根据此类药物上市许可以及科学咨询和方案援助所获得的经验，并就以下问题提出了建议：①早期风险识别以和风险减轻策略；②为确保随访药物的安全性和有效性进行的上市后研究。

第三节　日本对细胞和基因治疗的监管政策

在日本，细胞和基因治疗产品被归类为再生医学产品。总体上，日本对细胞和基因治疗产品实行双轨制管理，仅在医疗机构内部使用的细胞产品以及研究者发起的临床试验属于《再生医学安全法》的管辖范围，必须向厚生劳动省（Ministry of Health，Labour and Welfare，MHLW）递交方案和批准。以产品上市为目的的细胞治疗产品则由药品医疗器械管理局（Pharmaceutical and Medical Device Agency，PMDA）按照《药品、医疗器械和其他产品法》审评，由 MHLW 批准上市。

一、细胞和基因治疗的定义

在日本，基因治疗定义为以治疗为目的而将遗传物质或基因修饰的细胞注入人体。基因治疗产品包括在体或离体使用的病毒载体和非病毒载体，如质粒 DNA、采用未修饰病毒制备的疫苗、重组蛋白或多肽、siRNAs、反义寡核苷酸、RNA 适配体、核酸衍生物等不被视为基因治疗产品。

在日本，虽然 PMD 及相关法律对细胞治疗没有明确的定义，但将来自人体或动物组织或器官的经"处理"的活细胞给予或移植到受试者中，就可被视为细胞治疗。器官移植、造血干细胞移植和血液制品等即使含有活细胞，也不被视为细胞治疗产品。PMD 法及 ASRM 中定义的"处理"包括：①人工扩增或分化细胞，构建细胞系；②通过化学处理激活细胞或组织；③改变生物学特性；④与非细胞或非组织成分

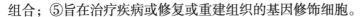

组合；⑤旨在治疗疾病或修复或重建组织的基因修饰细胞。

以下操作不被视为"处理"：①分离或切割组织；②分离特定细胞（生物或化学处理后的分离除外）；③采用抗生素处理；④清洗；⑤采用伽马射线灭菌；⑥冷冻；⑦复苏，和（或）不以获得与原始细胞不同结构和功能为目的的其他细胞操作。

二、再生医学产品的法律框架

在 2013 年以前，日本并没有专门针对再生医学产品监管的法律，《药事法》中仅包括药品和医疗器械，再生医学产品的上市许可采用与药品和医疗器械相同的法律。然而再生医学产品自身具有特性（如自体产品的异质性），在传统的药品和医疗器械监管框架下，很难保证再生医学产品的质量、安全性和有效性。按照《药事法》，日本仅批准了两款再生医学产品（日本组织工程有限公司的培养皮肤产品和培养软骨产品）。此外，按照《医疗服务法》和《执业医师法》，日本医生有权在医疗机构内使用的未经批准的细胞治疗产品，而不需要向厚生劳动省申报和备案，但由于缺乏生产和质量控制，常会导致严重不良事件。

为促进再生医学产品向临床应用的高效转化，确保日本在再生医学领域的研究和临床治疗优势，日本相继修订出台了有关再生医学的新法规。2013 年 4 月，日本国会通过了一项新的法律框架——《再生医学促进法》，该法案明确指出，政府的责任是基于最新的科学标准为公众提供获得再生医学产品的机会。根据这一框架，2013 年 11 月日本国会通过了两项关于再生医学疗法和技术的法案——《药品、医疗器械和其他产品法》（即《药事法》修订版，PMD 法案）和《再生医学安全法》（ASRM），并于 2014 年 11 月正式生效。

《再生医学安全法》涵盖了医疗机构发起临床研究（不以上市为目的）和仅在医疗机构内使用的未经批准的细胞治疗。根据对人体预期的潜在风险和技术的安全性，包括：①细胞的类型及来源（胚胎干细胞、诱导多能干细胞、成体干细胞或体细胞）；②操作的程度；③用法（同源或非同源）；④其他因素。《再生医学安全法》将这些细胞治疗技术分为三类，Ⅰ类技术被认为是高风险的，不仅包括胚胎干细胞、诱导多能干细胞，还包括基因修饰细胞、异种来源细胞和同种异体细胞；Ⅱ类技术被认为是中风险，包括自体的成体干细胞；Ⅲ类技术为低风险，包括已积累了一定临床经验的自体体细胞。根据健康科学理事会（Health Science Council，HSC）的意见，可定期审查这些分类并在必要时修订。以上各类技术的临床研究方案或治疗方案在经再生医学特别委员会审评后还应递交给予 MHLW，通过这种最新的审评流程，MHLW 可对日本医疗机构提供的再生医学技术进行监督。此外，《再生医学安全法》还允许医疗机构委托认证的企业生产再生医学产品所需要的特定细胞组件，而之前

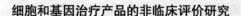

必须是在医疗机构内制备。认证的生产企业需每年向 MHLW 递交年度报告，内容包括：①生产细胞的数量；②处理细胞的项目清单；③疾病发生率。通过这一监管改革，可促进学术界和产业界的早期合作，加速创新技术的转化，在全面保证生产工艺的质量和安全的同时，降低生产成本。

PMD 法案涵盖了旨在获得上市许可的再生医学产品的临床试验。并首次从法律层面对再生医疗产品进行了界定，将细胞治疗、基因治疗和组织工程产品从药品、医疗器械中独立出来单独监管。再生医学产品的定义为：①拟用于重建、修复或形成人体结构或功能，拟用于治疗或预防人类疾病的经处理的细胞；②基因治疗产品。此外，PMD 法案还制定了再生医学产品的"有条件、有期限"的上市许可途径。某些再生医学产品，在保证产品安全性的前提下，如果可通过小规模的临床试验可推测有效，有可能会被附条件批准上市，在限定期限内（最长 7 年）证明有效性和安全性后，可再次申请完全批准，或到期后撤销上市许可并撤市。这一规定，既可以使患者及时获得有治疗潜力的再生医学产品，又可以确保无效产品能够及时退出市场。

三、细胞和基因治疗的临床研究监管

日本有两种类型的临床研究：一种是注册临床试验（clinical trial），即按照 PMD 法案，收集用于产品上市许可申请临床数据的临床研究；另一种是临床研究（clinical research），即非注册临床试验——不以上市为目的的临床研究，开展这种类型的临床研究主要是为了科学研究或创建各种医疗技术。两种类型的临床试验采用不同的监管路径，最终均由 MHLW 授权批准这两种临床研究，并且根据这些临床研究结果，MHLW 将批准医疗机构在国家健康保险系统下提供这些技术或批准生产商向公众销售这些产品。

按照 ASRM，计划实施细胞治疗技术的医疗机构必须向 MHLW 认证的再生医学特别委员会提交一份临床研究方案或治疗方案，经再生医学特别委员会审评后，还应将研究计划递交给 MHLW。Ⅰ和Ⅱ类技术的特别委员会应独立于 MHLW（通常在学术机构中），并要求能够站在第三方的角度且具有较高的审评能力，Ⅲ类技术委员会的设立条件不像Ⅰ和Ⅱ类技术特别委员会那样严格。对于Ⅰ类所包含的高风险的细胞治疗技术，MHLW 还将结合 HSC 的意见在 90 天内作出决定，必要时可能会改变特别委员会的意见。此外，医疗机构每年还应向特别委员会和 MHLW 提交年度报告，内容包括：①接受细胞治疗的患者数量；②与细胞治疗相关的发病率和致残率；③整体安全性评价以及对这种特殊细胞治疗技术的科学接受性。通过递交的研究计划和年度报告，MHLW 可对日本医疗机构提供的再生医学技术进行监督。

由于离体（*ex vivo*）基因治疗在 ASRM 的范围之内，而在体（*in vivo*）基因治

疗不在 ASRM 范围之内，因此这两种类型的基因治疗采用不同的监管程序。所有的离体基因治疗均被分为Ⅰ类，需要按照上述Ⅰ类细胞治疗技术的程序向特别委员会和 MHLW 提交研究计划和年度报告。而对于新的在体基因治疗，如果医疗机构向 MHLW 递交研究计划，MHLW 会咨询 HSC，HSC 下属的基因治疗临床研究审查委员会对研究计划进行审查，MHLW 会根据 HSC 的建议来决定是否同意医疗机构开展研究。

在以产品上市为目的的注册试验（即 clinical trial）开始前，申请人须向 MHLW 递交申请，包括：临床试验方案、研究者手册以及知情同意书，在递交申请的 30 天内，MHLW/PMDA 会对递交的试验方案和其他文件进行审查，以确保受试者安全。如果在 30 天的审查期发现任何不可开展试验的理由，MHLW/PMDA 会要求申请人进行适当的修订，必要时会告知申请人直至修改完毕才可以开展临床试验。在递交研究计划之前，建议申请人向 PMDA 的细胞和组织产品办公室（Office of Cellular and Tissue-based Products，OCTP）咨询，以确认研究产品的质量和安全性符合相关指导原则的规定。

四、细胞和基因治疗产品的上市许可

根据新的 PMD 法案，有两种途径获得再生医学产品的上市许可：第一种途径与药品和医疗器械的常规许可制度相同。这种途径下，必须在完成早期（Ⅰ/Ⅱ期）临床试验后，通过确证性临床试验（Ⅲ期）来确证再生医学产品的有效性和安全性。第二种途径是一种新型策略，在保证产品安全性并通过小规模临床试验可推测产品有效的前提下，某些再生医学产品可适用有条件、有期限的上市许可制度。在获得有条件、有期限批准后，产品应由具有足够再生医学知识和经验的医生使用，并且上市许可持有人有责任继续监测产品的临床表现，并向 MHLW 递交附加的安全性和有效性数据。如果想获得完全批准，上市许可持有人需在规定时限内（最长 7 年）重新递交申请，经 PMDA 审评后，MHLW 会根据 PMDA 的意见作决定是否给予完全批准。如果上市许可持有人在规定期限内没有重新申请或者产品的有效性和安全性没有得到证明，MHLW 将撤销该产品的上市许可，同时产品也将会被撤市。

值得注意的是，并不是所有的细胞基因治疗产品均有资格获得有条件、有期限的上市许可，这不仅取决于产品质量的异质性，还取决于产品拟用疾病的严重程度以及与已批准疗法相比的临床价值。并且这种类型的上市许可只是对上市许可申请审评后才可决定的一个选项，建议申请人在早期临床阶段向 PMDA/OCTP 咨询。

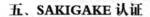
五、SAKIGAKE 认证

为使患者尽早获得创新药物、医疗器械和再生医学产品，促进这些创新型医疗产品的研究和开发，缩短创新型医疗产品的上市前审查期，日本建立了 SAKIGAKE 认证体系。自 2016 年开始，SAKIGAKE 认证申请每年开放一次。要获得 SAKIGAKE 认证，一种产品必须符合以下条件：①显示出高度显著的有效性；②能够满足大量医疗需求；③具有技术创新性；④原则上必须在世界上任何地方之前首先在日本开发和提交应用。创新型医疗产品在开发的早期就可申请 SAKIGAKE 认证，被授予 SAKIGAKE 认证的产品可获得优先咨询服务和优先审评权，审评时限将从常规的 12 个月缩短为 6 个月。

第四节　中国对细胞和基因治疗产品的监管政策

在中国，目前尚无专门针对细胞和基因治疗的立法，国务院卫生监管部门和药品监管部门各自以规章、条例的形式出台了一系列的监管要求，逐渐形成了目前所谓的"双轨制"的监管框架，即国务院卫生监管部门对由医疗机构研发、制备并在本医疗机构内开展的体细胞临床研究进行备案管理，在取得安全性、有效性等证据的基础上，可作为生物医学新技术在备案后在医疗结构内转化应用；国务院药品监管部门将由企业主导研发的细胞治疗和基因治疗产品纳入治疗用生物制品按照药品进行监管。

一、"技术"与"药品"的"双轨制"监管

（一）按照药品的监管

1993 年，原卫生部药政管理局下发了《人的体细胞治疗及基因治疗临床研究质控药点》的通知（卫药政发〔1993〕第 205 号）首次将人的体细胞治疗及基因治疗纳入药品监管范围，并将其归类为生物制品。

1999 年，原国家药品监管管理局颁布《新生物制品审批办法》（局令第 3 号）重申将人的细胞治疗和基因治疗按照新生物制品监管，在临床试验或上市前均需申报，实行国家一级审批制度。并且该办法还以附件的形式出台了《人的体细胞申报临床试验指导原则》和《人基因治疗申报临床试验指导原则》。

2002 年，原国家药品监管管理局出台的《药品注册管理办法（试行）》将基因治疗、体细胞治疗及其制品归为治疗用生物制品注册分类第三类，要求按照新药的要求进行临床试验和上市申报注册。在随后的 2005 年、2007 年以及 2020 年修订的

《药品注册管理办法》中，均将细胞和基因治疗产品纳入治疗用生物制品进行管理。

2003 年 3 月，国家食品药品监管局（SFDA）颁布了《人体细胞治疗和制剂质量控制技术的指导原则》和《人基因治疗研究和制剂质量控制技术指导原则》，首次明确了体细胞治疗和基因治疗的定义及范围，就其制备技术、质量控制和应用方案的申报提供了指导意见。

为规范和指导按照药品研发及注册的细胞治疗产品的研究与评价工作，2017 年底国家食品药品监督管理总局（CFDA）发布了《细胞治疗产品研究与评价技术指导原则（试行）》，对按照药品进行研发与注册申报的人体来源的活细胞产品的技术要求提供了明确的指导意见。指导原则要求细胞制品的生产全过程必须符合《药品生产质量管理规定（GMP）》的要求并严格执行，且应通过科学设计的非临床和临床试验来验证其有效性和安全性。之后随着"南京传奇"获得第一个 IND 受理和批准临床试验之后，国内先后有数十家多家企业按照药品申报了 CAR-T 细胞产品、间充质干细胞产品、CAR-NK 细胞产品的注册临床试验。

2019 年 4 月，国家药品监督管理局启动了"中国药品监管科学行动计划"，将"细胞和基因治疗产品技术评价与监管体系研究"列入了首批研究项目之中，并陆续发布了一系列技术指导原则的征求意见稿，包括《基因治疗产品药学研究与评价技术指导原则（征求意见稿）》《基因转导与修饰系统药学研究与评价技术指导原则（征求意见稿）》《免疫细胞治疗产品临床试验技术指导原则（征求意见稿）》《人源性干细胞及其衍生细胞治疗产品临床试验技术指导原则（征求意见稿）》《免疫细胞治疗产品药学研究与评价技术指导原则（征求意见稿）》。2019 年 11 月 28 日，国家药品监督管理局食品药品审核查验中心官网发布《GMP 附录 – 细胞治疗产品（征求意见稿）》，这是国内首部针对细胞治疗产品的 GMP 附录，弥补了我国细胞治疗产品在生产质量控制法规层面和技术层面的空白。

（二）按照技术的监管历程

2000 年 10 月 24 日，原卫生部颁布了《全国医疗服务价格项目规范（试行）》，在 2001 版本中，CIK 免疫细胞治疗被列入其中，为收费提供了依据。

2003 年 12 月，科技部和卫生部联合印发了《人胚胎干细胞研究伦理指导原则》的通知，这是中国第一个关于干细胞研究伦理规范的指导文件。

2009 年 5 月，卫生部颁发《医疗技术临床应用管理办法》（卫医政发〔2009〕第 18 号），首次将自体干细胞和免疫细胞治疗、基因治疗、异体干细胞移植等纳入了第三类医疗技术目录中。卫生部对第三类医疗技术实行准入制管理，在其首次应用于临床前，必须经过卫生部组织的安全性、有效性临床试验研究，论证及伦理审查。由卫生部指定的技术审核机构（中华医学会、中国医院协会、中国医师协会、中华口腔医学会）负责第三类医疗技术临床应用能力技术审核工作，通过的单位可向其发放《医疗机构执业许可证》。医疗机构应自准予开展第三类医疗技术之日起2年内，每年向卫生行政部门报告临床应用情况，包括诊疗病例数、适应证掌握情况、临床应用情况、临床应用效果、并发症、合并症、不良反应、随访情况等。在2009年6月11日颁布的《首批允许临床应用的第三类医疗技术目录》中，自体免疫细胞和干细胞都被列入其中。该办法实施后，虽然在满足患者用药需求方面发挥了积极的作用，但也打破了原来将细胞和基因治疗按照药品监管的单一监管框架，不仅引发了细胞治疗是医疗技术还是药品的争论，还大大降低了进入干细胞行业的门槛，也为后来大量未经临床验证的干细胞及免疫细胞疗法在临床滥用埋下了隐患。

为规范干细胞的临床研究和应用行为，2011年12月，卫生部和国家食品药品监督管理局联合发布了《关于开展干细胞临床研究和应用自查自纠工作的通知》，要求停止未经卫生部和国家食品药品监督管理局批准的干细胞临床研究和应用活动，并且于2012年7月1日前暂停受理所有新的干细胞申报项目。

为规范干细胞的临床研究，保护受试者的合法权益，2015年7月国家卫计委和CFDA联合发布了《干细胞制剂质量控制及临床前研究指导原则（试行）》和《干细胞临床研究管理办法（试行）》。

2015年8月，国家卫计委下发了《关于取消第三类医疗技术临床应用准入审批有关工作的通知》（国卫医发〔2015〕71号），取消了第三类医疗技术临床应用的准入审核。明确禁止临床应用安全性、有效性存在重大问题的医疗技术，对于安全性、有效性确切但技术难度大、风险高的医疗技术限制临床应用，并制定了《限制临床应用的医疗技术（2015版）》，限制临床应用的医疗技术实行备案制，医疗机构对本机构医疗技术的临床应用和管理承担主体责任。但无论是禁止临床应用还是限制临床应用的医疗技术，均不包括基因治疗和细胞治疗。通知第八条要求"法律法规已经设立行政许可的医疗技术，依照有关规定执行。开展医疗新技术临床研究，按照临床研究管理的相关规定执行。"值得注意的是，通知中规定，对于涉及使用药品、医疗器械或具有相似属性的相关产品、制剂等的医疗技术，在药品、医疗器械或具有相似属性的相关产品、制剂等未经食品药品监管管理部门批准上市前，医疗机构不得开展临床应用。2016年"魏则西"事件爆发，国家卫计委重申细胞治疗按照临床研究管理，依照有关规定执行。这也终结了细胞治疗收费的时代。

2018年12月，国家卫健委官网印发了《关于政协十三届全国委员会第一次会议第4443号（医疗体育类434号）提案答复的函》，答复函中提到，截至2018年12月13日，已有102家医疗机构和19个临床研究项目完成备案；为支持细胞治疗产品申报药物注册，将委托中国食品药品检定研究院承担定向课题"创新生物技术药物评价及标准化关键技术研究"，尽快建立相关创新生物技术药的科学评价体系；在重大专项中技术支持多家医药企业和科研机构开展多个 CAR-T 技术品种研究；下一步将借鉴干细胞临床研究管理模式，组织开展细胞治疗技术临床研究机构申报、遴选和备案。

2019 年 2 月，国家卫生健康委起草了《生物医学新技术临床应用管理条例（征求意见稿）》，首次明确了生物医学新技术的定义，建立了生物医学新技术临床研究和转化应用的行政审批制度，其中临床研究按照风险等级进行管理，高风险研究由国务院卫生主管部门审批（生物医学新技术风险等级目录由国务院卫生主管部门制定）；研究成果的转化应用均由国务院卫生主管部门负责。明确开展（包括牵头或参与）临床研究的医疗机构承担主体责任；对于临床研究的预期成果成为药品或医疗器械的，按照《药品管理法》《医疗器械监督管理条例》等法律、行政法规的规定执行。

2019 年 3 月 29 日国家卫健委发布了关于《体细胞治疗临床研究和转化应用管理办法（试行）（征求意见稿）》，拟对由医疗机构研发、制备并在本医疗机构内开展的体细胞临床研究及其临床应用进行备案管理。

二、卫生行政部门对细胞基因治疗临床研究／应用的监管

目前，在中国存在两种类型的临床研究：临床试验和临床研究。临床试验，即以药品上市注册为目的，为确定药物安全性与有效性在人体开展的药物研究，按照《药品管理法》，由国务院药品监管机构批准和监管，应遵循 GCP 规范。临床研究，即非注册临床试验，是指在医疗卫生机构内开展的医学研究及新技术的临床应用观察。按照国卫医发〔2014〕80 号文件《医疗卫生机构开展临床研究项目管理办法》，由医疗机构的临床研究管理委员会和伦理委员会审核、批准，并向核发其医疗机构执业许可证的卫生行政部门备案。

（一）干细胞的临床研究监管

按照 2015 年发布的《干细胞临床研究管理办法（试行）》规定，开展干细胞临床研究的医疗机构（仅限于三级甲等医院）是干细胞制剂和临床研究质量管理的责任主体，负责立项审查、登记备案和过程监督。机构不得向受试者收取干细胞临床研究的相关费用。开展干细胞临床研究项目前，机构应向国家卫生计生委与国家食品药品监督管理总局备案，干细胞临床研究应符合《药物临床试验质量管理规范》的要求，干细胞制剂应符合《干细胞制剂质量控制及临床前研究指导原则（试行）》的要求，制备过程应符合《药物生产质量管理规范》（GMP）的基本原则和相关要求。按照本办法完成的干细胞临床研究，不得直接进入临床应用。依据本办法开展

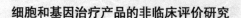
干细胞临床研究后，如申请药品注册临床试验，可将已获得的临床研究结果作为技术性申报资料提交并用于药品评价。根据该办法的规定，国家卫计委和CFDA组建了国家细胞临床研究专家委员会，该委员会由33位干细胞基础研究、临床研究和质量控制方面的专家组成，专家委员会的职责是对干细胞临床研究中伦理问题进行研究，提出政策法规和制度建设的意见；根据监管工作需要对已备案的干细胞临床研究项目进行审评和检查，对机构伦理委员会审查工作进行检查，提出改进意见；接受省级伦理专家委员会和机构伦理委员会的咨询并进行工作指导；组织伦理培训等。2015年12月，国家卫计委启动了国家干细胞临床研究机构和干细胞研究项目备案工作，截至2020年3月，已有123家（包括军队系统的12家）机构、66项干细胞研究项目完成了备案工作。

（二）体细胞的临床研究和临床应用监管

按照《体细胞治疗临床研究和转化应用管理办法（试行）》征求意见稿，拟对由医疗机构研发、制备并在医疗机构内开展的体细胞治疗（包括CAR-T细胞、CAR-NK细胞、TCR-T细胞等）的临床研究和应用转化进行备案管理，拟组建体细胞治疗专家委员会，为体细胞治疗临床研究和转化应用规范管理提供技术支撑和伦理指导。医疗结构是体细胞治疗临床研究和转化应用的责任主体，开展体细胞治疗临床研究和转化应用的医疗机构及其临床研究项目和转化应用项目均应当具备相应条件，并在国家卫生健康委备案，在备案项目范围内开展体细胞治疗临床研究和转化应用。拟开展体细胞临床研究项目在通过本机构内的学术委员会和伦理委员会的审查之后，可将资料上传到备案信息系统，国家卫生健康委将组织体细胞治疗专家委员会进行评估，并公示备案的医疗机构和临床研究项目清单。在取得安全性、有效性证据的基础上，可以继续进行转化应用备案，在医疗机构内将体细胞研究项目转入转化应用，国家卫健委对这些医疗机构内使用的细胞治疗转化应用项目进行目录管理。体细胞临床研究不得向受试者收取任何研究相关费用，体细胞治疗转化应用项目转入临床应用后，可向当地省级价格主管部门提出收费申请。医疗机构应当严格按照《体细胞治疗临床研究和转化应用技术规范》开展体细胞治疗临床研究和转化应用。管理办法明确规定，由企业主导研发的体细胞治疗产品应当按照药品管理有关规定向国家药品监管部门申报注册上市。

三、药品监管部门对细胞和基因治疗产品的监管

（一）临床试验、上市注册和上市后监管

按照《药品注册管理办法》（2020年版），细胞治疗和基因治疗产品归为治疗用生物制品，需要按照新药的要求进行临床试验和上市申报注册，由国务院药品监

管机构（国家药品监督管理局）负责审批和监督管理。作为国家药品监督管理局的附属机构，药品审评中心（CDE）、食品药品审核查验中心（CFDI）、中国食品药品检定研究院（国家药品监督管理局医疗器械标准管理中心）和药品评价中心（国家药品不良反应监测中心）负责细胞基因治疗产品的受理、审评、检查、检验和上市后药物警戒。对于药械组合产品，按照《关于调整药械组合产品属性界定有关事项的通告》（2019 年第 28 号）规定，由国家药品监督管理局医疗器械标准管理中心负责组织开展药械组合产品属性界定工作，其审评审批的流程按照 2009 年 11 月发布的《关于药械组合产品注册有关事宜的通告》规定联合审评机制进行——以药品作用为主的药械组合产品按药品受理，由 CDE 牵头审评，最终审批取得药品注册证书；以医疗器械作用为主的药械组合产品按医疗器械受理，由医疗器械技术审评中心（CMDE）牵头审评，最终审批取得医疗器械注册证书。

对于按照治疗用生物制品申报临床试验及上市注册的细胞和基因治疗产品，申请人在完成支持药物临床试验或上市的药学、药理毒理学、临床试验等研究后，应按照《M4：人用药物注册申请通用技术文档（CTD）》撰写申报资料，向 CDE 提出药物临床试验或上市注册申请，其中药物非临床安全性评价研究应当在经过药物非临床研究质量管理规范（GLP）认证的机构开展，并遵守 GLP 规范。药物临床试验应当经批准，药物临床试验应当在符合相关规定的药物临床试验机构开展，并遵循 GCP 规范。经形式审查，申报资料符合要求的，予以受理。在受理后，CDE 将组织由医学、统计学、临床药理学、药理毒理和药学等专业审评员组成的药物审评团队对提交的生物制品的质量可控性、安全性和有效性进行评价。根据工作需要，在审评过程中也可能会向专家咨询委员会咨询，就重大问题听取专家意见。

对于临床试验试验申请，CDE 自受理之日起 60 天内决定是否同意开展，并通过 CDE 网站通知申请人审批结果。逾期未通知的，视为同意，申请人可以按照提交的方案开展药物临床试验。临床试验应当在批准后 3 年内实施，3 年内未有受试者签署知情同意书的，该药物临床试验许可自行失效。申办者应当定期在 CDE 网站提交研发期间安全性更新报告，若药物临床试验期间出现了可疑且非预期严重不良反应和其他潜在的严重安全性风险信息，申办者应当按照相关要求及时向监管机构报告。

对于上市注册申请，审评时限为 200 天，审评过程中 CDE 会基于风险启动药品注册核查、检验。批准上市后，持有人应当按照国家药品监督管理局核准的生产工艺和质量标准生产药品，并按照药品生产质量管理规范要求进行细化和实施。

加强上市后产品的全生命周期管理，药品批准上市后，持有人应当持续开展药品安全性和有效性研究，根据有关数据及时备案或者提出修订说明书的补充申请，不断更新完善说明书和标签。药品监督管理部门依职责可以根据药品不良反应监测和药品上市后评价结果等，要求持有人对说明书和标签进行修订。对于上市后变更，持有人应当按照相关规定，参照相关技术指导原则，全面评估、验证变更事项对药品安全性、有效性和质量可控性的影响，进行相应的研究工作，并报监管机构审批或备案。

（二）加快上市注册程序

为鼓励研究和创制具有明显临床优势的药物，加快具有突出临床价值的临床急需药品上市，《药品注册管理办法》（2020 年）中制定了药品加快注册上市的几种途径，包括突破性治疗药物程序、附条件批准程序和优先审评审批程序，并于 2020 年 7 月在国家药品监督管理局网站发布了《突破性治疗药物审评工作程序（试行）》《药品附条件批准上市申请审评审批工作程序（试行）》《药品上市许可优先审评审批工作程序（试行）》的公告。

1. 突破性治疗药物程序

突破性治疗药物适用于防治严重危及生命或者严重影响生存质量的疾病且尚无有效防治手段或者与现有治疗手段相比有足够证据表明具有明显临床优势的创新药或者改良型新药等。申请人可以在Ⅰ期、Ⅱ期临床试验阶段，通常不晚于Ⅲ期临床试验开展前，向 CDE 申请适用突破性治疗药物程序。

对纳入突破性治疗药物程序的药物临床试验，给予以下政策支持：①申请人可以在药物临床试验的关键阶段向药品审评中心提出沟通交流申请，药品审评中心安排审评人员进行沟通交流。②申请人可以将阶段性研究资料提交药品审评中心，药品审评中心基于已有研究资料，对下一步研究方案提出意见或者建议，并反馈给申请人。

2. 附条件批准上市程序

附条件批准上市是指用于严重危及生命且尚无有效治疗手段的疾病、公共卫生方面急需的药品，现有临床研究资料尚未满足常规上市注册的全部要求，但已有临床试验数据显示疗效并能预测其临床价值，在规定申请人必须履行特定条件的情况下基于替代终点、中间临床终点或早期临床试验数据而批准上市。通常，附条件批准上市药品的药学、药理毒理学要求与常规批准上市药品相同；附条件批准上市不包括因临床试验设计或执行过程中存在缺陷而不能达到上市许可要求的情况。药物临床试验期间，符合以下情形的药品，可以申请附条件批准：①治疗严重危及生命且尚无有效治疗手段的疾病以及公共卫生方面急需的药品，药物临床试验已有数据显示疗效并能预测其临床价值的；②应对重大突发公共卫生事件急需的疫苗或者国家卫生健康委员会认定急需的其他疫苗，经评估获益大于风险的。

申请附条件批准的，申请人应当就附条件批准上市的条件和上市后继续完成的研究工作等与 CDE 沟通交流，包括已获得的临床试验数据、药学和药理毒理学数据、申请附条件批准上市的意向以及上市后临床试验的设计和实施计划、上市后风险管理计划等。经沟通交流确认后提出药品上市许可申请。符合附条件批准要求的，在药品注册证书中载明附条件批准药品注册证书的有效期、上市后需要继续完成的研究工作及完成时限等相关事项。审评过程中，发现纳入附条件批准程序的药品注册申请不能满足附条件批准条件的，药品审评中心应当终止该品种附条件批准程序，并告知申请人按照正常程序研究申报。对附条件批准的药品，持有人应当在药品上市后采取相应的风险管理措施，并在规定期限内按照要求完成药物确证性临床试验等相关研究，以补充申请方式申报。附条件批准上市后开展新的或继续进行的临床试验，仍需符合 ICH E6 以及《药物临床试验质量管理规范》的相关要求，并需定期提交药物研发期间安全性更新报告（DSUR），直至药品常规上市。对附条件批准的药品，持有人逾期未按照要求完成研究或者不能证明其获益大于风险的，国家药品监督管理局应当依法处理，直至注销药品注册证书。有关附条件批准上市的更多信息，可以参考 2020 年 11 月 19 日 CDE 发布的《药品附条件批准上市技术指导原则（试行）》。

3. 优先审评审批程序

药品上市许可申请时，以下具有明显临床价值的药品，可以申请适用优先审评审批程序：①临床急需的短缺药品、防治重大传染病和罕见病等疾病的创新药和改良型新药；②符合儿童生理特征的儿童用药品新品种、剂型和规格；③疾病预防、控制急需的疫苗和创新疫苗；④纳入突破性治疗药物程序的药品；⑤符合附条件批准的药品；⑥国家药品监督管理局规定其他优先审评审批的情形。

纳入优先审评审批程序的药品上市许可申请，给予以下政策支持：①药品上市许可申请的审评时限为 130 天；②临床急需的境外已上市境内未上市的罕见病药品，审评时限为 70 天；③需要核查、检验和核准药品通用名称的，予以优先安排；④经沟通交流确认后，可以补充提交技术资料。

（三）沟通交流

在产品的药物研发和注册申请过程中，申请人通常会就技术和监管问题与 CDE 审评人员进行沟通。为规范两者之间的沟通交流，国家食品药品监督管理局于 2016 年 6 月 2 日发布了《药物研发与技术审评沟通交流管理办法（试行）》（2016 年第 94 号通告），并于 2018 年 9 月 30 日发布终稿。按照该办法，沟通交流会议分为Ⅰ类、Ⅱ类和Ⅲ类会议。Ⅰ类会议是指为解决药物临床试验过程中遇到的重大安全性问题和突破性治疗药物研发过程中的重大技术问题而召开的会议；Ⅱ类会议是指为药物在研发关键阶段而召开的会议，包括新药临床试验申请前会议、Ⅱ期临床试验结束或Ⅲ期临床试验启动前会议、新药上市申请前会议和风险评估和控制会议；Ⅲ类会

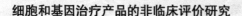

议是指除Ⅰ类和Ⅱ类会议之外的其他会议。确定召开沟通交流会议的，Ⅰ类会议一般安排在提出沟通交流后30天内召开，Ⅱ类会议一般安排在提出沟通交流后60天内召开，Ⅲ类会议一般安排在提出沟通交流后75天内召开。申请人和审评团队双方可在沟通交流过程中可就讨论问题充分阐述各自观点，最终形成的共识可作为研发和评价的重要依据。

四、中国细胞和基因治疗监管中存在的问题及建议

在中国，细胞和基因治疗之所以形成目前既可以按照"技术"又可以按照"药品"的所谓"双规制"监管，根本原因还是在于细胞治疗兼具药品和医疗技术的特征。相比传统的药品，细胞和基因治疗有其自身独特特性，它们一般来源于人体组织，在体外操作后再输回人体发挥作用，属于"活"的药物，其个性化程度高，来源、体外操作方式和体内作用多样，生产过程和质量控制难以标准化和规模化，在临床使用中，医生有更多的决策权。因此，细胞治疗产品的监管权一直在卫生和药品监管部门之间摇摆不定。按照医疗技术进行监管，可使患者能够及早应用这些新的治疗方法，但由于细胞和基因治疗产品的技术含量较高，所需的设施设备也比较先进，而医疗机构的研发和生产能力有限，不借助企业的力量，很难确保生产样品的质量可控；此外，临床研究和应用的监管门槛相对较低，这也很容易导致缺乏安全性和有效性证据的细胞治疗在临床滥用。而如果作为药品监管，虽然可以确保产品的安全性、有效性和质量可控性，但长期的临床开发过程又可能会阻碍产品的可及性，使开发者和患者错过这一新兴技术。

在经历了10多年的技术和药品之争后，国家卫生健康委和国家药品监督管理局各自出台了一系列的监管要求，这些监管要求初衷都是为了规范加快细胞治疗的科学发展，满足临床需求，维护患者的权益。但"双轨制"的监管制度也引起了学术界和产业界对细胞和基因治疗监管制度的广泛讨论和争议，争论和担忧的焦点问题包括：①不同的监管路径下，对产品的质量控制和非临床研究的技术要求是否执行相同的标准？对产品的临床风险获益评估是否基于相同的考量？若不一致，可能会导致行业标准混乱；②备案制下的临床研究如何监督？临床研究和临床应用中出现的安全性问题应如何报告？③临床应用的细胞治疗如何进行全生命周期的管理？④在医疗机构内部使用的医疗技术和作为药品上市的细胞治疗产品应如何定价？

借鉴美国、欧盟和日本等发达国家的对细胞和基因治疗的监管经验，并结合我国细胞和基因治疗行业发展现状及具体国情，对我国的监管制度的发展思考建议如下：

（1）加快细胞和基因治疗的立法。目前我国尚缺乏细胞和基因治疗的相关法律，

目前的监管框架主要由各部委发布的规章制度和指导原则组成，缺乏更高层面的顶层设计。建议加快细胞和基因治疗的立法，建立基于风险的、以患者为中心、以全生命周期质量体系为基础的科学监管法律法规框架。明确细胞治疗和基因治疗的定义和范围，基于产品或技术的特点及风险大小，确定各自的监管归属，明确不同监管路径下的审评审批或备案流程，建议将医疗机构备案的医疗技术按照临床研究进行监管，其临床应用应获得监管部门的批准。若有可能，最好建立专门的监管机构，统一负责对细胞和基因治疗进行监管。同时强化法律问责，对于未经监管机构批准而在临床非法使用的产品，监管部门应追究其法律责任。

（2）建立统一、规范的质量和风险管理体系。按照产品或技术的类型，建立统一的全生命周期质量控制体系、临床研究管理体系和药物警戒系统，确保受试者或患者的权益和安全。

（3）建立健全质量控制、非临床研究、临床研究等方面的技术指导原则体系，为产品或技术的研究开发提供技术参考。

（4）建立加快和促进临床转化的优先程序。对于用于严重和危及生命疾病、有临床价值和优势的产品或技术，在确保质量和风险可控的前提下，可有条件、有期限地批准其在临床应用，并建立配套的临床收费和保险配套政策。

良好的监管制度既需要借鉴先进国家和地区的理论和经验，也要考虑各自的国情和现实，不能照搬国外。随着细胞和基因治疗行业的迅猛发展，中国政府已经意识到细胞和基因治疗的重要性，不断在法规层面和技术层面进行研究和征求意见，相信符合我国国情的细胞和基因治疗的监管政策将日趋完善，我国患者也会更快享受医学科学发展的红利。

参考文献

［1］BAILEY A M, ARCIDIACONO J, BENTON K A, et al. (2015) United States Food and Drug Administration Regulation of Gene and Cell Therapies. In: Galli M., Serabian M. (eds) Regulatory Aspects of Gene Therapy and Cell Therapy Products. Advances in Experimental Medicine and Biology, vol 871. Springer, Cham[EB/OL]. https://doi.org/10.1007/978-3-319-18618-4_1.

［2］FDA: Guidance for Industry and Food and Drug Administration Staff: Regulatory Considerations for Human Cells, Tissues, and Cellular and Tissue-Based Products: Minimal Manipulation a-nd Homologous Use[EB/OL]. https://www.fda.gov/regulatory-information/search-fda-guidance-documents/regulatory-considerations-human-cells-tissues-and-cellular-and-tissue-based-products-minimal.

［3］FDA: Cellular & Gene Therapy Guidances[EB/OL]. https://www.fda.gov/vaccines-blood-

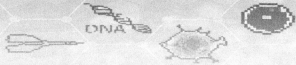

biologics/biologics-guidances/cellular-gene-therapy-guidances.

［4］FDA: What is Gene Therapy? [EB/OL]. https://www.fda.gov/vaccines-blood-biologics/cellular-gene-therapy-products/what-gene-therapy.

［5］FDA: Application of Current Statuatory Authorities to Human Somatic Cell Therapy Products and Gene Therapy Products[EB/OL]. https://www.fda.gov/media/76647/download.

［6］FDA: Cellular, Tissue, and Gene Therapies Advisory Committee[EB/OL]. https://www.fda.gov/advisory-committees/blood-vaccines-and-other-biologics/cellular-tissue-and-gene-therapies-advisory-committee.

［7］FDA: References for the Regulatory Process for the Office of Tissues and Advanced Therapies[EB/OL]. https://www.fda.gov/vaccines-blood-biologics/other-recommendations-biologics-manufacturers/references-regulatory-process-office-tissues-and-advanced-therapies.

［8］FDA: Guidance for Industry: How to Write a Request for Designation (RFD)[EB/OL]. https://www.fda.gov/regulatory-information/search-fda-guidance-documents/how-write-request-designation-rfd.

［9］FDA: Guidance for Industry: How to Prepare a Pre-Request for Designation (Pre-RFD) [EB/OL]. https://www.fda.gov/regulatory-information/search-fda-guidance-documents/how-prepare-pre-request-designation-pre-rfd.

［10］FDA: Guidance for Industry: Formal Meetings Between the FDA and Sponsors or Applicants (2009)[EB/OL]. https://www.fda.gov/media/72253/download.

［11］FDA: Regenerative Medicine Advanced Therapy Designation[EB/OL]. https://www.fda.gov/vaccines-blood-biologics/cellular-gene-therapy-products/regenerative-medicine-advanced-therapy-designation.

［12］FDA: Framework for the Regulation of Regenerative Medicine Products[EB/OL]. https://www.fda.gov/vaccines-blood-biologics/cellular-gene-therapy-products/framework-regulation-regenerative-medicine-products.

［13］FDA: Guidance for Industry and Food and Drug Administration Staff: Regulatory Considerations for Human Cell, Tissues, and Cellular and Tissue-Based Products: Minimal Manipulation and Homologous Use[EB/OL]. https://www.fda.gov/regulatory-information/search-fda-guidance-documents/regulatory-considerations-human-cells-tissues-and-cellular-and-tissue-based-products-minimal.

［14］FDA: Same Surgical Procedure Exception: Questions and Answers Regarding the Scope of the Exception[EB/OL]. https://www.fda.gov/regulatory-information/search-fda-guidance-documents/same-surgical-procedure-exception-under-21-cfr-127115b-questions-and-answers-regarding-scope.

［15］FDA: Expedited Programs for Regenerative Medicine Therapies for Serious Conditions[EB/OL]. https://www.fda.gov/regulatory-information/search-fda-guidance-documents/expedited-programs-regenerative-medicine-therapies-serious-conditions.

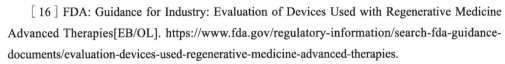

［16］FDA: Guidance for Industry: Evaluation of Devices Used with Regenerative Medicine Advanced Therapies[EB/OL]. https://www.fda.gov/regulatory-information/search-fda-guidance-documents/evaluation-devices-used-regenerative-medicine-advanced-therapies.

［17］SALMIKANGAS P. (2015) Marketing Regulatory Oversight of Advanced Therapy Medicinal Products (ATMPs) in Europe: The EMA/CAT Perspective. In: Galli M, Serabian M. (eds) Regulatory Aspects of Gene Therapy and Cell Therapy Products. Advances in Experimental Medicine and Biology, vol 871. Springer, Cham[EB/OL]. https://doi.org/10.1007/978-3-319-18618-4_6.

［18］EMA: Procedural advice on the provision of scientific recommendation on classification of ATMPs in accordance with Article 17 of Regulation (EC) No 1394/2007(2013)[EB/OL]. https://www.ema.europa.eu/en/documents/regulatory-procedural-guideline/procedural-advice-provision-scientific-recommendation-classification-advanced-therapy-medicinal/2007_en.pdf.

［19］EMA: Procedural advice on the provision of scientific recommendation on classification of ATMPs in accordance with Article 17 of Regulation (EC) No 1394/2007(2013)[EB/OL]. https://www.ema.europa.eu/en/documents/regulatory-procedural-guideline/procedural-advice-provision-scientific-recommendation-classification-advanced-therapy-medicinal/2007_en.pdf.

［20］European Medicines Agency Guidance for Applicants seeking scientific advice and protocol assistance (2020)[EB/OL]. https://www.ema.europa.eu/en/documents/regulatory-procedural-guideline/european-medicines-agency-guidance-applicants-seeking-scientific-advice-protocol-assistance_en.pdf.

［21］EMA: Rare diseases, orphan medicines: Getting the facts straight (2018)[EB/OL]. https://www.ema.europa.eu/en/documents/other/rare-diseases-orphan-medicines-getting-facts-straight_en.pdf.

［22］EMA: Procedural advice on the certification of quality and non-clinical data for SMEs developing ATMPs (2010)[EB/OL]. https://www.ema.europa.eu/en/documents/regulatory-procedural-guideline/procedural-advice-certification-quality-non-clinical-data-small-medium-sized-enterprises-developing_en.pdf.

［23］EMA: Guideline on the minimum quality and non-clinical data for certification of ATMPs (2010)[EB/OL]. https://www.ema.europa.eu/en/documents/scientific-guideline/guideline-minimum-quality-non-clinical-data-certification-advanced-therapy-medicinal-products_en.pdf.

［24］EMA: Procedural advice on the evaluation of advanced therapy medicinal product in accordance with Article 8 of Regulation (EC) No 1394/2007(2017)[EB/OL]. https://www.ema.europa.eu/en/documents/regulatory-procedural-guideline/procedural-advice-evaluation-advanced-therapy-medicinal-product-accordance-article-8-regulation-ec/2007_en.pdf.

［25］EMA: Guideline on risk-based approach according to annex I, part IV of Directive 2001/83/EC applied to advanced-therapy medicinal products (2013)[EB/OL]. https://www.ema.europa.eu/en/documents/scientific-guideline/guideline-risk-based-approach-according-annex-i-part-iv-directive-2001/83/ec-applied-advanced-therapy-medicinal-products_en.pdf.

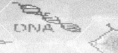
［26］EMA: Development of non-substantially manipulated cell-based advanced therapy medicinal products: flexibility introduced via the application of the risk-based approach (2017)[EB/OL]. https://www.ema.europa.eu/en/documents/regulatory-procedural-guideline/development-non-substantially-manipulated-cell-based-advanced-therapy-medicinal-products-flexibility_en.pdf.

［27］EMA: Procedural advice on the evaluation of combined advanced therapy medicinal products and the consultation of notified bodies in accordance with Article 9 of Regulation (EC) No. 1394/2007(2011)[EB/OL]. https://www.ema.europa.eu/en/documents/regulatory-procedural-guideline/procedural-advice-evaluation-combined-advanced-therapy-medicinal-products-consultation-notified/2007_en.pdf.

［28］EMA: Draft guideline on safety and efficacy follow-up risk management of ATMPs (2018)[EB/OL]. https://www.ema.europa.eu/en/documents/scientific-guideline/draft-guideline-safety-efficacy-follow-risk-management-advanced-therapy-medicinal-products-revision_en.pdf.

［29］FUJITA Y, KAWAMOTO A. Regenerative medicine legislation in Japan for fast provision of cell therapy products[J]. Clin Pharmacol Ther, 2016, 99(1): 26-29.

［30］NAGAI S. Flexible and Expedited Regulatory Review Processes for Innovative Medicines and Regenerative Medical Products in the US, the EU, and Japan[J]. Int J Mol Sci, 2019, 20(15).

［31］MAEDA D, YAMAGUCHI T, ISHIZUKA T, et al. (2015) Regulatory Frameworks for Gene and Cell Therapies in Japan. In: Galli M., Serabian M. (eds) Regulatory Aspects of Gene Therapy and Cell Therapy Products. Advances in Experimental Medicine and Biology, vol 871. Springer, Cham[EB/OL]. https://doi.org/10.1007/978-3-319-18618-4_8.

［32］MATSUSHITA S, TACHIBANA K, NAKAI K, et al. A Review of the Regulatory Framework for Initiation and Acceleration of Patient Access to Innovative Medical Products in Japan[J]. Clin Pharmacol Ther, 2019, 106(3): 508-511.

［33］HOUKIN K, SHICHINOHE H, ABE K, et al. Accelerating cell therapy for stroke in Japan: regulatory framework and guidelines on development of cell-based products[J]. Stroke (1970), 2018, 49(4): 145-152.

［34］SIPP D. Conditional approval: Japan lowers the bar for regenerative medicine products[J]. Cell Stem Cell, 2015, 16(4): 353-356.

［35］KAJIWARA E, SHIKANO M. Considerations and regulatory challenges for innovative medicines in expedited approval programs: breakthrough therapy and sakigake designation[J]. Ther Innov Regul Sci, 2020, 54(4): 814-820.

［36］OKADA K, SATO Y, SUGIYAMA D, et al. Establishment of the National Consortium for Regenerative Medicine and National Regenerative Medicine Database in Japan[J]. Clin Ther, 2018, 40(7): 1076-1083.

［37］KONISHI A, SAKUSHIMA K, ISOBE S, et al. First Approval of Regenerative Medical Products under the PMD Act in Japan[J]. Cell Stem Cell, 2016, 18(4): 434-435.

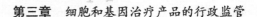

［38］SLEEBOOM-FAULKNER M. Regulatory brokerage: Competitive advantage and regulation in the field of regenerative medicine[J]. Soc Stud Sci, 2019, 49(3): 355-380.

［39］国家药品监督管理局．新生物制品审批办法（局令第3号）（1999）[EB/OL]. https://www.nmpa.gov.cn/xxgk/fgwj/bmgzh/19990422094901576.html.

［40］国家药品监督管理局．药品注册管理办法（试行）（局令第35号）（2002）[EB/OL]. https://www.nmpa.gov.cn/xxgk/fgwj/bmgzh/20021031010101123.html.

［41］国家药品监督管理局．药品注册管理办法（局令第17号）（2005）[EB/OL]. https://www.nmpa.gov.cn/xxgk/fgwj/bmgzh/20050228010101137.html.

［42］国家食品药品监督管理局．药品注册管理办法（局令第28号）（2007）[EB/OL]. http://www.gov.cn/ziliao/flfg/2007-07/11/content_680384.htm.

［43］国家市场监督管理总局．药品注册管理办法（局令第27号）（2020）[EB/OL]. http://gkml.samr.gov.cn/nsjg/fgs/202003/t20200330_313670.html.

［44］国家食品药品监管局．人体细胞治疗和制剂质量控制技术的指导原则（2003）.

［45］国家食品药品监管局．人基因治疗研究和制剂质量控制技术指导原则（2003）.

［46］国家食品药品监督管理总局．细胞治疗产品研究与评价技术指导原则（试行）（2007）[EB/OL]. https://www.nmpa.gov.cn/ylqx/ylqxggtg/ylqxzhdyz/20171222145101557.html.

［47］国家药品监督管理局药品审评中心．基因治疗产品药学研究与评价技术指导原则（征求意见稿）（2020）[EB/OL]. http://www.cde.org.cn/news.do?method=viewInfoCommon&id=b167edc6058fc23e.

［48］国家药品监督管理局药品审评中心．基因转导与修饰系统药学研究与评价技术指导原则（征求意见稿）（2020）[EB/OL]. http://www.cde.org.cn/news.do?method=viewInfoCommon&id=29e03e11e8cf13e3.

［49］国家药品监督管理局药品审评中心．免疫细胞治疗产品临床试验技术指导原则（征求意见稿）（2020）[EB/OL]. http://www.cde.org.cn/news.do?method=largeInfo&id=a8cbdcac9a105c3c.

［50］国家药品监督管理局药品审评中心．人源性干细胞及其衍生细胞治疗产品临床试验技术指导原则（征求意见稿）（2020）[EB/OL]. http://www.cde.org.cn/zdyz.do?method=largePage&id=7e8f6cbd0ad85a08.

［51］国家药品监督管理局药品审评中心．免疫细胞治疗产品药学研究与评价技术指导原则（征求意见稿）（2020）[EB/OL]. http://www.cde.org.cn/news.do?method=largeInfo&id=a8cbdcac9a105c3c.

［52］国家药品监督管理局食品药品审核查验中心．GMP附录-细胞治疗产品（征求意见稿）（2020）[EB/OL]. https://www.cfdi.org.cn/resource/news/11931.html.

［53］国家发展计划委员会、卫生部、国家中医药管理局．全国医疗服务价格项目规范（试行）（计价格〔2000〕1751号）.

［54］科学技术部、卫生部关于印发《人胚胎干细胞研究伦理指导原则》的通知.

［55］卫生部关于印发《医疗技术临床应用管理办法》的通知（卫医政发〔2009〕18号）

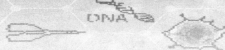

[EB/OL]. http://www.gov.cn/gongbao/content/2009/content_1388686.html.

［56］卫生部办公厅关于公布《首批允许临床应用的第三类医疗技术目录》的通知（卫办医政发〔2009〕84 号）[EB/OL]. http://www.gov.cn/gzdt/2009-06/11/content_1337464.html.

［57］卫生部、国家食品药品监督管理局《关于开展干细胞临床研究和应用自查自纠工作的通知》（卫办科教函〔2011〕1177 号）[EB/OL]. https://www.nmpa.gov.cn/xxgk/fgwj/gzwj/gzwjyp/20111216120001381.html.

［58］国家卫生计生委、国家食品药品监督管理总局. 干细胞制剂质量控制及临床前研究指导原则（试行）（2015）[EB/OL]. https://www.nmpa.gov.cn/xxgk/fgwj/gzwj/gzwjyp/20150731120001226.html.

［59］国家卫生计生委、国家食品药品监督管理总局《关于印发干细胞临床研究管理办法（试行）的通知》（国卫科教发〔2015〕48 号）[EB/OL]. https://www.nmpa.gov.cn/yaopin/ypfgwj/ypfgbmgzh/20150720120001607.html.

［60］国家卫生计生委. 关于取消第三类医疗技术临床应用准入审批有关工作的通知（国卫医发〔2015〕71 号）.

［61］国家卫生健康委. 体细胞治疗临床研究和转化应用管理办法（试行）（征求意见稿）（2019）.

［62］国家卫生健康委，国家食品药品监督管理总局，国家中医药管理局. 关于引发医疗卫生机构开展医疗卫生机构开展临床研究项目管理办法的通知（国卫科教发〔2015〕48 号）[EB/OL]. https://www.nmpa.gov.cn/yaopin/ypfgwj/ypfgbmgzh/20150720120001607.html.

［63］国家药监局关于发布《突破性治疗药物审评工作程序（试行）》等三个文件的公告（2020 年第 82 号）[EB/OL]. https://www.nmpa.gov.cn/yaopin/ypggtg/ypqtgg/20200708151701834.html.

［64］国家药监局药审中心关于发布《药品附条件批准上市技术指导原则（试行）》的通告（2020 年底 41 号）[EB/OL]. http://www.cde.org.cn/news.do?method=largeInfo&id=e8e70cb03a94e5f2.

［65］国家药品监督管理局关于发布药物研发与技术审评沟通交流管理办法的公告（2018 年第 74 号）[EB/OL]. https://www.nmpa.gov.cn/zhuanti/ypqxgg/ggzhcfg/20181008172601715.html.

［66］宋佳阳，武志昂，胡明. 美国人体细胞、组织以及基于细胞和组织的产品的捐赠者资格监管研究 [J]. 中国药师，2020, 23(11): 2238-2242.

［67］聂永星，陈艳萍，赵凯，等. 日本干细胞双轨制监管对中国的经验借鉴 [J]. 云南大学学报（自然科学版），2020, 42(S2): 92-96.

［68］卢加琪. 关于人多能干细胞来源细胞治疗产品药学评价的思考 [J]. 药学学报，2020, 55(10): 2478-2485.

［69］卢加琪，韦薇，白玉，等. 细胞治疗产品的基因转导系统及审评要点 [J]. 中国新药杂志，2020, 29(1): 27-32.

［70］高建超. 关于我国细胞治疗产业发展现况和监管思路的浅见（上）[J]. 中国医药生物技术，2019, 14(3): 193-198.

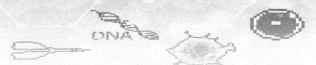

［71］高建超 . 关于我国细胞治疗产业发展现况和监管思路的浅见（下）[J]. 中国医药生物技术 , 2019, 14(4): 289-293.

［72］王晴晴 , 王冲 , 黄志红 . 中国、美国和欧盟的细胞治疗监管政策浅析 [J]. 中国新药杂志 , 2019, 28(11): 1297-1302.

［73］卢加琪 , 刘伯宁 , 罗建辉 . 基于干细胞的再生医学产品研究进展与监管现状 [J]. 中国科学 : 生命科学 , 2019, 49(1): 18-27.

第四章

细胞和基因治疗产品的质量控制

细胞和基因疗法是通过修饰或操纵人体基因的表达来达到治疗疾病的目的，尤其对遗传疾病的治疗提供了新的治疗或治愈的手段。细胞和基因疗法可以通过几种机制起作用：①用正常的基因取代致病基因；②抑制或降解不能正常工作的致病基因；③添加不存在的或修饰已有的基因以治疗疾病。目前正在研究的细胞和基因治疗产品包括用于治疗癌症、神经退行性疾病、心血管疾病、免疫缺陷性疾病、代谢疾病、传染病在内的多种类型的疾病。

已经上市的或正在开发的细胞基因治疗产品有多种类型。①以病毒为载体的体内基因治疗：利用改造修饰后的病毒作为载体，将治疗性基因直接导入人体组织中；②核酸类药物：基因工程改造后的质粒 DNA、RNA 或者 RNAi，将治疗性核酸药物带入人体细胞；③基因编辑技术：破坏致病基因或修复缺陷的基因；④患者来源的或异体来源的细胞治疗产品：从人体内取出细胞，使用病毒载体或其他方式进行基因修饰，然后回输到患者体内，如 CAR-T、HSC 等。

2012 年以来，欧洲药品管理局（EMA）和美国食品药品监督管理局（FDA）批准了 9 种基因治疗产品（表 4-1），大大推进细胞和基因治疗的发展。

2020 年 8 月，美国再生医学联盟（Alliance for Regenerative Medicine，ARM）发布了名为"新冠疫情下的创新"的 2020 年上半年报告。根据 ARM 的统计，全球范围内基因疗法、细胞疗法的公司数量首次突破了 1000 家，其中基因疗法企业 515 家，细胞疗法企业 632 家。目前全球范围内共有 1078 项临床试验正在进行中，其中 I 期临床试验 394 项，II 期临床试验 587 项，III 期临床试验 97 项。在这些临床试验中包括基因疗法 359 项，基于细胞的癌症免疫疗法（包括 CAR-T、TCR 细胞疗法、肿瘤浸润 T 细胞疗法等）471 项。2020 年上半年，该领域共募资 107 亿美元，超过 2019 年全年（98 亿美元），同期相比增幅达 120%。2020 年毫无悬念地打破细胞和基因治疗融资额最高的 2018 年（135 亿美元）的记录。在基因治疗产品开发如火如

表 4-1 已获批上市的基因治疗产品

产品名称	适应证	获批年份	公司	售价（美元）	治疗类型	递送载体
Glybera™	脂蛋白脂酶缺乏遗传病	2012（已退市）	UniQure	1,390,000	体内基因替代	AAV
Imlygic™	黑色素瘤	2015	Amgen	65,000	溶瘤	HSV
Yescarta™	复发性大 B 细胞淋巴瘤	2017	Kite (Dilea)	373,000	体外 CAR-T 细胞疗法	反转录病毒
Kymriah™	小儿急性淋巴细胞白血病和弥漫性大 B 细胞淋巴瘤	2017	Novartis	475,000	体外 HSC 细胞疗法	慢病毒
Strimvelis™	腺苷脱氨酶缺乏型重度联合免疫缺陷症	2016	GSK	665,000	体内基因替代	反转录病毒
Luxturna™	遗传性黑蒙症	2017	Spark (Roche)	850,000	体内基因替代	AAV
Zolgesma™	脊髓性肌肉萎缩症	2019	Avexis (Novartis)	2,100,000	体外 HSC 细胞疗法	AAV
Zynteglo™	β - 地中海贫血	2019	Bluebird	1,750,000	体外 CAR-T 细胞疗法	慢病毒
Tecartus™	复发性套细胞淋巴瘤	2020	Kite	373,000	体外 CAR-T 细胞疗法	慢病毒

荼的同时，细胞和基因治疗产品的质量控制也遇到越来越多的挑战。本章分细胞治疗和基因治疗两部分讨论产品的质量控制。

第一节　细胞治疗产品质量控制

细胞治疗目前主要有干细胞疗法和经过基因改造的细胞疗法 CAR-T 免疫治疗是新颖的癌症治疗方法，包括离体扩增的 T 细胞重定向至肿瘤细胞表面抗体样表达的 B 细胞表位融合蛋白。表达 CAR 的转基因通过如慢病毒被整合到患者或供体来源的 T 细胞的基因组中。药效学作用不受人类白细胞抗原（HLA）的限制，不需要抗原呈递或内源性或疫苗接种所需的 T 细胞引发抗肿瘤 T 细胞反应。CAR 技术提供了一种机制，可通过免疫疗法破坏肿瘤而达到治疗的目的。是一类具有不同分化潜能，并在非分化状态下自我更新的细胞。干细胞治疗是指应用人自体或异体来源的干细胞经体外扩增或者分化后输入（或植入）人体，用于疾病治疗的过程。这种体外操作包括干细胞的分离、纯化、扩增、修饰、干细胞（系）的建立、诱导分化、冻存和冻存后的复苏等过程。CAR-T 免疫疗法和干细胞疗法的细胞制备过程有一定的相似性，所以有关细胞疗法的质量控制的讨论下面主要以干细胞疗法为例。

用于细胞治疗的干细胞主要包括成体干细胞、胚胎干细胞及诱导的多能性干细胞。成体干细胞包括自体或异体、胎儿或成人不同分化组织以及发育相伴随的组织（如脐带、羊膜、胎盘等）来源的造血干细胞、间充质干细胞、各种类型的祖细胞或前体细胞等。目前国内外已开展了多项干细胞（指非造血干细胞）临床应用研究，涉及多种干细胞类型及多种疾病类型。其中许多干细胞类型是从骨髓、脂肪组织、脐带血、脐带或胎盘组织来源的间充质干细胞，它们具有一定的多向分化潜能及抗炎和免疫调控能力等。用于干细胞治疗的细胞制备技术和治疗方案，具有多样性、复杂性和特殊性。但作为一种新型的生物治疗产品，所有干细胞制剂都可遵循一个共同的研发过程，即从干细胞制剂的制备、体外试验、体内动物试验，到植入人体的临床研究及临床治疗的过程。整个过程的每一阶段，都须对所使用的干细胞制剂在细胞质量、安全性和生物学效应方面进行相关的研究和质量控制。

2015 年，卫生部和国家食品药品管理局发布的《干细胞制剂质量控制及临床前研究指导原则（试行）》指出，干细胞制剂的质量控制方面由四部分组成。第一部分是"干细胞的采集、分离及干细胞（系）的建立"，提出了对细胞供者的要求，总体原则是从源头上确保干细胞无病原微生物污染和明显的遗传性致病因素；其次，提出了在制剂制备阶段质量控制的基本要求。第二部分是"细胞制剂的制备"，提出了对干细胞培养基、滋养层细胞的质量控制和对制备工艺管理及验证的要求。第三部分是"干细胞制剂的检验"，提出了制剂检验的基本原则、质量检验和放行检验的主要内容，以及质量复核要求；第四部分是干细胞制剂的质量研究，其主要考虑是，根据干细胞学科的不断发展，干细胞制剂的研发人员和细胞质量控制研究的专业人员，应不断扩展对干细胞的安全性、有效性及稳定性研究，不断提高对干细胞制剂质量控制的技术能力。对干细胞质量检验和质量研究的不同考虑：干细胞制剂质量检验中所列出的内容，主要是基于目前国际上公认的对干细胞制剂质量的基本要求和目前我国细胞质量专业检验机构能够开展的内容提出的，同时兼顾了科学性和可操作性，因此一般应作为必须完成的检验工作；而干细胞制剂质量研究中所列内容，主要是鼓励研发人员和专业质量检验机构针对目前有关干细胞质量存在认知上的疑难或是深层次的科学问题进行研究，以建立新的针对干细胞的安全性、有效性及稳定性的检验技术，现阶段暂不考虑将其作为常规质量检验内容。

一、干细胞治疗产品国际标准

对于干细胞药物，除了各国制定的法规外，国际上一些专业组织也有自己的细胞治疗标准，这些标准引入了质量管理体系的指导思想。目前已被许多监管和认证机构所采用。

（一）AABB 细胞治疗标准

美国血库协会（American Association of Blood Banks，AABB）创立于 1947 年，是由从事输血及细胞治疗行业人士和机构组成的非营利国际认证组织，是国际血液和细胞治疗行业规范的制定者和行业认证的权威机构。2005 年，第一版新合并的《细胞治疗产品标准》生效，其认证范围涵盖细胞采集、处理、储存、发放及应用等方面，认证内容保持着每两年一次的更新频度（最新版为第 9 版），充分保证了标准的先进性与适用性，认证过程极其严格，审核内容细化到了每一个工作环节和操作流程，被业界公认最为严苛、完备、专业的国际标准。其认证目标是使有关过程和实践的质量达到目前的最高水平。AABB 目前已在全世界范围内认证了超过 80 个以上国家及地区的血库、医学中心约 1800 个机构，以美国、加拿大、欧洲、日本、中国台湾和中国香港等国家和地区为主。我国目前共有 4 家单位获得 AABB 认证。

（二）FACT 细胞治疗标准

国际细胞治疗认证基金会（Foundation for the Accreditation of Cellular Therapy，FACT）成立于 1995 年，为从事细胞治疗的两个专业机构组织 ISCT 和 ASBMT 负责认证工作。2001 年，除造血细胞外，增加了间充质干细胞、免疫细胞、基因修饰细胞等细胞治疗产品的治疗标准。FACT 联合 JACIE 制定了细胞治疗产品采集、加工和移植的国际标准。

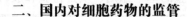

二、国内对细胞药物的监管

我国对细胞药物的管理也经历了不断改进的过程。1993年5月卫生部出台了《人的体细胞治疗及基因治疗临床研究质控要点》，将体细胞治疗划归为生物制品管理，临床试验应获得批准后方可进入。国家食品药品监督管理局成立后，于2003年出台了《人体细胞治疗研究和制剂质量控制技术指导原则》，这一指导原则阐述了关于体细胞治疗的临床前研究的要求，包括体细胞的来源、采集、鉴定及其安全性评价的相关要求。这也是目前国内细胞药物申报注册时参考的主要依据。国家对干细胞治疗产品的监管曾分为两个层面：①向药品方向发展，由国家食品药品监督管理局监管，要求细胞在生产过程中必须遵守《药品生产质量管理规范》及其实施指南；②作为一种临床新技术应用于临床，2009年，卫生部印发了《医疗技术临床应用管理办法》，将干细胞治疗列为第三类医疗技术，受卫生部监管。同年，卫生部发布《允许临床应用的第三类医疗技术目录的通知》，明确"自体免疫细胞（T细胞、NK细胞）治疗技术""细胞移植治疗技术（干细胞除外）""脐带血造血干细胞治疗技术""造血干细胞（脐带血干细胞除外）治疗技术""组织工程化组织移植治疗技术"等属于首批允许临床应用的第三类医疗技术，其中前两者由卫生部负责审核，后三者由省卫生厅负责审核。2012年1月6日，卫生部发布了《关于开展干细胞临床研究和应用自查自纠工作的通知》（卫办科教函〔2011〕1177号），叫停正在开展的未经批准干细胞临床研究和应用项目。从此，干细胞治疗产品监管倾向于由三类医疗技术向药物方面发展。干细胞制剂的研发需经过制备、质量控制、临床前研究（体外及体内试验）到临床试验的全过程。然而，我国之前因缺乏干细胞制剂质量控制和临床前研究的相关技术指南，难以正确引导和规范干细胞制剂的相关研发工作，许多机构的干细胞制品和制备场地也难以满足GMP的要求，有些研究目的也不明确，临床研究与临床应用混淆。为进一步规范干细胞临床试验，加强干细胞临床试验研究管理，2013年3月，卫生部与国家食品药品监督管理局联合发布《干细胞临床试验研究管理办法》《干细胞临床试验研究基地管理办法》和《干细胞制剂质量控制和临床前研究指导原则》征求意见稿。正式将干细胞制剂引入质控标准，对干细胞产学研全流程进行全面规范。卫生部、国家食品药品监督管理局强调，干细胞制剂质量检验中所列出的内容，一般应作为必须完成的检验工作；而干细胞制剂质量研究中所列内容，主要是鼓励研发人员和专业质量检验机构针对目前有关干细胞质量存在认知上的疑难或是深层次的科学问题进行研究，现阶段暂不考虑将其作为常规质量检验内容。干细胞制剂的质量控制方面由四个部分组成。第一部分是对细胞供者的要求，总体原则是从源头上确保干细胞无病原微生物污染和明显的遗传性致病因素；第二部分是对干细胞培养基、滋养层细胞的质量控制和对制备工艺管理及验证的要求；第三部分是制剂检验的基本原则、质量检验和放行检验的主要内容，以及质量复核要求；第四部分是不断地扩展对干细胞的安全性、有效性及稳定性研究，不断提高对干细胞制剂质量控制的技术能力。2015 年 7 月 2 日，国家卫生计生委发布《关于取消第三类医疗技术临床应用准入审批有关工作的通知》（国卫医发〔2015〕71 号），同年 8 月 21 日，卫计委发布《关于印发干细胞制剂质量控制及临床前研究指导原则（试行）的通知》（国卫办科教发〔2015〕46 号）。2017 年，为规范和指导按照药品研发及注册的细胞治疗产品的研究与评价工作，国家食品药品监督管理总局组织制定了《细胞治疗产品研究与评价技术指导原则（试行）》（CFDA，2017 年第 216 号）。这些指导原则大大促进了细胞药物的研究和发展。

三、细胞治疗产品的质量控制

（一）国内外细胞治疗产品的质量控制

由于细胞治疗的最终制品不是某单物质而是一类具有生物学效应的细胞，其生产工艺及质量控制都具有特点。一般来说，细胞治疗类产品制备后保存期效短，其制备工艺多为人工操作，难以进行大规模生产。正是由于细胞治疗产品的特殊性，使得细胞治疗产品的质量控制存在一定的难度，而有些检测项目所要求的时限较长，就使得产品签发前难以获得检测结果，使产品的安全性受到一定影响。

（二）美国对体细胞治疗产品的质量控制

美国 FDA 的 CBER 于 1998 年发布了针对于生产企业的《人体细胞治疗及基因治疗指导原则》，2008 年又发布了针对技术审核人员和 IND 发起方的《人体细胞治疗研发新药申请中有关化学、生产及质量控制资料审核的指导原则》。这两个指导原则中有关体细胞治疗产品的质量控制要求，主要包括：①对产品生产的要求：生产过程中使用的各种组分的要求，对细胞要求，对生产工艺的要求。②对产品检定的要求：微生物学检测，鉴别及均一性检测，纯度检测，生物学效力检测，其他细胞存活率、细胞数或剂量。③终产品签发标准检测：最终产品发放标准测试的结果应在对受试者给药前获得。如果最终产品测试的结果无法在给药前获得，建议在 IND 中清楚地指明。建议以表格格式提供所有放行检测方法的建议的合规标准（specification），包括安全性、纯度、效价和身份等测试、测试的方法、接受标准、测试的灵敏性和特异性（如果适用）。④产品的稳定性：必须在临床试验的早期阶段进行稳定性测试，以确保产品在研究要求的时间内足够稳定。

2020 年，美国 FDA 发布的《人类基因治疗研发新药申请中有关化学、生产及

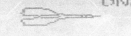
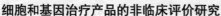
质量控制信息的指导要求》中对于基于离体基因改造的细胞的基因疗法，需要详细描述产品中预期的主要和次要细胞群，转入细胞的转基因载体。对于使用基因组编辑改造的细胞，需要描述改造后的基因以及如何进行改造的（例如所采用的基因编辑技术）。用于离体改造的载体的详细构造也需要提供。如果基因治疗产品含有基因改造后的细胞，则应包含以下各个步骤可能获得的详细细节：原始材料（如自体或同种异体细胞、捐赠人资格）；细胞原材料的收集（如白细胞分离术、活检）；在收集点的存放；从收集点到制造工厂的运输，在制造工厂的样品处理；细胞选择，分离或浓缩步骤（包括方法、装置、试剂）；细胞扩增的条件、时间和转移步骤；细胞收获和纯化以及使用的材料。提供以下所有用于基因修饰适用步骤的完整描述（载体的转染，感染或电穿孔，或基因组编辑组件）和任何其他培养物，细胞选择或基因改造后的处理。对于离体转基因细胞产品的相关的杂质包括非靶细胞和未改造的靶细胞，非靶细胞可能会在选择后或者富集后出现；未改造的靶细胞可能在体外修饰步骤之后产生。建议评估非靶细胞的性质和数量，测量已被基因改造的细胞百分比。对当前处于临床开发中产品的细胞表型有更深入的了解后，建议考虑按序添加针对特定细胞群体的杂质测试以建立更好的质量控制。对于在生产制备后立即使用的离体转基因细胞产品，建议要求生产过程中的无菌测试为阴性结果（对最终样品前 48 ~ 72 h 采集的样品）以释放产品。对于此类产品，除了生产过程中的无菌测试外，建议对制剂化后的终产品进行快速微生物检测，例如革兰氏菌染色测试，以及符合规定的无菌测试。离体转基因细胞可接受的存活率至少为 70%。如果无法达到此水平，建议提交支持较低的存活率规范的数据证明如死细胞和细胞碎片等不会影响产品的安全给药和（或）治疗效果。

（三）欧盟对体细胞药物的质量控制

欧盟 1998 年提出的《人体细胞治疗医疗产品的生产和质量控制考虑要点》中对体细胞治疗产品的质量控制要求生产单位应建立完善的质量保证体系，对仪器及操作程序应进行充分的验证并建立相应的操作规程，对生产用原材料、细胞供体及终产品应建立相应的质量标准包括：生产过程中使用的其他原材料的要求、对体细胞来源的要求、细胞培养过程的要求、建立终产品及批签发检测程序。2007 年，欧盟成立先进疗法委员会（Committee for Advanced Therapies，CAT），Regulation（EC）No 1394/2007（也称"ATMP 法规"）规定 CAT 负责对 ATMP 的质量、有效性和安全性进行科学评估，以证明其效益大于风险。ATMP 上市许可申请提交至 EMA 后，由先进疗法委员会进行评估，欧盟委员会做出最终上市许可决定，该上市许可对所有欧盟成员国有效。

2017 年 11 月 22 日，欧盟委员会发布首个 ATMPs（advanced therapy medicinal

product，ATMP）GMP 指南，该指南在 2018 年 5 月 22 日前生效。先进疗法产品指大多数基于细胞和基因方法治疗疾病的创新药物，由于其含有能够发挥代谢、免疫、遗传或其他非药物作用机制的活性细胞等物质，ATMPs 区别于传统的小分子药物和生物制品。EMA 将 ATMPs 主要分为 4 类：基因治疗产品（gene therapy medical product，GTMP）、体细胞治疗产品（somatic-cell therapy medical product，SCTMP）、组织工程产品（tissue engineering product，TEP）及组合 ATMPs 产品（即上述几种技术相结合研发的产品）。2017 年 11 月 22 日发布的先进疗法药品 GMP 指南为独立文件，作为现行欧盟药品 GMP 指南（Eudralex 第 4 卷）的第Ⅳ部分发布。新指南在原有的 GMP 框架下，充分考虑了 ATMPs 生产的特殊性，如分散化生产、自动化生产、药品使用前重配等，对 ATMPs 生产过程的诸多方面进行规定，具体包括人员、生产设施、生产和检验设备、起始原料的界定和检验、生产菌种和细胞库要求、质量放行人职责、质量控制和批放行、环境控制和文件记录。其中阐述了这类药品涉及的新的、复杂的生产情况。指南中主张对这类产品采取基于风险的方法进行生产和检验，允许生产商根据风险级别，在工艺和控制系统方面保留一定的灵活性。指南中还规定，ATMPs 生产商对溯源性数据应保留 30 年。

（四）我国细胞药物的质量控制

我国 2003 年颁布了《人体细胞治疗研究和制剂质量技术指导原则》，要求体细胞治疗产品的质量控制要点从安全性和有效性出发，质量控制内容包括：体细胞的采集、分离和鉴定的要求，体细胞的体外操作和生产过程的要求，体细胞制剂的检定和质量控制（得率和存活率、纯度和均一性、表面标记物、生物学效应、外源因子的检测，其他添加成分残余量的检测）。对于免疫细胞药物的质量控制我国卫生部发布的《自体免疫细胞（T 细胞、NK 细胞）治疗技术管理规范》中对免疫细胞制剂制备和质量控制提出要求，具体如下：

（1）提供自体免疫细胞（T 细胞、NK 细胞）制剂制备的实验室应具备省级以上药品监督管理部门和疾病预防控制中心认证的 GMP 制备室，有细胞采集、加工、检定、保存和临床应用全过程标准操作程序和完整的质量管理记录。制定并遵循 cGMP 实验室维护标准操作程序。

（2）具有体外操作过程的细胞培养成分和添加物（培养液、细胞因子、血清等）以及制备过程所用耗材的来源和质量认证，应符合临床使用的质量要求，原则上鼓励采用无血清培养基、自体血清或者自体血浆。不允许使用异种血清或者血浆。

（3）自体免疫细胞治疗产品的质控标准：每批体细胞的检定包括以下内容。①细胞数量和存活率：细胞数量应满足临床最低需求，存活率应不低于 80%。②每批细胞来源的确认：应注明来源并加以标记或确定批号。③无菌试验：每批培养的

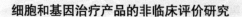
体细胞在患者输注前均应进行无菌试验。建议在培养开始后 3 ～ 4 天起每间隔一定时间取培养液样品，包括患者回输前 48 h 取样，按现行版《中国药典》生物制品无菌试验规程进行。在患者使用前，取培养液和（或）沉淀物用丫啶橙染色或革兰氏染色，追加一次污染检测。进行长期培养的体细胞，应进行支原体检查。对每一批体细胞终制剂应留样检测。如果留样发现阳性结果或发现几次阳性结果后，应及时对生产过程进行检查。如果在细胞制备的早期发现有污染的情况，应终止该批细胞制品的继续制备。④细胞的纯度与均一性：在回输前，应证明其纯度和均一性已达到临床应用水平。⑤生物学效应：如有可能，应尽量检测每批细胞的生物学效应。细胞制品外源因子的检测包括：细菌、真菌、支原体和内毒素。参照现行版《中国药典》生物制品相关规程进行。

（4）从事细胞制剂机构应具有自体免疫细胞制备及检定过程的原始记录和检定报告，永久保留。

2013 年发布的《干细胞制剂质量控制和临床前研究指导原则》征求意见稿，初步建立了可靠、切实可行、操作性强、能够保证产品安全性和有效性的检定方法。指导原则中对以下干细胞制剂质量控制有明确的指导意见，包括：①干细胞的采集、分离及干细胞（系）的建立；②干细胞制剂的制备；③干细胞制剂的检验；④干细胞制剂的质量研究。其中针对干细胞采集、分离及干细胞（系）建立阶段的质量控制基本要求强调，应当制定干细胞采集、分离和干细胞（系）建立的标准操作及管理程序，并在符合 GMP 要求的基础上严格执行。在干细胞的采集、分离及干细胞（系）建立阶段，应当对自体来源的、未经体外复杂操作的干细胞，进行细胞鉴别、成活率及生长活性、外源致病微生物，以及基本的干细胞特性检测。而对异体来源的干细胞，或经过复杂的体外培养和操作后的自体来源的干细胞，以及直接用于临床前及临床研究的细胞库（如工作库）中的细胞，除进行上述检测外，还应当进行全面的内外源致病微生物、详细的干细胞特性检测，以及细胞纯度分析。干细胞特性包括特定细胞表面标志物群、表达产物和分化潜能等。针对干细胞制剂的制备工艺该稿指出，从整个制剂的制备过程到输入（或植入）受试者体内全过程，需要追踪观察并详细记录。应当对制剂制备的全过程，包括细胞收获、传代、操作、分装等，进行全面的工艺研究和验证，制定合适的工艺参数和质量标准，确保对每一过程的有效控制。

2015 年 8 月 21 日，国家卫生计生委发布的《关于印发干细胞制剂质量控制及临床前研究指导原则（试行）的通知》，为确保干细胞治疗的安全性和有效性，要求每批干细胞制剂均须符合现有干细胞知识和技术条件下全面的质量要求。其中细胞质检内容包括：细胞鉴别、存活率及生长活性、纯度和均一性、无菌试验和支原体检测、细胞内外源致病因子的检测、内毒素检测、异常免疫学反应、致瘤性、生物学效力试验和培养基及其他添加成分残余量的检测。为确保干细胞药物质量，还要进行放行检验和质量复核。放行检验即项目申请者根据上述质量检验各项目中所明确的检验内容及标准，针对每一类型干细胞制剂的特性，制定放行检验项目及标准。放行检验项目应能在相对短的时间内，反映细胞制剂的质量及安全信息。干细胞制剂的质量复核是由专业细胞检验机构或实验室进行干细胞制剂的质量复核检验，并出具检验报告。

2017 年国家食品药品监督管理局发布《细胞治疗产品研究与评价技术指导原则（试行）》，提出细胞治疗产品在药学研究、非临床研究和临床研究方面应遵循的一般原则和基本要求。涵盖对使用血清的来源，体外基因修饰或改造使用物质材料的质量要求，生产过程控制中关注重点，质量放行检测项目的设定，产品放行检测用方法可替代性，非临床研究评价的总体策略、遵循 GLP 规范以及动物种属选择，致瘤性或致癌性研究主要考虑，已有人体试验数据利用原则，非注册临床试验数据接受程度，临床研究分期设计，受试者选择的特殊考虑，以及临床药效学评价的必要性和评价指标、药代动力学研究设计、剂量探索研究设计和安全性研究问题等 19个方面的内容。

第二节　基因治疗产品的质量控制

一、国内外基因治疗产品的质量控制

由于基因治疗产品不同，其生产工艺及质量分析与控制都具有独特的特点。

（一）美国对基因治疗产品的质量控制

美国 FDA 的 CBER 于 1998 年发布了针对于生产企业的指导原则 *Guidance for Industry: Guidance for Human Somatic Cell Therapy and Gene Therapy*，2003 年发布了针对技术审核人员和申办方的指导原则 *Guidance for FDA Reviewers and Sponsors: Content and Review of Chemistry, Manufacturing, and Control (CMC) Information for Human Somatic Cell Therapy Investigational New Drug Applications (INDs)*。这两个指导原则中有关基因治疗产品的质量控制要求作为早期的参考。①对产品生产的要求：生产过程中使用的各种组分的要求，对细胞要求，对生产工艺的要求。②对产品检定的要求：微生物学检测，鉴别及均一性检测，纯度检测，生物学效力检测，其他细胞存活率、细胞数或剂量。③终产品签发标准检测。在之后的2015—2020年，陆续发布了多项指南。在众多指南中，最新的 2020 年发布的指南 *Chemistry, Manufacturing, and Control*

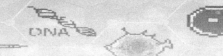
(CMC) Information for Human Gene Therapy Investigational New Drug Applications (INDs); Guidance for Industry，对整个领域的现状与发展更具现实的指导意义。其他补充指南和特殊疾病领域的指南见本章后面的参考文献。

（二）欧盟对基因治疗产品的质量控制

欧洲药品管理局在 2001 年推出了第一版针对基因治疗的指南 *Note for guidance on the quality，preclinical and clinical aspects of gene transfer of medicinal products*，为基因治疗产品的开发和评估提供了科学指导意见，尤其注重于对基因治疗产品的质量控制和其安全性和有效性的评估。此后 EMA 在 2010 年、2015 年、2018 年多次更新了该指南。FDA 和 EMA 这两个机构采用类似的以数据为依据的方法来评估药物安全性和有效性，双方通常在此过程中积极合作。在欧盟和美国加强药品合作的框架下，双方建立了一个细胞和基因治疗的联盟，旨在加强和改善在此领域新药品的监管。

二、基因治疗产品的质量控制

基因治疗产品的设计和药学应综合考虑产品的在体内作用的生物学和生产方面。基因治疗产品的商业化生产总体应符合《中华人民共和国药品管理法》《中华人民共和国药品管理法实施条例》《药品注册管理办法》《药品生产监督管理办法》《药品生产质量管理规范》《中华人民共和国药典》（以下简称《中国药典》）"人用基因治疗制品"总论的要求，鉴于大多数中国的基因治疗产品的开发都处在早期阶段，临床用样品的制备应遵循《临床试验用药物生产质量管理规范（征求意见稿）》（NMPA，2018），并可以借鉴美国 FDA 和欧盟 EMA 的指导原则的基本原则和相关要求，关注生产过程中外源因子的污染和交叉污染、生产环境的生物等级等安全性影响。

产品的药学和质量控制应考虑各类基因治疗产品的特殊性，鼓励基于"质量源于设计"的理念，进行阶段性适用的持续的工艺开发和质量研究，包括但不限于生产用材料和生产工艺对产品质量的影响，分析产品质量与临床的安全性、有效性的相关性，建立阶段性适用的基于风险评估的质控系统和全生命周期的质量管理理念。

因为生产基因治疗产品所选用的细胞系、载体类型、生产工艺不同、作用机制也不同，产品风险存在差异，应该采用阶段适用的根据产品风险等级来制订相应的风险控制方案，考虑各种因素对产品风险的影响，如载体的类型和设计、原材料的选用、生产工艺的稳定性、产品质量、杂质的种类和残留风险、产品的稳定性等。下面就这些风险点来分别讨论质量控制的要点。

（一）质量管理体系

应根据产品的研发阶段建立并逐步完善质量管理体系，包括风险评估、供应商审计、质控体系等。在临床开发的所有阶段，分析控制是至关重要的，以确保产品质量和安全性。产品开发的早期阶段制定详细的方法的标准操作规程。在产品开发过程中，可以修改分析方法以提高控制和适用性。对分析性能进行趋势分析，以便在产品开发过程中获得对方法和方法改进的更多理解。

（二）生产用材料与质量控制

生产用材料是指生产基因治疗产品过程中所使用的所有物质或材料，包括生产用原材料和辅料（如培养基及其添加成分、纯化物料等所有生产过程中使用的物料）、起始物料（如生产用细胞、质粒、菌种、毒种等）和其他耗材等。生产用材料直接关系到产品的质量。

1. 起始原材料

（1）细胞库。病毒生产的细胞库的起始材料应来源和培养历史清楚，经过检测鉴定表征，安全风险可控。生产细胞的选择，除考虑细胞生物属性（如生长特性、包装效率等），应全面评估细胞对最终产品质量和安全性的潜在影响，如细胞是否含有致癌基因、细胞成瘤性和致瘤性、内源性病毒的污染、病毒载体在细胞内的重组风险等。生产细胞库应符合《中国药典》通则"生物制品生产检定用动物细胞基质制备及检定规程"的相关要求，一般包括：鉴别、纯度、细胞数量、活率、基因型和表型、理化特性、外源因子等，关注细胞种属相关病毒和培养过程可能引入的潜在外源因子的污染风险。

（2）质粒 DNA。用于包装病毒的质粒做为中间体，结构和序列应明确，质粒设计应尽量去除非必需基因和致瘤性元件，避免同源序列引起重组的安全风险。质粒序列中应尽量避免选用 β- 内酰胺类抗性基因作为质粒筛选标记。质粒的质控应符合《中国药典》的相关要求，常包括鉴别、含量、质粒完整性、重要基因序列的确认、纯度、宿主细胞 DNA 残留、宿主细胞蛋白质残留、无菌、内毒素等。

（3）细菌库。细菌经常被用作产生质粒 DNA 的起始材料，质粒 DNA 可以用作基因治疗产品 DS 或 DP，也可以用作生产其他基因治疗产品的中间体，如 AAV 或慢病毒载体。细菌本身也可用于产生用于基因治疗的微生物载体。细菌库的制备和检定应符合《中国药典》通则"生物制品生产检定用菌种毒种管理规程"的要求，细菌库测试通常包括：细菌宿主菌株的 ID；限制性酶消化或 DNA 测序证实；细菌细胞计数；细菌宿主菌株纯度（无不适当的生物体，噬菌体阴性）；转基因表达和（或）活性（如适用），小于 50 kb 的质粒载体建议进行全质粒序列测定。细菌载体的种子批应进行表型和基因型鉴定，经基因修饰的微生物，应对基因组重要区域（如引

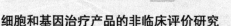

入的治疗基因或调控元件，以及目的基因侧翼至少 0.5 kb 内的区域）进行测序确认，对改造基因的插入位点、基因拷贝数等进行分析。

（4）病毒库。病毒库可以用来制造病毒载体 DS，或可用于产生用于制造复制缺陷型的载体的辅助病毒（如 AAV）。建库过程应避免人源或动物源性原材料，如血清的使用，如必须使用，应列出来源性材料清单，并提供合理性依据，控制用量，对引入外源因子的安全性风险进行控制。病毒库的质控的项目应根据的特定情况以及病毒种子本身的相关特征，基于风险分析进行评估。应符合《中国药典》"人用基因治疗制品"总论的要求，一般包括鉴别（基因组和免疫特性）、病毒滴度、表型特征、基因序列一致性、治疗序列的转录/表达（如适用）、治疗序列或表达产物的生物活性（如适用）、无菌检查（细菌和真菌）、支原体检查、外源病毒因子、复制型病毒（制品本身为复制缺陷型或条件复制型）等。应对病毒基因组序列的完整性和正确性进行分析，或至少应对重要区域（如目的基因和调控元件，以及被人为修改的任何区域及其侧翼至少 0.5 kb 内的区域）的序列进行确认。

2. 其他生产用原材料

所有材料的来源，以及在不同的生产过程（如上游培养、下游纯化、或合成）中使用的与终产品质量相关的材料，试剂，与产品接触的耗材（如培养袋、层析柱填料等等）应符合《中国药典》通则"生物制品生产用原材料及辅料的质量控制规程"的相关要求，原材料的质量应符合其预期用途。生产过程中应避免使用血清、猪胰蛋白酶等动物或人来源的原材料，如不能避免，应尽量采用替代物或重组制品替代。若必须使用，应提供相关的资料说明使用的必要性和合理性，并针对原材料的来源、生产地区、生产工艺等采用质控体系评估 TSE/BSE 安全性风险，应使用经过安全性检验的血清。生产过程中应避免使用青霉素等 β-内酰胺类抗生素、链霉素等有害试剂，如在工艺中使用要证明其能被良好清除。生产过程中与产品接触的耗材应符合生物安全性药用级别的惰性材料，前期研发及临床中收集数据支持使用，在临床后期商业化之前应评估耗材相容性。

3. 辅料

产品中辅料的选择、用量和质量标准应基于充分的制剂处方开发研究，证明其使用的必要性、安全性和合理性。制剂辅料应符合《中国药典》通则"生物制品生产用原材料及辅料的质量控制规程"的相关要求，选用符合药用标准的辅料，质量应满足其预期功能作用。

对于新型递送系统或复杂转导系统，如纳米粒子、脂质体等，若含有在人体首次使用或在给药途径中首次使用的新型辅料，应提供全面的辅料药学信息评价辅料的质量控制和安全性，并提供药理毒理安全性评估数据。

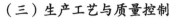

（三）生产工艺与质量控制

基因治疗产品类型不同，制备工艺存在较大差异，一般是指从细胞培养或细菌微生物培养发酵到终产品罐装的过程，但如 RNA 载体类产品的生产，也可能是无细胞的体外合成或转录体系。

基因治疗产品的生产上游应优化工艺条件，提高载体的包装效率、包装准确性，减少产品相关杂质（如空载体、错误包装载体、无活性载体、游离核酸等），同时减少引入不必要的工艺相关杂质。RNA 类制品的体外转录制备工艺，应通过转录模板制备和转录条件的控制，保证转录过程的稳定性和准确性。纯化工艺应根据产品类型、上游工艺和潜在的杂质合理设定，在保证产品收率，去除或降低生产过程中产生的产品相关杂质和工艺相关杂质的同时，应能维持产品的生物学活性。细胞培养阶段如使用了辅助病毒、包装用病毒，或具有潜在的病毒污染风险，应根据目标载体与病毒杂质之间的理化特性差异，如适用，在纯化过程中增加必要的病毒去除或灭活工艺步骤，如采用去污剂等，控制非目标病毒的残留安全性风险。在适当的下游工艺进行污染控制检查（如细菌、支原体）。

制剂处方、处方工艺和剂型应根据产品类型、产品稳定性和临床用药需求研发，确定。制剂处方应能有效维持产品的稳定性和功能活性，满足临床用药需求；制剂剂型的选择应综合考虑产品的稳定性、保存和运输需求、临床用药的便利性和安全性等多方面因素。

根据工艺步骤对产品质量的影响，与产品开发阶段相适应，明确关键工艺步骤和关键工艺参数，合理设定生产过程中控制，对关键中间体进行检定，确定标准限度，尤其是生产过程中的微生物、病毒内外源因子的污染控制和产品中间体的质量。

（四）质量研究

随着对基因治疗产品认识的深入和检测技术的发展，产品的质量研究应不断补充和完善并贯穿于整个生命周期。研究应采用与时俱进的分析方法，从早期研发到商业化生产渐进地、阶段适应地了解、评估质量属性与产品安全性、有效性的相关性。

生产过程中用于评估生产过程和产品质量的分析方法应该有足够的细节，包括系统适用性控制，充分的方法开发。生物学活性的研究和方法学建立应依据产品适应证、给药途径和作用机制进行开发，尽可能建立与作用机制相同或相似的体内或体外分析方法用于活性研究和质量控制，在此章节不作赘述，可以参考其他相关法规文献。

（五）CMC 分析方法研究开发

在早期研发到开始临床研究之前，这个阶段应该注重剂量分析，测定方法将取决于基因治疗产品的类型和临床发展阶段。以病毒载体的分析方法开发举例，应确认用于确定剂量的分析（如通过 qPCR 或 ddPCR 测定的病毒滴度、转导单元、斑块形成单元、转导细胞）。在开发过程中，应逐步建立样品，标准品，阳性/阴性对照品，对照品批次和支持方法准确性、再现性、灵敏度和特异度的数据。虽然一些分析方法仍在开发中，积累的数据也有限，此阶段注重产品的物理、化学或生物特性，以确保产品满足特性、强度（效力）、质量和纯度的研究及它们的可接受限值。

下一阶的安全测试应包括确保不受外来物质、外来因素、微生物污染和可复制病毒的影响。这些测试可包括评估产品特性的分析，如特性、纯度（包括内毒素和污染物，如残留宿主细胞 DNA、牛血清白蛋白、DNA 酶）。为了最大限度地提高安全测试的灵敏度，应该在最有可能检测到污染的生产阶段执行每个测试。例如，在进一步处理之前，例如在澄清、过滤、纯化和灭活之前，应对细胞培养收获材料（细胞和上清液）进行支原体或不定病毒（体内或体外）试验。确保安全性的关键是能够将临床前评估所用剂量与用于临床研究的剂量进行比较，因此，使用相同的合格方法来量化临床前和临床批次就至关重要。另外保留足够数量的临床前材料，以便使用相同的合格方法与临床材料进行并行测试也有实际意义。此外，在开始临床研究以支持许可证之前，应该验证用于确定剂量的测试。

1. 纯度、杂质和污染物分析

杂质主要包括产品相关杂质和工艺相关杂质。产品相关杂质包括所有非目标或非功能形式的生产产物。病毒类载体的工艺相关杂质一般包括有缺陷的病毒、空壳病毒、复制型重组病毒或野生型病毒、无活性病毒颗粒等。应测量这些杂质，并将其作为比率报告。病毒聚集体等杂质在产品中的残留水平，也需要进行评估。核酸类载体一般应分析错误序列、不完整序列、降解片段、差异结构、错误修饰或复杂递送系统错误组装组分等的残留水平；细菌载体一般应对菌株的单克隆性、质粒或改造基因丢失率等情况进行检定。

病毒载体的工艺相关杂质主要由生产工艺相关原材料等引入，一般包括起始原材料（如宿主细胞蛋白、宿主细胞 DNA、包装质粒等）、生产原材料（如培养基、纯化用填料等），以及设备耗材来源杂质（如生产管线和包装、容器的浸物、层析填料脱落物等）。研发阶段适应的研究应对工艺相关杂质的残留水平进行检测或分析，并评估其安全性。生产过程中如使用了包装病毒、辅助病毒等原材料，应对病毒的残留水平，感染、复制、表达活性进行分析，并评估其安全性。一般建议根据产品特性，将宿主细胞的 DNA 残留控制在合理范围以内，以保证安全性。生产若使用了肿瘤细胞，或携带致瘤表型、病毒序列的细胞，可能需要采用更严格的核酸残留限度，并对完整宿主细胞的残留进行控制。对产品中已知具有安全性风险的特定转化序列的残留，如 E1A、SV40 大 T 抗原等应分别进行控制。另外，新型或复

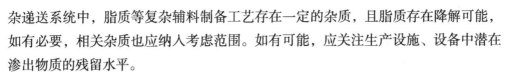

杂递送系统中，脂质等复杂辅料制备工艺存在一定的杂质，且脂质存在降解可能，如有必要，相关杂质也应纳入考虑范围。如有可能，应关注生产设施、设备中潜在渗出物质的残留水平。

另外，产品污染物一般包括细菌、微生物、支原体、外源病毒或部分细胞内源性病毒等，应严格控制污染物的引入和残留。

2. 其他特性分析

一般理化特性分析包括如外观、澄清度、可见异物、不溶性微粒、pH、渗透压等。此外，还可能要对病毒载体的复制能力、插入位点、质粒载体的转导效率等进行分析。

对于 CRISPR-Cas9 等编辑工具相关的基因治疗的产品，由于当前的认知和检测手段有限，研究应对此类产品进行更全面的安全性评估信息，包括编辑系统的选择，序列设计等上游构建的安全考虑，潜在脱靶位点的评估和检测数据的确认，编辑技术对细胞促瘤／成瘤的筛选风险、编辑系统组分的免疫原性等，应对潜在的风险建立相应的安全控制策略和检测方法。

3. 稳定性研究

基因治疗产品稳定性研究可参照《生物制品稳定性研究技术指导原则（试行）》和 ICH Q5C 的一般原则和相关要求进行，同时根据产品自身特点、临床用药情况等合理设计研究方案。

采用阶段适用的方式，在产品研发进程中开展稳定性研究。正在进行的或计划中的稳定性研究应证明 DS 的各项检测在可接受的范围内。稳定性研究应含储存容器、配方、储存条件、测试频率、测试方法和验收标准。如果生产中 DS 直接转为DP，则不需要长期 DS 稳定性数据。稳定性分析验收标准可以包括产品无菌性（或容器完整性）、纯度、质量、活性或效力的测量。在研究项目一般包括长期稳定性、加速稳定性、影响因素研究、运输稳定性、使用稳定性等，研究条件应根据具体保存、运输和使用情况，以及相应研究条件下研究结果的指示意义具体确定。研究应选用代表性工艺样品，装于代表性包装容器或使用器材进行。稳定性研究监测项目应全面，尤其是对产品安全性、有效性、稳定性有重要指示意义的检测项目。

4. 方法验证

国际的通用惯例是前期阶段研究到 IND 提交时通常不需要验证分析方法，而是应该证明测试方法得到了适当的控制。一般而言，应采用科学合理的分析（特异性、敏感性和可重复性，并包括适当的控制或标准）。建议在适当的时候使用药典方法，并在临床试验开始前对安全性相关的试验进行鉴定。对于所有分析方法，应该在整个产品开发过程中评估分析性能，在开始后期临床研究之前制定验证计划，并在提交商业化许可之前完成验证。

（六）质量控制

质量标准的制定以控制最终产品的质量和批间一致性为目的，具体应根据工艺和控制需要对不同阶段的样品制定质量标准，一般包括原液（如有）、半成品（如有）和制剂的质量标准。质量标准的确定应基于质量研究，根据产品质量属性与安全性、有效性的相关性确定质量标准的具体内容，一般包括检验项目、分析方法和可接受标准。标准限度一般应基于目标产品质量的设定、代表性工艺批次分析数据的统计、稳定性研究结果、方法学变异度，以及人体或动物安全性研究数据等多个方面设定。

原液的质量标准一般包括外观、鉴别、理化特性、纯度、含量、活性、外源因子、内毒素、杂质（产品相关和工艺相关杂质），以及其他药典规定检测项目，在合适的阶段进行外源病毒因子控制，在原液阶段检测。对于非复制型或条件复制型病毒载体，应对可复制型病毒进行检测和控制。

除上述原液检测项目外，制剂质量标准，还应关注受制剂处方、制剂生产工艺和包装容器影响的其他质量属性，检测项目应根据相关制品的特性和剂型而定，一般还包括（但不限于）：感染活性、制剂外观、装量、水分残留（如适用）、制剂理化特性（如 pH、渗透压、不溶性微粒、可见异物等）、可复制型病毒（如适用），以及将来商业化阶段药典要求的制剂检项等。制剂若采用特殊容器或药械组合装置，还需要根据装置的功能增加特定的放行检测。对于部分未纳入质量标准的检测项目，应说明其合理性，并提供充分的依据。

可选用多种互补的分析方法用于检测项目的质量控制。放行检验用方法应经过研究与验证，特别是新建立的方法应在上市前完成全面的验证，对于药典中收录的方法应进行适用性的验证，方法验证建议在确证性临床Ⅲ期开始前完成。对于有效期短或样本量小的产品，可采用快速、微量的新型检测方法，若采用非药典的替代方法，应确认其应用效果优于或等同于药典方法（应进行充分验证）。根据检测需要，应建立相应的标准品或参比品，标准品 / 参比品的建立和制备应符合《中国药典》"生物制品国家标准物质制备和标定规程"的相关要求，应对参比品进行全面鉴定和标定。

参考文献

［1］人体细胞治疗研究和制剂质量控制技术指导原则 [EB/OL]. http://www.cde.org.cn/zdyz.do?method=largePage&id=c8e054d7225b0ac6.

［2］医疗技术临床应用管理办法 [EB/OL]. http://www.gov.cn/gongbao/content/2009/content_1388686.htm.

［3］允许临床应用的第三类医疗技术目录的通知 [EB/OL]. http://www.nhc.gov.cn/yzygj/s3

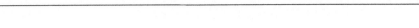
589/201308/19a61b03ddcc40309a66f630c775c892.shtml.

［4］干细胞临床试验研究管理办法 [EB/OL]. https://www.nmpa.gov.cn/xxgk/fgwj/bmgzh/20150720120001607.html.

［5］干细胞临床试验研究基地管理办法 [EB/OL]. (2013-03-01). https://www.nmpa.gov.cn/xxgk/zhqyj/zhqyjyp/20130301120001681.html.

［6］干细胞制剂质量控制和临床前研究指导原则（征求意见稿）[EB/OL]. (2013-03-01). https://www.nmpa.gov.cn/xxgk/zhqyj/zhqyjyp/20130301120001681.html.

［7］国家药品监督管理局 . 细胞治疗产品研究与评价技术指导原则（试行）[EB/OL]. (2013-12-22). https://www.nmpa.gov.cn/ylqx/ylqxggtg/ylqxzhdyz/20171222145101557.html.

［8］关于开展干细胞临床研究和应用自查自纠工作的通知 [EB/OL]. https://www.nmpa.gov.cn/xxgk/fgwj/gzwj/gzwjyp/20111216120001381.html.

［9］Food and Drug Administration, Center for Biologics Evaluation and Research. Chemistry, Manufacturing, and Control (CMC) Information for Human Gene Therapy Investigational New Drug Applications (INDs), Guidance for Industry. [EB/OL]. (2021-01). https://www.fda.gov/vaccines-blood-biologics/guidance-compliance-regulatory-information-biologics/biologics-guidances.

［10］U.S. Food and Drug Administration, Human Gene Therapy for Hemophilia; Guidance for Industry. [EB/OL]. (2020-01). https://www.fda.gov/regulatory-information/search-fda-guidance-documents/human-gene-therapy-hemophilia.

［11］U.S. Food and Drug Administration, Human Gene Therapy for Rare Diseases; Guidance for Industry. [EB/OL]. (2020-01). https://www.fda.gov/regulatory-information/search-fda-guidance-documents/human-gene-therapy-rare-diseases.

［12］U.S. Food and Drug Administration, Human Gene Therapy for Retinal Disorders; Guidance for Industry. [EB/OL]. (2020-01). https://www.fda.gov/media/124641/download.

［13］Expedited Programs for Regenerative Medicine Therapies for Serious Conditions; Guidance for Industry. [EB/OL]. (2019-02). https://www.fda.gov/media/120267/download.

［14］Determining the Need for and Content of Environmental Assessments for Gene Therapies, Vectored Vaccines, and Related Recombinant Viral or Microbial Products; Guidance for Industry, 3/201[EB/OL]. https://www.fda.gov/media/91425/download.

［15］Questions and answers on comparability considerations for advanced therapy medicinal products (ATMP) (EMA/CAT/499821/2019)[EB/OL]. https://www.ema.europa.eu/en/questions-answers-comparability-considerations-advanced-therapy-medicinal-products-atmp.

［16］Questions and answers on gene therapy (EMA/CAT/80183/2014)[EB/OL]. https://www.ema.europa.eu/en/questions-answers-gene-therapy.

［17］Guideline on scientific requirements for the environmental risk assessment of gene therapy medicinal products (CHMP/GTWP/125491/06)[EB/OL]. https://www.ema.europa.eu/en/scientific-requirements-environmental-risk-assessment-gene-therapy-medicinal-products.

［18］Reflection paper on quality, non-clinical and clinical issues relating specifically to recombinant adeno-associated viral vectors (CHMP/GTWP/587488/07)[EB/OL]. https://www. ema.europa.eu/en/quality-non-clinical-clinical-issues-relating-specifically-recombinant-adeno-associated-viral.

[19] Guideline on quality, non-clinical and clinical aspects of medicinal products containing genetically modified cells (CAT/CHMP/GTWP/671639/2008)[EB/OL]. https://www.ema.europa.eu/en/quality-non-clinical-clinical-aspects-medicinal-products-containing-genetically-modified-cells.

[20] Guideline on the non-clinical studies required before first clinical use of gene therapy medicinal products (EMEA/CHMP/GTWP/125459/2006)[EB/OL]. https://www.ema.europa.eu/en/non-clinical-studies-required-first-clinical-use-gene-therapy-medicinal-products.

[21] Guideline on non-clinical testing for inadvertent germline transmission of the gene transfer vectors (EMEA/273974/2005)[EB/OL]. https://www.ema.europa.eu/en/non-clinical-testing-inadvertent-germline-transmission-gene-transfer-vectors.

[22] Guideline on environmental risk assessments for medicinal products consisting of, or containing, genetically modified organisms (GMOs) (EMEA/CHMP/BWP/473191/2006)[EB/OL]. https://www.ema.europa.eu/en/environmental-risk-assessments-medicinal-products-containing-consisting-genetically-modified.

[23] Note for guidance on minimising the risk of transmitting animal spongiform encephalopathy agents via human and veterinary medicinal products (EMEA/410/01)[EB/OL]. https://www.ema.europa.eu/en/minimising-risk-transmitting-animal-spongiform-encephalopathy-agents-human-veterinary-medicinal.

[24] Guideline on development and manufacture of lentiviral vectors (CHMP/BWP/2458/03)[EB/OL]. https://www.ema.europa.eu/en/development-manufacture-lentiviral-vectors.

[25] ICH Q5B Analysis of the expression construct in cell lines used for production of r-DNA derived protein products (CPMP/ICH/139/95)[EB/OL]. https://www.ich.org/page/quality-guidelines.

[26] ICH Q5D Derivation and characterisation of cell substrates used for production of biotechnological/biological products (CPMP/ICH/294/95)[EB/OL]. https://www.ich.org/page/quality-guidelines.

[27] ICH Q5A Viral safety evaluation of biotechnology products derived from cell lines of human or animal origin (CPMP/ICH/295/95)[EB/OL]. https://www.ich.org/page/quality-guidelines.

[28] ICH Topic Q5E Comparability of biotechnological/biological products (CPMP/ICH/5721/03)[EB/OL]. https://www.ich.org/page/quality-guidelines.

[29] ICH Q5C Stability testing of biotechnological/biological products (CPMP/ICH/138/95)[EB/OL]. https://www.ich.org/page/quality-guidelines.

[30] ICH Q6B Specifications: Test procedures and acceptance criteria for biotechnological/biological products (CPMP/ICH/365/96)[EB/OL]. https://www.ich.org/page/quality-guidelines.

[31] ICH Q7 Good manufacturing practice for active pharmaceutical ingredients (CPMP/ICH/4106/00)[EB/OL]. https://www.ich.org/page/quality-guidelines.

［32］ICH Q8 (R2) Pharmaceutical development (CHMP/ICH/167068/04)[EB/OL]. https://www.ich.org/page/quality-guidelines.

［33］ICH Q9 Quality risk management (EMA/CHMP/ICH/24235/2006)[EB/OL]. https://www.ich.org/page/quality-guidelines.

［34］ICH Q10 Pharmaceutical quality system (EMA/CHMP/ICH/214732/2007)[EB/OL]. https://www.ich.org/page/quality-guidelines.

［35］ICH E1 The extent of population exposure to assess clinical safety (CPMP/ICH/375/95)[EB/OL]. https://www.ich.org/page/efficacy-guidelines.

［36］ICH E3 Structure and content of clinical study reports (CPMP/ICH/137/95)[EB/OL]. https://www.ich.org/page/efficacy-guidelines.

［37］ICH E4 Dose response information to support drug registration (CPMP/ICH/378/95)[EB/OL]. https://www.ich.org/page/efficacy-guidelines.

［38］ICH E6 (R1) Good clinical practice (CPMP/ICH/135/95)[EB/OL]. https://www.ich.org/page/efficacy-guidelines.

［39］ICH E7 Geriatrics (CPMP/ICH/379/95)[EB/OL]. https://www.ich.org/page/efficacy-guidelines.

［40］ICH E8 General considerations for clinical trials (CPMP/ICH/291/95)[EB/OL]. https://www.ich.org/page/efficacy-guidelines.

［41］ICH E11 Clinical investigation of medicinal products in the paediatric population (CPMP/ICH/2711/99)[EB/OL]. https://www.ich.org/page/efficacy-guidelines.

［42］Guideline on quality, non-clinical and clinical aspects of live recombinant viral vectored vaccines (EMA/CHMP/VWP/141697/2009)[EB/OL]. https://www.ema.europa.eu/en/quality-non-clinical-clinical-aspects-live-recombinant-viral-vectored-vaccines.

［43］Guideline on xenogeneic cell-based medicinal products (EMEA/CHMP/CPWP/83508/2009) [EB/OL]. https://www.ema.europa.eu/en/xenogeneic-cell-based-medicinal-products.

［44］Reflection paper on clinical aspects related to tissue engineered products (EMA/CAT/573420/2009)[EB/OL]. https://www.ema.europa.eu/en/clinical-aspects-related-tissue-engineered-products.

［45］Guideline on safety and efficacy follow-up and risk management of advanced therapy medicinal products (EMEA/149995/2008)[EB/OL]. https://www.ema.europa.eu/en/guideline-safety-efficacy-follow-risk-management-advanced-therapy-medicinal-products.

第五章

CGT 非临床毒理学研究

非临床研究是药物研发中一个重要的但常常又不被强调重视的方面。非临床研究旨在为产品潜在的临床治疗收益提供佐证，为潜在的毒性提供信息，为确定安全有效的临床剂量提供依据。首次人体临床试验前的非临床安全性研究，在确保有条不稳、及时有效、合适划算地推进产品临床研究方面具有极为重要的意义。CGT 产品复杂多样，研发模式新颖独到，研发者往往并不熟悉其非临床研究相关的建议、要求和监管法规。与传统的小分子化学药物与生物技术药物相比，CGT 产品的非临床研究具有如下特点：①适用于一般药物的传统非临床研究模式并非总是恰如其分；②需采用灵活、科学、个案处理的方式应对潜在的安全性问题；③需重点考虑产品的生物学特性和临床适应证；④纳入毒理学研究的基本原理。为此，虽然 CGT 产品非临床研究存在巨大的挑战，但是研发者应依据自身产品的潜在风险开展各种试验研究以了解产品的安全性、生物分布和药效。非临床研究计划应包含一系列体内、体外研究，得到实验数据以支持 CGT 产品的临床试验；应以独特的、行之有效的非临床研究资料为开展临床试验的必要性、可行性提供依据，并寻求监管机构的建议和指导。

第一节 非临床研究的目的

CGT 产品的非临床研究，其主要目的在于探讨产品在拟定适应证方面的生物学合理性，确定生物学活性的剂量，鉴别临床试验的起始剂量。非临床研究还需探讨拟定给药途径的可行性和安全性，识别可用于患者选择标准和临床监测的生理学参数。此外，对医疗护理提供者和卫生保健人员的潜在风险也需要在非临床研究中予以确定。

应适当考虑拟定非临床研究的生物学合理性与可行性，并在非临床研究之前顾及现行管理法规对 CGT 产品创新所带来的不合理限制。如 FDA 的细胞治疗产品试验指南中规定："正式的临床前研究中，应尽可能采用临床产品"。这里需特别说明所谓的"尽可能"，因为指南中的配方一致性方面的要求并不总是科学合理的；故此，指南中也承认在某些情况下非临床研究中可采用经鉴定的类似物作为临床级别产品的合适替代物。例如，静注异种型细胞治疗产品因受试动物中的免疫应答而增加发生不良反应的可能性，且这种反应并无人类相关性；故此，在人类细胞治疗产品的安全性评价中，常常以受试动物的细胞治疗类似物为非临床研究的受试物。类似物概念还可能适用于制剂或溶媒中的生物学成分。例如，若某一细胞治疗制品中含有人白蛋白，并在非临床研究中以原型制品为受试物，无论研究中采用何种动物。但是，在研究决策中应用人白蛋白在非临床研究动物中具有较高的免疫原性，即使是对动物进行化学免疫抑制处理。在猪羊的心血管系统中都曾经观察到对异种基因型白蛋白制剂的强烈淋巴滤泡型反应。如果在 CGT 产品各个开发阶段所有动物试验中均采用统一的制剂，预期就会在动物中产生强烈的免疫应答，并考虑其对非临床数据的潜在影响。当细胞治疗产品制剂中使用异种基因型蛋白质，需另设对照组以区分细胞治疗产品对疾病和（或）安全性的效应与制剂特异性效应。基于细胞治疗制剂中异种基因型组分所带来的挑战，目前在细胞治疗研发中大多采用无异种基因型的成分或无血清制剂。故此，在非临床研究设计中适当考虑和应对 CGT 产品制剂、活性和安全性方面的各种问题就显得尤为重要。

第二节　非临床研究中受试物要求

非临床研究评价试验应尽可能使用拟用于临床试验的 CGT 产品；用于进行非临床试验的受试物，其生产工艺及质量控制应与拟用于临床试验的受试物一致。与此同时，非临床研究中的批放行检测要求，也应尽可能地与临床产品相同。如果无法使用临床产品或使用替代产品，非临床研究报告中应说明其理由，并描述其与临床产品之间的异同性。

在确定了非临床研究中所使用的 CGT 产品之后，应开展系统的产品鉴定分析。CGT 产品的生物学活性和安全性特征谱，受到其一系列因素的影响，包括供体、组织来源、基因操作、载体系统和体内投递时的分化状态。GCT 产品需在拟定患者群体中具有同一的生物学特性、安全性和有效性，并且在体外研究、非临床研究和临床试验这一研发全程具有一定的可比性。细胞培养系统方面的异质性，可能会导致营养、氧合作用、生长因子状态方面的变异性，进而带来不同的微环境、细胞群体、生物分布和生物学活性。CGT 产品的鉴定，主要关注以下 4 种质量属性：身份、纯度、安全性、效力。身份标准旨在确定或核实 CGT 产品制备质控中的生物活性细胞成分和参数。纯度在于确保不存在污染物和其他非预期的细胞性和化学性的成分。安全性鉴定旨在表明受试物中不存在其他的生物性污染物，如细菌、真菌、原生动物、病毒；而效力则是指 CGT 产品具有与拟定适应证治疗相关的生物学性质。例如，多能干细胞易发遗传不稳定，故体外鉴定时应界定与拟定临床用途相关的遗传不稳定水平。分化倾向、表面标志物与转录因子表达、体外增殖潜力，均是了解与监测细胞治疗产品的重要性状。同时，预期在非临床研究中也应全面细致地探讨细胞身份、扩增、动力学、生长曲线、活力、储存条件和增殖平台期等方面的产品鉴定问题。

当使用特殊的给药装置给药时，非临床试验采用的给药装置系统应与临床一致。

第三节　实验模型的选择

动物种属的选择在非临床研究中最为关键，也是临床前毒理学、药效学和生物分布研究计划以及相应监管策略的基础。若无法提供动物选择的依据，就需要追加试验，进而造成研发计划的推延和项目支出的增加。在非临床研究的早期就需要决定：是否采用动物疾病模型？是单用还是与健康动物合用？是否采用一种以上的动物？此外，还要认识到并没有完美无缺的非临床研究的动物，每种模型都有其优缺点。

①非临床研究所选用的动物需显示出与人类相似的生物学反应。对于基因治疗，转基因所转录蛋白活性与靶标结合的亲合力应与人类相近，并可引发类似的药理学反应。②在选择动物时需要考虑的因素包括：相对于人而言的比较解剖学和生理学、对产品制剂的免疫耐受性、病毒复制能力、制剂投送程序的可行性与兼容性。还应当参照体外研究和概念验证研究的结果确定非临床研究中最适当的动物。动物模型体内给药时，应允许对所采用的病毒血清型进行转导。对细胞治疗产品而言，动物体内存在药理学靶标最为关键，但也应考虑微环境对细胞产物的影响以及异种间移植免疫应答的障碍。③CGT 产品的相关动物种属常常仅有一种，且一种动物就足以支持临床试验。尚未见 CGT 产品的非临床研究指导原则中规定需要使用两种动物。在选用毒理学研究的动物时，还应当考虑到与给药途径和方法相关的限制因素。对诸多 CGT 产品而言，常需要局部给药至拟定的靶器官或靶部位，但在大鼠、小鼠等小动物中则无法测试给药途径相关的安全性。在这种情况下，若采用啮齿类动物模型考察 CGT 产品的毒性，则需要用第二种大动物研究给药途径的安全性。④由于 CGT 产品具有较高的种属特异性以及异种移植带来的免疫应答（即移植物抗宿主反应），还需要采用其他非传统的动物模型鉴定产品的药效和安全性。非传统的动物模型的优势和缺陷讨论如下。

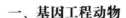

一、基因工程动物

使用基因工程动物（基因敲除、基因敲入和转基因）开展 CGT 产品非临床研究，是一种实用、可靠的评估其安全有效性的方法。绝大多数情况下，研究者可采用免疫缺陷小鼠（无胸腺裸鼠和严重联合免疫缺陷品系 SCID）克服外源性移植带来的免疫应答。当药理靶标仅仅表达于人体、疾病或受损状态时，就需要采用人源化敲入动物或转基因动物。在标准的毒理学模型缺乏相关性的条件下，使用基因修饰动物有助于 CGT 产品的风险评估；但此类模型同样具有其局限性。一般情况下，基因工程动物模型的历史对照数据常常贫乏，进而需要对模型进行全面的鉴定。鉴定时则需要在正式的 CGT 产品试验前开展模拟试验以了解与模型本身、给药途径、动物年龄等相关的参数。此外，正式试验中还需追加对照组动物确定模型的特性。最后，购买、饲养大量的基因工程动物也具有一定的挑战性。

二、动物疾病模型

由于 CGT 产品的固有属性，动物疾病模型可能是非临床研究中最适当的动物。例如，产品靶标可能仅表达或非表达于疾病状态下，某些安全性关注点也仅起因于 CGT 产品与疾病环境的相互作用。动物疾病模型中的非临床研究可提供临床剂量选择和治疗指数方面的信息，因为据此可考察剂量、活性和毒性之间的相互关系。此外，将基础研究中的动物疾病模型应用于非临床研究中，也有助于评价 CGT 产品的作用机制，并可能发现可适用于临床试验监测的生物标志物。在采用动物疾病模型开展非临床研究时，既要关注动物模型与人类疾病之间的异同点，也要考虑到动物疾病对产品的药理学、毒理学和药效的潜在影响。

动物疾病模型的局限性在于：①模型的固有变异性；②模型的历史对照数据或背景数据较为有限；③预期寿命较短，难以生产和获取；④因生理和解剖方面的保定限制带来的技术操作局限性；⑤动物饲养问题，研究中可用的动物数较少；⑥模拟人类疾病的病理生理方面的真实性不足。

采用动物疾病模型所带来的挑战性则包括：疾病本身所引发的混杂效应，鉴别疾病状态所导致的非临床发现与 CGT 产品所导致的非临床发现。另外，动物疾病模型很可能极为复杂，炎症等其他多因素过程在人类疾病与动物模型可能存在实质性的差异。在尚未充分了解某一疾病的变异性和背景损伤的情况下，可能难以解释 CGT 供试品相关的损伤，进而导致需补充试验去阐明相关的特异性发现。以间质干细胞治疗肌萎缩性侧索硬化症（ALS）为例，通常应用的动物疾病模型为 SOD-1 敲除小鼠；但人的 ALS 中仅有遗传性与 SOD 突变有关，且仅占所有 ALS 病例的

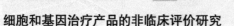

5% ~ 10%。故该种动物疾病模型对 90% 的临床 ALS 病例并不适用，对临床试验也缺少预测价值。

三、动物替代品

某些情况下，采用动物源性的 CGT 产品类似物（动物替代品）也是一种最为适当的非临床研究策略。标准化的动物毒理学模型（如啮齿类动物、犬、食蟹猴、小型猪）拥有更多稳健的历史对照数据，也不存在动物寿命和资源供应方面的局限性；采用动物替代品就可在本身并无药理学活性的动物中获取安全性方面的数据资料。替代品明显不同于人临床拟用的产品制剂；故必须对替代品和临床产品进行鉴定以了解产品杂质和功能可比性。要充分了解替代品与人临床拟用产品在生物活性、分子机制和微环境的功能作用等方面的潜在差异，以及此种差异对非临床研究结果的可能影响。对于细胞治疗产品的动物替代品与临床产品，两者之间的可比性可考虑如下几点：①组织或样本获取的程序；②细胞识别、分离、扩增以及体外培养程序；③细胞生长动力学参数（如细胞倍增时间、细胞生长曲线、细胞增殖高峰时间）；④表型和功能特性（比如生长因子和细胞因子的分泌，细胞群体特异性表型或基因型标志）；⑤临床产品配方 / 细胞支架种植方式（如果有）；⑥临床产品的储存条件及细胞活力；⑦动物替代细胞作用方式与临床产品细胞作用方式的异同。

另外，替代品并不适合于开展 CGT 产品的致瘤试验，此类试验所使用的供试品只能是人临床拟用产品。

四、体外方法

某些情况下，则缺乏适当的体内模型来评估安全性易感性。例如，有些 T 细胞受体类细胞治疗产品因主要组织相容性复合物的限制作用而具有人体特异性。而采用动物疾病模型和替代分子也同样具有其固有的局限性。为此，要充分利用现有的信息与工具评估产品的药效和安全性。全面细致的靶标易感性综述，同类产品的临床应用经验，同一靶标的文献数据，同类细胞、载体和转基因的非临床与临床研究经验，凡此种种宝贵信息均可应用于产品早期研发中。体外方法学（如硅上分析、反转录酶聚合酶链反应、免疫组化）可用于了解 CGT 产品作用靶标的表达特征谱，各种细胞系、原代细胞或 iPSC 衍生的 3D 培养物则可用于确定细胞治疗产品的特异性，进而有助于确认产品的安全易感性。此外，类器官培养模型或器官芯片也可提供某些安全性方面的信息。另外，确保体外试验系统的微环境适合于支持 CGT 产品的研发也具有重要的意义。虽然体外方法在 CGT 产品的研发中可提供宝贵的信息，但必须认识到体外方法并不能回答所有的安全性问题。此类安全性问题包括生物分布（细胞或载体迁移至非靶标区域或组织）、产品投送程序的风险、产品潜在的炎症性或免疫性应答。如果研发者已了解 CGT 产品的安全风险，就应当合理应用现有的体内、体外试验工具制订合适、有效的安全性评价策略以支持临床试验。

第四节 非临床评价——基于风险的方法

非临床研究的基本目的，在于确定产品的有效性和安全性，然而，就 CGT 产品而言，其关键性的挑战在于如何开展非临床研究。CGT 产品种类众多，庞杂繁复，现有的临床经验和科学知识也各不相同。例如，现有的间质干细胞类产品的临床应用经验极为丰富，而多能性细胞治疗产品的临床经验和相关信息均较为有限。细胞或基因载体的制备、质控的过程可直接影响到 CGT 产品的生物学特性及其生物安全性特征谱，故非临床研究中需要与 CMC 研发人员密切协商、沟通和合作，共同推进产品的研发。基于绝大多数 CGT 产品都具有产品特异性的属性，设计非临床研究试验策略时应采取个案处理的、基于风险的原则与方法（表 5-1）。

表 5-1 非临床研究评价项目设计中的基于风险的研究设计法

风险	可能涉及的风险因素	风险消减策略
动物模型的相关性	动物疾病模型的病理生理学存在差异，并未全面反映人类疾病，如急性与慢性之间的差异	采用现行的金标准模型
		采用分级法选择模型，包括开展预研究证实受试动物种属的相关性
	模型对 CGT 产品的敏感性改变	
	模型并未准确预测患者中的免疫原性	采用多种动物模型，以便适当地在研 CGT 产品的功能特性和潜在毒性
	现有动物研究中的年龄、给药、免疫能力和持续时间并不能预测肿瘤形成的风险	只要依据充分，基因修饰的啮齿类或大动物模型均为具有相关性的非标准模型
		在大动物模型中评估 CGT 产品的给药途径 / 投递程序
	模型中无法采用计划的临床投送方式和操作	非临床体外试验评估 CGT 产品的生物学活性（如免疫反应特征谱），以提供概念验证性信息
	给药所能达到的剂量水平，尤其是小鼠模型	
	与临床情景的相关性	对于所选定的剂量水平，应提供剂量水平的依据及其支持性数据
CGT 产品的异质性或未充分鉴定	未分化的和（或）非预期的细胞，包括多能细胞	非临床研究中所使用的 CGT 产品批次，均应当参照适当的标准予以鉴定，并与产品开发的阶段相一致
	存在特性不适当的细胞	
	针对活化的自体细胞产生免疫反应的可能性	在法规性申报资料中，应明确说明和讨论拟定非临床研究中所使用的 CGT 产品批次与拟定临床研究中所使用的 CGT 产品批次之间的相似性和差异

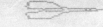

续表

风险	可能涉及的风险因素	风险消减策略
CGT 产品的异质性或未充分鉴定		报道每项非临床研究的细胞分离效率和活性 证实无特定细胞，如多能细胞的污染 以活化的自体细胞开展非临床预研究，以便了解免疫原性的风险
非期望的免疫原性	临床产品为异种基因型 可能的 HLA 不匹配 疾病模型的促炎性特征 细胞分布可能增加免疫排斥风险 给药部位的免疫特许程度，临床场景下为反复给药	通过一系列体外研究评估免疫原性风险 文献综述以支持受试细胞的免疫学状态 文献综述以支持给药部位的免疫豁免 细胞治疗产品的胶囊封装 使用动物特异性自体细胞以评估免疫学特征（包括研究方法的依据）
形成肿瘤	因培养条件导致的细胞转化风险 因长期培养带来的遗传稳定性风险 污染未分化多能细胞后的致瘤潜能 给药部位所带来的致瘤潜能	最终临床产品的细胞遗传和遗传学鉴定 产品为低代龄 细胞鉴定试验 软琼脂试验或替代性体外试验 前瞻性研究设计、充足的研究时长、免疫受损型小鼠：致瘤性评价
生物分布与存续性	不同器官的形成肿瘤的风险 非期望的组织形成的风险，包括结构性和功能性的组织整合 非免疫特许部位免疫原性风险的潜在增加	开展致瘤性和生物分布联合试验 活体检测细胞或载体的生物分布，并伴随尸检时全面的组织取样，用于 qPCR 和（或）IHC 分析 基于经验的科学合理性，包括产品特性方面的信息，以支持数据的可比性和相关性
毒性	动物种属对 CGT 产品的生物反应性 CGT 产品的作用模式，如通过分泌生物活性物质带来的毒性风险 细胞过度生长的风险 细胞生物分布引起的异位组织形成风险 动物疾病模型的病理生理学	类似产品的非临床和临床安全性信息，凸显已知的毒性或不良反应 拟定的临床投递器械或投递程序方面的、已有的非临床和临床经验 毒理学评估中，采用 CGT 产品具有生物学活性的动物种属；支持性数据应提供种属选择依据

　　基于风险的非临床研究方法，以一系列相关的科学问题为依据，可适用于所有的 CGT 产品。相应的风险因素则与 CGT 产品的质量、生物学活性和临床应用密切相关。一旦确定了某一 CGT 产品的相应风险，就可确定非临床研究的范围和幅度。任何风险的相关因素均具有产品特异性，并且在很多情况下均为多因素的；在整体风险评估中则应对所有的风险因素逐项考虑。一旦鉴别出 CGT 产品的所有风险，即可确定获取数据资料以评估相应风险的过程与步骤；此种风险评估过程即可能包括体内或体外研究，也可能涉及文献综述和相关经验的积累与总结，并通过科学的分析与讨论以处理特定的风险关注点。CGT 产品的风险鉴定和评估是动态文件，并随

着产品研发的深入推进而改变其风险特征谱。无论是变更制备工艺带来的 CGT 产品特性改变，还是业界相关产品的相应信息和知识，都可能改变某一 CGT 产品的风险特征谱。通过产品研发早期就启动风险评估过程并将其持续推动到产品研发成熟阶段，就可随时发现并处理风险评估中的薄弱环节和认知差距，尽可能地减少产品研发的延误。必须在潜在的风险，风险评估的能力和对产品特性、概念验证性动物实验和临床适应证把握等方面的分析评估结果三者之间，达到协调均衡统一。CGT 产品明显有别于小分子化药和生物技术药物，其生物学特性很可能在投送进入体内后发生改变。如将细胞投送到严重炎症的体内环境下可改变细胞表面分子的表达，受试患者服用的多种药物可能影响细胞的功能，患者体内可能产生针对细胞治疗产品的免疫应答；所有这些风险因素均可能改变产品的风险特征谱，故必须作为风险评估的一部分而予以考虑。参考过去的和在研的产品监管实例，同样具有重要意义。例如，对于 MSC 类以免疫调节为适应证的细胞治疗，现已具有大量的产品监管经验和认识，对致瘤性风险之类的特定领域已了如指掌，非临床研究的要求已明确无误，故可基于这些认识制订非临床研究计划和要求。最后，在综合考虑以上各要点的前提下，为拟订的非临床研究计划提供科学依据和理论基础。此外，委托方还需尽早地与监管机构定期沟通商讨，确定 CGT 产品的非临床研究计划的可接受性。

第五节　非临床研究的设计

开展 CGT 产品的非临床评价，有助于在进入临床试验前界定产品的风险收益比在可接受的范围内。非临床安全性评价中，应当识别、鉴定和定量产品潜在毒性并探讨毒性发现的可逆性与剂量反应关系。每种 CGT 产品的非临床研究策略都独一无二；设计非临床研究计划时，研究者应当充分考虑拟订的临床适应证和治疗计划，已发表的非临床和临床安全性数据资料，产品的药理学和固有性质。以基于病毒载体的在体基因治疗产品为例，就需要考虑该类产品的如下特点：①常常单次给药；②以概念验证研究结果确定其他非临床研究中的剂量；③在一系列时间点测定实验终点；④以生物分布评价载体的持久性和脱靶分布；⑤常以基因敲除小鼠、化学诱导免疫抑制的动物、外科手术动物以及正常动物为实验模型，载体为腺相关病毒、腺病毒时需筛选预存抗体 2 ～ 3 次；⑥从就近进入基因治疗靶器官等方面出发，给药途径往往比较特殊，并需要有相应的给药装置和外科操作程序。

一、概念验证性研究

概念验证性研究（proof of concept，PoC）即药效学研究，旨在探索与 CGT 产

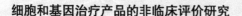

品相关临床收益的细节，并得出有助于选择最适当的动物模型的、其他病理生理学数据。PoC 研究中应探讨处理诸多实际问题，如药理学有效剂量范围（最低有效剂量至最佳剂量）、提议的给药途径的可行性、确证 CGT 产品达到目标的解剖部位或组织、探索或确定相对于疾病发作而言的 CGT 产品最佳给药时间和探索最适当的给药方案。PoC 研究所得出的数据，有助于探讨 CGT 产品的作用机制。PoC 研究还有助于处理一系列临床结局问题，如存活率、器官功能的恢复、行为的改善等。体外 PoC 研究中可探索生长因子或神经递质的分泌，而体内动物疾病模型中的 PoC 研究则有助于鉴定形态学、功能性、行为学等方面的改变。PoC 研究中，还可在同一种人类疾病的两种动物模型中开展对比分析，以鉴别相应的比较病理生理学细微差异，进而设计相关的临床研究计划。

英国药理学会对欧洲药品管理局申报的 86 种先进疗法药品（细胞治疗产品）非临床数据的分析表明，体内研究主要目的就是概念验证（75/86），其次是应对安全性（64/86）、生物分布（49/86）和致瘤性（46/86）。近 1/3 产品的体内分布和（或）致瘤性研究为非必需项目，体内致瘤性研究的价值较为有限。

二、生物分布研究

生物分布研究应阐明细胞或基因载体的体内处置过程以及伴随的生物学行为，应根据 CGT 产品类型和特点选择合适的动物模型，一般考虑雌雄各半。应建立合适的生物分析方法并对方法进行必要的验证。对于细胞治疗产品而言，生物分布学研究旨在关注受试细胞在体内的增殖、生物分子的表达和（或）分泌，以及与宿主组织的相互作用；相互作用还包括细胞治疗产品的非细胞成分（辅料成分）及分泌的生物活性分子引起的相关组织反应。生物分布研究内容包括但不仅限于以下方面：①细胞的分布、迁移、归巢；②细胞分化；③对于经基因修饰 / 改造操作的人源细胞的特殊考虑，包括目的基因的存在、表达、以及表达产物的生物学作用进行必要的研究，以体现基因修饰 / 改造的体内生物学效应。

三、安全性评价研究

（一）GLP 要求

标准的药物毒理学研究计划涵盖一系列 GLP 和非 GLP 研究项目，实验周期也越来越长，以便确定最大耐受剂量。研发者大多在更为严格的 GLP 条件下鉴定受试物的毒性特征。为此，CGT 产品的安全性评价研究，应遵从《药物非临床研究质量管理规范》。然而，GLP 研究实验室中，某些检测项目可能并不能实施 GLP，包括使用替代性动物模型（遗传修饰动物、动物疾病模型）、配制和给药 CGT 产品、评价载体分布或细胞命运等特殊的实验终点。在此种情况下，就应当以非GLP方式开展毒理学研究或药效学研究中的毒理学终点的检测。对于此类在非GLP状况下开展的研究或检测，应采用科学合理的实验方案并报告所有的方案修订和偏离，数据的采集与报告均应具备充分的质量和完整性以支持临床试验。应予说明并评估非GLP对试验结果可靠性、完整性及对CGT产品总体安全性评价的影响。

（二）安全性评价研究的实验项目

1.安全药理学试验

细胞在体内分泌的活性物质可能会对中枢神经系统、心血管系统、呼吸系统的功能等产生影响；细胞本身分布或植入重要器官，CGT产品的处方成分等也可能影响器官功能。因此，对于CGT产品应考虑进行安全药理试验。

2.单次给药毒性试验

单次给药毒性试验可获得剂量与全身和（或）局部毒性之间的剂量反应关系，有助于了解其毒性靶器官，也可为重复给药毒性试验的剂量设计提供一定的参考。由于CGT产品能够长时间地发挥功能或诱导长期效应，因此单次给药的观察时间应考虑细胞或者细胞效应的存续时间，一般应长于单次给药毒性试验常规的观察时间。

3.重复给药毒性试验

重复给药毒性试验的试验设计应包含常规毒理学试验研究的基本要素，并结合CGT产品的特殊性来设计，以期获得尽可能多的安全性信息。

4.免疫原性和免疫毒性试验

CGT产品或细胞分泌产物需要研究其潜在的免疫原性，免疫原性研究可参考相关的技术研究指导原则，此外，还需关注细胞治疗产品诱导产生的免疫毒性。

5.致瘤性/致癌性试验

CGT产品的致瘤性/致癌性风险取决于产品中不同细胞的分化状态、生产过程中采用的细胞培养方式引起的生长动力学改变、基因修饰/改造细胞的转基因表达（如多种生长因子）、诱导或增强宿主体内形成肿瘤的可能性以及目标患者人群等，需要根据以上特点进行综合考虑。

6.生殖毒性试验

CGT产品的生殖和发育毒性评价主要是取决于产品的特性、临床适应证以及临床拟用人群，应根据具体情况具体分析。

7.遗传毒性试验

对于人源的CGT产品，如果该产品与DNA或其他遗传物质存在直接的相互作用，需进行遗传毒性试验。

8. 特殊安全性试验

根据 CGT 产品的特点与临床应用情况，应考虑对局部耐受性、组织兼容性及对所分泌物质的耐受性进行评估。

9. 其他毒性试验

对于采用基因修饰 / 改造的 CGT 产品，需关注有复制能力的病毒的产生和插入突变，特别是致癌基因的活化等特性带来的安全性风险。

（三）安全性评价研究的实验设计要点

在设计体内毒理学研究时，应注意供试品、剂量、给药途径、给药频率和时限的选择，以支持拟定的临床试验设计。供试品常常是 CGT 产品本身，但某些情况下也可能是在实验动物中具有相同活性和效力且为动物特异性的替代品。试验中采用的供试品，应经过充分的鉴定。赋形剂，尤其是未纳入药典的赋形剂，可能也具有毒性，也应予以充分的界定。剂量、给药途径、给药频率和时限，则应当反映拟定的临床用药方案。给药方法（如采用给药器械），应当或尽可能地与临床拟定的给药方法相同，并应考虑给药途径与方法带来的安全性问题，如快速静脉注射细胞产品可导致肺部并发症，使用某类注射针头或导管可能导致细胞的剪切和活力的丧失。

对于基于病毒载体的在体基因治疗产品，其给药途径有以下特殊考虑：①静压血管输注时，大动物需要荧光镜下指导操作，并可能损伤肌肉和载体的全身分布。②胸膜内和脑实质内给药时，可选用大动物或啮齿类，需施行外科手术，存在全身分布。③关节内给药（膝胶囊）时，需 X 线下导引给药，并验证给药量的准确性。④吸入、经口或经鼻给药时，需考虑载体的稳定性、线损，可靶向呼吸道指定的区域。⑤贲门上部涂抹时，需施行外科手术并进行行术后临床监测。⑥眼内给药时，可直接靶向眼，极少全身分布。⑦颅内和腱鞘内给药时，需 X 线下导引至脑、脊索，存在全身分布。⑧静注和肌注给药时，存在广泛的载体分布，通过特殊的启动子控制靶部位的投药量；后眶内注射可用于小鼠中的大体积给药。

一般毒性试验中，应设置多个剂量组以了解剂量与毒性之间的相互关系。每个剂量组应纳入适当数目的雌雄动物，再随机分配至每个处理组和相应的对照组（制剂溶媒对照组、假手术组）。CGT 产品的剂量水平应包括拟定的临床剂量范围，即预期的有效剂量、有效剂量的暴露量的倍数或最大可行剂量。试验目的则在于全面了解供试品的急性与暂时性效应以及慢性效应。

检测终点则包括常规的安全性参数和全面系统的组织病理学检查。除常规观察指标外，需结合产品特点，选择合适的观察指标，尽可能包括形态学与功能学的评价指标，如行为学检测、神经功能测试、心功能评价、眼科检查、异常 / 异位增生性病变（如增生、肿瘤）、生物标志物、生物活性分子的分泌、免疫反应以及与宿主组织的相互作用等。此外，特殊的免疫毒性终点、移植物植入、载体分布和 CGT 产品命运等产品或靶标特异性的关注点，也应按照个案处理原则纳入检测终点清单内。

若 CGT 产品临床应用中需要两次或多次投送，则需要开展反复给药毒性试验。研究中还需要设置多时间点处死动物以及毒性效应的恢复潜能，以确定急性毒性和慢性毒性。生物分布研究的结果，则有助于选择研究的时限和处死时间点的间隔期。

第六节　非临床安全性研究的特殊考虑

CGT 产品的整体非临床安全性评估应当系统、全面，足以鉴别、鉴定和定量其安全性风险，包括局部毒性、全身毒性和毒性的可逆性。传统的毒理学研究计划大多意义较小，很多情况下，CGT 产品的试验方法学均具有产品的针对性。在设计 CGT 产品的非临床研究中，需要考虑如下特殊的风险因素和问题。

一、生物分布、存续性和脱落

生物分布风险是影响 CGT 产品药效和安全性的一项重要关注点：CGT 产品在进入体内后其究竟分布在何处？为此，就有必要了解细胞在靶组织和非靶向组织穿行、归巢和存续性的潜能。细胞在体内分布至非靶向组织的潜在影响，则包括脱靶毒性和风险的细胞植入异常组织位置（异位植入）的风险；尽管异位植入风险及其效应仍不可预测。CGT 产品的分布潜能，则受到给药途径、支架和基质的使用和 CGT 产品是否通过营养机制发挥生物学功能等诸多因素的影响。无论是异位鉴别出少量细胞，还是细胞存续性长于预期，都并不意味着要停止产品开发，但的确表明这是急需进一步研究探讨的问题。此外，了解 CGT 产品的分布和存续性也是一个较大的技术挑战。

一般认为，CGT 产品在经静脉给药后均广泛分布至全身，但是，某些 CGT 产品在特定的临床条件下可能并非如此。例如，在动物疾病模型中某些 MSC 产品经由全身性或外源性投送后特异性归巢至炎症组织、受损组织和疾病组织。在动物模型中，MSC 经给药后有较大比例的细胞以栓塞的形式快速蓄积于肺部，归巢到疾病组织的细胞数则很低（低于 10%）。培养的 MSC 的直径可达 20 μm，远大于小鼠肺微细管网的直径，故 MSC 毫无意外地会被其阻滞。肺部的 MSC 数在 24 h 后快速减少，很可能归因于细胞无法存活，但也可能存在再分布至肝脾等其他组织。临床情况下，尽管给药后细胞也可能穿过肺部，但存留于肺脏的细胞数目则明显不同，目前也尚未广泛报道与肺栓塞相关的临床安全性问题。为此，就存在小鼠中的生物分布研究发现是否适当反映临床观察所见的问题，在小动物模型的静脉注射后生物分布研究中尤其需要考虑这种可能性。

当某类细胞治疗产品的现有知识和数据较多时，可采用文献综述的形式评估其生物分布和存续性潜能。然而，特殊的细胞修饰（如遗传修饰）或者细胞培养条件可能改变 CGT 产品的生物学特性，并进而影响其生物分布潜能，从而导致单纯文献综述法评估生物分布和存续性风险存在局限性。细胞培养期限、细胞扩增的程度和分化的状态都可能改变细胞特性，并影响生物分布潜能，即使是对相似的细胞治疗产品。故无论是重要的支撑性文献数据，还是生物分布研究，均应当出自拟定临床使用的产品。

在动物体内研究中，应确保所使用的 CGT 供试品（包括可能包含的器械或者基质）得以经由临床拟用途径达到预期的临床部位。如果 CGT 产品属于某一整合器械的组分，其存续性特征就可能产生明显的差异。例如，有一项心脏移植研究就表明：植入心脏中的 MSC 就均来自供体，即使是在移植后的许多年后；进而提示在某些情况下植入的 MSC 可以存活很长时间，但经由静注输入的同种异体 MSC 则存活期较短。故将细胞治疗产品直接植入组织内或作为治疗器械的一部分，可通过提供一种支持细胞存活的微环境而改变细胞的存活特性。

目前，尚缺乏一种可令人满意地追踪细胞在进入体内后其最终命运的方法。生物分布试验法的局限性来自试验法敏感性、检测限以及可能使用的动物模型。生物分布研究的首要挑战是确保适当的条件使细胞得以存活。人类细胞在动物宿主中为异种基因型，有可能诱导免疫应答并导致随后的细胞丢失。在临床应用情景下，细胞可能长期存在；但动物体内的生物分布分析并不能真实地予以反映，故其价值存在疑问。生物分布研究通常都在免疫受损的或免疫抑制的动物模型中实施，但如果现有数据表明受试物并不诱发异种基因型免疫应答，就可选用正常的（免疫活性的）动物模型。现有的免疫完全受损性动物模型绝大多数为小鼠，但 CGT 产品的分布模式可能并不能真实反映临床实情，因为相对而言较大的人细胞可能被阻滞于微脉管系统内。大动物模型的免疫抑制可能并不完全，在数据分析时就应当考虑其对细胞存活的影响。若采用自体种属特异性的对应产品，产品的生产本身就不是小事，两种细胞间也可能存在差异，故若采用动物类似物开展生物分布研究，其与临床产品的相关性就不明晰。

最好应当在相关的动物疾病模型中开展生物分布研究，因为疾病状态可能改变其分布和存续性的风险。但是，当 CGT 产品为整合产品的某一组分时，如果不是做不到的话，至少也有一定的技术挑战性，尤其是动物疾病模型为啮齿类的情况下。

某些情况下，可采用微型化的器械，只要与原器械具有一定的可比性，此种解决途径也具有其科学合理性。在另一些情况下，使用大动物模型就更具有相关性，尽管可能会带来免疫抑制、生物分布试验法敏感性、潜在的组织处理问题等方面的挑战。

有多种方法可探讨细胞治疗产品在体内不同时间段的命运问题。所采用的方法包括单光子发射计算机断层扫描（SPECT）、磁共振成像（MRI）、生物发光成像和定量 PCR。某些成像模式可以有效地对活体动物进行细胞检测，从而可以使用动物作为自身对照，而其他技术则要求在多个时间点处死动物，之后再采集和处理组织。但是，每项研究所选用的方法学都必须具有针对性，一般都涉及活体动物成像和处死后评估的联合应用。选用某一特定的成像模式，则取决于系统的敏感性和检测限。

目前，无论是 CRO 机构，还是一般的科研单位，整体成像技术的应用已越来越普及。MRI 是一种非侵入性成像技术，使用强磁场和射频波产生详细的体内图像并提供高分辨率的三维图像，但受限于敏感性较低。正电子发射计算机断层扫描（PET）和 SPECT 是两种主要的核成像技术，可检测出极低水平的放射性标记，尤其适用于非临床情况下的 CGT 产品生物分布研究，但是其空间分辨率更为有限。PET 和 SPECT 一般均与计算机断层扫描（CT）或 MRI 一起联合运用，以得到更为详细的解剖细节。在采用整体扫描技术以可视化 CGT 产品时，需要对细胞进行适当的标记：直接标记或者间接标记。

直接标记法要求将成像试剂引入 CGT 产品内。就 PET 和 SPECT 而言，一般将细胞与铟（^{111}In）8- 羟基喹啉之类的放射性标志物孵育，同时还需要确定 CGT 产品对放射性示踪标记的敏感性。例如，内皮前体细胞在经过 ^{111}In 8- 羟基喹啉标记后其功能、活性和迁移特性均未受到影响，而定向造血干细胞在标记后则严重受损。就 MRI 而言，必须将超磁性氧化铁颗粒（SPIOs）之类的造影剂直接递送至 CGT 产品内。SPIOs 的主要缺点为：在动物注入细胞后，经能在相对较短时间内检出其信号，故 SPIOs 并不适合于长期研究。多种细胞对造影剂的摄取效率较差，为此需采用各种方法改善摄取效率。某些造影剂对细胞具有毒性，故应精心选用适当的摄入改良法以确保细胞功能不受影响。此外，这两种直接标记法均无法区分活细胞与死细胞，而巨噬细胞之类的吞噬性细胞可吞食标记的死细胞且具有迁移性，从而可能混淆对生物分布研究数据的解释。

间接的细胞标记法则涉及细胞治疗产品的遗传修饰。一般均以编码报道基因的病毒载体转导细胞。这些报道基因可通过膜受体或作为转运体蛋白而介导对放射性标志物的摄取。虽然是间接标记法，也必须评估遗传修饰对细胞功能和活力的影响。另外，需要考虑与细胞转化相关的潜在影响以及基因修饰增加细胞对免疫应答易感

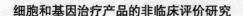

性的潜能 I。间接标记法不同于直接标记法，其报道基因的表达则仅限于活细胞，而且报道基因也会传代至子代细胞中。故原则上可观察细胞的整个生命周期，并可能评估其长期存续性。

整体成像的主要局限性在于所检测的细胞数目极低。文献报道的检测下限可高达 10000 个细胞，可能不足于发现细胞治疗产品的异常局域化和存续性所带来的潜在安全性问题。另外，当需要在大动物模型中开展生物分布研究时，组织厚度问题带来的信号衰减也会限制整体成像法的应用。

活体显微镜检查（IVM）是一种用于体内高分辨率地观察生物学系统之生物分布的技术。IVM 法需要接近所观察的组织，并采用适当的方法使得细胞可视化，如表达绿色荧光蛋白（GFP）等荧光标志物的遗传工程化细胞。在开始试验之前，需采取适当的步骤为动物的外科手术作准备，并尽可能地避免干扰试验结果的、过度的生理性紊乱。目前，显微镜技术时空分辨率方面不断提高（包括最小化由心跳和呼吸引起的动作赝像），已能够在包括小鼠在内的多细胞生物中成像生物学过程。如果细胞治疗产品的给药途径为直接投送至大脑之类的特殊器官，IVM 技术就极为便利和具有意义。不仅可评估细胞在局部环境内的分布和存续性，而且可以纳入生理功能的评估。IVM 技术需要对细胞治疗产品进行遗传修饰，也同样应当证实遗传修饰作用既不影响细胞的功能和活力，也不使得细胞更具免疫原性，进而也不影响产品的分布特性和混淆数据的解释。

其他的生物分布评估技术包括免疫组织化学（IHC）和 qPCR，此类技术的主要缺点就是需要动物处死后活检以评估细胞或基因的分布轨迹。在应用此类技术评估生物分布时可纳入其他的实验终点，如终末期的整体成像研究、药效学、安全性和致瘤性，从而减少动物的使用量和贯彻"3R"原则。虽然 IHC 和 qPCR 本身就是一种生物分布研究模式，但是研究设计中需考虑设定多阶段处死组，即早期处死组考察细胞治疗产品的处理后不久的分布模式，其后的多个后期处死组则用于了解产品的长期生物分布和存续性。qPCR 和 IHC 模式的最大挑战来自如何开展组织采样，因为所采集的组织取决于给药途径。目前尚未制定明确的采样组织清单，只能根据科学合理性确定采样的组织。就大动物模型和小动物模型的大器官而言，需制定组织采样策略，例如，仅采集一份猪肝脏样品就不大可能真实反映细胞产品分布潜能的风险。

qPCR 评估法需要鉴定与验证人细胞特异性的 DNA 序列与受试动物细胞内的序列之间无交叉反应性。该序列应包含已稳定整合至基因组内的成像报道基因（如GFP）。反之，如果某一细胞治疗产品的来源为雄性，而受试动物为雌性，即可采用 Y 染色体序列来追踪细胞。鉴定细胞治疗产品所选用的 qPCR 序列需经过严格的验证，以证实其具有受试细胞的特异性。在生物分布研究中，需要就每类组织的细胞特异性予以证实。采用多重标志物的评估策略可降低假阳性风险，亦即真正的阳性信号需要所有的标志物均呈阳性。若受试细胞为人源性，应建立与应用"优良样品处理规程"以最小化样品交叉污染风险和产生假阳性结果。若某一在研的细胞治疗产品来源为雄性，可限定所有的组织处理员工为女性。另外，限定组织采集的顺序，也可明显降低潜在的污染，如首先采集对照组动物的组织，肌内注射法给予受试物时最后采集给药部位的组织。在组织采集过程中，解剖每只动物时均应当更换手套，并进行全面彻底的清洗，以便尽可能地降低假阳性。

IHC 成像模式方便实用，重要的是验证人特异性的标志物以便用于鉴定受试动物组织中单个的或小团聚的细胞（如 Alu DNA 序列或人线粒体序列）。为确保 IHC 法能准确鉴别各类组织中所包含的细胞治疗产品，需对 IHC 法进行优化，并作为生物分布研究的重要组成部分。优化的参数可能包括：细胞治疗产品和受试动物组织中的标志物表达水平，组织固定与处理的方法。开展 IHC 试验法优化时，通常将细胞治疗产品的原料掺入组织样本中，进而证实其鉴别受试细胞的能力。未经处理的组织可提供非特异性假阳性水平方面的信息，不同组织的非特异性假阳性水平也各不相同。

脱落是指通过如下一种或所有方式从患者中释放病毒载体基因治疗或溶瘤病毒的过程：排泄物（粪便），分泌物（尿、唾液、鼻喉分泌液等），皮肤（脓疱、疮口、伤口）。脱落增加了从被治疗者向未经治疗者传染病毒载体基因和溶瘤病毒的可能性（如密切接触和卫生保健从业者）。故应基于病毒载体基因治疗产品和溶瘤病毒产品的生物学特性、衍生化过程和遗传组成，决定是否开展临床前脱落研究。基于溶瘤病毒或载体病毒的复制能力确定是否需要开展临床前脱落研究的依据为：①人类先前是否暴露于该产品，如非人体的细菌或病毒的株系；②产品曾用于人类，但经过修饰以实现不同于亲本株系的体内趋向性；③产品曾用于人类，但建议改变用药途径；④人类未曾暴露于该产品，用药途径不同于天然的暴露或感染途径。

在安全性和生物分布试验采集相关数据过程中，可将脱落数据的采集作为临床前研究的一项终点。但使用何种动物或动物模型，则是影响动物中所得出的脱落特征谱是否具有生物学相关性的重要因素。相应的考虑要素包括：动物对来自病毒载体或在研溶瘤病毒产品的容忍性或易感性，影响传染力或产品清除率的预存免疫。在动物研究中纳入病毒载体或溶瘤病毒产品的脱落特征谱评价，还依赖于各种产品特异性的因素。动物中的脱落研究，有助于估计人体中脱落可能性和潜在的脱落特征谱，尤其是在担心病毒传染至未经治疗的个体的情况下。

二、遗传修饰

遗传修饰是指修饰或者插入新的遗传序列至细胞内的过程。尽管可采用包括非病毒法在内的多种技术开展遗传修饰，但是细胞治疗产品遗传修饰中使用最为广泛的则是腺病毒载体、反转录病毒和慢病毒基因转移系统，因为这些载体能持续高水平地表达并能够包装较大的插入片段。源自反转录病毒科病毒的载体系统，有两种固有的风险：产生有复制能力的病毒（RCV）和插入突变（确切地说是癌基因活化）。然而，通过使用无复制能力的病毒和自灭活载体（SIN）可减轻这些风险。已有的研究表明，反转录病毒插入突变的遗传机制有四种：①反转录载体编码增强子序列整合所致的基因激活；②启动子插入所致的基因激活；③插入性破坏作用所致的基因失活；④ mRNA3′端取代所致的基因激活。四种机制都可导致患者体内的克隆扩增或明显的转化。

在反转录病毒载体的开发进程中，一直都在系统地应对降低RCV发生率的问题，所开发的每一代新病毒都旨在最小化和降低相关的风险。当代的反转录病毒载体具有先进的分基因包装设计。病毒包装元件独立分布于编码反转录序列和病毒整合序列的质粒上。这一分基因包装策略明显降低了产生RCV的风险，因为在此情况下创造一个新的、内含独立复制序列的病毒需要多个重组事件。另一种安全防护措施则是产生SIN载体。SIN载体的长末端重复端3′ U3区的增强子区含有缺失，进而形成无转录活性的载体，无法形成全长RNA，最终降低形成有复制能力病毒的风险。故相关的风险与所使用的反转录病毒载体的世代数相关联，更早期的第一代和第二代载体系统重组事件风险更大，并可能导致形成RCV。

在遗传修饰型T细胞治疗产品临床试验中，相关的复制能力性反转录病毒试验结果表明：在所制备的30个主细胞库（MCB）和42批次病毒中，MCB和病毒上清液批次的RCV筛选均呈阴性。对629份采样时间范围为输注后8个月至8年的临床样品的检测结果表明，无一例患者检出RCV，提示相关风险较低。虽然理论上仍具有形成RCV的概率和发生靶细胞反转录病毒序列与较后世代反转录病毒载体潜在重组的可能性，但是目前通常假定：通过对病毒载体系统的精心工程化处理，现已无形成RCV的风险，也不再是主要的安全性问题。然而，法规性指导原则仍建议对产品中是否存在有复制能力的病毒开展风险评估，并通常作为产品质量评估的一部分加以实施。

反转录病毒载体插入宿主基因组中，意味着遗传修饰型CGT产品具有插入突变风险。基因的活化和沉默或者失调均可形成插入突变。反转录病毒可高效地插入宿主细胞DNA中，但未见明确的特定DNA靶序列或者靶位点的优先性；故每个转导的细胞均以细胞内特殊插入位点为克隆标记。γ 反转录病毒整合机器的优选靶标为与转录活性区相关的开放型染色质，故具有细胞周期和分化状态依赖性。即使是能主动核转运至细胞周期 G_1 期静息细胞的慢病毒，一般优选插入活性基因区，但是也未见明显的启动子区优先性。插入分析仅能够反映研究终点的情况和 CGT 产品中持续至插入分析时的事件。目前仍未解决优选整合的因果机制。无论何种载体，遗传毒性风险均随着细胞操作次数和注入患者体内的次数、每个细胞的载体拷贝数和每个细胞的插入次数的增加而增加。

在注入 γ 反转录病毒修饰 HSC 之后，曾观察到癌基因活化；有三项临床试验中还曾报道过白血病或者前白血病。一般而言，插入突变风险需要与疾病背景、转导的细胞类型和载体特性相结合而通盘考虑。在有关 γ 反转录病毒修饰型 T 细胞的众多临床试验中，尽管转导细胞出现长期存续性，但并未得出插入性不良事件的证据；尽管在一项试验中报道过整合作用介导的克隆显性，但并未发现慢病毒载体与插入性致癌作用相关联。这些数据均提示疾病背景因素和细胞内禀机制可能修正发生插入突变的风险。

对于遗传修饰性细胞治疗产品，应开展插入突变风险评估。现有多种新的体外试验法和动物模型可用于预测插入突变风险。体外试验法采用永生化 C57BL/6J 骨髓细胞，可基于建立转化体之前所暴露的细胞数目来确定突变体的发生率。因为培养条件和细胞密度可能影响试验结果的重复性，需建立标准化工艺。一般在小鼠（所采用的品系具有体内模型特异性）中开展体内研究。研究的终点取决于所选用的模型，包括特殊亚型遗传修饰性细胞的优先存活率（克隆偏向性）、致瘤作用 / 致白血病作用、遗传修饰细胞的相对丰度（克隆适合度）或者整合位点分析。但每种模型均具有其局限性，绝非仅限于小鼠模型的低敏感性和无法在临床剂量下给药。在开展某项特定研究之前，均需考虑这些因素并强烈建议就研究计划问题与监管机构互动讨论。

三、致瘤性

CGT 产品的另一项重要的安全性关注点就是形成肿瘤的风险。虽然致瘤风险主要针对多能性细胞治疗产品，但所有的细胞（包括体细胞）治疗产品理论上都有可能形成肿瘤。影响致瘤潜能的因素有多种，包括 CGT 产品的类型、细胞的分化状态和增殖能力、细胞是否经过遗传修饰、细胞的表型可塑性，预期的临床使用部位和产品的长期存活潜能。

遗传性畸变与癌症密切相关联，故拟定临床应用的细胞治疗制品应当不会导致癌症相关性的基因组改变，并要求最终的临床产品具有明确的培养条件、细胞遗传学和遗传学鉴定。细胞治疗产品经连续培养后，可引起遗传学改变的选择压力。就多能性细胞以及非整倍体细胞而言，已鉴定出多种亚染色体性改变。多能性细胞培养物中所见到的多种染色体性改变，很可能具有适应性并赋予细胞以增殖优势。然而，iPSC 细胞系中所发现的某些畸变疑为源自亲本体细胞；早期传代的 iPSC 中可见非整倍性，进而提示：无论采用何种再编程方式，在再编程过程中均可能出现一定的选择压力。在 MSC 细胞系中曾报道过遗传稳定性问题；在某些细胞亚群培养传代的后期，也出现过丢失或获得 DNA、DNA 甲基化不稳定性和端粒缺失等方面的证据。

就多能细胞源性细胞治疗产品而言，其致瘤风险则来自终产品中存在少量的、未分化的细胞。目前尚未知人类免疫系统将多能性细胞鉴别为免疫靶标的能力。现有的证据表明，健康供体中存在针对 Oct4 等多能性标志物的 T 细胞反应性，提示在免疫系统健全的患者中，可减轻由极少量污染型多能性细胞所引起的致瘤风险。但是，并不能由此假定所有的患者都是如此；反之则需要应对其致瘤风险，尤其是形成畸胎瘤。

就多能细胞源性细胞治疗产品而言，应建立适当的方法清除未分化的细胞：包括使用多能细胞特异性的致细胞凋亡试剂、针对特定分化阶段的遗传毒物、活性细胞分选和使用抗未分化干细胞表面标志物的单克隆抗体。这些方法均未被批准或验证，同时也无法排除临床产品的异质性。向接受者体内植入未分化的或错误分化的细胞仍存在一定的致瘤风险，故仍需进行致瘤性评估。致瘤性风险可采用体外和（或）体内试验法予以评估；而相关产品文献资料也可提供额外的支持性信息，尽管需要确定产品的相关度。有多种参数可界定细胞的致瘤潜能，其中有些参数可采用体外试验法测定。产品开发过程中，应监测生长速率、分化倾向和群体倍增时间，相关参数的改变均应进一步研究，尤其是集落形成率的监测。产品开发过程中，还应监测端粒长度和染色体异常，尤其是那些经多次传代维持培养的细胞。应采用 qPCR 等分子生物学方法筛选细胞中与癌症相关通路相关的、特殊性体细胞改变，尤其是那些与终末分化产品关联性肿瘤有关的改变。此类改变包括肿瘤抑制基因突变、上皮向间质过渡过程中上调表达的基因突变以及恶性细胞浸润与转移相关的突变。转化的细胞也具有其独特性，即不依附固体支持物的增殖能力。这一独特性构成软琼脂试验法的基础，可应用确定细胞的锚定非依赖性生长潜能。所有的致瘤性评估中均应当使用合适的对照组，并了解每项试验法的检测限。

对于某些细胞治疗产品，基于文献报道的科学依据和（或）体外研究就可提供产品致瘤风险评估的充分信息。而其他类型的产品，则需要开展体内评估。对于细胞治疗产品的非临床致瘤性风险体内评价研究，实验设计中需考虑罕见事件的评估。

此类致瘤性研究存在很多挑战，包括最适动物模型的选择、组别大小可行性与统计学效率之间的平衡、研究期限、剂量和给药途径。此外，免疫缺陷型动物需要特殊的饲养和护理要求以尽可能减少因机会性感染导致的动物损耗，尤其是研究期长达1年的研究项目。另外，还需要考虑如何或者是否在GLP条件下开展体内致瘤性研究。

致瘤性研究的受试物必须是拟定临床使用的产品。因种属特异的差异可改变致瘤潜能，以动物类似品为受试物很难被监管部门认可。应采用拟订临床的制备方案生产细胞治疗产品，因为不同条件下制备的细胞可能具有不同的分子特征和生长特性并进而改变其致瘤风险。因为细胞治疗产品通常为人源性，研究中需使用免疫缺陷型或者免疫受损型小鼠。现有的研究表明，与仅一种或两种免疫细胞呈缺陷型的小鼠相比较，T淋巴细胞、B淋巴细胞和NK细胞功能均呈缺陷型的小鼠的肿瘤发生更为一致和快速。每项研究的免疫缺陷型小鼠选用均具有其特殊性，部分取决于小鼠品系的特性（包括寿命、不同鼠龄下的自发肿瘤负荷和对人体细胞的耐受度）。虽然可采用化学诱导免疫抑制法开展长期体内肿瘤形成研究，但是其免疫缺陷状态并不一致，实验中的动物也会同时受到药物处理的影响。此外，还需考虑免疫抑制药物对细胞治疗产品功能的影响，尤其是在细胞治疗产品具有免疫调节作用的情况下。

小规模的预实验可提供宝贵的信息，并有助于最终的正式致瘤试验的设计。预实验中的多能细胞源性产品处理组，旨在评估不同动物模型对特定的多能细胞型原初细胞的敏感性。正式的致瘤性研究，则旨在发现终产品中污染原初细胞的风险；系列稀释预实验研究，则旨在发现足以诱发肿瘤的、污染细胞的最低数目。这些研究还可用于探索实验方法以优化研究设计。研究表明，向照射过的人成纤维细胞饲养细胞中注入少量未分化的多能性细胞可增加体内畸胎瘤试验法的敏感性。据报道，在此种条件下仅两个细胞就可诱发形成畸胎瘤，而在无饲养细胞的条件下则需要1×10^4个细胞。此种差异很可能是确实的，并可能是成纤维细胞在降低注射细胞过程中细胞死亡率的具体反映。预实验还有助于发现实验中的技术难度，并可证实细胞已植入注射部位。

应尽可能地将细胞治疗产品经由预期的临床给药途径投送至预期的给药部位。给药部位的局部环境可显著影响致瘤潜能：从形成的肿瘤数到肿瘤生长的迅速度。由于此类研究通常在免疫缺陷型小鼠中实施，无法评价受试物对免疫应答的影响。现有的数据资料提示：免疫系统，尤其是自然杀伤细胞和补体系统，可能会排斥少量的多能性细胞，进而降低致瘤风险。

给药部位可能影响到所能给予的细胞剂量，尤其是在小鼠中。理想的情况下，应当经由预期的临床给药途径评估临床剂量并尽可能设置几个剂量水平，但实际情

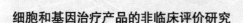

况下可能做不到。备选的方法包括给予最大可行剂量，并在申报资料中提供其与临床相关性的依据。另一种选项则是补加皮下或肌注等其他给药途径的处理组，从而涵盖整个临床给药剂量。当然，这些补加的给药途径可能更敏感和更具重复性，但无法评估对相应的局部环境的潜在影响。若考虑开展生物分布/致瘤性联合研究，就应特别注意这一点，因为给药途径可改变产品的生物分布特征谱。

研究设计中的另一个关键点则是对照组的选择。应设置溶媒对照组，以便提供受试动物中肿瘤的背景发生率方面的信息。还需设置阳性对照组。对于多能性细胞治疗产品，应当以原初的、未分化的亲代干细胞系为阳性对照品。但是，对于其他类型的细胞治疗产品，阳性对照的选择则并不简单：原则上应是适当的肿瘤细胞系。应避免选用浸润性肿瘤细胞系，因为无法适当地评估动物模型对致瘤性较低的细胞系的易感性。对于某些细胞治疗产品，可以部分分化的细胞作为相应的对照品。

每个处理组的动物数应当适当，以确保生物学观察结果的统计显著性。现有的研究报道中，每组动物数为 5 ~ 20 只。但是，需要在研究的实际样本含量与研究肿瘤这一罕见事件的必要性之间达到均衡。一方面，完全转化的细胞系在极少数动物中就可得出明确的阳性结果；另一方面，临床级产品的可及性也会影响到实际的可达到的样本含量。应当在申报资料的研究报告讨论部分说明样本含量的选择依据。

致瘤性试验的研究期限，应当足以发现潜在的罕见事件即肿瘤。现有的研究报道中，研究期限短至 3 个月，但小鼠中通常为 6 ~ 12 个月，大鼠模型中则长达 20 个月。研究期限处决于动物模型的预期寿命。许多品系的免疫缺陷型啮齿类动物存活期短于 1 年，还有多种模型在 6 月龄之后即发生自发肿瘤，进而混淆对研究数据的解释。多能细胞源性产品的研究期限通常为至少 6 个月。由于已证实成人细胞治疗产品缺乏存续性，故只要提供科学依据，3 个月的研究就已足够，但是，当产品可能进入其他细胞时，其研究期限应至少为 6 个月。

在致瘤性研究的活体试验期，应当观察某些特殊的动物试验终点，包括临床观察、体重和可能的肿块触诊。需明确界定安乐死的人道终点，尤其是给药部位为眼球之类的容量限制性器官。若可能需要早期处死，应考虑处死相应数目的未处理的对照组动物，以确保足够的鼠龄匹配的对照动物用于组织学评估。应开展组织病理学方面的完全尸检，并进行某些组织的特殊分析。组织学研究不应局限于给药部位，但应包括代表性的组织清单，以评估致瘤潜能和可能的毒性。可通过先前的生物分布研究设定组织清单；任何含有细胞产品的组织均应纳入最终的组织学检查的组织清单中。

免疫缺陷型动物中常见自发性的增生性病变，并可能混淆研究的解释，从而说明设置阴性对照组和（或）溶媒对照组的重要性。此外，文献报道的某一品系动物肿瘤的背景发生率也可资应用。这些信息共同构成致瘤性研究的背景。NOD/SCID品系小鼠中有一种常见的病理学发现，即肿瘤进展分布至全身的自发性胸腺淋巴瘤。此种病变首见于胎盘源性间质细胞的安全性评估研究中，病变见之于供试品处理组和阴性对照组，进而可确信该病变为自发性病变。若某一动物的某一种组织出现病变，均强烈建议检查所有动物的病变组织，即使该病变仅见之于对照组。同时建议，鉴定所有的肿瘤和增生性病变的细胞起源（人或宿主），鉴定方法包括采用人类特异性标志物（如Alu DNA序列或人线粒体序列）的IHC分析法或采用经过验证的PCR分析试验法（人类特异性的基因，如人的GAPDH；可从各类组织中检测人类细胞）。

致瘤性研究也可能与毒理学和（或）生物分布研究相结合。此种设计需补加试验组，因为毒理学和（或）生物分布研究一般均需要多时间点处死动物。不过在某些情况下，样本含量可能较小。需精心设计最终的试验方案，以确保达到全部的研究目的。

由于科学认知和临床经验的易变性，可采用基于风险的致瘤性评估法。多能细胞源性细胞治疗产品因其固有风险特征谱和处于早期临床转化阶段，通常都对其开展了体内致瘤性研究。然而，FDA近期发表的研究数据表明，在所有的细胞治疗产品中，仅有43%的申报资料中包括受试产品的体外/体内致瘤试验；其余的57%申报资料中，基于"产品属性、文献和（或）先前的临床经验等方面的考虑"而假定其具有致瘤潜能。

四、免疫原性

诱导或者调控免疫应答所导致的风险可分为两类：患者体内诱导抗细胞治疗产品的免疫应答并同时伴发产品药效降低的风险，产品在患者体内诱导免疫反应并导致毒性。非临床评估免疫原性风险和细胞治疗产品诱发的免疫介导的毒性都极具挑战性，需提供可能的作用模式、产品特性、制备方法和非临床评估局限性等方面各种知识以界定研究发现的背景。

（一）免疫原性

免疫原性是成功开发同种异体型细胞治疗产品的主要障碍。影响免疫原性的因素有多种，包括产品和患者之间的等位基因差异、给药部位的相对免疫豁免、细胞的成熟状态、反复给药的必要性、疾病的免疫基础和衰老的免疫系统。HSC移植的经验表明，免疫系统可敏锐地细调以便将细胞鉴别为外来物。不同移植抗原即ABO血型抗原、人白血病抗原（HLA）/主要组织相容性复合物（MHC）抗原和次要组织相容性（mHC）抗原之多形性位点的等位基因差异，都可能发生排斥反应。

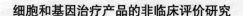

虽然已提出多能细胞源性治疗具有免疫豁免性，但是绝大多数的文献数据仅考察未分化的和早期分化的产品。这些产品可能在免疫方面并不成熟，相关的研究发现可能并不真实反映临床情形下遇到的、完全分化且免疫成熟产品的排斥反应速率。I类MHC等免疫标志物的表达，随产品的成熟作用而增加，进而可能增加同种异体型免疫应答的风险。众多的非临床体内研究聚焦于小鼠多能性细胞在同种异体情形下植入鼠类宿主，但能否将相关的研究发现外推已分化产品的临床情形则仍存疑问。将未分化的和已分化的小鼠ESC细胞植入同种异体宿主中，通过相应的存活率比较可探讨I类MHC上调对细胞成熟作用的影响。已分化的细胞在14天内出现免疫排斥反应，与之相比较未分化的产品在28天才出现免疫排斥反应。形成胚状体是多能性细胞分化的通用程序，研究表明形成胚状体之后I类MHC表达明显增加，提示对于多能性细胞治疗产品，I类MHC的表达存在动态调控。

在心肌梗死模型中同样可研究同种异体多能性细胞的免疫原性。将小鼠ESC细胞注入同种异体免疫活性小鼠的心肌，导致稳健的炎症应答，且细胞被先天性和过继性免疫系统组分所浸润。免疫应答呈渐进式，并与移植的细胞上I类MHC抗原表达增加相关。如果细胞治疗产品具有抗原性，将产生记忆性免疫应答，并导致随后暴露时出现快速、稳健的应答，进而限制了产品的反复给药。进一步的研究则表明，所产生的免疫应答足以防止同种异体型细胞治疗产品的长期植入。故hESC源性细胞治疗产品的免疫特性很可能处于不断变动中，且取决于产品的分化状态。评估细胞治疗终产品的免疫原性潜能异常重要，并应尽可能地采用体外或者体内条件模拟产品投送部位的临床环境。

在细胞治疗产品的免疫应答评估方面，针对MSC细胞开展得最为全面系统。MSC细胞可通过多种机制显示出显著的免疫调节活性，包括表面标志物表达下降、经由直接的细胞间相互作用和通过可溶性因子。MSC细胞在体外可沉默细胞排斥反应过程的各个方面。体外研究证据提示，MSC细胞通过多种机制显现显著的免疫调节活性，尽管并不一定意味着可直接转化为在有免疫能力的患者中可防止同种异体型对细胞治疗的排斥反应。将同种异体的MSC注入有免疫能力的动物中，相关的证据表明：产生抗同种异体MSC抗体和T细胞应答。所产生的免疫应答水平呈研究特异性，即某些研究中的免疫应答较弱，但在其他研究中MSC具有很强的免疫原性，并对随后的反复给药产生致敏。此种差异可能是不同的研究方法学所致，但由于尚未见MSC细胞完整特性的报道，故也可能是MSC制品功能性差异的一种反映。尽管同种异体型MSC细胞可在体内启动细胞免疫和体液免疫应答，但要比其他同种异体型细胞的应答弱得多，进而可推迟排斥反应的发生并提供相应的治疗受益窗，不过在随后的再暴露方面仍然受限。

就其本性而言，细胞治疗产品就具有种属特异性。目前尚不能在非临床动物中全面评估临床细胞治疗产品的同种异体型应答风险。尽管动物研究可评估种属特异性产品的某些免疫效应，但种属特异性产品和宿主免疫应答之间的差异仍限制了动物体内研究的可转化性。诱导异种基因性免疫应答可能表明细胞治疗产品具有潜在的免疫原性，然而，异种基因下的免疫应答可能强于随后的人体内同种异体反应，进而无法证实此种免疫应答将在临床试验中发生，也仅仅是凸显了相应的风险。如果免疫活性的动物中缺乏异种基因排斥反应，就有一定的理由相信细胞在临床中的免疫原性较低。

影响细胞治疗免疫原性潜能的另一种因素是临床环境。众多细胞治疗产品都被注入炎症环境，并以疾病特异性的细胞因子模式上调为特征。多种鼠源性细胞因子（如 γ 干扰素、α 干扰素和白介素 6）均出现种属特异性，从而可能调控非临床环境对临床产品的影响。此外，众多研究中所用的动物均为免疫受损型或者免疫抑制型，以便注入人临床试验的产品，限制了环境对产品免疫特性的影响方面信息的可及性。为此，可考虑全套的体外免疫原性测试组合，以考察细胞治疗产品作为先天性和过继性免疫效应细胞的靶标可能性。这些研究考察细胞表面标志物、趋化因子和细胞因子的表达以及对细胞介导的和血清的细胞毒性的易感性。此外，体外评估还可证实细胞保持本类细胞固有的免疫原性特性。体外评价虽不能全面预测植入后的免疫后果，但为潜在的临床风险提供了一种替代指标。

对于自体干细胞源性治疗产品，因等位基因差异带来的免疫排斥反应风险较低。然而，细胞培养和环境，制备 iPSC 细胞系过程中发生的强制性基因表达等选择压力，在理论上可改变细胞治疗产品的免疫原性特征谱。应明确界定培养条件，并认识到其对细胞治疗产品免疫原性特征谱的潜在影响。正常的人血清中含有抗唾液酸衍生物 Neu5Gc 的抗体，并广泛存在于除人类之外的绝大多数哺乳动物细胞中，同时也可介导生长于经辐照的小鼠胚胎成纤维细胞饲养层之上的 hESC 细胞裂解。其他的培养基成分也同样涉及移植物诱发的免疫应答，包括牛血清白蛋白。在 MSC 治疗儿童成骨不全的临床试验中，出现 1 例抗胎牛血清抗体。该抗体很可能针对细胞治疗产品培养基中的某一成分，并在患者重复给药后导致全身发热性免疫应答。为此，某些意外的免疫应答所带来的疗效降低可通过改变培养条件来应对。

通过使用胶囊器械之类的整合化产品形成免疫隔离，已显示出在不应用免疫抑制药前提下非临床预防移植物排斥反应的前景。但是，临床情景下的影响则尚不明确。胶囊封装时，一般将细胞放入半渗透性惰性薄膜内。薄膜的孔径适中，容许小分子通过但可防止 T 细胞和抗体通行。但是，研究发现细胞中的小分子趋化性可吸引和活化巨噬细胞，进而释放分子量较小的促炎症性细胞因子，这些细胞因子也可

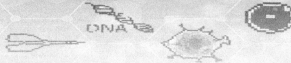

通过薄膜并可能影响到细胞治疗产品。

近期学界开始关注遗传性背景对再编程过程的影响，以及改变再编程细胞的免疫原性特征谱。小鼠中的研究提示，C57Bl/6 小鼠的反转录病毒和附加衍生化的 iPSC 在回输植入 C57Bl/6 小鼠体内后出现排斥反应。目前，既不了解再编程效率，所测试的克隆数也不多，还无法排除部分再编程所导致的 iPSC 克隆数变异性。但是，这些研究的确表明：不能假定再编程的细胞治疗产品无免疫原性，并应作为非临床安全性评估的一部分予以应对。

细胞治疗产品给药部位的免疫豁免，常被引用为同种异体型细胞治疗产品的免疫应答提供保护。免疫豁免并非不存在免疫应答，而是通过转化生长因子-β（TGF-β）等局部因素的表达实现免疫控制，进而防止眼、脑等组织出现非受控的、灾难性的、损伤性的免疫应答。如果某一组织总体而言保持完整，对同种异体细胞治疗产品的反应就可能减弱，并提供治疗受益窗口。然而，在很多情况下的疾病状态可能通过丧失组织-血液屏障而损害免疫豁免，同种异体型细胞治疗产品也进而遭受免疫系统的全力攻击。此外，细胞的给药过程也可诱发炎症反应并导致细胞损失或细胞功能的丧失，进而限制产品的药效。

体内病毒载体递送型基因治疗产品也可能诱发免疫应答，进而通过免疫介导的清除机制、中和作用和细胞免疫应答降低基因治疗产品的疗效。基因治疗产品的免疫原性与免疫系统的多个环节相关联，并可能导致多种多样的免疫相关性毒性。重组腺相关病毒（rAAV）载体是基因治疗领域应用最广泛的载体系统，rAAV 的衣壳蛋白及其所携带的转基因产物同样可能诱发细胞和体液免疫应答，进而可能通过抗 AAV 抗体启动对载体的中和作用。现有的证据表明，一般人群中的 90% 具有预存的、对某些 AAV 血清型的结合抗体。其中有些抗体则具有中和活性，甚至导致首次给药时就丧失疗效。对于人群中的抗 AAV 抗体，一般采用中和抗体筛查和排除血清反应阳性受试者。对于可能需要重复给药时，可考虑在第一次注射时利用瞬时 B 细胞耗竭和西罗莫司诱导免疫耐受。其他绕过免疫障碍的措施还包括：采用工程化技术修饰 AAV 衣壳以逃避预存的中和抗体，采用 IgG 切割内肽酶暂时性清除血循环中的抗体，或者以基因编辑系统暂时性减低对病毒载体的免疫应答反应。非临床研究实验动物中同样也含有对载体病毒的预存抗体，可采用筛查法予以排除并确定预存抗体滴度对药效学和（或）安全性试验研究结果的影响和实验数据的解释。

（二）细胞治疗产品诱导的免疫毒性

对于 MSC 细胞治疗产品和遗传修饰型 T 细胞治疗产品等主要作用于或调节免疫系统的细胞治疗产品而言，其中的重要关注点就是细胞治疗产品诱发的免疫毒性。然而，需考虑所有细胞治疗产品诱发免疫毒性的可能性，并与某类细胞提议的和已

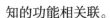

知的功能相关联。

MSC 之类的细胞具有显著的免疫调节活性，也是众多在研产品所提议的治疗作用模式。免疫调节作用的靶标包括树突细胞、调节性 T 细胞、自然杀伤细胞、T 辅助细胞分化、B 细胞/浆细胞活化和抗体产生。对于某一种疾病适应证，需通过评估证实其不诱发免疫调节不良反应。迄今为止的研究表明，相关的安全性特征谱良好，但仍需评估相应的风险。

在开发治疗癌症的遗传修饰型 T 细胞治疗产品过程中，已发现细胞治疗产品诱发的免疫毒性。潜在的免疫毒性风险有三种：靶向脱瘤（on target off tumor）活性、脱瘤反应性和细胞因子释放综合征。T 细胞在细胞免疫中发挥关键作用，近期的策略是通过改变 TCR 的特异性或通过在 CAR 引入抗体样识别区来遗传修饰 T 细胞，这些策略在癌症治疗领域都显示出良好前景。遗传修饰型 T 细胞治疗产品开发中的挑战，就是选择抗原靶标。尽管有些肿瘤抗原较为新颖，但更多的肿瘤抗原为过表达抗原，正常细胞也存在低水平的表达。故遗传修饰型 T 细胞对其他组织和肿瘤组织都可能引发强烈的细胞免疫应答。此类反应称为靶向脱瘤反应性。CD19 抗原存在于几乎所有 B 细胞（正常 B 细胞和癌性 B 细胞）的表面，采用工程化改造靶向 CD19 抗原的 T 细胞治疗 B 细胞白血病，早期的临床数据令人鼓舞。虽然该疗法在清除癌细胞方面非常成功，但也导致正常 B 细胞的持续耗竭。T 细胞不同于一般的小分子药物或生物药，可在体内长时间存留，甚至终生存活。尽管本项试验中可采用输注免疫球蛋白的方式管理靶向脱瘤毒性，但仍凸显出鉴别肿瘤特异性靶标的巨大挑战。若 T 细胞抗原性靶标为遗传修饰型 TCR-T 细胞治疗产品所示的多肽，其挑战就更大：多肽不仅存在于预期的抗原靶标内，也可能存在于无关的蛋白中。另一种非预期的反应即为脱靶反应性，并曾出现于临床试验中。对于遗传修饰型 TCR-T 细胞，此种交叉反应性尤具风险，即对靶标蛋白之外的相关蛋白内的多肽发生反应。对非靶向组织发生免疫应答，其后果可能是致命的。

为此，需开展广泛的筛选研究以评估靶向脱瘤反应性风险。这些筛选包括确定其他组织的抗原表达模式：文献信息检索、核苷酸和蛋白序列数据库查询和组织交叉反应性研究。体外证实组织抗原表达模式也具有一定的挑战性，可能需使用更具有生物相关性的细胞培养系统。对于 CAR-T 细胞治疗产品的表面分子抗体样识别区，当种属特异性蛋白的蛋白序列差异有限且组织表达模式相似时，可采用动物模型评估脱靶毒性风险。对于遗传修饰性 TCR-T 细胞治疗产品，由于种属间存在基因表达和肽呈示差异，动物模型在大多数情况下都不能适当地预测脱靶毒性。

某些安全性考虑直接与细胞治疗产品的功能相关，尤其是功能的有效性。近期的临床数据表明，T 细胞治疗产品可通过诱发肿瘤细胞裂解而极为有效地对抗目标

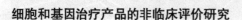

肿瘤，其肿瘤细胞清除速率也快于传统的免疫疗法，从而可导致高水平的细胞因子释放和巨噬细胞活化综合征。此类反应极难在非临床试验中复制和预测，但是应将功能非受控或高效的潜在影响作为整体风险评估的一部分。

五、毒　性

对于所有的 CGT 产品，都应当开展毒性评价。毒理学研究的整体设计应包含所有毒理学研究均遵循的原则，包括临床给药途径、给药方案和必要时的多次给药。研究中还应当包括每组适当数目的动物、动物种属、疾病模型和所使用的递药系统。应考虑采用两种性别的动物，因不同性别的毒性易感性也不同。若给药操作较复杂或疾病模型动物在疾病状态下需限时给药，导致无法在同一天内完成整项研究动物的给药，就应精心设计给药程序和方案以尽可能减少研究偏差。对照组动物的使用也应恰如其分。对照组可能包括未处理的动物或仅接受制剂溶媒或单独的支架的动物；研究记录文件中，应提供对照组的选择依据。

设置对照组，有助于合理解释研究中的发现，尤其是在动物疾病模型的历史对照数据较为有限的情况下。对于关键性的安全性评估研究，应尽可能地使用预期临床应用的递药器械投递细胞治疗产品。当使用新递药程序时，若无法在小动物模型中开展关键性的安全性研究，应追加大动物模型的非临床研究，以评估递药器械和程序的安全性。

研究中应纳入传统的安全性终点，如临床体征、体检、食物消耗量、体重、临床病理学和血液学、器官重量、大体病理学和组织病理学，以鉴定潜在的毒性靶标。若在小鼠模型中开展毒性试验，需设置临床病理学和血液学评估卫星组。对于胶囊封装材料和新器械之类的新递药系统，需开展局部耐受性和生物相容性评价。此外，还需确定新递药途径的安全性。

可以在适当模型上考察 CAR-T 细胞的神经毒性和 AAV 载体病毒的神经节毒性。常规的安全药理学功能观察试验组合（functional observation battery，FOB）研究设计（给药次数、给药周期、检测频率等）不一定适合 CAR-T 细胞的作用特点，根据采用动物种属或模型的不同，可以设计多次给药或者延长观察期以考察神经毒性。此外，应尽可能与其他毒性研究相结合，重点观察神经毒性。CAR-T 细胞治疗产生的神经毒性可能与 CRS 具有相关性，认为是 CRS 损伤血－脑脊液屏障，血管内皮受损，细胞因子进入脑内导致的。因此，可以考虑在临床研究中出现 CRS 的时间点进行一次 FOB 的观察。另外，对于在不能很好模拟 CRS 的动物模型中进行的神经毒性考察的意义有待审慎考虑。

应按照个案处理原则设计安全性药理学评估研究，并取决于细胞治疗产品的特殊性质。检测项目包括心脏治疗中的心功能参数评估或脑靶向细胞治疗产品的行为与神经毒性评估。生殖与发育毒理学评估，则取决于产品、临床适应证和预期的临床群体。但是，一般毒性评估和适当的生物分布研究中所发现的生殖系统效应，应在研发早期进行更为详尽的、针对性的研究。如需开展生殖和发育毒性研究且需要在动物疾病模型中实施，应与监管部门协商讨论后改变研究设计。

参考文献

［1］ANKRUM J, KARP J M. Mesenchymal stem cell therapy: two steps forward, one step back[J]. Trends Mol Med, 2010, 16(5): 203-209.

［2］FU Y, KRAITCHMAN D L. Stem cell labeling for noninvasive delivery and tracking in cardiovascular regenerative therapy[J]. Expert Rev Cardiovasc Ther, 2010, 8(8): 1149-1160.

［3］LOVE Z, WANG F, DENNIS J, et al. Imaging of mesenchymal stem cell transplant by bioluminescence and PET[J]. J Nucl Med, 2007, 48(12): 2011-2020.

［4］WEIGERT R, PORAT-SHLIOM N, AMORNPHIMOLTHAM P. Imaging cell biology in live animals: ready for prime time[J]. J Cell Biol, 2013, 201(7): 969-979.

［5］SENSEBE L, FLEURY-CAPPELLESSO S. Biodistribution of mesenchymal stem/stromal cells in a preclinical setting[J]. Stem Cells Int, 2013: 678063.

［6］BATZER M A, DEININGER P L. A human-specific subfamily of Alu sequences[J]. Genomics, 1991, 9(3): 481-487.

［7］PHILLIPS M I, TANG Y L. Genetic modification of stem cells for transplantation[J]. Adv Drug Deliv Rev, 2008, 60(2): 160-172.

［8］MAETZIG T, GALLA M, BAUM C, et al. Gamma retroviral vectors: biology, technology and application[J]. Viruses, 2011, 3(6): 677-713.

［9］BEAR A S, MORGAN R A, CORNETTA K, et al. Replication-competent retroviruses in gene-modified T cells used in clinical trials: is it time to revise the testing requirements?[J]. Mol Ther, 2012, 20(2): 246-249.

［10］NOWROUZI A, GLIMM H, VON KALLE C, et al. Retroviral vectors: post entry events and genomic alterations[J]. Viruses, 2011, 3(5): 429-455.

［11］YANG S H, CHENG P H, SULLIVAN R T, et al. Lentiviral integration preferences in transgenic mice[J]. Genesis, 2008, 46(12): 711-718.

［12］ZHANG L, THRASHER A J, GASPAR H B. Current progress on gene therapy for primary immunodeficiencies[J]. Gene Ther, 2013, 20(10): 963-969.

［13］PERSONS D A, BAUM C. Solving the problem of gamma-retroviral vectors containing long terminal repeats[J]. Mol Ther, 2011, 19(2): 229-231.

［14］CORRIGAN-CURAY J, COHEN-HAGUENAUER O, O'REILLY M, et al. Challenges in vector and trial design using retroviral vectors for long-term gene correction in hematopoietic stem cell gene therapy[J]. Mol Ther, 2012, 20(6): 1084-1094.

[15] MAYSHAR Y, BEN-DAVID U, LAVON N, et al. Identification and classification of chromosomal aberrations in human induced pluripotent stem cells[J]. Cell Stem Cell, 2010, 7(4): 521-531.

[16] DAHL J A, DUGGAL S, COULSTON N, et al. Genetic and epigenetic instability of human bone marrow mesenchymal stem cells expanded in autologous serum or fetal bovine serum[J]. Int J Dev Biol, 2008, 52(8): 1033-1042.

[17] DHODAPKAR K M, FELDMAN D, MATTHEWS P, et al. Natural immunity to pluripotency antigen OCT4 in humans[J]. Proc Natl Acad Sci USA, 2010, 107(19): 8718-8723.

[18] ZHAO T, ZHANG Z N, RONG Z, et al. Immunogenicity of induced pluripotent stem cells[J]. Nature, 2011, 474(7350): 212-215.

[19] BUSSIERE J L P. MARTIN M, HORNER J, et al. Alternative strategies for toxicity testing of species-specific biopharmaceuticals[J]. Inter J Toxicol, 2009, 28(3): 230-253.

[20] BAILEY A M, MENDICINO M, AU P. An FDA perspective on preclinical development of cell-based regenerative medicine products[J]. Nature Biotechnol, 2014, 32(8): 721-723.

[21] LALU M M, MCINTYRE L, PUGLIESE C, et al. Safety of cell therapy with mesenchymal stromal cells (safe cell): A systematic review and meta-analysis of clinical trials[J]. Public Library of Science One, 2012, 7(10): 47559.

[22] KAWAMATA S, KANEMURA H, SAKAI N, et al. Design of a tumorigenicity test for induced pluripotent stem cell (IPSC) derived cell products[J]. J Clin Med, 2015, 4(1): 159-171.

[23] BOLT M, WHITELEY L, LYNCH J, et al. Nonclinical studies that support viral vector-delivered gene therapies: an EFPIA gene therapy working group perspective[J/OL]. Mol Ther Methods Clin Dev, 19, 2020. https://doi.org/10.1016/j.omtm.2020.08.017.

[24] RUELLA M, CARL H, JUNE C H. Predicting dangerous rides in CAR-T cells: Bridging the gap between mice and humans[J]. Mol Ther, 2018, 26(6): 1-3.

[25] BIJEN H M, VAN DER STEEN D M, HAGEDOORN R S, et al. Preclinical strategies to identify off-target toxicity of high-affinity TCRs[J]. Mol Ther, 2018, 26(5): 1206-1214.

[26] ASSAF B, WHITELEY L. Considerations for preclinical safety assessment of adeno-associated virus gene therapy products[J]. Toxicol Pathol, 2018, 46(8): 1020-1027.

[27] LONG B, SANDZA K, HOLCOMB J, et al. The impact of pre-existing immunity on the non-clinical pharmacodynamics of AAV5-based gene therapy[J]. Mol Ther Methods Clin Dev, 2019, 13: 440-452.

[28] FREDERICKSON R, CARTER B, PILARO A. Nonclinical toxicology in support of licensure of gene therapies[J]. Mol Ther, 2003, 8(1): 8-10.

[29] IKAWA M, TANAKA N, KAO W, et al. Generation of transgenic mice using lentiviral vectors: A novel preclinical assessment of lentiviral vectors for gene therapy[J]. Mol Ther, 2003,

8(4): 666-673.

　[30] BUSHMAN F D. Retroviral insertional mutagenesis in humans: Evidence for four genetic mechanisms promoting expansion of cell clones[J]. Mol Ther, 2020, 28(2): 352-356.

　[31] MARKUSIC D, MARTINO A, PORADA C, et al. Immunology of gene and cell therapy[J]. Mol Ther, 2020, 28(3): 391-392.

　[32] MOGHADAM F, LEGRAW R, VELAZQUEZ J, et al. Synthetic immunomodulation with a CRISPR super-repressor in vivo[J]. Nat Cell Biol, 2020, 22(9): 1143-1154.

　[33] SHIRLEY J, DE JONG Y, TERHORST C, et al. Immune responses to viral gene therapy vectors[J]. Mol Ther, 2020, 28(3): 709-722.

　[34] SHARPE M, MORTON D, ROSSI A, et al. Nonclinical safety strategies for stem cell therapies[J]. Toxicol Appl Pharmacol, 2012, 262: 223-231.

　[35] LI Y H, HUO Y, YU L, et al. Quality control and nonclinical research on CAR-T cell products: General principles and key issues[J]. Engineering, 2019, 5: 122-131.

　[36] YIU G, CHUNG S H, IRIS N, et al. Suprachoroidal and subretinal injections of aav using transscleral microneedles for retinal gene delivery in nonhuman primates[J]. Mol Ther Methods Clin Dev, 2020, 16(3): 179-191.

　[37] BIASCO L, ROTHE M, BÜNING H, et al. Analyzing the genotoxicity of retroviral vectors in hematopoietic cell gene therapy[J]. Mol Ther Methods Clin Dev, 2018, 8: 21-30.

　[38] LIMA B S, VIDEIRA M A. Toxicology and Biodistribution: The clinical value of animal biodistribution studies[J]. Mol Ther Methods Clin Dev, 2018, 8: 183-197.

　[39] VAN DEN HOORN T, NAKCHEDI T, DE WOLF C. et al. Mining scientific advice reports on cell-based products: Insight into the nonclinical development program[J]. Br J Clin Pharmacol, 2020, 1-10.

　[40] REYES B, COCA M I, CODINACH M, et al. Assessment of biodistribution using mesenchymal stromal cells: algorithm for study design and challenges in detection methodologies[J]. Cytotherapy, 2017, 19(9): 1060-1069.

[30] BRAUDEAU C, et al. Eferritual mutagenesis in tumor: Evidence for continuity mechanism promoting expansion[J]. Cancer Mol Ther, 2003, 35: 44-55.

[31] MATHIS D, MATHIS J, et al. The production of gene IL-11 by vestibulare[J]. Sci, 2012, 125(6): 245-255.

[32] PASSI K, et al. Expression of metastasis and their functional reactive[J]. Cancer Res, 2014, 85(2): 44-49.

[33] PIU J, et al. Expression and functional gene for production[J]. Sci, 2014(3): 245-255.

[34] TIMOTHY I, et al. A 2 AR complex and function expression and function reactive[J]. Sci, 2014(3): 225-255.

[35] LEE M, MING C, et al. POSSI A, et al. biological development and reactive[J]. J Expell Angel Immunol, 2002, 102: 453-454.

药物产品的药动学（pharmacokinetic，PK）特征是理解药物体内行为、合理使用药物达到最佳疗效，同时保证安全性的重要基础。基于 CGT 产品的特性，传统的 PK 研究设计通常不适用于 CGT 产品，而目前此类产品发展迅速且指导原则并不十分详尽，因此 CGT 产品的药代动力学研究及结果评价亟须给出若干建议。

CGT 治疗产品的临床前药代动力学研究的目的是阐明产品的体内过程以及伴随的生物学行为。在药代动力学研究中，应当关注目标产品在体内的增殖、生物分子的表达和（或）分泌，以及与宿主组织的相互作用；相互作用还包括 CGT 产品的非细胞成分（辅料成分）及分泌的生物活性分子引起的相关组织反应，比如 CAR-T 细胞的存活、分布、归巢、分化和组织整合等功能的研究是作为其生物学效应合理评价的基本支持证据。

由于细胞和基因治疗产品类型较多、各种产品差异性较大，包括干细胞治疗产品、免疫细胞治疗产品以及基因编辑产品等，故在开展临床前药代动力学研究时，应充分理解候选产品的作用机制和拟定适应证等，对动物种属、剂量范围、检测指标等合理设计，相应生物分析方法应合理并进行必要的验证。

本章主要参考我国及 FDA 目前涉及的法规和指导原则，从 CGT 产品的临床前药代动力学研究的主要内容、模型选择、检测和药代动力学研究结果的分析等进行阐述，最后结合典型研究案例进行实际分析和理解。

第一节　药代动力学研究内容

一般情况下，临床前药代动力学主要的研究内容为机体对外源化学物的吸收（absorption，A）、分布（distribution，D）、代谢（metabolism，M）及排泄（excretion，E）过程，简称 ADME。CGT 产品与一般的药物有所不同，其所需要开展的药代动力学研究，也基本包含了吸收、分布、代谢和排泄过程研究内容，只是因为受试物为活的细胞等物质，其临床前药代动力学主要研究内容为细胞分布、迁移、定植（归巢）和分化。受 CGT 产品属性和给药途径的影响，细胞可能会分布到靶组织意外区域。细胞的分布、持续存活时间与其有效性和安全性密切相关，因此应进行动态观察〔类似于药物〔pharmacokinetic（PK）and pharmacodynamic（PD）〕PK/PD 研究〕，直至细胞消失或功能消失。同时还应评估细胞在体内的增殖、表型和分化水平。

细胞分布研究，描述产品在机体体内分布情况以及分布情况随时间的变化规律，以阐明产品在机体体内的全生命周期过程，同时监测产品的全身暴露情况。生物分布研究可以通过组织分布、成像技术等实现。生物分布研究可以作为单独的研究进行，也可以作为药理学或毒理学研究的组成部分进行。通过细胞分布研究，获得其体内过程和体内暴露量等信息，同时建议开展相关生物标志物等研究。这些研究对于评价 CGT 产品在机体体内的活性分布和安全性具有重要意义。

药代动力学研究也尽量使用能够代表毒理试验和符合 GMP 要求临床试验拟用样品，且应当采用与临床试验拟用途径一致或相关的给药途径。体内评估结果和解释受到许多因素的影响，如产品的制剂、浓度、给药部位和（或）给药体积均可能影响吸收模式，因此应当对获得结果进行深入和合理的分析和评价。

一、细胞治疗产品药代动力学研究

细胞治疗产品（cell therapy，CT）药代动力学研究在临床研究的早期开展给药后动物体内 CT 产品的命运研究，对于表征产品活性和安全性非常重要和必要，可确定预期药理反应的可行性并揭示作用机制，可证实选择动物物种/模型的合理性，以致帮助确定研究的持续时间以及确定潜在的毒性靶器官。

细胞治疗产品包括细胞免疫疗法、癌症疫苗和其他类型用于某些治疗适应证的自体和同种异体细胞（包括造血干细胞、成人和胚胎干细胞）。由于细胞本身具备体内生存、自主增殖和（或）分化的能力，所以细胞治疗产品的药代动力学研究内容包括但不限于以下方面。

（一）细胞的分布、迁移、归巢

采用一种或多种合适的细胞追踪方法评价细胞产品的分布、迁移、归巢及其存续和消亡特性，并阐述方法的科学性。CT 产品的分布及存续时间是影响细胞治疗产品有效性和安全性的最重要因素，应进行动态观察，必要时观察直至这些细胞的消失或功能丧失。可选择的技术方法有影像技术、PCR 技术、免疫组化技术等，试验设计需要考虑技术方法的适用性和优缺点。

（二）细胞分化

细胞在分布、迁移和归巢后进一步分化为功能细胞发挥其治疗作用或功能衰退，对于细胞产品分化的程度及其后果（功能化或去功能化、安全参数），可应用体外方法和动物体内方法进行定量或定性评价研究。

（三）对于经基因修饰／改造操作的人源细胞的特殊考虑

对于基因修饰／改造的细胞，除上述要求外，还需对目的基因的存在、表达以及表达产物的生物学作用进行必要的研究，以体现基因修饰／改造的体内生物学效应。

二、基因治疗产品药代动力学研究

基因治疗（gene therapy，GT）是一种改变人的基因来治疗或治愈疾病的技术。人类基因治疗旨在改变或操纵一个基因的表达或改变活细胞的生物学特性，以供治疗之用。基因治疗产品的作用途径主要是体内和体外两种途径（图6-1），基因治疗可以通过几种机制发挥作用：

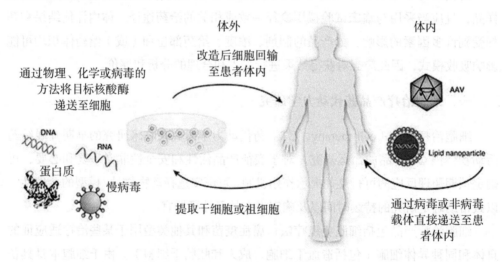

图6-1　基因治疗产品的作用途径（FDA）

- 用健康的基因拷贝替换致病基因。
- 使功能不正常的致病基因失活。
- 将一种新的或经过修饰的基因引入人体以帮助治疗疾病，基因治疗产品正在被研究用来治疗包括癌症、遗传病和传染病在内的疾病。

基因治疗产品种类繁多，包括：

- 质粒DNA：可以通过基因工程将环状DNA分子携带到人类细胞中。
- 病毒载体：病毒具有将遗传物质输送到细胞中的天然能力，因此一些基因治疗产品来自病毒。一旦病毒被修饰以消除其引起传染病的能力，这些被修饰

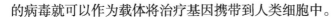

的病毒就可以作为载体将治疗基因携带到人类细胞中。

- 细菌载体：可以对细菌进行修饰，以防止它们引起传染病，然后作为载体将治疗基因携带到人体组织中。
- 人类基因编辑技术：基因编辑的目的是破坏有害基因或修复突变基因。
- 患者源性细胞基因治疗产品：从患者体内取出细胞，进行基因改造（通常使用病毒载体），然后返给患者。

根据以上作用机制和产品分类，基因治疗产品的临床前药代动力学应根据产品自身的特点，研究重点为尽可能多地阐明产品的体内全过程，并根据相关结果深入评价产品的活性和安全性。

（一）生物分布和持续性

FDA 于 2006 年 11 月发布的《人类罕见病基因治疗产业指南》等指导原则中建议，应在早期临床试验开始之前进行生物分布研究，以评估载体从给药部位到靶组织和非靶组织以及适用的生物组织液（如血液、淋巴结液、脑脊液）中的分布、持续性和清除率。这些研究结果可以帮助确定组织转导和基因表达的程度，并评估表达是短暂的还是持续的，进而指导临床前毒理学研究和早期临床试验的设计。

基因治疗产品的载体有多种，如病毒和非病毒载体，相关研究中应关注每一种载体自身的安全性和有效性。由于遗传物质或用于携带遗传物质的产品的其他成分具有持续的生物活性，因此 GT 产品可能增加人类迟发性不良事件风险的因素包括病毒载体的持续存在，遗传物质整合入宿主基因组，转基因的延长表达以及宿主基因表达的改变等。临床前研究结果可以有效指导临床试验决策和设计。

临床前研究中，对于下列情况通常应考虑开展生物分布研究：①新类别载体；②载体骨架发生重大变化的；③载体发生重大的处方变化的；④载体给药途径发生较大变化的；⑤载体在给药阶段和（或）剂量水平上有重大变化。

（二）脱落研究

基于病毒或细菌的基因治疗产品（virus or bacteria-based gene therapy products，VBGT 产品）和溶瘤产品，应充分评估载体的脱落风险。脱落不同于生物分布，因为后者描述的是产品如何从给药部位在患者体内传播，而前者描述的是如何从患者体内排出或释放。脱落增加了 VBGT 或溶瘤产品从接受治疗的个体（如密切接触者和保健专业人员）传播的可能性。

临床前研究中评估脱落的决定是基于溶瘤产物的生物学特性、来源和基因组成。在下列情况下，建议开展 VBGT 产品或溶瘤产品的临床前脱落研究：

- 尚无人体暴露经验的非人源的细菌或病毒株。
- 该产品已获批应用于人类，但经修饰改变了体内亲和性。

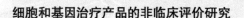
• 该产品尚无人体暴露经验，但改变了给药途径。

• 该产品尚无人体暴露经验，且给药途径不同于自然接触 / 感染。

动物物种 / 模型的使用非常关键，其可以直接影响脱落特性的生物学相关性。故须考虑所选择动物对该 VBGT 或溶瘤产品感染的可能性和易感性，以及可能影响产品感染或清除率的动物自身免疫。在动物研究中是否开展脱落研究取决于该 VBGT 或溶瘤产品的自身特性。

第二节　药代研究动物模型的选择

根据细胞和基因治疗产品的不同类型和特点，其药代研究的动物模型可根据产品自身特点如疾病模型、动物种属等进行合理设计和选择。在药代研究中，一般考虑雌雄各半，并对性别间的药代特征进行比较和分析。

一、动物种属的选择

应选择已证明对研究用 CGT 产品的生物反应与人类预期的生物反应相似的物种，包括：生理和解剖与人类的相似性；基因治疗病毒载体或微生物载体的感染和复制的可行 / 易感性；对 CGT 产品的暴露具有免疫耐受性；拟定临床给药系统 / 操作的可行性。

应考虑具体产品特性和临床拟定适应证。如有充足理由，"非标准"试验物种，如转基因啮齿动物（即转基因或敲除）或大型动物（如绵羊、猪、山羊和马）也可接受。建议在一个以上的物种中开展研究。建议预先开展基于体外研究（如功能分析、免疫表型分析、形态学评估）和体内预试验，以确定特定动物物种与目标产品的生物学相关性。应对每种动物物种的相关性进行详细评估，并作为 IND 申报资料的支持性证据一并提交。

二、疾病 / 损伤动物模型的选择

在疾病 / 损伤动物模型中进行的临床前研究可能会提供有关剂量与活性和毒性之间关系的见解。在产品开发的基础研究阶段中采用疾病 / 损伤动物模型的研究结果，有助于支持 CGT 产品临床试验。由于 CGT 产品的特性（如预期产品疗效的潜在长时间持续性，以及产品在体内的持续性，涉及 CGT 产品与体内环境之间相互作用的复杂作用机制，侵入性给药途径），疾病 / 损伤动物模型可能比健康动物模型可以更好地评估产品的活性和安全性。因此，鼓励在疾病 / 损伤动物模型中开展临床前研究，提供 CGT 产品相关的获益风险比。另外，疾病 / 损伤模型的研究结果

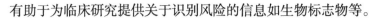

有助于为临床研究提供关于识别风险的信息如生物标志物等。

应考虑所选择动物模型的局限性和优势，局限性如：

（1）模型的固有可变性。

（2）模型的历史/基准数据有限。

（3）模型生理和解剖学的技术限制。

（4）动物保健问题。

（5）疾病/损伤模型与人类病理生理的一致性。

支持动物模型选择的信息如：

（1）疾病/损伤动物模型的病理生理学与人类疾病/损伤病理生理学的异同。

（2）动物的疾病/损伤状态对试验 CGT 产品的药理学/毒理学的影响（如动物模型对目标产品的敏感性的影响）。

（3）给予产品对模型现有疾病/损伤状态的不良影响（如现有疾病/损伤状况恶化或诱发新的疾病/毒性）。

CGT 产品的活性和安全性可能受给药时间（相对于疾病状态）的影响，因此，应记录并在 IND 申报资料中阐明产品给药开始时的疾病状态。

可以逐步递进地进行开展上述研究，并评估所选择动物物种/模型在最终临床前研究中的适用性。此外，每个模型都有其固有的优点和缺点；一个单一的模型可能不能够完全准确地预测研究 CGT 产品在患者人群中的疗效和安全性。建议在多个动物模型中开展研究，以充分确定产品的功能方面和潜在毒性。在这些情况下，临床前研究建议使用大型和小型动物模型，多个小动物模型，或仅使用大型动物模型。

研究的数量和类型取决于相应 CGT 产品的生物学特性。

三、细胞治疗产品的动物模型选择

由于细胞本身具备体内生存、自主增殖和（或）分化的能力，细胞治疗产品的动物模型的选择应特别考虑：

（1）产品给药后能够进入生理部位的能力。

（2）将特定剂量的细胞递送至靶位的能力。

（3）免疫缺陷动物的可获得性，这将为人用细胞治疗产品的长期随访安全性研究提供可能性。

在健康的免疫力完整的动物体内给与人源细胞产品，将导致对人体细胞的免疫排斥反应，进而妨碍对人类细胞产品的活性和安全性的充分评估。在进行临床前研究以评估人类细胞产物的活性和安全性时，跨物种的免疫原性可能需要改变动物模型，以便为给予的人类细胞建立体内免疫耐受力。可考虑的模型包括：

（1）具有免疫能力的动物中的免疫抑制剂；

（2）基因免疫缺陷动物；

（3）人源化动物；

（4）免疫隔离部位；

（5）上述方案的组合。

临床前研究中，如理由充分，可考虑使用动物源替代品进行非临床研究评价。但是，动物源替代品可能会由于潜在的生物学活性、分子调控机制和杂质/污染物等给相关研究结果引入不确定性。因此，如果采用该策略，则应充分表征动物源细胞产品与人源细胞产品的相似程度。包括但不限于如下情况：

（1）组织或样本获取的程序；

（2）细胞识别、分离、扩增以及体外培养程序；

（3）细胞生长动力学参数（如细胞倍增时间、细胞生长曲线、细胞增殖高峰时间）；

（4）表型和功能特性（如生长因子和细胞因子的分泌，细胞群体特异性表型/基因型标志）；

（5）终产品配方或细胞支架种植方式（如果有）；

（6）终产品的储存条件及细胞活力；

（7）动物替代细胞作用方式与终产品细胞作用方式的异同。

动物源细胞治疗产品与人类细胞治疗产品的相似度应尽可能接近，以最大程度地保证动物研究结果的适用性。

对于干细胞产品，《干细胞制剂质量控制及临床前研究指导原则（试行）》中指出，"对于干细胞制剂，在临床前研究方案中，应设计和提出与适应证相关的疾病动物模型，用于预测干细胞在人体内可能的治疗效果、作用机制、不良反应、适宜的输入或植入途径和剂量等临床研究所需的信息。"同时，可以选择不同动物模型，"在合适的动物模型基础上，研究和建立干细胞有效标记技术和动物体内干细胞示踪技术，以便于研究上述内容，特别是干细胞的体内存活、分布、归巢、分化和组织整合等功能的研究。在综合动物模型研究基础上，应对干细胞制剂的安全性和生物学效应进行合理评价"。

对于 CAR-T 细胞类产品，因人源细胞在动物体内会导致免疫排斥反应，人源 CAR-T 细胞最好使用免疫缺陷动物进行研究。一般而言，在肿瘤细胞存在的情况下 CAR-T 细胞会大量增殖并发挥生物学作用，因此目前 CAR-T 细胞最常用的药代研究模型为移植瘤模型。在条件允许的情况下也可增加非荷瘤模型的分布研究，以便对两者间组织分布差异性进行比较。

对于 CAR-T 产品的临床前药代动力学，选择疾病动物模型可能有助于确定毒性终点、选择临床适应证和确定合适的制剂、给药途径和治疗方案。但评价试验结果时应注意这些疾病模型往往缺乏历史数据作为参考。因此，收集同期对照数据和基线数据对于优化试验设计是非常重要的。

四、基因治疗产品的动物模型选择

基因治疗产品的药代研究中，关于动物研究设计应注意：

（1）使用两种性别或证明使用单一性别是合理的。

（2）啮齿类动物在每个采样时间点每性别至少使用 5 只动物，非啮齿类动物在每个采样时间点每组至少使用 3 只动物。

（3）考虑研究设计中可能影响基因治疗产品分布和（或）持续性的因素，如动物的年龄和生理状况。

（4）评估基因治疗产品在对照组和接受最高临床剂量水平的动物组中的生物分布及载体信息。额外剂量水平的研究可能会提供关于产品剂量依赖性影响的信息。

（5）生物分布研究中纳入适当的安全终点可能有助于评估产品存在 / 持续性和不良反应之间的潜在相关性。这些终点可以包括临床观察、体重、临床病理学、大体器官病理学和组织病理学。

（6）分区间描述基因治疗产品分布和持续性的动力学特征。我们建议在基因治疗产物检测峰值的预期时间和随后的几个时间点取样，以评估产品从组织中的清除情况。

第三节 药代动力学研究样品检测

由于 CGT 产品的生物学特性，给予 CGT 产品后的生物样本分析一般不适用常规化学分析，因此，标准 ADME 研究和药代动力学分析的技术和指导原则可能不适用。尽管由于 CGT 产品及其给药途径的特性的影响，但其产品固有特性会导致分布到靶器官 / 组织以外的部位的可能性。

一、组织收集

对于细胞和基因治疗产品，在生物分布研究的分析检测时，首先在组织收集时应注意：

取样部位：至少对血液、注射部位、性腺、大脑、肝脏、肾脏、肺、心脏和脾脏等部位合理取样。同时应根据产品、载体类型和产品亲和性以及给药途径（例如，引流淋巴结和对侧皮下／肌内注射部位、骨髓、眼睛等），考虑对其他组织进行取样和评估。

取样方法：应对所有取样部位选择同一种组织收集方法，避免不同组织样本之间的交叉污染（即按最低到最高的预期存在载体的顺序）。

二、检测技术

由于细胞治疗类产品技术发展迅速且产品差异性较大，所选择的分析方法也不尽相同且往往采用较前沿技术，如影像学技术、流式细胞术、聚合酶链式反应（polymerase chain reaction，PCR）、免疫组织化学技术等。

应当根据研究目的及检测指标的临床价值，使用敏感的定量检测手段，建立合适的生物分析方法并对方法进行必要的验证。但目前涉及的检测技术其方法学验证往往缺乏可参考的指导原则，建议针对各项技术特性，着重对定量方法的特异性、定量方法的准确性、可靠性以及影响定量结果的所有相关因素，合理设计验证方案，开展验证。

影像学方法可以直观地检测产品的体内分布，活体成像的细胞标记可通过多种方法实现，如对细胞进行放射性核素标记、遗传修饰（如表达绿色荧光蛋白或荧光素酶）标记，纳米粒子（如铁－葡聚糖纳米粒子）标记等。体内成像技术的优势在于，在许多情况下可以评估同一只动物随时间的变化，从而减少变异性并减少所用动物的数量。如果采用成像技术，应当证明该方法的可行性。当使用放射性标记时，应保证放射标记的待测物与未标记的待测物相同的活性和生物学性质。并应对其检测结果进行对比，证明是否存在差异以及差异的程度，同时评价对细胞属性可能的影响。否则若因体内代谢迅速或者放射性标记连接不稳定，可能难以解释使用放射性标记蛋白得到的组织放射活性浓度和（或）放射自显影数据。

Q-PCR 方法在许多 CGT 产品的检测方法发挥了重要作用，该方法能够特别识别动物和人体组织中的载体序列，可用来分析样本中的载体序列等。目前对于 Q-PCR 方法建议包括以下内容：

（1）该检测应具有经验证的小于 50 拷贝/μg 基因组 DNA 的定量限，以便分析能够以 95% 的置信度检测到该限值。

（2）每个组织的 DNA 样本应平行测定 3 份样品。为了帮助解释 Q-PCR 分析结果，应包括一份组织样本的 DNA 对照样本，包括组织的已知的载体序列。加标控制将确定 Q-PCR 的分析灵敏度。

（3）在最终研究报告中，应提供动物个体数据。对低于分析定量限的值进行分类和处理的方法，并应规定中位数或平均值的计算。

免疫组织化学技术（immunohistochemistry），是应用免疫学抗原抗体特异性结合原理，通过化学反应使标记抗体的显色剂（荧光素、酶、金属离子、核素）显色来确定组织细胞内抗原（多肽和蛋白质），对其进行定位、定性及相对定量的方法。如电化学发光免疫检测（electrochemiluminescence immunoassay，ECLI）是继放射免疫、酶免疫、荧光免疫、化学发光免疫测定以后的新一代标记免疫测定技术，是电化学发光（ECL）和免疫测定相结合的产物，在电极表面由电化学引发特异性化学发光反应，ECL 不仅可以应用于免疫测定，而且可用于 DNA 和 RNA 探针检测，目前已在部分研究的非临床和临床研究中获得应用。

不同的检测样本和检测目的适用不同的方法，可采用一种或多种方法结合进行合理分析，并基于结果综合评价。

三、实时荧光定量 PCR 在细胞和基因治疗产品生物分布研究中的应用

基因治疗性药物和细胞治疗性药物不同于传统药物，它给生物分析带来了极大的挑战。目前，可选择的检测技术包括成像技术、流式细胞术、免疫组化技术、定量 PCR 技术等，不同的方法适用于不同的检测样本和检测目的。从生物分析的灵敏度、特异性、选择性及分析结果可靠性上考虑最容易被研发者接受的就是荧光定量 PCR 法。本段重点介绍实时荧光定量 PCR 在细胞和基因治疗产品生物分布研究中的应用。

（一）方法简介

实时荧光定量 PCR（real-time Q-PCR）是一种在 DNA 扩增反应中加入带有荧光基团的化学物质，通过荧光信号的变化实时检测 PCR 扩增反应中每一个循环扩增产物量的变化，最后通过对荧光阈值（Ct 值）和标准曲线的分析对起始模板进行定量分析的方法。在 real-time 技术的发展过程中，两个重要的发现起着关键的作用：①在 20 世纪 90 年代早期，Taq DNA 多聚酶的 5′ 核酸外切酶活性被发现，它能降解特异性荧光标记探针，因此使得间接检测 PCR 产物成为可能。②此后荧光双标记探针的运用使在一个密闭的反应管中能实时地监测反应全过程。这两个发现的结合以及相应的仪器和试剂的商品化发展促成了实时荧光定量 PCR 方法在研究工作中的广泛应用。

从荧光定量 PCR 定量的理论模式上来讲，PCR 是对原始待测模板核酸的一个扩增过程，PCR 反应过程中产生的 DNA 拷贝数是呈指数方式增加的，任何干扰 PCR 指数扩增的因素都会影响扩增产物的量，使得 PCR 扩增终产物的数量与原始模板数量之间没有一个固定的比例关系，所以通过检测扩增终产物很难对原始模板进行准确定量。近年来，研究人员通过大量的实践，研究了相对准确的定量 PCR 方法，即通过荧光阈值的分析对起始模板进行定量分析。

实时荧光定量 PCR 的技术自产生以来，不断发展完善，到目前为止已经非常成

熟。标记方法由最初单一的染料法，发展到了特异性更高的探针法，目前实时荧光定量 PCR 所使用的荧光化学方法主要有五种：DNA 结合染色（染料法）、水解探针（探针法）、分子信标、荧光标记引物、杂交探针。其中 DNA 结合染色、水解探针应用最为广泛。

染料法是在 PCR 反应体系中，加入过量荧光染料，该染料只与双链 DNA 小沟结合，并不与单链 DNA 链结合，而且在游离状态不发出荧光，只有掺入 DNA 双链中才可以发光，因此，在 PCR 体系中，随着特异性 PCR 产物的指数扩增，每个循环的延伸阶段，染料掺入双链 DNA 中，其荧光信号强度与 PCR 产物的数量呈正相关。荧光染料包括饱和荧光染料和非饱和荧光染料，EvaGreen、SolisGreen 属于饱和荧光染料，非饱和荧光染料最常用的是 SYBR Green Ⅰ。

探针法是在 PCR 扩增时，加入一对引物的同时再加入一个特异性的荧光探针。该探针为一直线型的寡核苷酸，两端分别标记一个荧光报告基团和一个荧光淬灭基团，探针完整时，报告基团发射的荧光信号被淬灭基团吸收，PCR 仪检测不到荧光信号；PCR 扩增时（在延伸阶段），Taq 酶的 $5' \rightarrow 3'$ 外切酶活性将探针酶切降解，使报告荧光基团和淬灭荧光基团分离，从而荧光监测系统可接收到荧光信号，即每扩增一条 DNA 链，就有一个荧光分子形成，实现了荧光信号的累积与 PCR 产物形成完全同步，从而实现对产物实时定量。常见的探针类型主要包括 TaqMan 探针、双杂交探针、分子信标探针、蝎形探针，而 TaqMan 探针最为常用。

（二）实时荧光定量 PCR 的方法开发与应用

在基因治疗产品和细胞治疗产品临床前及临床评价中，生物分布研究是必不可少且极为重要的一部分，该研究的目的是寻找药物进入体内以后在靶组织及非靶组织的分布、存续和清除情况，以上研究目的的实现需要建立在不同组织中受试物浓度测定的基础上。对于基因治疗产品和细胞治疗产品的生物分析不同于传统药物，而对于适合该类药物的生物分析方法学验证截至目前更是缺乏相关指导原则。目前对于该类生物分析方法的验证均是从科学性的角度出发并基于研究目的而开展的一些验证工作，下面以荧光定量 PCR 为例简要介绍方法的开发思路与验证内容。

1. 研发阶段

（1）引物的设计：针对特定靶标设计相应的引物，验证引物特异性，包括引物产物特异性和种属特异性。如需使用探针法，则需要验证探针可用性。通常引物设计有 3 条基本原则：首先引物与模板的序列要紧密互补，其次引物与引物之间避免形成稳定的二聚体或发夹结构，最后引物不能在模板的非目的位点引发 DNA 聚合反应（即错配）。

具体实现这 3 条基本原则需要考虑到诸多因素，如引物长度（primer length），产物长度（product length），序列 Tm 值（melting temperature），引物与模板形成双链的内部稳定性（internal stability，用 ΔG 值反映），形成引物二聚体（primer dimer）及发夹结构（duplex formation and hairpin）的能值，在错配位点（false priming site）的引发效率，引物及产物的 GC 含量（composition）等。必要时还需对引物进行修饰，如增加限制性内切酶位点，引进突变等。根据有关研究资料，引物设计应注意如下要点：①引物的长度一般为 15 ~ 30 bp，常用的是 18 ~ 27 bp，但不应大于 38，因为过长会导致其延伸温度大于 74℃，不适于 Taq DNA 聚合酶进行反应。②引物在模板内应当没有相似性较高序列，尤其是 3′ 端，否则容易导致错配。③引物 3′ 端的末位碱基对 Taq 酶的 DNA 合成效率有较大的影响。不同的末位碱基在错配位置导致不同的扩增效率，末位碱基为 A 的错配效率明显高于其他 3 个碱基，因此应当避免在引物的 3′ 端使用碱基 A。另外，引物二聚体或发夹结构也可能导致 PCR 反应失败。5′ 端序列对 PCR 影响不太大，因此常用来引进修饰位点或标志物。④引物序列的 GC 含量一般为 40% ~ 60%，过高或过低都不利于引发反应。上下游引物的 GC 含量不能相差太大。⑤引物所对应模板位置序列的 Tm 值在 72℃左右可使复性条件最佳。⑥ ΔG 值是指 DNA 双链形成所需的自由能，该值反映了双链结构内部碱基对的相对稳定性。应当选用 3′ 端 ΔG 值较低（绝对值不超过 9），而 5′ 端和中间 ΔG 值相对较高的引物。引物的 3′ 端的 ΔG 值过高，容易在错配位点形成双链结构并引发 DNA 聚合反应。

（2）提取试剂盒的选择：为了获得满意的结果，模板的数量和质量都直接影响 PCR 的扩增结果。因此，从生物样本中提取 DNA 要尽可能选择快速有效的能使 DNA 游离出现的方法。现在市面上也有各种非常成熟的提取试剂盒供选择，应用比较多的是磁珠提取法和柱式提取法的试剂盒，研究者可以根据研究的目的进行合理选择。

（3）扩增体系确认：PCR 的扩增体系中通常需包括 PCR Mix（2×Buffer）、Forward Primer、Reverse Primer、Probe、Nuclease-Free Water、扩增模板，扩增体系总体积通常 20 ~ 50 μL。通过制备质控样本确定引物探针加入量及扩增体系的体积是否合适，根据需要调整引物探针的加入量和调整扩增体系优化反应条件。通过标准样本确定线性范围。

（4）扩增程序：一个 PCR 循环通常包括变性、退火和延伸三步反应，以上 3 个步反应通过设定不同的温度实现，每个反应设定的时间同样影响实时荧光定量 PCR 的结果。通常首先设置一个首次变性温度，并适当延长变性时间使模板充分解链，随后进行变性、退火和延伸数个循环的设定。荧光的收集时间通常设定在延伸阶段。

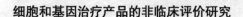

2. 验证阶段

对于开展药代动力学相关的生物分析方法必须在方法建立完成后进行必要的方法学验证，通过方法学验证的生物分析方法才可以用于生物样本的定量分析。当前各监管机构的现行的生物分析方法学验证指导原则中多为基于色谱分析及配体结合原理的分析方法。对于实时荧光定量 PCR 分析方法，这些指导原则多不适用或者不完全适用。研究者需结合实时荧光定量 PCR 的工作原理，进行基于目的方法学验证（fit-for-purpose）。验证项目通常包括：方法特异性、选择性、灵敏度、线性范围、精密度、准确度、方法适用性、方法耐用性、组织样本及基因组稳定性等。下面就以质粒为标准品开展几个常验证项目的常规做法进行介绍。

（1）特异性和选择性考察：①考察方法。通过分析不少于 6 个不同个体来源的空白实验动物的某一种组织提取的基因组样本（TC）来评价特异性；同时用对应个体来源的空白组织基因组分别制备 LLOQ 浓度水平样本来确定本方法的选择性。②接受标准。TC 样本无扩增或至少大于 STD1 样本的 1 个 Ct 值，且 LLOQ 浓度水平样本实测平均值准确度（准确度 = 实测值的平均值 / 理论值 ×100%）需在 50% ~ 150% 范围内。

（2）标准曲线考察：①考察方法。用空白实验动物的某一种组织提取的基因组溶液为稀释液将标准品配制成至少 6 个浓度点标准曲线模板样本，进行荧光定量 PCR，以 Ct 值为纵坐标，浓度的对数为横坐标拟合线性回归方程，建立标准曲线。②接受标准。线性回归相关系数不小于 0.98，扩增效率在 80% ~ 120%；回算准确度（实测值 / 理论值 ×100%）需在 50% ~ 150%。

（3）精密度准确度考察：①考察方法。用空白实验动物的某一种组织提取的基因组溶液为稀释液将标准品配制成高、中、低质控样本及定量下限样本（HQC、MQC、LQC、LLOQ），每浓度水平各 5 个平行样本，以配制的质控样本和定量下限样本为模板进行定量 PCR，并每批随行标准曲线。至少分析 6 个批次，且至少 2 个人在不同天完成。②接受标准。要求质控样本及定量下限样本批内及批间变异系数不大于 50%。对于批内和批间准确度，平均浓度应在理论值的 50% ~ 150%。

（4）方法适用性考察：①考察方法。考察试验所用检测体系适用于受试物的浓度分析。将受试物（基因治疗产品或细胞治疗产品）制备受试物重悬液，然后使用空白动物组织匀浆液作为稀释液进行 5 倍或 10 倍梯度稀释，稀释 6 个点，提取 DNA，以提取的 DNA 为模板进行扩增，以 Ct 值为纵坐标，浓度的对数为横坐标，绘制标准曲线。②接受标准。线性回归相关系数不小于 0.98，扩增效率在 80% ~ 120%。

（5）通用性考察：①考察方法。使用空白实验动物的某一种组织提取的基因组溶液为稀释液稀释标准品建立标准曲线，其他组织或基质提取的基因组溶液为稀释液配制高、中、低浓度质控样本，进行荧光定量PCR。②接受标准。高、中及低浓度质控样本的变异系数不大于50%，准确度要求在50% ~ 150%。若个别组织方法适用性不通过，需单独开展验证。

（6）方法耐用性考察：①考察方法。使用空白实验动物的某一种组织提取的基因组溶液为稀释液稀释标准品建立标准曲线，使用不同浓度空白试验动物的基因组（比如0.05 μg/μL 和0.5 μg/μL）分别配制高、中、低浓度质控样本，并以此为模板，进行定量PCR反应。②接受标准。各浓度空白实验动物的基因组配制高、中、低浓度质控样本的变异系数不大于50%，准确度要求在50% ~ 150%。

（7）稳定性考察：稳定性考察通常包括受试物的组织样本、含有受试物提取的基因组样本及质粒储备液、工作液等多种稳定性的考察，其中受试物的组织样本、含有受试物提取的基因组样本稳定性考察多采用与 C_0（制备后即刻）相比回收率满足在50% ~ 150%，而质粒通常开展凝胶电泳考察是否会发生降解。

3. 生物样本分析方法的应用

应在生物样品分析方法验证完成之后开始测试未知样本，每个未知样品一般测定一次，必要时可进行复测。每个分析批应建立标准曲线，随行高、中、低浓度的质控样品，每个浓度水平的质控样品至少做2个平行样本，每个样品3个复孔。空白样品，标准样品、质控样品、待测样品或未知样品需放在同一个扩增板上处理分析。每个浓度水平（低、中、高）至少有50%的质控样品的准确度在50% ~ 150%。如质控样品测定结果不符合上述要求，则该分析批样品测试结果作废。分析批中的样本重新提取分析。

（三）实时荧光定量PCR研究细胞和基因治疗产品生物分布注意事项注意事项

基因治疗产品及细胞治疗产品的生物分布试验通常伴随安全性评价试验进行，检测方法的验证需符合GLP的要求。在生物分布研究过程中步骤繁多，对试验结果的影响因素众多，多与操作相关。在做荧光定量实验时要注意些什么呢?

在操作中，交叉污染是影响试验结果最大的因素，所以应做到使用不含荧光物质的一次性手套（经常替换）、一次性移液器吸头（带滤嘴自卸式）；在试剂准备和标本处理时应使用超净工作台或防污染罩，并防止对环境的污染；操作台、移液器、离心机、PCR扩增仪等仪器设备应经常用10%次氯酸或75%乙醇擦拭消毒。每次实验前后用10%次氯酸和75%乙醇擦拭移液器、操作台。

荧光探针应避光保存，基于稳定性考虑，引物探针应尽量避免反复冻融，加入反应液中后，应尽快配制好反应体系进行扩增。

配制反应体系时，应注意移液器的使用方法，所有的液体都要缓慢加至管底，不要加至管壁，所有液体的混匀要用振荡器进行，不能用移液器吹打，反应体系配制完毕后低速离心数秒，避免产生气泡。

根据实验要求和目的，选定合适的时间窗进行取材，且组织取材部位需具有代表性，采集好的样本，最好根据每次实验用量，用冻存管分成几小份，在 −80℃条件下保存，尽量避免反复冻融；生物样本通常分成 3 类：如组织、分泌物、血清或全血；如果是血清，不能有溶血现象的发生，否则会影响 PCR 的扩增；如果是全血，最好不用 EDTA 作为抗凝剂，选用枸橼酸作为抗凝剂，否则会影响 PCR 的扩增；如果是组织，最好用蛋白酶 K 消化；如果是提 RNA 的标本，更应该防止反复冻融和保持标本的新鲜。

四、细胞和基因治疗产品的检测案例

对于 CAR-T 细胞产品，其 CAR-T 细胞的药代研究主要关注目标细胞在体内增殖水平、分布情况和存续时间，可选择的检测技术包括成像技术、流式细胞术、免疫组化技术、定量 PCR 技术等。成像法可以直观地检测 CAR-T 细胞的体内分布，活体成像的细胞标记可通过多种方法实现；流式细胞术可以检测动物血液、骨髓和脾脏中的 CAR-T 细胞；免疫组化的方法可以检测脾脏或其他脏器中 CD3$^+$ 细胞或 CAR$^+$ 细胞的表达，以提示人 T 细胞在动物脏器中的分布和累积；定量 PCR 方法可检测所有类型样本中代表人源 CAR-T 细胞的 DNA 或者 RNA 水平，PCR 方法推荐以 CAR 而不是 T 细胞作为特异性检测目标。目前，一些新的技术方法，如原位杂交等，也开发用于检测 CAR-T 细胞的组织分布。使用上述方法对 CAR-T 细胞进行标记后，是否对细胞的质量属性和生物学特性产生影响，以及是否对细胞的分布情况及其研究结果产生影响也值得关注。标记细胞的生产工艺、质量控制、生物学活性鉴定过程应与非标记细胞一致，并应对其检验结果进行对比，证明是否存在差异以及差异的程度，同时评价对细胞属性可能的影响。

在非临床研究中，推荐采用一种或多种适宜的细胞追踪方法评价细胞产品的分布、迁移、归巢及其存续和消亡特性，并阐述方法的科学性。

第四节　药代动力学研究案例及分析

目前，FDA 已有 19 种细胞和基因治疗产品获批（表 6-1），本节结合其中几个案例的临床前药代动力学研究进行阐述。

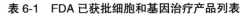

表 6-1　FDA 已获批细胞和基因治疗产品列表

序号	获批产品	持证商
1	ALLOCORD (HPC, Cord Blood)	SSM Cardinal Glennon Children's Medical Center
2	CLEVECORD (HPC Cord Blood)	Cleveland Cord Blood Center
3	Ducord, HPC Cord Blood	Duke University School of Medicine
4	GINTUIT (Allogeneic Cultured Keratinocytes and Fibroblasts in Bovine Collagen)	Organogenesis Incorporated
5	HEMACORD (HPC, cord blood)	New York Blood Center
6	HPC, Cord Blood	Clinimmune Labs, University of Colorado Cord Blood Bank
7	HPC, Cord Blood - MD Anderson Cord Blood Bank	MD Anderson Cord Blood Bank
8	HPC, Cord Blood - LifeSouth	LifeSouth Community Blood Centers, Inc.
9	HPC, Cord Blood - Bloodworks	Bloodworks
10	IMLYGIC (talimogene laherparepvec)	BioVex, Inc., a subsidiary of Amgen Inc.
11	KYMRIAH (tisagenlecleucel)	Novartis Pharmaceuticals Corporation
12	LAVIV (Azficel-T)	Fibrocall Technologies
13	LUXTURNA	Spark Therapeutics, Inc.
14	MACI (Autologous Cultured Chondrocytes on a Porcine Collagen Membrane)	Vericel Corp.
15	PROVENGE (sipuleucel-T)	Dendreon Corp.
16	TECARTUS (brexucabtagene autoleucel)	Kite Pharma, Inc.
17	YESCARTA (axicabtagene ciloleucel)	Kite Pharma, Incorporated
18	ZOLGENSMA (onasemnogene abeparvovec-xioi)	AveXis, Inc.

一、案例 1

2019 年 5 月 24 日，美国 FDA 批准首个基因治疗产品索伐瑞韦（Onasemnogene abeparvovec-xioi，商品名 Zolgensma）用于治疗 2 岁以下的儿童脊髓性肌萎缩症（SMA）患者，定价为 212 万美元 / 针，被誉为"美国历史上最贵的药"。

SMA 是以脊髓和下脑干中运动神经元变性、丢失为特征的一种遗传性神经肌肉疾病类的罕见病。主要病因为运动神经元存活基因 1（SMN1）突变，该基因编码的运动神经元存活（SMN）蛋白是维持人体运动神经元细胞正常功能的重要物质，突变造成正常蛋白数量降低，导致运动神经元细胞死亡，引起肌肉力量减弱甚至完全

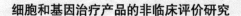

丧失。Zolgensma 是一种基于腺相关病毒载体的基因疗法，该载体将人的 SMN 基因的全功能拷贝递送到靶运动神经元细胞中。只需通过静脉注射用药 1 次即可使患儿的运动神经元 SMN 蛋白实现表达，改善患者肌肉运动和功能，提高脊髓性肌萎缩症患儿生存率。

临床前体内药理学研究表明，新生 SMNdelta7 小鼠单次静脉给药 1.2×10^{13} ~ 1.1×10^{14} vg / kg 的 Zolgensma，新生小鼠的生存期具有剂量依赖性改善。使用早期非临床载体进行的 SMNdelta7 小鼠的其他研究表明，运动功能、神经肌肉传递、体重增加和心脏功能均得到改善。在出生后第 1 天或第 2 天给药的小鼠中，存活率和体重增加的改善最高。

药代动力学主要对小鼠和非人类灵长类（NHPs）中载体的生物分布进行研究。以新生 FVB 鼠为模型，开展了为期 12 周的生物分布和 SMN 转基因表达谱研究。载体 DNA 在所评估的不同器官中具有不同的组织分布动力学特征。该研究中所有组织中的 SMN 转基因表达通常随着时间而降低。静脉注射 1.5×10^{14} vg/kg 的 Zolgensma 后，在心脏检测到最高水平的载体 DNA 浓度，其次是肺、肝、腰脊髓、股四头肌、脑、卵巢、脾脏和睾丸（表 6-2）。在给予 Zolgensma 至少 12 周后，小鼠的脑、腰脊髓、心脏、肝、肺、脾和股四头肌中检测到人类 SMN 转基因表达。SMN mRNA 转录水平第 3 周时在心脏和股四头肌最高，在脾脏和卵巢中最低，并且随时间下降（表 6-3）。

表 6-2　FVB 小鼠中 Zolgensma 的 DNA 生物分布（vg/μg DNA）

器官	第 3 周	第 6 周	第 12 周
脑	4277	16345	5785
心	176750	169500	355750
肝	64050	19940	22975
腰脊髓	17538	11465	11370
肺	36175	41500	49700
股四头肌	13552	7148	18550
脾脏	180	71	89
卵巢（$n=2$）	268	215	532
睾丸（$n=2$）	130	45	27

表 6-3　FVB 小鼠中人 SMN mRNA 表达（总 RNA 拷贝数 /μg）

器官	第 3 周	第 6 周	第 12 周
脑	63550	35128	4121
心	4547500	2385000	121975
肝	194250	66150	4945

续表

器官	第 3 周	第 6 周	第 12 周
腰脊髓	30600	32175	2070
肺	89900	6818	506
股四头肌	508600	623500	30260
脾脏	136	72	74
卵巢（$n=2$）	179	123	—
睾丸（$n=2$）	1130	365	16

除上述生物分布的主要药代动力学研究外，产品研发企业还进行了一系列其他药理学和毒理学研究以支持产品开发，其中包含大量生物分布相关信息。

在新生和成年 C57Bl / 6 小鼠静脉内注射 2.7×10^{14} vg/kg 或更高剂量的表达绿荧光蛋白（GFP）的腺相关病毒 AAV9 后，研究比较了编码 GFP 的重组 scAAV9（scAAV9.CBA.GFP）的组织分布和转导效率。在新生和成年小鼠的心脏，骨骼肌，脊髓和大脑中均检测到 GFP 表达。研究描绘了 scAAV9.CBA.GFP 在中枢神经系统中转导的总体分布特征：主要分布于新生小鼠的神经元，靶向背根神经节（DRG）和下运动神经元，而成年小鼠的主要分布于星形胶质细胞，靶向大脑和脊髓。这项研究表明，为了在中枢神经系统中靶向神经元细胞，需要在小鼠的新生阶段进行静脉给药。

另一项研究评估了不同年龄（从新生儿至 3 岁）食蟹猴的转基因表达谱。向新生至 3 月龄食蟹猴静脉注射（$1.0 \sim 3.0$）$\times 10^{14}$ vg/kg 的 scAAV9.CBA.GFP，给药后 $21 \sim 25$ 天在中枢神经系统、骨骼肌、肝脏、心脏、肾上腺、脾脏、肠道平滑肌、睾丸、肺和肾脏中检测到 GFP 表达。而且在中枢神经系统中所有脊髓节段的运动神经元和 DRG 中都检测到了 GFP 的表达。在 $1 \sim 3$ 岁不同年龄的食蟹猴给予 scAAV9.CBA.GFP 后，主要表现为小胶质细胞和星形胶质细胞的转导，而不是大脑中的神经元转导。此项研究结果与新生小鼠的相似，支持了将 scAAV9 系统递送至目标运动神经元的原理。向 PND1 食蟹猕猴中以 1.0×10^{14} 病毒颗粒总量（2.2×10^{11} vp /g BW）的剂量水平静脉推注 scAAV9.CBA.GFP 同样观察到相似的结果。25 天后，在脊髓的 DRG 和运动神经元中检测到 GFP 表达。

一项为期 24 周的毒理学研究评估了在新生 FVB 小鼠中以 6.7×10^{13} vg/kg 和 3.3×10^{14} vg/kg 的剂量单次静脉内给予 scAAV9.CBA.SMN 的安全性和生物分布。在雄性动物的两个剂量水平以及雌性动物的高剂量水平，观察到体重具有剂量依赖性短暂的降低。在以 3.3×10^{14} vg/kg 剂量水平给予 scAAV9.CBA.SMN 的小鼠中，心脏的载体 DNA 浓度最高，其次是脑、肝、肺、淋巴结、注射部位（肌肉）、股四头肌和脊髓，在评估的第 $3 \sim 24$ 周，血脂水平普遍下降。在空肠、肾脏、胰腺和脾脏中检测到中等水平的载体 DNA，而在性腺中发现最低的载体 DNA 浓度。人 SMN

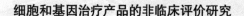

转基因在雄性和雌性小鼠的大脑、心脏、肝脏、脊髓、肺、股四头肌和肾脏中高表达。性腺是唯一在所有时间点都没有任何 SMN 转录活性的组织。

另一项研究评估了在 3 个月大的猕猴中单次静脉注射 6.7×10^{13} vg/kg scAAV9.CBA.SMN 180 天后的毒理学和转基因表达谱。人 SMN 表达存在于所有组织中，在肾上腺、心脏、肝脏和骨骼肌中含量最高（> 1000 个转录本 /μg mRNA）。在睾丸、脑、脊髓、肾、肺和肠中检测到较低的表达（< 1000 转录物 /μg mRNA）。这项研究 Zolgensma 的 NOAEL 为 6.7×10^{13} vg/kg。

可以看出，基因治疗产品的药代动力学特征往往与产品疗效和安全性密切相关，在早期对药代动力学的深入研究，可以对产品的作用靶点、作用机制乃至毒理评估起到重要支持作用。

二、案例 2

Imlygic 是安进（Amgen）生产的皮肤癌治疗产品，于 2015 年 10 月 29 日获得美国 FDA 的批准，这也是第一款获得 FDA 批准的溶瘤病毒治疗产品，用于治疗初次手术后复发的黑色素瘤患者的不可切除的皮肤、皮下和淋巴结病变。Imlygic 是一种基因修饰的溶瘤病毒，为减毒的单纯疱疹病毒 1 型（HSV-1），经工程改造可表达人粒细胞巨噬细胞集落刺激因子（GM-CSF），以增强对病毒复制过程中释放的肿瘤抗原的反应。Imlygic 的作用机制可能包括：①裂解注入的肿瘤，随后释放感染并破坏相邻肿瘤细胞的病毒颗粒；②释放肿瘤相关抗原（TAA），此过程是肿瘤细胞裂解的结果，引发被表达的 GM-CSF 增强的免疫反应，从而获得全身性抗肿瘤作用。

在动物体内进行了以下生物分布研究以评估病毒 DNA 水平和人 GM-CSF 转录本水平。

BALB/c 小鼠皮下或静脉注射 Imlygic 0.6×10^7 PFU，采用 Q-PCR 对血样、尿液以及附睾 / 卵巢、脾、肝、肾、心脏、肺、眼睛、脑、三叉神经节和注射部位等组织进行病毒水平检测。研究结果表明，小鼠皮下注射 Imlygic 后，主要在注射部位检测到病毒 DNA；皮下注射 24 h 后，注射部位的病毒 DNA < 64 ~ 8190 拷贝 /μg DNA，并且其中 1 只雌性大鼠的尿液中检测到 68.6 拷贝 /μg DNA，在其他评估的组织中没有检测到病毒 DNA；注射后 28 天，系统清除几乎完成。静脉注射 24 h 后，在所有评估的组织中均检测到病毒 DNA，主要部位是血液（29369 ~ 80216 拷贝 /μg DNA）、注射部位（402 ~ 18995 拷贝 /μg DNA）和肝脏（2334 ~ 10855 拷贝 /μg DNA）。在脾脏（523.8 ~ 1705 拷贝 /μg DNA），心脏（272.5 ~ 2443 拷贝 /μg DNA），肺（125.9 ~ 961 拷贝 /μg DNA），眼睛，肾脏，三叉神经节，性腺和尿液中也检测到病毒 DNA（< 64 ~ 508 拷贝 /μg DNA）。到 56 天时，所有组织（血

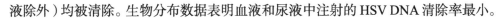

液除外）均被清除。生物分布数据表明血液和尿液中注射的 HSV DNA 清除率最小。

同时，研究对抗 HSV 抗体进行了分析。所有注射 Imlygic 的小鼠在第 28 天的血清样品中显示 1 ~ 100 抗体指数值（对照小鼠的指数值 = 0.2）。静脉注射的小鼠在每个时间点（第 28、56 和 85 天）的抗体水平比皮下注射小鼠更高（约高 2 倍）。直到最后一个时间点（注射后 85 天），两个注射组的抗体水平都持续增加。

另一项研究考察了肿瘤内注射 Imlygic 后的生物分布。向 BALB/c 小鼠右侧腹部皮下注射 A20 鼠 B 细胞淋巴瘤 / 悬浮培养物，每只小鼠 2×10^5 细胞。当组均肿瘤体积达到约 100 mm^3（约注射后 12 天）时，以 1×10^5 或 5×10^5 PFU 剂量水平向肿瘤注射 Imlygic 50 μL。采用 Q-PCR 对血样、尿液以及组织样本［眼睛、骨髓（股骨）、心脏、肾脏、肝脏、肺、淋巴结、脾脏、血液、注射部位（肿瘤）、性腺、大脑、小脑、泪腺、唾液腺、粪便（来自直肠）和鼻黏膜］进行病毒水平检测。

结果表明，给药后第 8 天，95% 的注射肿瘤病毒呈阳性，在第 8 天为 45%，第 91 天为 20%，表明清除率随时间变化。5×10^5 PFU 剂量组小鼠的平均拷贝数 /μg 约为 1×10^5 剂量组的 3 倍，在肿瘤体积和病毒拷贝数之间似乎存在反比关系。在所有时间点，13% 的病毒注射动物血样为阳性，其中第 8 天为 15%，第 14 天为 13%，14 天之后为 6%。在注射后 91 天中，所有剂量组小鼠的肝，淋巴结和脾脏均呈阳性。在血液中病毒 DNA 水平最高的四只动物中，在心脏（$n=4$），肾脏（$n=3$）和肺（$n=3$）中也检测到了病毒 DNA。研究者认为这些组织中病毒 DNA 的存在可能是血液向这些组织灌注的结果。在两只注射了病毒的小鼠的大脑中发现病毒 DNA，但与这些动物的不良反应无关。

上述结果表明，肿瘤内注射 Imlygic 后，主要局限于肿瘤和血液，以及可能与免疫介导的病毒清除相关的组织（脾脏、淋巴结、肝脏）。泪腺、鼻黏膜或粪便中没有病毒 DNA，说明从眼泪，黏液或粪便中二次暴露（即脱落）病毒 DNA 的可能性很小。

在对肿瘤内注射 Imlygic 后渗漏情况的研究表明，肿瘤细针抽吸物（FNA）活检部位未见有任何病毒"泄漏"。CT26 异种移植的 BALB/c 小鼠肿瘤内注射 5×10^5 PFU 后，在第 8 天收集肿瘤的 FNA，在第 1 ~ 4 天和第 9 ~ 11 天擦拭穿刺部位。对所有拭子和吸出液进行噬斑测定（检测 $< 1 \times 10^2$ PFU），收集的样品中均未检测到斑块。

在评估肿瘤内注射 Imlygic 后血清和肿瘤中 GM-CSF 水平的研究中，BALB/c 小鼠的 A20 肿瘤中单次注射 Imlygic 后，在注射 24 h 后实体瘤和血液中检测到 huGM-CSF。肿瘤中检测到平均 huGM-CSF 水平 0.55 μg huGM-CSF / mg 总蛋白，血清平均 huGM-CSF 水平为 0.00015 μg huGM-CSF/mg 总蛋白。第 4 天在血清中未检测到

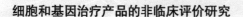

huGM-CSF；然而，直到第 7 天，在肿瘤中仍可检测到 huGM-CSF。上述结果可推测，hGM-CSF 在人体的潜在全身暴露率很低，表明全身和生殖毒性的风险较低。

三、案例 3

Kymriah 是一种 CAR-T 的免疫细胞疗法，由宾夕法尼亚大学和诺华公司共同研发的革命性免疫细胞疗法，于 2017 年 8 月通过美国 FDA 批准上市。作为第一个批准的 CAR-T 疗法，Kymriah 最开始主要被用于治疗 25 岁以下复发或难治性 B 细胞急性淋巴性白血病（ALL）的患者。ALL 是一种起源于淋巴细胞的 B 系或 T 系细胞在骨髓内异常增生的恶性肿瘤性疾病。异常增生的原始细胞可在骨髓聚集并抑制正常造血功能，同时也可侵及骨髓外的组织，如脑膜、淋巴结、性腺、肝等。ALL 在儿童中占儿童白血病的 70% 以上，在成人中占 20% 左右。CAR-T 细胞治疗恶性肿瘤的方法以白血病细胞表面上的 CD19 抗原为靶点，使用患者自身的、基因修饰过的 T 细胞来攻击癌细胞，T 细胞被修饰后，会输回患者体内。整个治疗过程预计需要 22 天完成，这种疗法具有精准靶向、杀伤性和活跃性持久的特点。2018 年 5 月，Kymriah 第二个适应证获批，用于治疗复发或难治性大 B 细胞淋巴瘤的成人患者（先前接受过两次或以上的系统治疗）。

对 Kymriah 进行的非临床研究包括：①使用人质膜蛋白阵列评估 CD19 结合域的特异性；②评估 Kymriah 在小鼠异种移植瘤模型中的体内抗肿瘤活性；③评估选定的毒理学参数、细胞分布，以及 Kymriah 在荷瘤小鼠中的持续性；④慢病毒整合到人类基因组的基因组插入位点分析。对 14 例个体供体（2 例健康供体和 12 例小儿全或弥漫性大 B 细胞淋巴瘤）的 Kymriah 进行了基因组插入位点分析。转基因样品显示了传统的慢病毒整合位点模式，在相关基因或克隆性附近没有优先插入位点。未进行基因毒性试验、体内致癌性研究、发育和生殖毒性研究。

一项非临床生物分布研究探索了 Kymriah 的药代动力学特性。将 NOG 小鼠（每组 4 只动物）植入人急性 B-ALL（研究第 0 天），3 周（第 21 天）后注入剂量为 1×10^6，5×10^6 或 20×10^6 细胞的 CAR^+ T 细胞。在这项研究中使用试验样品为两种不同 CD19 靶向的 CARs 按 1∶1 混合：αCD19-ζCAR（表达 scFv αCD19-CD3-ζ 嵌合免疫受体的 LTG118 慢病毒载体）和 αCD19-BB-ζCAR（即 Kymriah；表达 scFv αCD19-CD3-ζ-4-1-BBL 嵌合免疫受体的 LTG119 载体）。相对于甘油醛 3-磷酸脱氢酶（GAPDH），存在 2.4 个 LTG118 拷贝和 1.7 个 LTG119 拷贝，并且载体 119 与载体 118 之比为 0.7。

结果表明，给予 T 细胞混合物后的 21 天和 35 天，除一只小鼠的肾脏样本（给药后 35 天；LTG118 和 LTG119）外，所有给予 20×10^6 细胞的小鼠的脾脏，肺脏和肾脏均检测到 T 细胞。给药后第 21 天，在骨髓中未获得有效结果；但是，在给药后 35 天，所有动物骨髓中均可检测到 T 细胞。在较低剂量的 5×10^6 和 1×10^6 细胞水平下，仅在少数动物中检测到 T 细胞。而 5×10^6 细胞剂量下，大多数动物肺中均检测到 T 细胞。在研究第 217 天，一只剂量为 5×10^6 细胞小鼠的脾脏，肾脏和骨髓中均检测到 T 细胞。

在 T 细胞给药后的第 21 天和第 35 天，与脾脏，肾脏和骨髓相比，肺中载体 /500 ng DNA 的中位拷贝数高 3 ~ 20 倍。脾脏，肾脏和骨髓样品中的拷贝数相似。在研究第 217 天，给予 5×10^6 细胞剂量的一只动物中，带有 LTG119 载体的 T 细胞的拷贝数在骨髓中高于脾脏，在肾脏中拷贝数最低。带有 LTG118 载体的 T 细胞的拷贝数在脾脏中高于在骨髓中，在肾脏样品中没有获得有效的结果。在第 42 天和第 56 天的研究中，脾脏和肾脏中 LTG118 和 LTG119 载体的拷贝数之间存在良好的相关性。但在肺和骨髓中这种相关性不太明显。

第五节 结 语

对于 CGT 产品，在临床前药代动力学研究中，应针对目标产品的特性，充分理解目标产品的作用机制和拟定适应证等，对研究内容、动物模型、检测方法等合理设计，关注目标产品在体内的全过程，并根据研究结果对产品的活性和安全性进行深入分析和评价，以期为产品以及临床研究提供更多参考信息。

参考文献

［1］国家药品监督管理局药品审评中心．基因治疗产品非临床研究与评价技术指导原则（征求意见稿）[EB/OL]．（2021）. http://www.cde.org.cn/news.do?method=largeInfo&id=7c0c3775d594f3cd.

［2］The Food and Drug Administration, Guidance for Industry Bioanalytical Method Validation. [EB/OL]. (2018-05). https://www.fda.gov/regulatory-information/search-fda-guidance-documents/bioanalytical-method-validation-guidance-industry.

［3］ICH M10 Bioanalytical Method Validation. [EB/OL]. (2018-05). https://www.fda.gov/regulatory-information/search-fda-guidance-documents/bioanalytical-method-validation-guidance-industry.

［4］U.S. Food and Drug Administration. Interpreting Sameness of Gene Therapy Products Under the Orphan Drug Regulations; Draft Guidance for Industry. [EB/OL]. (2020-01). https://www.fda.gov/regulatory-information/search-fda-guidance-documents/interpreting-sameness-gene-therapy-products-under-orphan-drug-regulations.

［5］U.S. Food and Drug Administration. Long Term Follow-up After Administration of Human Gene Therapy Products; Guidance for Industry. [EB/OL]. (2020-01). https://www.fda.gov/media/113768/download.

［6］U.S. Food and Drug Administration. Human Gene Therapy for Hemophilia. [EB/OL]. (2020-01). https://www.fda.gov/regulatory-information/search-fda-guidance-documents/human-gene-therapy-hemophilia.

［7］U.S. Food and Drug Administration. Human Gene Therapy for Rare Diseases. [EB/OL]. (2020-01). https://www.fda.gov/regulatory-information/search-fda-guidance-documents/human-gene-therapy-rare-diseases.

［8］U.S. Food and Drug Administration. Human Gene Therapy for Retinal Disorders; Guidance for Industry. [EB/OL]. (2020-01). https://www.fda.gov/media/124641/download.

［9］U.S. Food and Drug Administration. Evaluation of Devices Used with Regenerative Medicine Advanced Therapies; Guidance for Industry. [EB/OL]. (2019-02). https://www.fda.gov/media/120266/download.

［10］U.S. Food and Drug Administration. Expedited Programs for Regenerative Medicine Therapies for Serious Conditions; Guidance for Industry. [EB/OL]. (2019-02). https://www.fda.gov/media/120267/download.

［11］U.S. Food and Drug Administration. Regulatory Considerations for Human Cells, Tissues, and Cellular and Tissue-Based Products: Minimal Manipulation and Homologous Use. [EB/OL]. (2017-12). https://www.fda.gov/regulatory-information/search-fda-guidance-documents/regulatory-considerations-human-cells-tissues-and-cellular-and-tissue-based-products-minimal.

［12］U.S. Food and Drug Administration. Same Surgical Procedure Exception under 21 CFR 1271.15(b): Questions and Answers Regarding the Scope of the Exception; Guidance for Industry, November 2017[EB/OL]. https://www.fda.gov/media/89920/download.

［13］U.S. Food and Drug Administration. Deviation Reporting for Human Cells, Tissues, and Cellular and Tissue-Based Products Regulated Solely Under Section 361 of the Public Health Service Act and 21 CFR Part 1271; Guidance for Industry, September 2017[EB/OL]. https://www.fda.gov/media/107703/download.

［14］U.S. Food and Drug Administration. Recommendations for Microbial Vectors Used for Gene Therapy; Guidance for Industry, September 2016[EB/OL]. https://www.fda.gov/media/94200/download.

［15］U.S. Food and Drug Administration. Design and Analysis of Shedding Studies for Virus or Bacteria-Based Gene Therapy and Oncolytic Products; Guidance for Industry, August 2015[EB/OL]. https://www.fda.gov/media/89036/download.

［16］U.S. Food and Drug Administration. Considerations for the Design of Early-Phase Clinical Trials of Cellular and Gene Therapy Products; Guidance for Industry, June 2015[EB/OL].

https://www.fda.gov/regulatory-information/search-fda-guidance-documents/considerations-design-early-phase-clinical-trials-cellular-and-gene-therapy-products.

［17］U.S. Food and Drug Administration. Determining the Need for and Content of Environmental Assessments for Gene Therapies, Vectored Vaccines, and Related Recombinant Viral or Microbial Products; Guidance for Industry, March 2015[EB/OL]. https://www.fda.gov/media/91425/download.

［18］U.S. Food and Drug Administration. Guidance for Industry: BLA for Minimally Manipulated, Unrelated Allogeneic Placental/Umbilical Cord Blood Intended for Hematopoietic and Immunologic Reconstitution in Patients with Disorders Affecting the Hematopoietic System, March 2014[EB/OL]. https://www.fda.gov/regulatory-information/search-fda-guidance-documents/bla-minimally-manipulated-unrelated-allogeneic-placentalumbilical-cord-blood-intended-hematopoietic.

［19］U.S. Food and Drug Administration. IND Applications for Minimally Manipulated, Unrelated Allogeneic Placental/Umbilical Cord Blood Intended for Hematopoietic and Immunologic Reconstitution in Patients with Disorders Affecting the Hematopoietic System-Guidance for Industry and FDA Staff, March 2014[EB/OL]. https://www.fda.gov/media/89441/download.

［20］U.S. Food and Drug Administration. Guidance for Industry: Preclinical Assessment of Investigational Cellular and Gene Therapy Products, November 2013 [EB/OL]. https://www.fda.gov/media/87564/download.

［21］U.S. Food and Drug Administration. Guidance for Industry: Preparation of IDEs and INDs for Products Intended to Repair or Replace Knee Cartilage, December 2011[EB/OL]. http://www.fda.gov/BiologicsBloodVaccines/GuidanceComplianceRegulatoryInformation/Guidances/CellularandGeneTherapy/default.htm.

［22］U.S. Food and Drug Administration. Guidance for Industry: Clinical Considerations for Therapeutic Cancer Vaccines, October 2011[EB/OL]. https://www.fda.gov/media/82312/download.

［23］U.S. Food and Drug Administration. Guidance for Industry: Potency Tests for Cellular and Gene Therapy Productsn, January 2011[EB/OL]. https://www.fda.gov/media/79856/download.

［24］U.S. Food and Drug Administration. Guidance for Industry: Cellular Therapy for Cardiac Disease, October 2010[EB/OL]. http://www.fda.gov/BiologicsBloodVaccines/GuidanceComplianceRegulatoryInformation/Guidances/CellularandGeneTherapy/ucm164265.htm.

［25］U.S. Food and Drug Administration. Guidance for Industry: Considerations for Allogeneic Pancreatic Islet Cell Products. [EB/OL]. (2009-09). http://www.fda.gov/biologicsbloodvaccines/guidancecomplianceregulatoryinformation/guidances/cellularandgenetherapy/ucm182440.htm.

［26］U.S. Food and Drug Administration. Guidance for FDA Reviewers and Sponsors: Content and Review of Chemistry, Manufacturing, and Control (CMC) Information for Human Somatic Cell Therapy Investigational New Drug Applications (INDs). [EB/OL]. (2008-04). https://www.fda.gov/media/73624/download.

［27］U.S. Food and Drug Administration. Guidance for Industry: Guidance for Human Somatic Cell Therapy and Gene Therapy, March 1998[EB/OL]. https://www.fda.gov/regulatory-information/search-fda-guidance-documents/guidance-human-somatic-cell-therapy-and-gene-therapy.

［28］SHAYAKHMETOV, D M. A high-capacity, capsid-modified hybrid adenovirus/adeno-associated virus vector for stable transduction of human hematopoietic cells, Journal of Virology[J]. 2002, 76(3): 1135-1143.

［29］COUCH R B, KNIGHT V, DOUGLAS R G JR, et al. The minimal infectious dose of adenovirus type 4; the case for natural transmission by viral aerosol[J]. Trans Am Clin Climatol Assoc, 1969, 80: 205-211.

［30］WEN H, QU Z, YAN Y, et al. Preclinical safety evaluation of chimeric antigen receptor-modified T cells against CD19 in NSG mice[J]. Ann Transl Med, 2019, 7(23).

［31］屈哲，耿兴超，李波，等 . CAR-T 细胞产品毒性评价概述 [J]. 中国新药杂志，2019, 28(21): 2646-2650.

［32］孟淑芳，王佑春，黄瑛，等 . CAR-T 细胞治疗产品质量控制检测研究及非临床研究考虑要点 [J]. 中国药事，2018, 32(6): 829-852.

［33］LI Y H, HUO Y, YU L, et al. Quality control and nonclinical research on CAR-T cell products: General principles and key issues[J]. Engineering, 2019 (5): 122-131.

［34］张澄，霍艳，黄瑛，等 . 间充质干细胞临床前安全性研究概况 [J]. 中国医药生物技术，2018, 13(6): 544-546.

［35］BRIANR L, KRYSTALSANDZA, CHRISTIAN V, et al. The impact of pre-existing immunity on the non-clinical pharmacodynamics of AAV5-based gene therapy[J]. Molecular Therapy: Methods & Clinical Development Vol. 13 June 2019.

［36］MAI B, THAYER, SARA C, et al. POE Immunoassay: plate-based oligonucleotide electro-chemiluminescent immunoassay for the quantification of nucleic acids in biological matrices[J]. scientific reports, 2020, (10): 10425.

［37］NAULT J C, DATTA S, IMBEAUD S, et al. Recurrent AAV2-related insertional mutagenesis in human hepatocellular carcinomas[J]. Nat Genet, 2015, 47(10): 1187-1193.

［38］FOUST K D, NURRE E, MONTGOMERY C L, et al. Intravascular AAV9 preferentially targets neonatal neurons and adult astrocytes[J]. Nat Biotechnol, 2009, 27(1): 59-65.

［39］BEVAN A K, DUQUE S, FOUST K D, et al. Systemic gene delivery in large species for targeting spinal cord, brain, and peripheral tissues for pediatric disorders[J]. Mol Ther, 2011, 19(11): 1971-1980.

［40］FOUST K D, WANG X, MCGOVERN V L, et al. Rescue of the spinal muscular atrophy phenotype in a mouse model by early postnatal delivery of SMN[J]. Nat Biotechnol, 2010, 28(3): 271-274.

［41］BEVAN A K, HUTCHINSON K R, FOUST K D, et al. Early heart failure in the

SMNDelta7 model of spinal muscular atrophy and correction by postnatal scAAV9-SMN delivery[J]. Hum Mol Genet, 2010, 19(20): 3895-3905.

［42］MEYER K, FERRAIUOLO L, SCHMELZER L, et al. Improving single injection CSF delivery of AAV9-mediated gene therapy for SMA: a dose-response study in mice and nonhuman primates[J]. Mol Ther, 2015, 23(3): 477-487.

［43］DUQUE S I, ARNOLD W D, ODERMATT P, et al. A large animal model of spinal muscular atrophy and correction of phenotype[J]. Ann Neurol, 2015, 77(3): 399-414.

［44］ANESTI A M, SIMPSON G R, PRICE T, et al. Expression of RNA interference triggers from an oncolytic herpes simplex virus results in specific silencing in tumour cells in vitro and tumours in vivo[J]. BMC Cancer, 2010, 10: 486.

［45］GOINS W F, HUANG S, HALL B, et al. Engineering HSV-1 Vectors for gene therapy[J]. Methods Mol Biol, 2020, 2060: 73-90.

［46］CORRIGAN P A, BEAULIEU C, PATEL R B, et al. Talimogene laherparepvec: An oncolytic virus therapy for melanoma[J]. Ann Pharmacother, 2017, 51(8): 675-681.

［47］HOFFNER B, IODICE G M, GASAL E. Administration and handling of talimogene laherparepvec: an intralesional oncolytic immunotherapy for melanoma[J]. Oncol Nurs Forum, 2016, 43(2): 219-226.

［48］陶雪，刘爱春. CAR-T 治疗复发 / 难治性弥漫大 B 细胞淋巴瘤的新进展 [J]. 现代肿瘤医学 , 2020, 28 (20): 3620-3623.

［49］BUZHOR E, LESHANSKY L. Cell-based therapy approaches: the hope for incurable diseases[J]. Regen Med, 2014, 9(5): 649-672.

［50］ALI S, KJEKEN R, NIEDERLAENDER C. The european medicines agency review of kymriah (Tisagenlecleucel) for the treatment of acute lymphoblastic leukemia and diffuse large B-cell lymphoma[J]. Oncologist, 2020, 25: 321-327.

第七章

CGT 的致瘤性 / 成瘤性评价

随着科技的发展，可用于临床的药物类型也发生巨大变化，相应的药物致瘤性 / 成瘤性评价方法也要随之不断改进。CGT 致瘤性 / 成瘤性的评价对于预测此类药物以后临床中的应用有着非常重要的作用，对于用药的剂量、周期和部位都有明确的指导作用。传统药物的标准致瘤性 / 成瘤性评价模型对于 CGT 不是完全适用，需要进行不断的探索研究。本章从基本概念、国内外关于致瘤性 / 成瘤性的指导原则入手，接着分别介绍 CGT 的评价现状，包括传统的体内和体外试验动物模型、试验方法和新兴的技术方法。本章最后给出 CGT 致瘤性 / 成瘤性评估的相关案例，由于 CGT 都有其自身的特性，其致瘤性 / 成瘤性风险因素也不同，因此对于此类产品相关研究试验模型及方法目前尚未达到共识，文中根据目前的评价现状结合人类临床致癌性的经验提出一些相关的考虑，为 CGT 致瘤性 / 成瘤性评估的发展提供指导方向。

第一节 CGT 药物致瘤性 / 成瘤性评价概述

一、致瘤性、成瘤性、致癌性的概念

肿瘤（neoplasm）的发生是一个复杂的生物学过程，通常分为多细胞突变，突变细胞的选择性生长和恶性转化三个阶段。癌变（carcinogenesis）用来表示肿瘤的发生发展过程，它可因外源性物质诱导产生，也可自发形成。已知大多数的致癌物都可直接作用于细胞并导致细胞 DNA 损伤，而细胞分裂和死亡的速度也是影响恶性转化过程的重要因素。

生物技术药物引发肿瘤的风险受到普遍的重视。世界卫生组织（World Health Organization，WHO）将致瘤性（oncogenicity）定义为：非细胞因素如化学物质、病毒、病毒核酸、病毒基因或亚细胞成分等引起动物正常细胞形成肿瘤的能力。此

定义与国际人用药品注册技术协调会（International Conference on Harmonization of Technical Requirements for Registration of Pharmaceuticals for Human Use，ICH）指南 S1 中使用的致癌性（carcinogenicity）同义。

我国 2017 年颁布的《细胞治疗产品研究与评价技术指导原则（试行）》中明确了细胞治疗产品的成瘤性（tumorigenicity）和致瘤性的概念。成瘤性指动物接种细胞后在注射部位和（或）转移部位由接种细胞本身形成肿瘤的能力，即接种细胞自身形成肿瘤的能力。致瘤性指细胞裂解物中的化学物质、病毒、病毒核酸或基因以及细胞成分接种动物后，导致被接种动物的正常细胞形成肿瘤的能力，即接种物［细胞和（或）裂解物］促使正常细胞转变为肿瘤细胞的能力。换句话说，由接种物导致宿主发生肿瘤的称为药物的致瘤作用，而由接种物产生肿瘤的称为药物的成瘤作用。促瘤性（tumor enhancement）是指干细胞影响体内已存在的肿瘤细胞的生长和扩增，表示对肿瘤细胞生长的促进作用。致癌性、成瘤性、致瘤性和促瘤性等都有相近的含义，但也有细微差别，习惯上将传统采用的大小鼠开展的 2 年在体试验称为"致癌性试验"，而涉及体外的或培养细胞的致瘤性评价时常用成瘤性、致瘤性以及促瘤性进行区分。

二、CGT 致瘤性评价现状

用于临床的细胞治疗产品主要包括三种类型：①人多能干细胞，如人胚胎干细胞，诱导的多能干细胞；②成体干细胞，组织来源的或驻留的干细胞，如间充质干细胞，造血干细胞等；③功能成熟或高分化的和结构性体细胞，如视网膜色素上皮细胞，心肌细胞等。

当前，细胞类药物开发领域正在经历前所未有的发展，越来越多的 CGT，如人胚胎干细胞治疗产品（human embryonic stem cell therapy products，hESCs）和人多能干细胞治疗产品（human pluripotent stem cell therapy products，hPSCs），已被成功用于临床或即将进入临床研究阶段。2010 年美国进行了全球首例源自人胚胎干细胞（human embryonic stem cell，hESC）的细胞治疗产品治疗脊髓损伤患者的临床试验，此后在多个国家进行了多项 hESC 的 CGT 的临床试验。2014 年在日本开展了世界上第一项使用自体和同种异体诱导多能干细胞（induced pluripotent stem cell，iPSC）衍生的视网膜色素上皮细胞治疗年龄相关性黄斑变性患者的临床研究。2017 年在英国开展了同种异体 iPSC 衍生的间充质干细胞用于治疗类固醇抵抗性急性移植物抗宿主病的临床试验。因其固有的复杂性和异质性，在这些临床研究中，了解这些产品在人类中形成肿瘤的潜力是安全性评价的重要内容之一。

来源于人多能干细胞的人源性诱导多能干细胞治疗产品（human induced

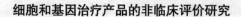

pluripotent stem cell therapy products，hiPSCs）因其内在的基因不稳定性存在致瘤性风险，在软琼脂糖克隆形成试验和成瘤性检测试验中显示有恶性转化的潜力。在癌细胞培养基和免疫缺陷小鼠能产生恶性畸胎瘤，提示具有成瘤性风险。其中，第一个 hiPSCs 临床试验采用了人胚胎来源的神经前体细胞（human ESC-derived neural progenitor cell，NPC）产品 GRNOPC1 在用于治疗急性脊髓损伤的试验中发现小鼠脊柱再生组织部位出现囊肿，即使囊肿无增殖还是导致在第一个患者接受治疗之前试验暂停一年。Liang 的研究也证实诱导的多能干细胞基因组的不稳定性和致瘤性 / 成瘤性潜力存在关联。

三、CGT 的致瘤性风险

细胞产品的致瘤风险主要见于多能干细胞治疗产品（pluripotent stem cell therapy products，PSCs）和胚胎干细胞治疗产品（embryonic stem cell therapy products，ESCs）等。首先成瘤性和多能性都是干细胞的固有属性，两者可能存在共同的调控网路，多能干细胞（pluripotent stem cells，PSC）基因表达网络被认为是致瘤性的基础，多能干细胞治疗产品（pluripotent stem cell therapy products，PSCs）中维持和诱导多能性的基因表达网络也参与肿瘤发生的网络调控，这包括 Myc 转录因子和多个多能性调控基因如 Nanog、Oct4 和 Sox2 等。Narva 等发现 hESC 基因组畸变导致近一半（44%）的基因转录上调，在功能上与癌症基因表达相关。同时未分化的细胞都具有固有的致瘤 / 成瘤特性，因其固有的多能性，在免疫缺陷动物中可以形成畸胎瘤，表明 PSCs 的成瘤性与已分化 PSCs 恶性转化，未分化 PSCs 残留形成的良性畸胎瘤有关，两者均可分别产生由一个或全部三个胚层组成的肿瘤。在最终的 CGT 中，即使残留很少未分化 hPSCs，也会在使用后发展成肿瘤，这是导致其致瘤性 / 成瘤性风险的一个主要原因。

干细胞以自我更新和多能性的特征区别于其他类型细胞，PSC 与胚胎干细胞（embryonic stem cell，ESC）生物学和生长特性相似，ESC 已被证明能在免疫缺陷小鼠体内产生畸胎瘤（良性肿瘤），这种畸胎瘤通常包含多种分化或部分分化细胞类型的混合成分，表明 ESC 具有形成畸胎瘤的潜力和风险。

hESCs 或 hPSCs 具有比成体干细胞更高的成瘤性，并且未分化的 hPSCs 在本质上也是成瘤的，hPSCs 作为最终的细胞治疗产品，要经过合适的质量控制试验（染色体组型和多能性评估），并且通过建立个性化的检测方法，且在个案的基础上进行测试，来制定产品能满足最低的临床使用标准，并且鉴定未分化细胞或转化细胞的能力，以确保终产品中不应含有未分化细胞，并设立检测限，确定至少多少数量的细胞能引起肿瘤发生。

细胞产品的致瘤性／成瘤性风险还与细胞自身形成肿瘤的能力有关。理论上，hPSC 来源的细胞产品成瘤性检测主要是对最终产物中残留的未分化细胞或转化细胞的检测（表 7-1），两者都被认为是最终分化细胞产品中的污染物或杂质。

表 7-1　构成致瘤性风险的关键影响因素类别

风险	危险因素
PSC 残留	最终产品被残留的 PSC 污染
细胞转化	细胞转化和致瘤调控网络的激活，如细胞扩增、整合载体的细胞转导以及 CTPs 的细胞制备中的分化／激活过程
基因不稳定性	潜在

另外基因治疗产品致瘤性风险，是基于理论上存在潜在的插入突变的可能，还考虑到载体和转基因带来的影响。白血病的基因治疗出现转录病毒载体导致的原癌基因插入激活是基因治疗的引发肿瘤的直接证据。

四、致瘤性评价的方法和策略

（一）药物致瘤性（致癌性）试验的发展历程

早在 20 世纪 60 年代，美国国家癌症研究所（National Cancer Institute，NCI）就制定了一些程序性试验（programmed test）来确立化学物质暴露对人类癌症风险的评估过程，基本的认识前提是能导致人类癌症的化学物质，也会在实验动物试验中诱发癌症。致癌性试验最初被作为一种癌症筛检方法，到 1975 年，该方法正式成为行业指南中的推荐方法。随后，啮齿类动物致癌性试验被用于评价长期接触某种化学物质或长期使用某种药物的安全性评价中，用于预测其致癌性风险，并用于药物的注册申请。致癌性试验逐渐成为评估致癌性的"金标准"。

由经济合作与发展组织（Organization for Economic Co-operation and Development，OECD）（1981 年）和美国 FDA 颁布，制订形成了开展啮齿类动物 2 年致癌性试验的标准试验研究方案（Redbook，1982 年）。国际癌症研究机构（Inernational Agency for Research on Cancer，IARC）就是采用致癌性试验来确定"有可能（possible）"或"很可能（probably）"的人类致癌物，国家毒理学计划（National Toxicology Program，NTP）关于致癌物的报告中也是采用开展致癌性试验的方法来预测人类致癌物。但上述方案对啮齿类动物品系的选择未做明确要求。

20 世纪 70 年代后期开始，美国国家癌症研究所／美国国家规划处（National Cancer Institute，NCI/United States National Planning Service）大多选用 F344 大鼠和 B6C3F1 小鼠开展致癌试验，而制药企业则在致癌试验中较多使用 Wistar 大鼠、SD 大鼠和 CD-1 小鼠。转基因小鼠在 90 年代后期逐渐被使用，据统计，到 2011 年

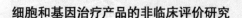

FDA 药品评价与研究中心（FDA Center for Drug Evaluation and Research，CDER）40% 的研究方案来自 rasH2 转基因小鼠。啮齿类动物致癌性试验是最昂贵的（高达 800 ~ 1000 只动物/试验）的毒理学试验，试验周期包括 2 年的动物给药和 1 ~ 2 年组织病理学分析和报告撰写。

在国内，随着从仿制药向创新药的策略转变，需要进行致癌性评价的新药大量出现，使得致癌试验的开展成为近年来药物临床前研究的重点和难点。目前从各监管机构公开的药品信息来看，评价致癌性的动物试探一般包括一项 2 年大鼠试验和一项 2 年小鼠试验，或一项 2 年大鼠试验和一项 6 个月的转基因小鼠试验，可根据实际情况选择合适的组合。致癌试验由于周期长、数据繁多，除了要考虑受试物的分类、作用机制、剂量 – 暴露关系、肿瘤的发生部位、合适的统计学分析等信息外，其试验结果的分析还需要有充足的自发性肿瘤背景数据作为参考，以帮助判断肿瘤发生率的增加是否与给药相关。

一般来说，用于识别潜在的人类致癌物并估计其致癌效力，通常采用啮齿动物开展在体试验。设计开展致癌性试验的考虑要点包括以下几个方面：预计用药持续时间（即持续用药或间歇用药超过 6 个月）、适应证、患者人群（包括疾病的性质及其对寿命的影响和患者整体健康状况）、给药途径和系统暴露量等，以及给药操作导致的机体刺激或损伤。此外，也需要考虑重复给药毒性研究中癌前病变的证据，或者因产品类别（遗传毒性、免疫抑制、激素活性等）不同而产生的值得关注的因素。

致癌性试验通常会在临床前阶段后期或在药物的临床开发阶段进行。在啮齿动物的致癌性试验中，若得到的结果为阳性，就需要毒理学家进一步开展机制研究，来全面评估致癌效应与人类的相关性。无论致癌性试验的结果如何，它都是安全性数据的重要组成部分，也是批准临床和上市申请的重要参考。

（二）CGT 致瘤性/成瘤性评价

降低致瘤性/成瘤性的基本策略就是尽量减少残留 CGT 产品中的转化细胞，通过提高细胞纯度检测的敏感性，实现测试方法标准化，以减少成瘤性细胞杂质。到目前为止，还没有关于 CGT 致瘤性/成瘤性评估的详细指南文件。评估 CGT 致瘤性/成瘤性的多因素风险，建立一种通用的策略来测试肿瘤发生的风险显然是不可行的。因此，应该根据候选 CGT 的质量和安全属性进行深入的风险评估，以建立相关的安全测试方法和评估潜在风险的策略，同时还需要考虑预期的患者人群。

用于治疗用途的细胞往往具有多种功能，并可能因所处环境不同其特征会发生改变，也可能导致不可预测或非期望的效应或毒性，如免疫反应和非预期毒性反应，因此，无论在监管层面和技术层面都面临严峻的挑战。而在临床前安全性阶段进行全面而深入的评估和"量身定做"评估策略是减少其潜在风险和促进新 CGT 临床进程的必然要求。

细胞治疗产品的成瘤性／致瘤性评价，需要考虑到细胞治疗产品中具体细胞种类的不同、各细胞群／亚群分型的分化状态、生产过程对细胞的影响、基因修饰细胞中转导基因的表达（如各种生长因子）、细胞治疗产品诱导或增强宿主体内形成肿瘤的潜能、目标人群等因素，需要评价细胞治疗产品引起宿主细胞或细胞治疗产品本身发生肿瘤的风险。目前关于细胞治疗产品致癌性评价的动物模型及其预测价值尚未达成科学共识，传统的致癌性试验也不完全适应于细胞治疗产品。

成瘤性试验的传统方法是基于体内的成瘤性检测，在免疫缺陷小鼠的特定部位（皮下，肾囊下或睾丸囊下）接种一定量的细胞后，监测肿瘤的形成。尽管 CGT 的安全评价试验中经常包含体内成瘤性分析，但其对 CGT 的敏感性可能因实验条件（如动物物种和免疫抑制水平）而异。这种变异表明，体内成瘤性检测可能不够灵敏，无法检测到在最终 CGT 中很少量污染的 hPSCs 或转化细胞。因此，体外增殖检测方法在成瘤性评价中具有重要意义。

生物技术药物致瘤性／致癌性风险评估通常采用证据权重法研究其成瘤性或引起或促进肿瘤生长（致瘤性和促瘤性）的潜在风险。如何将结果外推到人还存在一些理论前提或争议。在 CGT 试验中也是如此，采用动物在体评价的理论假设依然是人类细胞在动物模型中的行为与在人体中的行为是一致的，替代在体试验的体外试验等方法的研究一直在不断的开发中，到目前还没有更好的、能完全代替在体试验的方法，指南也仍然要求在某些情况下进行体内致瘤性检测。

五、动物模型的选择

采用大小鼠等啮齿类动物开展的 2 年致癌性试验是传统药物临床前安全性评估致癌性的经典方法，用来评价受试物对预期患者的致癌性风险。通常，长期用药（连续用药达 6 个月或以上，或间歇反复用药累计超过 6 个月）的小分子药物，上市前应完成大小鼠的 2 年致癌性试验。ICH 的指导原则后来推荐采用 6 个月的基因工程小鼠短期致癌性试验来替代传统的 2 年致癌性试验。但对于生物技术药物而言，生物技术药物不产生直接的遗传毒性，一般不会生成具有活性的遗传毒性代谢物，所以其致癌性风险不是本身的直接致癌作用而可能是通过表观遗传机制导致，如促进细胞增殖、改变免疫功能等。当生物技术药物在啮齿类动物模型有生物活性而无免疫原性，其他辅助试验也未表明有进行致癌性试验的必要，此时需要基于假设追加试验。

对致癌性评价而言，动物模型的意义或对临床安全性的预测能力一直饱受争议。美国 CDER 对 60 项系统性药物研究进行了为期两年回顾性评价。对 FDA/CDER 数

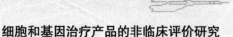

据库进行评估后，一般认为，除了已经获得的信息外，还需要更多的信息和数据才能更好地评估 2 年致癌性试验结果的意义。同时，致癌机制相关的研究发现对药物的致癌性进行早期预测是很困难的，有许多确认的致癌机制本质上与遗传毒性无关，需要更长期的给药才能成功诱导，甚至有些机制很可能与人类肿瘤风险毫无关联。但是 FDA 并不支持这样的观点，基于两年回顾性评价的初步审查，FDA 仍然认为早期预测性研究同样具有一定的价值。

ICH 专家工作组就短期致癌性试验的价值和如何更好地评估药物对人类潜在的致癌风险进行了讨论，对第二种啮齿动物的附加价值问题提出异议。通过对各种数据库进行评估后，建议在某些情况下使用短期替代试验可能具有同等或更高价值。其后开展了全球范围内的合作研究，对 ICH 指南中提出的几个新模型（包括 p53$^{+/-}$、ras H2$^{+/-}$、Tg AC、Xpa$^{+/-}$ 转基因动物模型，新生小鼠模型，离体叙利亚仓鼠胚胎）进行重点的系统评价，但这项合作研究没有包括任何生物技术药物，将结果外推到生物技术药物的可行性目前还不清楚。

转基因小鼠（敲入和敲除）常被用作动物模型来评价生物药的生物活性和毒性反应。人源化小鼠在特定细胞可表达人类受体，可通过该模型更准确的评价其激动剂或拮抗剂（药物）与同源性受体结合导致的后果，即可反映药物毒性。使用转基因小鼠进行致癌性评价时，最重要的是了解不同模型的局限性，还要了解其病理学背景，才能更科学地优化结果的外推，有影响的动物模型属性特征包括：表位分布、密度、表达、功能、调节、信号转导通路 / 调控的相似性等。而不同的转基因小鼠模型可能会得到不一致甚至相反的实验结果，这依赖于其启动子调控和表达表型的差异。此外，动物种属的基因型以及基因插入位点的差异也是重要的影响因素。

在大多数情况下，基于监管先例，大鼠和（或）小鼠被认为是评估传统药物的常规致癌性风险的良好模型。已有大量商品化的免疫缺陷动物模型，包括严重联合免疫缺陷（severe combined immunodeficiency disease，SCID）的小鼠，被认为是体内肿瘤发生合理的评价模型。NOD/ SCID，γCnull（NOG）小鼠和 NOD/ SCID / IL-2γKO（NSG）小鼠，都存在 T 细胞、B 细胞和 NK 细胞功能的严重缺陷，因而能确保在这些模型上细胞移植接种时更高的成功率。在一些短期和长期毒理学研究中，会选择不完全免疫缺陷模型（如无胸腺裸鼠），人源性细胞已经成功地在免疫缺陷大鼠中被移植。主要是因为考虑其具有更大的体型能接受更多的细胞剂量。

除了在体动物模型评价方法外，越来越多体外检测方法不断用于 CGT 致癌性 / 成瘤性检测。表 7-2 列出了常用的体外评价方法，表 7-3 对常见体内外方法的优缺点进行了归纳。

表 7-2　CGT 致瘤性／成瘤性常见体外检测方法

目的	方法	指标	优势	劣势
多能干细胞检测	流式细胞术	多形性干细胞蛋白标志物	快速（<1天）相较于传统的软琼脂克隆形成试验更敏感 可鉴定、分离，收集单个细胞	只能检测细胞的已知蛋白标志物 "门技术"验证影响结果
	qRT-PCR，微滴数字 PCR	检测多形性干细胞的基因标志	简单，快速（6h）qRT-PCR 和数字 PCR 一样敏感	仅检测细胞已知的基因标志物
	多能干细胞的高效培养	多能干细胞的克隆形成	操作简单	示踪检测数量庞大的多能性干细胞
	分泌到培养基中的分子标志物检测	多能干细胞的分子标志	操作简单，非侵入性监测多能干细胞	示踪检测结果易受培养基和其他细胞培养条件等因素影响
免疫细胞检测	细胞增殖检测（多次传代后）	细胞增殖率	方法简单，成本低廉 相较于使用洛书检测免疫细胞或非肿瘤形成细胞更敏感	示踪检测数量庞大的免疫细胞
不依赖接触的生长（半固体介质的克隆形成能力）	数字化软琼脂克隆形成试验	恶性转化细胞克隆形成	快速（数周到数月）高度敏感性，相较于传统软琼脂克隆形成试验，能在 10^7HeLa 细胞中检测出 1 个人源间充质干细胞	不适用于悬浮细胞，除外失巢凋亡细胞 高内涵照相系统是必需的硬件 因与诱导的凋亡不相关，不能检测 hPSC 细胞
基因不稳定性检测	核型检测	数量，尺寸和染色体结构	已在技术上用于化学物质的基因毒性检测	基因异常与致瘤性的相关性不确切
	aCGH	基因拷贝数的变异	—	不能示踪检测数量庞大 hCTP 杂质细胞
	FISH 检测	特定 DNA 片段的定位定量检测	—	—
	NGS 基因测序	基因组单核苷酸变异和拷贝数变异	NGS 开展的基因异常的广泛分析	—

aCGH：是 CGH 的改进法，比较基因组杂交，只能检测不平衡染色体改变；FISH：荧光原位杂交技术；NGS：新一代基因测序技术

表 7-3 用于致癌性评价不同方法的优缺点比较

模型	优势	局限性
2 年啮齿类动物致癌性试验	标准试验方法 背景数据丰富	花费高 时间长 动物数量大 种属差异大 弱致癌性不能检测 区分自发性肿瘤和诱发性肿瘤是挑战
Tg-Hras2 小鼠致癌性试验	降低成本 试验周期缩短，动物数量减少 能检测弱到中强的全部遗传毒物的致癌性 敏感性高 已用于 rhKFG 产品审评	对非遗传致癌物评价可能不适合 病理评价的标准化是非常必要的 依赖于特异性机制 背景数据有限
p53+/− 小鼠	降低成本 试验周期缩短 动物数量减少	对非遗传致癌物评价可能不适合 病理评价的标准化是非常必要的（如严格区分增生和腺瘤） 背景数据有限
免疫缺陷动物致癌性评价	可用于评价细胞产品的成瘤性	需要对试验进行优化，包括动物数量和给药周期 哪种遗传缺陷或哪个种属的使用还缺乏足够的数据
人源化小鼠（表达人受体）	用于测试临床产品	可能带来超预期的反应性 阳性结果的外推更加慎重 供试品引起非生理性反应
SHE 细胞转化试验	减少成本，减少试验周期 可用于致癌性机制检测 用于评价诱发的形态转化的潜力 可显示癌症的多阶段进程 优先适用于评价影响发育的遗传性毒物 与啮齿类动物检测结果一致性好	试验复杂 不能区分遗传毒性和非遗传毒性导致的致癌性 不适用于评价遗传毒性致癌物 生物技术药物有一定限制
细胞转化试验（体外）：Balb/c 3T3，C3H10T1/2，Bhas 42 细胞	降低时间和成本 用于筛查非遗传致癌物	试验难度大 不同实验室敏感性差异大 生物技术药物有一定限制

六、CGT 评价国内外指导原则

细胞和基因治疗产品的安全性评价研究应遵从药物非临床研究质量管理规范（good laboratory practice，GLP）原则。对于某些在非 GLP 条件下的研究，应经评估其试验结果可靠性、完整性及对细胞和基因治疗产品总体安全性评价的影响后方可以采纳。致瘤性／成瘤性的评价也应遵从 GLP 原则。

目前，包括 WHO、ICH、欧洲药物管理局（European Medicines Agen，EMA）、FDA、日本厚生劳动省（Japan's Ministry of Health，Labour and Welfare，MHLW）等全球监管机构已针对细胞和基因产品发布了多个指南性文件（表 7-4），以支持开发人类使用的细胞治疗产品。这些指导原则为临床试验批准和上市批准应考虑的质量、安全和有效性方面提供了工作框架。监管机构已认识到，每个 CGT 和预期的患者可能都有独特的属性和安全特性，这就需要在安全评估中采用最佳的策略。然而，这些指南中还没有提供针对肿瘤发生风险的检测方法的详细信息。对细胞和基因治疗产品安全性，尤其是致瘤性／成瘤性的考量，目前尚无统一标准。

表 7-4　细胞和基因治疗产品致瘤性评价相关指导原则

监管机构	指导原则
WHO	Recommendations for the evaluation of animal cell cultures as substrates for the manufacture of biological medicinal products and for the characterization of cell banks. Annex 3, Technical Report Series,No.978
ICH	Q5D:Derivation and Characterisation of Cell Substrates Used for Production of Biotechnological/Biological Products.16 July 1997
	S6(R1):Preclinical Safety Evaluation of Biotechnology-Derived Pharmaceuticals.12 June 2011
FDA	Guidance for industry: Preclinical assessment of investigational cellular and gene therapy products.2013.11
EMA	Guideline on human cell-based medicinal products. London: European Medicines Agency;2008.(EMEA/CHMP/410869/2006)
	Guideline on the non-clinical studies required before first clinical use of gene therapy medicinal products. London: European Medicines Agency; 2008. (EMEA/CHMP/GTWP/125459/2006)
	Guideline on quality, non-clinical and clinical aspects of medicinal products containing genetically modified cells. London: European Medicines Agency; 2018.(EMA/CAT/GTWP/671639/2008 Rev.1)
	Guideline on quality, non-clinical and clinical aspects of gene therapy medicinal products. London: European Medicines Agency;2018. (EMA/CAT/80183/2014)

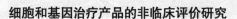

监管机构	指导原则
MHLW	Guideline on Ensuring the Quality and Safety of Pharmaceuticals and Medical Devices Derived from the Processing of Autologous Human Somatic Stem Cells.(Notification No.0907-2,PSFB/MHLW,7 September 2012)
	Guideline on Ensuring the Quality and Safety of Pharmaceuticals and Medical Devices Derived from the Processing of Allogeneic Human Somatic Stem Cells.(Notification No.0907-3,PSFB/MHLW,7 September 2012)
	Guideline on Ensuring the Quality and Safety of Pharmaceuticals and Medical Devices Derived from the Processing of Autologous Human Induced Pluripotent Stem(-Like) Cells.(Notification No.0907-4,PSFB/MHLW,7 September 2012)
	Guideline on Ensuring the Quality and Safety of Pharmaceuticals and Medical Devices Derived from the Processing of Allogeneic Human Induced Pluripotent Stem(-Like) Cells.(Notification No.0907-5,PSFB/MHLW,7 September 2012)
	Guideline on Ensuring the Quality and Safety of Pharmaceuticals and Medical Devices Derived from the Processing of Human Embryonic Stem Cells.(Notification No.0907-6,PSFB/MHLW,7 September 2012)
中国	人体细胞治疗研究和制剂质量控制技术指导原则 . 2003
	干细胞制剂质量控制及临床前研究指导原则（试行）. 2015
	细胞治疗产品研究与评价技术指导原则（试行）. 2017
	人基因治疗研究和制剂质量控制技术指导原则 . 2008

（一）WHO 指导原则

WHO 技术报告系列 TRS 第 978 号准则附件 3《关于评价动物细胞培养物作为生产生物医药产品的基质和细胞库特性的建议》提出体内致瘤试验的目的是检查细胞库表型的稳定性。试验方案简单概况为：给 10 只裸鼠 10^7 个动物细胞 / 只，观察 4 个月，并与合适的阳性对照组进行比较，推荐 HeLa 细胞作为阳性对照品。将 50% 终点的肿瘤产生剂量（TPD_{50}）即肿瘤发生概率为 50% 时所需的细胞数量，作为致瘤表型的单位。病毒感染、突变和由诱变剂或应急引起的致瘤激活可改变细胞的致瘤表型。然而，其仅涵盖作为制造生物制品细胞基质的动物活细胞，而不包括直接用于患者移植治疗的细胞产品。几种体外检测方法，如流式细胞术、定量反转录聚合酶链反应（quantitative reverse transcription polymerase chain reaction，qRT-PCR）和软琼脂菌落形成试验和细胞增殖试验，可用于检测最终产物中残留的未分化 hPSC 和（或）转化细胞。

（二）ICH 指导原则

ICH 指南 Q5D《用于生产生物技术 / 生物产品的细胞底物的起源和特征描述》也引用了上述 WHO 指南中的致瘤性试验。该指南提出了未经修饰的人体体细胞通常被认为极少致瘤性而不进行致瘤性试验。对源自人体体细胞产品需考虑：加工过程中包含致瘤细胞污染最终产物和非同源使用时移植部位微环境的影响。防止交叉污染和体外永生化细胞的检测对细胞衍生产品的质控至关重要。因此，只要人体成熟体细胞自符合 GMP 条件下制备，无须进行非临床的体内致瘤性试验。

ICH 指南 S6（R1）《生物制品的临床前安全性评价》中尽管明确的产品范围不包括细胞和基因治疗产品，但其中仍有许多适用性。致癌性应该从临床拟用人群和治疗期限方面，确定是否需要对生物制品进行特定产品的潜在致癌性评估（参见 ICH S1A 指导原则）。如果证据权衡结果没有潜在致癌性，则无须进行啮齿类动物的生物试验。若具有诱导转化细胞增殖和克隆扩增潜力的产品可能具有致瘤性，应采用与试验患者人群可能相关的多种恶性细胞和正常的人体细胞对其受体表达进行评价，确定产品刺激表达该受体的正常或恶性细胞生长的能力。当体外数据提示存在潜在致癌性时，需要采用相关动物模型进行进一步试验。在长期重复给药毒性试验中检测一些灵敏的细胞增殖指标可能会提供有用的信息。在某些情况下，如果产品在啮齿类动物中具有生物活性且无免疫原性，而其他试验又未提供评估潜在致癌性的充分信息，则应考虑使用一种啮齿类动物进行试验。

（三）FDA 指导原则

美国将组织、细胞或基于细胞、组织的产品（HCT/Ps）均归入此类。HCT/Ps 是指含有人类细胞或组织，可通过植入、移植、静脉输注等方式转入受体内的产品。

2013 年 FDA 发布了行业指南《研究性细胞和基因治疗产品的临床前评价》，在细胞治疗中提到了成瘤性问题，指出可能影响评估的因素包括：细胞分化状态、在产品制造过程中所进行的细胞操作的程度和生长动力学特点、转基因细胞的转基因表达、潜在的诱导或增强存在亚临床宿主恶性细胞的肿瘤形成和目标患者人群。在动物中进行的评估研究应该使用预期的临床产品，而不是类似的动物细胞。目前，关于选择最相关的动物模型来评估肿瘤发生潜力或以目前的动物模型来预测临床肿瘤发生概率等尚未达成科学共识。其他研究设计考虑事项包括：①对照组（例如未分化的细胞、部分分化细胞、阳性对照、空白对照）；②足够的动物数量，满足统计学要求，包括任何背景形成肿瘤的发生率；③需包含最大可行剂量；④受试物应到达拟定的临床治疗部位；⑤足够长的试验周期。

基因治疗部分研究设计中提到基因治疗产品的体内和体外给药的整体安全性，在致瘤性评价方面应考虑转基因和载体类型、重组产物的遗传稳定性和整合能力。需考虑一些特殊的载体问题。如非病毒载体，复制能力缺失的病毒载体、病毒载体（包括腺病毒、腺相关病毒、反转录酶和慢病毒、痘病毒和单纯疱疹病毒），具有复制能力的溶瘤载体和用于基因治疗的微生物载体等。

（四）EMA 指导原则

EMA 将采用新兴技术的医学治疗产品归类为一种特殊药品，即先进治疗医学产品，包括细胞产品、基因产品和组织工程产品等，是指含有经过处理的被改变了生物学特性的细胞或者组织，可用于疾病的治疗、诊断或者预防。

2008 年发布了《人体细胞药物（CBMP）指南》，提出由于宿主细胞和来自CBMP 细胞肿瘤转化的风险导致的成瘤性，应酌情进行考量。传统的致癌性试验不适用。最好是在常规细胞培养上限或超过上限的细胞中进行致癌性试验。也应特别着重分析在生物分布研究中发现含有应用细胞或表达产物的组织。

2008 年发布的《基因治疗药物首次临床使用前的非临床研究指南》提出基因治疗药品或其产物致癌性研究一般不采用啮齿动物，应在生物信息学中评估其致癌性（如存在癌基因蛋白序列或基因治疗产品在基因组中的作用方式）。如已检测到致癌性，则应在适当的体内/体外模型中评估致瘤性（如通过分析增殖力，对外源性刺激的依赖、对细胞凋亡刺激的反应和基因组修饰）。

2018 年发布的《含有转基因细胞药品质量、非临床及临床研究的指导原则》和《基因治疗药品质量、非临床及临床研究的指导原则》，指出非临床开发中一般不需要进行啮齿动物致癌性研究，但是根据产品的种类，需在相关肿瘤信号、肿瘤基因激活或细胞增殖指数的体内/体外模型上研究致瘤/致癌性。提出应特别注意癌基因的激活和（或）肿瘤抑制基因的失活以及插入突变引起的风险。如果基因修饰的原代细胞显示有克隆整合谱和（或）在癌基因或肿瘤抑制基因中发现整合，则需要进行致瘤性研究。

是否应该研究基因治疗药品致瘤性和致癌性可依照 ICH S6 致癌性的证据权重（WoE）方法来定，并考虑到以下结果：①对目的性药物靶点和通路药理学（如生长因子转基因问题）的认识；②与致癌基因研究结果相关的靶向和通路相关机制/药理特性以及已知次要药理学特征，以及潜在的人致癌基因预测；③潜在的基因插入突变研究结果；④重复给药毒性研究的组织病理学评估结果，例如有特殊意义的组织病理学结果，包括肥大细胞、弥漫性和（或）灶性细胞增生、持久性组织损伤和（或）慢性炎症、瘤前病变以及肿瘤；⑤激素微扰的证据；⑥免疫抑制：人体发生肿瘤的致病因素之一；⑦特殊的研究和终点：特殊染色技术、新的生物标志物、新兴技术和备选检测系统所得数据，可同其科学原理共同提交，以解释或预测动物和（或）人类致癌基因通道和机制。

（五）日本 MHLW 指导原则

在日本，根据 2014 年实施的《药品和医疗器械法》，基因（体外、体内）治疗和细胞治疗被归类为"再生医学产品"，包括可用于预防或治疗疾病的可重构、修

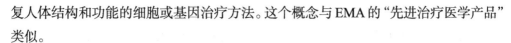

复人体结构和功能的细胞或基因治疗方法。这个概念与 EMA 的"先进治疗医学产品"类似。

MHLW 与日本药品与食品安全局于 2012 年发布了《源自人类自体干细胞加工的药品和医疗器械质量和安全性指导原则》《源自人类异体干细胞药品和医疗器械的质量和安全性指导原则》《源自人类自体诱导多能干细胞（样）药品和医疗器械的质量和安全性指导原则》《源自人类同种异体诱导多能干细胞（样）药品和医疗器械的质量和安全性指导原则》《源自人类胚胎干细胞药品和医疗器械的质量和安全性指导原则》等一系列指导原则。全面讨论形成肿瘤的可能性，包括良性肿瘤和（或）恶性肿瘤，考虑产品的类型和特征、细胞数量、给药途径、应用模式（如细胞层或细胞悬液）、细胞移植部位、靶向疾病以及试验系统的适用性等参数。这些指导原则指出，如必要可进行合适的动物模型试验。如细胞数不足、最终产物中的细胞不能使用，则需要中间产物的细胞来评估其致瘤性。动物的种类、菌株和免疫状态也可能影响其敏感性。对于细胞来说，讨论细胞生长变化和致瘤性，包括良性肿瘤和恶性转化。当使用可以插入染色体的载体时，应考虑评估异常增殖和（或）致瘤性的必要性。

（六）中国法规和指导原则

2003 年实施了《人体细胞治疗研究和制剂质量控制技术指导原则》，规定体细胞治疗的临床前试验中对于某些长期培养的体细胞，应进行致癌性试验。体外试验包括软琼脂克隆形成试验；体内试验采用裸鼠试验，按国家药品管理当局有关细胞株检定和质量控制要求进行，应证明经体外处理后已失去生长和增殖能力。

2008 年实施了《人基因治疗研究和制剂质量控制技术指导原则》，基因治疗的总体安全性评估中提到无论是自体或异体细胞，经基因操作后，均需作致瘤试验。对于瘤苗（肿瘤细胞）类制品，必须提供该瘤细胞经过何种处理能有效地阻止继续增殖的证据。致癌试验包括软琼脂细胞生长及裸鼠内致癌试验。在分子遗传学评估方面，对体内基因导入的治疗方案，需提供动物体内重组病毒或重组 DNA 制品导入靶组织与非靶组织的分布情况、基因的表达情况。对于体外基因导入的方案，须提供导入基因的细胞进入体内后的活性和目的基因的表达情况和分布。

2015 年发布了《干细胞制剂质量控制及临床前研究指导原则（试行）》，临床前研究中明确致瘤性和成瘤性的评价，对高代次或经过体外复杂处理和修饰的自体来源以及各种异体来源的干细胞制剂，应当进行临床前研究阶段动物致瘤性评估。建议选择合适的动物模型，使用合适数量的干细胞、合理的植入途径和足够长的观察期，以有效评价制剂的致瘤性。另外，由于大多数间充质干细胞制剂具有相对的弱致瘤性，建议在动物致瘤性试验中，针对不同类型的干细胞，选择必要数量的细胞和必要长的观察期。在动物致瘤性试验不能有效判断致瘤性时，建议检测与致瘤性相关的生物学性状的改变，如细胞对生长因子依赖性的改变、基因组稳定性的改变、与致瘤性密切相关的蛋白（如癌变信号通路中的关键调控蛋白）表达水平或活性的改变、对凋亡诱导敏感性的改变等，以此来间接判断干细胞恶性转化的可能性。

2017 年颁布了《细胞治疗产品研究与评价技术指导原则（试行）》，其中引述了 FDA《研究性细胞和基因治疗产品的临床前评价》的内容，指出需评价细胞治疗产品引起宿主细胞或细胞治疗产品本身发生致瘤性 / 致癌性风险。提到由于免疫排斥反应，人源细胞治疗产品的致瘤性 / 致癌性试验可考虑使用免疫缺陷的啮齿类动物模型进行。

（七）其他关于细胞产品的指导原则

国际干细胞研究协会（International Association for Stem Cell Research，ISSCR）的《干细胞临床转化的指导原则》中对干细胞及其产品可能具有的特有毒副反应进行界定。原则指出，细胞经培养而生长，尤其是长时间或在一定环境压力下培养的细胞，有可能会发生非整倍体分化或 DNA 重组、基因缺失以及出现其他遗传性后表观遗传的异常情况，这样的情况可能使细胞发生严重病变（如肿瘤）。另外，鉴于多功能干细胞的性质及其固有的可形成畸胎瘤的功能，应特别关注 HES、hiPSC、iPSC 以及它们分化的衍生物所具有的潜在的成瘤性。对任何干细胞产品，必须评估其成瘤性的风险，尤其在该产品在培养中经过广泛处理或经过转基因处理，更是如此。细胞产品在获准进行人体临床使用前，必须在毒理的审查机构指导下，制订清晰的计划以评估其成瘤性风险。细胞制剂中若出现成瘤性的倾向，则可设计涉及基因修饰细胞的"自杀程序"作为应对策略，以外源性药物（例如，纳入胸苷激酶基因进入细胞，从而使它们对丙氧鸟苷敏感）来清除细胞。

（八）基因治疗产品

FDA 于 1993 年给出的基因治疗的定义是：基于修饰活细胞遗传物质而进行的医学干预。在基因治疗方面，2017 年 12 月 22 日，前 CFDA 颁布的《细胞治疗产品研究与评价技术指导原则（试行）》开始实施。该文件对细胞治疗药品的研发、生产与注册指明了路径。

（九）小结

随着 hiPSCs 或其他具有致瘤潜能的 CGT 越来越多地进入临床，目前的致瘤性评估策略需要改进，并最终在不同国家之间进行协调。目前已经开发出新的方法，建议将其作为测试 hPSC-CGT 安全性的补充。要将其纳入产品质量和安全保证的标准测试体系，就需要通过协作努力进行有力的验证。当然，这是成功推动这类产品开发中必须面对的一个重大挑战。

到目前为止，EMA 和 FDA 公布的指南中还没有做后续的跟进（解释或修订），仍有一些问题尚未明确。比如，若在检测（体内或体外方法）中结果显示为阳性，即出现肿瘤发生的证据，后续应采取什么步骤，是否应该限制对细胞的操作等问题在现有的指南都没有明确。在细胞浓度方面的限制，也缺少进一步纯化方面的推荐。Barkholt 等的研究表明：间充质干细胞的风险极低，进行体外核型鉴定即可。然而，这导致了进一步的问题，这个做法应该写入指南还是个别适用，hiPSCs 也面临同样的问题。

第二节　细胞治疗产品的致瘤性／成瘤性评价

一、细胞治疗产品的成瘤性／致瘤性

细胞治疗产品（CT）的种类多样，具有特定的生物学特性，其制造工艺，离体操作以及长时间的细胞传代等因素可能引起产品污染（如残留未分化的干细胞），产生恶性转化细胞／突变和遗传不稳定性。此外，基因修饰干细胞表达的外源基因（如各种生长因子）以及基因修饰病毒载体（如反转录病毒和慢病毒）的插入突变可能造成的致癌基因活化等因素都增加了 CT 的成瘤性／致瘤性风险。国内外监管机构对干细胞、体细胞、成体干细胞、基因治疗药物、转基因细胞药品制定了质量控制、安全性和有效性的监管指南，但其中对 CT 的成瘤性／致瘤性风险评估未做详细描述，至今国际上也尚未形成科学统一的监管体系，基本采取逐案（case by case）评估策略，且在成瘤性／致瘤性体内外检测技术的应用和试验数据解释方面也面临极大挑战。

依据分化潜能 CT 可分为干细胞、体细胞、成体干细胞等，它们的成瘤性或致瘤性风险包括细胞固有的生物学特征以及细胞的制造方法和质量控制。干细胞产品的致瘤因素多种多样，例如，来源于 hPSCs（即 hESCs 和 hiPSCs）的 CT，具有无限的自我更新、分化潜能和多能性，其成瘤性风险较高，研究表明未分化的 hiPSCs 可在免疫缺陷动物中形成畸胎瘤；残留未分化细胞，细胞培养过程中的遗传和表观遗传变异等均可导致较高的成瘤性风险，在对高风险的干细胞产品进行开发时，应建立减少潜在肿瘤发生的策略，应根据候选 CT 的质量和安全属性建立相应的成瘤性测试方法，同时考虑预期的患者人群，对其进行成瘤性风险评估。

终末分化的体细胞产品在理论上成瘤性／致瘤性风险最低。MSC 由于扩增能力有限，其成瘤性风险也较低。但有注射胎儿神经干细胞形成脑瘤的报道。对于引入外源基因的 CAR-T 细胞产品可能存在由病毒载体插入位点突变导致的癌变风险。

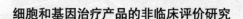

在申报体细胞和成体干细胞产品时，首先需要考虑细胞类型及其特征对肿瘤［良性和（或）恶性］形成的可能影响，决定是否进行成瘤性／致瘤性研究。对于成瘤性风险较低的体细胞产品可能无须开展体内成瘤性／致瘤性评价，仅需考虑在生产过程中最终产品被成瘤细胞污染的情况，以及非同源植入对移植部位微环境的影响。可通过体外研究初步探讨其成瘤性／致瘤性风险。

在对各类 CT 进行成瘤性／致瘤性风险评估时，首先应确保产品制造方法符合GMP，避免细胞产物的交叉污染，对可能的体外永生化细胞进行鉴定。通过体外和体内方法检测最终产品的质量和安全性，如流式细胞术和定量 RT-PCR 方法测定产品中残留未分化的 hPSCs，细胞增殖测定法和软琼脂集落形成法测定恶性转化细胞，鉴定这些杂质细胞是否超过相应测定法的检测限（limit of detection，LOD）或最小肿瘤产生剂量（minimal tumor producing doses，TPDmin）。体内成瘤性／致瘤性测适用于检查植入细胞到达移植部位微环境中是否形成肿瘤，以及引起宿主细胞和植入细胞在各组织器官发生肿瘤转化的风险。

在过去的十年中，基于细胞的再生医学领域得到了空前的发展，越来越多的细胞治疗产品进入临床领域，用以治疗各种严重疾病。鉴于 CT 的复杂性和异质性，研发者和监管当局在其开发过程中提出了特殊的考虑和要求，包括对成瘤性／致瘤性的监管和风险管理提出了一些建议：①在开发过程中及早发现风险，建立有效减轻患者不良反应的框架。当将新型 CT 的初始数据提交给监管机构审核或批准时，通常认为一定数量的临床治疗患者以及治疗后的长时间随访可能减少产品成瘤性／致瘤性风险形成的机会。但在新药申报时，则需要提供足够的有关成瘤性／致瘤性风险的临床及临床前数据。②进行设计适当的上市后研究，以跟进这些药物的安全性和有效性。包括观察性研究、随访患者肿瘤的发生情况，以及通过基因分析鉴别患者体内肿瘤的起源等。总之，收集和共享尽可能多的数据，对开发安全有效的CT 至关重要。

二、细胞治疗产品致瘤性风险评价方法

（一）体内试验方法

动物研究是传统药物开发中临床前安全性评估的主要方法。但现有的动物模型用于 CT 的致瘤性评价存在一定的局限性，例如，无法完全复制人体疾病状态或模拟人类肿瘤微环境，因此无法正确评估与 CT 相关的成瘤性／致瘤性；与人类相比动物的寿命较短（尤其免疫缺陷动物），从而限制了其纵向致瘤性评估；对各类动物模型的背景性数据以及免疫缺陷对植入细胞致瘤性的影响（免疫监测能力降低会增加 CT 依赖性或非依赖性肿瘤形成的风险）尚不完全了解。然而，即便存

在诸多局限性，由于尚无更好的选择，监管指南要求在某些情况下进行体内成瘤性/致瘤性测定。

依据《中华人民共和国药典》"生物制品生产检定用动物细胞基质制备及质量控制"中的规定，细胞的检定分为致瘤性和成瘤性。成瘤性是指待检细胞接种动物后，接种细胞在动物体内形成肿瘤的过程。致瘤性是考察细胞裂解物、细胞 DNA 等细胞成分诱导动物本身细胞形成肿瘤的特性。对细胞治疗产品（细胞为最终产品而非生产用基质）进行成瘤性/致瘤性研究时可以参考这两种检测方法。①成瘤性研究的一般方法是将细胞注射接种于皮下或肌肉，至少观察 16 周注射部位是否形成结节，如有结节形成则每周进行双向测量，以判定结节为进行性、稳定或消退。通常设定 HeLa 细胞为阳性对照，至少 9 只阳性对照组动物有进行性肿瘤生长时试验视为有效。对结节开始消退的动物进行处死，不能形成进行性结节的细胞视为无成瘤性。对注射部位及其他组织器官（心、肺、肝、脾、肾、脑及局部淋巴结）进行肉眼和组织病理学检查，以判断接种细胞是否形成肿瘤或转移瘤。②致瘤性试验方法规定将细胞裂解物、细胞 DNA 分别于肩胛骨处皮下接种新生裸鼠、新生仓鼠及新生大鼠。至少观察 4 个月接种部位是否有结节形成，如有结节形成则每周进行双向测量，以判定结节为进行性、稳定或消退。当进行性结节达到 2 cm 或观察期末处死动物，对肉眼观察和显微观察疑似肿瘤的组织以及肝、心、肺、脾及局部淋巴结进行组织病理学检查，对检查的各脏器中出现的肿瘤要分析与接种部位原发肿瘤的关系，排除自发肿瘤的情况。对于接种部分和各脏器无肿瘤生长应判断为无致瘤性；分析形成的肿瘤的基因组 DNA 是细胞基质 DNA 还是接种宿主来源的 DNA，若为宿主来源的 DNA 则判定为致瘤性；对细胞基质 DNA 引起的进行性结节，应鉴别致瘤性因子或致瘤性活性，从而确定细胞的可适用性。

在将细胞作为最终治疗手段的 CT 的非临床安全性研究中，CT 致瘤性研究的目的是评价 CT 导致因宿主细胞和 CT 发生肿瘤转化而引起的致瘤性风险。从研究目的上看类似于传统的药物的致癌性。CT 的体内致瘤性试验可与较长周期的动物毒理学研究伴随开展，以此评价细胞和（或）裂解物促进正常细胞转变为肿瘤细胞的能力。应使用拟用于临床的最终产品，不建议使用替代产品进行研究。

免疫系统正常动物对植入的人类细胞可能产生免疫排斥反应，因此免疫缺陷动物是开展 CT 成瘤性/致瘤性研究的较好模型。目前常用的免疫缺陷动物模型包括裸鼠、NOG 小鼠、NSG 小鼠等。在选择最合适，最敏感的模型进行成瘤性/致瘤性研究时，除了考虑 CT 的生物学特性，体外操作条件，细胞分化持久性，给药途径以及预期临床用途，最重要的是保证植入细胞在该种属体内有足够的存活时间，以观察肿瘤形成的可能性。在非临床研究中，通常使用裸鼠进行成瘤性研究，使用免

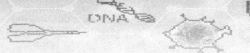

疫缺陷鼠或者疾病动物模型开展更长时间的致瘤性研究。

使用动物疾病模型开展CT体内长毒伴随致瘤性试验，其试验方法设计应关注以下几点。①给药途径：试验中应选择临床预期的给药途径（Route of administration，ROA）或临床预期ROA附加皮下途径。可伴随开展移植细胞局部刺激试验。②动物数量：逐案设计所需的无致瘤性动物数量；每组足够的动物数量以确保肿瘤发生率（包括背景性的肿瘤）的分析满足统计学要求。③选择适当的对照品：包括阳性对照、溶媒对照以及可能产生的未分化细胞、部分分化细胞对照。④给药剂量：CT的给药剂量应与实际患者所用剂量相同或最大可行剂量/最大耐受剂量。如果难以将相同数量的细胞植入到小型动物模型中，则可以将细胞数量按比例缩小到最大可行剂量。或者当CT直接注射到特定的靶部位（例如，大脑、脊髓、心脏或眼睛的特定区域）时，可以考虑根据器官重量或靶区域的体积来调整剂量。保持移植细胞与植入区域的比例类似于人体模式。至少设定一个剂量水平，为给予最大的绝对细胞数量。⑤试验周期：以药代研究所显示的细胞存续时间或者荷瘤动物在受试物作用后的最长存活时间，作为致瘤性研究时间点，通常进行6或9个月的致瘤性研究。⑥临床观察和病理学检查：观察与肿瘤发生有关的临床症状。剖检及组织病理学检查细胞在植入部位、靶部位和非靶部位分布、增殖和扩散情况。在观察到肿瘤形成的情况下，首先排除自发肿瘤，进一步鉴别诊断其来源于接种细胞还是宿主细胞。此外，应用成像技术荧光探针标记各类型细胞，以可视化追踪各组织器官潜在的肿瘤细胞。在生物分布研究中，对于含有植入细胞或其表达产物的组织，在致瘤性研究中也应特别加以分析。在观察到肿瘤形成的情况下还可进行基因/遗传分析，用以调查是给药产物还是内源性肿瘤形成的结果。

（二）体外试验方法

CT成瘤性检查和评价除了采用动物体内接种试验外，还可根据具有成瘤能力的细胞具有特殊的遗传学特征、生长行为和蛋白表达谱改变等性质，采用体外试验方法，对其中一种或几种性质进行检测和评价。

一般来说，体内法检查细胞成瘤性是研究者和监管部门广为接受的标准性试验方法，其关注的是反映细胞成瘤性的一种或几种性质表现，可做为体内法的补充和参考。虽然某些情况下体外法检测的结果与体内接种法的结果并不完全一致，但体外法检测结果为阳性的细胞与检测结果为阴性的细胞相比，具有更高的成瘤性风险。

另外，采用体外成瘤性检查还具有体内成瘤性检查不具备的优点：①检测时限短；②待测细胞需要量少；③较体内法灵敏度更高；④符合动物福利3R原则。其中检测时限短和待测细胞需要量少等优点特别适用于CT的成瘤性检测。

CT体外法成瘤性检查根据原理可分为：①基于恶性转化细胞具有锚定非依赖

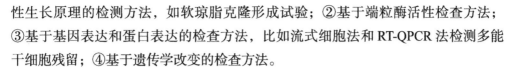

性生长原理的检测方法，如软琼脂克隆形成试验；②基于端粒酶活性检查方法；③基于基因表达和蛋白表达的检查方法，比如流式细胞法和 RT-QPCR 法检测多能干细胞残留；④基于遗传学改变的检查方法。

1.基于锚定非依赖性生长原理的检查方法

体外培养的细胞通过合成分泌胞外基质（extracellular matrix，ECM），与培养皿等材料物质黏附并锚定于培养皿底部，ECM 中整合素等蛋白可发出生长信号，通过激活整合素受体和一系列信号分子转导到细胞内，促进细胞增殖和生长。当细胞失去与培养皿的锚定黏附后，ECM 刺激信号不能传入细胞，细胞停止生长，某些上皮细胞或内皮细胞甚至发生失巢凋亡（anoikis）。体外恶性转化的细胞或肿瘤细胞由于遗传突变或自发旁分泌生长因子，导致其可不依赖 ECM 的黏附及生长促进增殖作用仍可以增殖生长，例如在半固体软琼脂中以悬浮状态增殖生长，形成明显可见的克隆集落，这种现象称为锚定非依赖性生长（anchorage indenpent growth）。研究发现，转化细胞在体外培养时的生长特性表现为失去接触抑制、低浓度血清下细胞增殖和出现锚定非依赖性生长等。在这些特征中，锚定非依赖性生长特性与其在体内成瘤特性具有最密切的相关性。因此利用锚定非依赖性生长检测的方法，如软琼脂克隆形成试验，常作为评价和检测细胞成瘤性的体外替代方法。《中国药典》、WHO 和美国 FDA 建议采用该方法作为细胞成瘤性评价的参考，特别适用于低代次、在动物体内无成瘤性的传代细胞系。该方法即可以定量的评价细胞恶性转化程度，也可高灵敏地识别发现细胞群体中极少数恶性转化的细胞。间充质干细胞、神经干细胞等不具有成瘤性的成体干细胞应当不具有锚定非依赖性生长的能力。

（1）软琼脂克隆形成实验：软琼脂克隆形成试验（soft agar colony formation assay，SACF）是采用将琼脂糖凝胶或琼脂凝胶作为支持介质，使待检测细胞悬浮于半固体凝胶中,检测细胞非锚定性生长的试验方法。琼脂（agar）和琼脂糖（agarose）是从红藻类植物中提取出的多糖，琼脂中包含琼脂糖和琼脂果胶，凝胶能力弱于琼脂糖。琼脂糖更多用于软琼脂克隆形成试验。固体琼脂糖粉末不溶于水，加热到 85℃ 以上可溶于水形成溶液，放冷至 35℃ 以下可再度凝固形成半固体的凝胶。琼脂的融点和凝固点温度相差 50 ~ 60℃，特别适合制备细胞和凝胶混合物进行克隆形成试验。

试验中通常将高压灭菌融化并稍微冷却的琼脂糖溶液与细胞培养基混匀后铺到 6 孔板中，首先制备成含 0.5% 琼脂糖的底层琼脂层，待底层琼脂层凝固后，再制备成含 0.3% 琼脂糖的上层琼脂层，待检细胞以及阳性对照细胞分散成单细胞加入上层琼脂层中，细胞密度 3000 ~ 5000 个 / 孔。使细胞悬浮于上层琼脂中，底层琼脂可避免细胞因自然沉降接触到培养皿底而发生锚定性生长。待上层琼脂凝固后加入

1～2 mL 完全培养基覆盖于琼脂表面，避免琼脂层水分蒸发而干涸。置于细胞培养箱中培养 3～4 周，期间每 3～5 天更换琼脂表面的完全培养基。培养终止后可用结晶紫等染料对细胞染色，在显微镜下观察细胞克隆形成情况。

显微镜下计数细胞克隆，并计算细胞克隆形成率，一般认为 10～16 个细胞以上的细胞团为一个细胞克隆。细胞克隆中细胞数多、克隆形成率高反映了高成瘤性。阳性对照细胞可采用 HeLa、HeLa S3 等肿瘤细胞系。

试验中需要注意：①待测细胞在接种前一定要分散成单细胞，可用细胞筛网过滤后在加入琼脂溶液中，也要避免长时间放置细胞而重新结团。②细胞与琼脂混合时琼脂温度不宜超过 42℃，以免损伤细胞。③培养时间较长，避免培养过程中琼脂失水干涸。④试验中所用的培养基要选择适宜细胞生长的培养基，比如含 10% FBS 的培养基，或者选用含有添加生长因子的干细胞无血清培养基。⑤对细胞克隆中的细胞计数时，如果细胞边界不清导致计数困难，可用 Hoechst、PI、DAPI 等荧光染料对细胞核染色，在荧光显微镜下计数细胞核。另外，可以通过测量细胞克隆直径的方法间接评价细胞克隆形成能力。

（2）数字软琼脂克隆形成试验：数字软琼脂克隆形成试验（digital soft agar colony formation assay）是在传统的软琼脂克隆形成试验的基础上，结合荧光染色和图像捕捉和识别技术形成的自动化、高灵敏度细胞锚定非依赖性生长检测方法。该方法采用 96 孔板代替传统的 6 孔板，并在软琼脂培养结束后用细胞固定液（如 4% 多聚甲醛）将待检细胞固定，使用线粒体荧光染料 MitoTracker（红色荧光）和细胞核染料 Hoechst33342（蓝色荧光）对待检细胞克隆或单细胞染色，并用琼脂糖溶胶液将琼脂糖凝胶化学溶解，使细胞克隆或单细胞沉降在微孔板底部，用微孔板细胞成像检测仪分别捕捉明场信号和荧光信号，通过应用软件对细胞克隆的边界自动识别，分析计算细胞克隆数量和细胞克隆直径。采用该方法检测 hMSCs 中混有的 HeLa 细胞时，最低定量限（limit of quantification，LOQ）可达到 0.00001%。

（3）细胞低吸附生长试验：细胞低吸附生长试验（growth in low attachment，GILA）是用化合物材料聚 2- 甲基丙烯酸羟乙基（2-hydroxyethylmethacrylate，Poly-HEMA）包被 96 孔板或 384 孔板，该材料可抑制细胞同微孔板底的黏附作用，从而抑制细胞贴壁。将待测细胞以 1000 个 / 孔（96 孔板）或 50 个 / 孔（384 孔板）接种到 poly-HEMA 包被的孔板中，此时细胞不会发生贴壁，仍保持悬浮状态。非恶性转化的细胞在非贴壁状态下不能分裂增殖，而发生恶性转化的细胞则具有旺盛的增殖能力，培养 5～7 天后通过检测细胞活力的方法（如 MTS、CCK8、CellTiter-Glo 等）使用微孔板读板仪器进行定量分析。研究表明，GILA 试验与软琼脂克隆形成试验的结果具有较好的可比性和一致性，且该方法与软琼脂克隆形成试验相比操作简便，检测时间短，市场上有商品化的 poly-HEMA 包被孔板，便于方法标准化和高通量检测。GILA 法不仅能定性评价细胞的成瘤性，还可以根据细胞低吸附生长的程度定量反映细胞恶性转化的程度。此外，基于 GILA 法定量和高通量的特点，在抗癌药物开发领域也有广泛的应用。

GILA 法适用于贴壁生长的体细胞、干细胞，不适用于悬浮生长的免疫细胞、造血干细胞等 CGT。

2. 基于端粒酶活性检查方法

（1）端粒酶活性检测：端粒（telomere）是存在于真核细胞染色体末端的特殊结构，由一段 DNA 重复序列和 DNA 结合蛋白构成，人类端粒重复序列为 TTAGGG，其作用是防止染色体发生融合、重排和转位，保持染色体完整性和稳定性。由于 DNA 半保留复制的局限性，体细胞的每次有丝分裂均会导致端粒长度缩短，当端粒长度缩短到临界范围时细胞即发生衰老或死亡。具备无限增殖能力的细胞如生殖干细胞、癌细胞，为了避免端粒缩短带来的危害，这类细胞中拥有可延长端粒 DNA 序列的端粒酶（telomerase）。端粒酶是一种包含 RNA 组分和蛋白质组分的核糖核蛋白，其中 RNA 组分是端粒序列合成的模板，蛋白质组分包括端粒蛋白（telomerase protein）和端粒酶反转录酶（telomerase reverse transcriptase，TERT），以 RNA 组分为模板，在染色体端粒末端催化合成端粒重复序列，达到延长端粒序列的目的。不同生物的端粒酶，其 RNA 模板不同，其合成的端粒序列也不同。

端粒酶的表达受严格调控，正常体细胞以及体外培养的成纤维细胞中不表达端粒酶，生理条件下只有生殖细胞和胚胎中的某些干细胞中能检测到端粒酶活性。值得注意的是，恶性肿瘤标本或恶性肿瘤来源的永生化细胞株中，85% 以上都可以检测到端粒酶的活性。将端粒酶基因导入有限传代的培养细胞，可诱导细胞永生化，甚至出现恶性转化。细胞具有端粒酶活性是恶性肿瘤发生和发展的关键步骤之一。因此，细胞端粒酶活性的高低是评价细胞致瘤性的重要特征，也是对治疗性细胞制剂进行质量控制的一个潜在的有效指标。

端粒酶活性检测常用方法是 1994 年 Kim 建立的端粒重复序列扩增法（telomeric repeat amplification protocol，TRAP）以及后续一系列改进型方法。其主要原理是合成一个 18 碱基的上游 TS 引物，端粒酶结合 TS 引物的 3′ 末端，并在其上不断合成 GGTTAG 的 6 碱基重复序列，作用一段时间后，将端粒酶灭活，加入下游引物，经过多次 PCR 过程扩增端粒酶的延伸产物。PCR 扩增产物在非变性聚丙烯酰胺凝胶电泳上经银染或荧光染色显示相隔 6 bp 的梯状条带。

另外，为了提高检测灵敏度，研究人员还开发了一些新的检测扩增产物的方法。其一是荧光法，原理是利用端粒酶活性检测 PCR 扩增产物与荧光分子探针的相互作

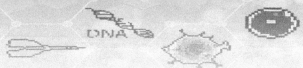

用，引起荧光分子探针的构象改变，从而激发荧光。荧光法具有灵敏度高、实时原位检测以及可生物成像等优点。其二是电化学检测法，原理是利用 PCR 扩增产物与探针结合后导致探针 DNA 链的释放，从而引起电极电流的改变而检测端粒酶活性。此外，还有通过比色法和表面增强的拉曼光谱法等方法对 PCR 扩增产物进行精密定量的方法。

（2）端粒酶反转录酶检测：TERT 是端粒酶的催化亚基，以端粒酶内的 RNA 组分为模板，在染色体端粒末端催化合成端粒重复序列，是端粒酶的关键成分之一，被认为是许多恶性肿瘤的分子标志物。通过检测 TERT 的 mRNA 转录或蛋白表达可间接反映细胞端粒酶活性的水平。TERT 转录水平的表达可通过 qRT- PCR 法进行检测，TERT 蛋白的表达可通过免疫细胞化学、免疫印迹法或流式细胞法等蛋白质检测方法进行检测。

3. 基于基因表达和蛋白表达的检查方法

多能干细胞未分化细胞残留检测：与体细胞或终末分化的细胞相比，hESCs 和 hiPSCs 有更强的成瘤性，在免疫缺陷动物体内接种能形成畸胎瘤。此类细胞通常不宜作为细胞治疗产品直接输注人体，而是作为种子细胞，通过一些诱导分化方法使之成为终末分化细胞后作为细胞治疗产品使用。诱导分化后细胞需评价成瘤性，需要考虑的因素一方面是细胞体外诱导分化程度是否满足终产品安全性要求，另一方面需考虑诱导分化的完全度，即未分化的种子细胞是否存在及存在比例问题。前者可通过体内成瘤性检查或端粒酶活性检测评价分化程度。后者需要通过高效细胞纯化工艺或种子细胞去除工艺去除种子细胞残留，同时建立多能干细胞未分化细胞残留的检测方法和建立相应的质控标准对终产品进行放行。

研究表明，残留的未分化 PSC 比例在 0.025% 时即能在免疫缺陷动物体内形成畸胎瘤。由于未分化残留细胞占细胞总体的比例非常低，需要建立相当灵敏的检测方法对稀有细胞群甚至痕量细胞群体加以识别检测。同时要明确和排除大量终末分化细胞对检测的干扰。根据生物制品分析方法验证指南的要求对方法的准确度、精密度、定量限等验证指标进行充分验证可有助于解决这一问题。

PSC 未分化细胞残留检测方法通常根据多能干细胞特异表达的基因，如 Oct3/4、Sox2、SSEA-4、TRA1-60、TRA1-81 和 TRA2-49 等，通 过 qRT-PCR 法或流式细胞法检测。一项研究表明 qRT-PCR 检测 LIN28 基因表达的检测限可达到 0.001%，相比较来说，通过流式细胞法检测 TRA-1-60 蛋白表达的检测限较低，为 0.1%。通过抗体、磁珠、微流控等方法捕获富集多能干细胞，再进行流式分析可大大提高检测灵敏度，采用该方法可将检测 LOQ 降至 0.0005%。

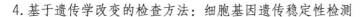

4.基于遗传学改变的检查方法：细胞基因遗传稳定性检测

iPSCs在体细胞重编程过程中以及长期培养传代过程中易发生基因组遗传突变，这些突变包括单核苷酸多态性（single nucleotide polymorphism，SNP）、基因拷贝数变异（copy number variation，CNV）和基因组结构变异（structural variation，SV）等。如果突变造成的基因断裂、基因融合、基因剂量效应和位置效应等作用一旦影响到原癌基因、抑癌基因或 DNA 损伤应答及修复的基因，将会导致细胞成瘤性风险大大增加。因此，对 iPSC 基因遗传稳定性检测是体外评价细胞成瘤性风险的重要手段之一。此外，对于 MSC 这种低成瘤风险的细胞制品，如果采用了低氧培养特殊工艺、过高水平细胞生长因子刺激培养或是临床应用高代次细胞等易造成遗传突变情况下，也有必要对细胞基因遗传稳定性进行检测。

（1）高通量基因芯片技术：高分辨率的全基因组或外显子基因分型芯片技术可识别 SNP 和 CNV，进而分析突变发生的位点、频率，识别突变发生的热点区域，筛查突变影响的肿瘤相关基因，评价突变造成的成瘤性风险。例如一项研究通过 SNP 分型芯片研究了 22 个人 iPSCs 细胞系，结果发现在早代次的 iPSCs，由于重编程作用产生大量从头形成的 CNV，CNV 数量比成纤维细胞（fibroblast）或 ESC 高出约 2 倍。

（2）高通量深度测序：全基因组测序、全外显子测序等二代测序技术可更为广泛和精确地识别 SNP 和 CNV。另外，高通量芯片技术和测序技术可识别小片段（通常 < 50 kb）的 SV。

（3）核型分析和荧光原位杂交：对于较长片段的染色体平衡易位、染色体倒位等 SV，受基因分型芯片技术和高通量测序技术的限制而无法识别。可通过染色体核型分析和荧光原位杂交（fluorescence in situ hybridization，FISH）技术加以检测。基于基因芯片的比较基因组杂交技术（array-based comparative genomic hybirdization，aCGH）是一种高分辨率和高覆盖率识别染色体基因 CNV 和 SV 的技术手段。该方法结合了基因芯片技术和比较基因组杂交技术，在一张芯片上用标记不同荧光素的样品进行共杂交可检测样本基因组相对于对照基因组的 CNV 和 SV。

细胞遗传稳定性评价可将待检细胞基因组与 iPSCs 起始细胞或供体细胞的基因组进行比较，根据 SNP、CNV 或 SV 检测发生频率和突变位点，特别是对已知原癌基因、抑癌基因或 DNA 损伤应答及修复的基因处的高风险突变进行综合分析，建立相应的评价模型和评价标准。对于一些发生在极低比例细胞中的高风险遗传变异，要采取更为灵敏的检测方法，比如进一步增加测序的深度，采用单细胞测序方式来评估风险。

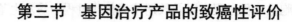

第三节 基因治疗产品的致癌性评价

一、基因产品致癌性概述

基因治疗广义上定义为通过遗传物质的转移来治愈疾病或改善患者的临床状况。体细胞基因转移就是通过病毒和非病毒载体，将目标基因送入靶细胞中，使之成为宿主基因组的一部分或构成一个自主的遗传单元。基因产品在临床前评价中，除了关注其远期毒性，还需关注其致瘤性，其中主要的风险来自于病毒载体。可用的具有潜在毒性的载体包括：非病毒载体，复制缺陷型病毒载体（如腺病毒、腺相关病毒、反转录病毒和慢病毒、痘病毒和单纯疱疹病毒等），有复制能力的溶瘤载体，微生物载体等。根据病毒基因组的性质，基因治疗载体可分为 RNA 病毒载体和 DNA 病毒载体。大多数 RNA 病毒载体来自简单的反转录病毒，如鼠白血病病毒。这些载体的一个主要缺点是它们不能转导独立的细胞。而慢病毒衍生的新型反转录病毒载体如人类免疫缺陷病毒（human immunodeficiency virus，HIV）就避免了这一缺点。最常用的 DNA 病毒载体是腺病毒和腺相关病毒。

基因治疗产品临床试验中出现受试者延迟不良反应事件，都是由遗传物质或用于携带遗传物质的其他成分产品的持久生物活性导致。这些风险因素包括：病毒载体持续性、遗传物质整合到宿主基因组中、延长转基因的表达时间和改变宿主基因的表达。表达的转基因或翻译的蛋白质较少情况下存在致瘤性风险，转基因如生长因子，生长因子受体或免疫调节剂的长期表达，可能与不受调节的细胞生长、恶性转化、对自身抗原的免疫反应、宿主基因的表达改变或其他意外的不良反应有关。外源基因融入人类基因组 DNA 的这一转移或插入过程被认为是一个潜在的致癌性风险。相关数据表明一些通常被认为安全的基因治疗产品，在确定其长期重复给药研究过程中，发现了动物肝细胞癌和血管肉瘤的发病率明显增加。

载体的致瘤性风险相对更高。研究证明，对用 AAV 治疗的患有血友病的犬类进行长达 10 年随访检测发现，在超过半数的犬基因组 DNA 和扩展细胞克隆中鉴定出 1741 个独特的 AAV 整合事件，其中 44% 的整合发生在与细胞生长有关的基因附近。AAV 载体将携带的基因片段整合到宿主 DNA 中控制细胞生长的基因附近，可能会诱导肿瘤的发生。AAV 整合分析表明在与人类癌症相关的基因附近插入的细胞有克隆性扩张，因此需要长期监测潜在基因毒性，潜在的基因毒性整合事件是基因治疗的一个重要的安全问题，必须通过长期的在体研究来确定。

研究设计中，需要关注离体遗传修饰细胞，在体或表达的转基因产生不利的免

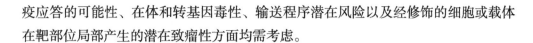

疫应答的可能性、在体和转基因毒性、输送程序潜在风险以及经修饰的细胞或载体在靶部位局部产生的潜在致瘤性方面均需考虑。

二、基因治疗产品致瘤性风险评价方法

（一）体内试验方法

对载体的安全性评估取决于每种载体的类型，致瘤性风险还需考虑：①制剂的最终组分；②是否为 ROA 引起的风险；③异常定位到非靶细胞／组织；④载体和基因表达的水平和持久性；⑤非靶细胞／组织中的病毒复制水平；⑥免疫激活或抑制；⑦针对载体的免疫应答；⑧靶细胞的表型／活化状态；⑨插入突变或致瘤性的；⑩生殖传输能力及具有复制能力载体的水平传播风险。

1. 动物模型的选择

基因治疗产品发挥作用时最关键的技术是基因转移，基因转移的载体和导入基因的途径是能否应用于临床的关键，也是基因治疗产品发挥作用的关键点，建立合适的动物模型是基因治疗的安全性评价的基础。针对人类 GTPs（终产品）的评价，免疫抑制或免疫缺陷的啮齿动物已被广泛用于其致瘤性试验评价中。使用"非免疫缺陷"健康动物或"非免疫缺陷"疾病模型动物进行致瘤性试验，就必须给予大量免疫抑制剂进行长期监测。然而，这种方法也不总能保证异种移植得到令人满意的移植效果。用足够数量的免疫缺陷动物进行致瘤试验，实验细胞制备的合理选择是啮齿动物模型。免疫缺陷小鼠如裸鼠（BALB/cA，JCl-nu/nu）、SCID 小鼠（C.B-17/Icr-scid/ SCID）、NOD-SCID 小鼠（NOD/ShiJic-scid）、NOG 小鼠（NOD/ShiJic-scid，IL-2R，IL-2R，KO）已被广泛应用于人体细胞移植研究。当然，在设计致瘤性试验之前，需要通过皮下移植不同剂量的致瘤细胞系来评估这些免疫缺陷小鼠菌株的致瘤潜力。其他动物模型也在不断开发中。

在一项旨在确定 rAAV 介导的基因治疗对Ⅶ型黏多糖溶酶体贮积症（Ⅶ mucopolysaccharidosis，MPS）新生小鼠的长期疗效的研究过程中，发现肝细胞癌和血管肉瘤的发病率显著增加。有研究使用健康犬的肝细胞开展了 AAV 基因治疗的持久性和安全性评价，发现犬是一种适合进行长期安全性评价研究的良好动物模型。灵长类动物可以作为代表人类的致瘤性试验模型，但该模型更适用于 POC 试验，而非致瘤性试验。SCID 猪这样的大型免疫缺陷动物也同样具有优势，即 SCID 猪模型将有助于解决人类细胞的移植效率。

2. 实验动物致瘤潜力试验评价

为了确定小鼠品系或 GUSB 表达是否具有肿瘤形成的易感性，采用未处理的同品系正常小鼠、未处理的 MPS Ⅶ小鼠和正常小鼠过度表达人 GUSB，解剖小鼠确

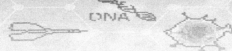

定肿瘤的存在和肝细胞复制增加。如果肝细胞复制率增加，患肝肿瘤的风险也可能增加。HeLa 细胞作为体细胞致瘤细胞的代表性细胞系，通过皮下移植不同剂量的 HeLa 细胞来评估免疫缺陷小鼠的致瘤潜力，要遵循 WHO TRS 878 中推荐的程序。对小鼠进行 12 个月的监测，通过修改的 Spearman-Karber 法计算 TPD_{50}。

为了分析基因治疗产品载体是否影响肿瘤形成的易感性，动物长期试验中给不同剂量和类型的基因治疗载体，通过比较肿瘤发生率，以及确定肝细胞复制的比例，反映致瘤性风险大小。年轻成年动物（MPS Ⅶ 小鼠、正常小鼠和转基因小鼠）过度扩增按 GUSB 腹腔给予 BrdU（i.p），5 ~ 6 h 处死。取肝，切片，染色，BrdU 研究试验组中 Brdu 阳性肝细胞的频率，通过 HE 染色分析正常、MPS Ⅶ 和转基因动物的淋巴细胞聚集数。复制细胞数量的增加可反映 Brdu 阳性细胞在形态学上与淋巴细胞一致的罕见聚集。对基因治疗产品载体处理动物进行类似的分析，以确定这种处理是否会纠正或恶性淋巴细胞的增殖。

基因治疗是医学界最具吸引力的研究领域之一。将基因传递到组织用于临床应用的概念已经讨论了大约半个世纪，科学家通过重组 DNA 技术操纵遗传物质的能力使这一目的成为现实。随着病理生物学理解的增强和生物技术的改进，基因治疗终将成为临床实践的标准部分。同时伴随基因治疗产品的上市，以及曾经被认为非常安全的 AAV 病毒载体竟然有潜在致癌性，应加快脚步从不同角度切入建立建全基因治疗产品临床前评价系统，保证基因治疗产品有效性和安全性的统一。

（二）体外试验方法

基因治疗产品致癌性风险主要体现在基因治疗所用的整合型病毒载体的整合引起的宿主细胞基因突变和致癌性风险，以及 CRISPR-Cas9 等基因编辑工具引起脱靶效应。

基因治疗整合型病毒载体，例如慢病毒载体，进入宿主细胞后将一部分基因序列插入整合到宿主基因组，该整合为具有一定倾向性的半随机事件。如果整合位点恰好破坏抑癌基因或激活原癌基因会对宿主细胞造成致癌性风险。检测、分析、评价和预测整合型载体的插入位点是此类产品致癌性风险评估的重要内容。整合位点分析策略是通过体外富集病毒载体 - 基因组连接处的 DNA 片段（vDNA-gDNA）进行深度测序，以 DNA 片段中含有的基因组序列为特征解析载体的整合位点，在此基础上进行整合位点多样性分析、整合热点的识别、整合位点致瘤性风险分析等。

1. 病毒载体整合位点分析

整合位点分析方法近年来通常是通过限制性内切酶酶切或超声破碎将待测细胞基因组 DNA 片段化后做模板，用部分病毒载体序列做引物进行 PCR 扩增，对扩增产物建库后进行高通量测序（high-throughput sequencing，NGS），以整合位点被测序检测到的 Reads 数进行整合位点的定量。然而，这种以 Reads 数作为整合位点计数方式受 PCR 扩增不同片段时的扩增效率差异而产生的偏向性的影响，尤其是对于稀有的插入位点的检测，受 PCR 偏向性影响较大，导致实验重复性不佳。PCR 扩增效率还受到 DNA 片段化的长短影响，采取措施提高 DNA 片段化的长度均一性，如应用超声破碎替代酶切能减少 PCR 扩增效率的不利影响。另外，通过对片段化的 DNA 末端加上随机序列标签（barcode）可大大解决 PCR 扩增效率的影响。此外，利用不依赖于 PCR 扩增的载体 – 基因组片段富集方法，如生物素 - 亲和素捕获技术或 Cas9-based pull down 技术可有效地无偏地进行整合位点分析。基于这些原理，常用的整合位点分析方法有连接介导的 PCR（ligation-mediated PCR，LM-PCR）。

2. CRISPR-Cas9 脱靶效应检测

以 CRISPR（clustered regulatory interspaced short palindromic repeats）-Cas9（CRISPR-associated proteins）系统为基础的一系列基因编辑技术是当前基因治疗领域中应用最为广泛的基因编辑技术，该技术发现者 Emmanuelle Charpentier 和 Jennifer A. Doudna 因此获 2020 年诺贝尔化学奖。该系统通过一个 17 ~ 20 bp 的短向导 RNA（short guide RNA，sgRNA）序列与基因组中互补序列配对结合，引导 Cas9 核酸酶结合到位于前间区序列邻近基序（protospacer adjacent motif，PAM）附近的靶位点，Cas9 识别到 PAM 位点后对 sgRNA 互补的基因组序列切割。切割断裂后的 DNA 可激活细胞内 DSB 修复机制，利用细胞非同源性末端连接（non-homologous end joining，NHEJ）、同源重组（homologous recombination，HR）或单链 DNA 退火（single strand annealing，SSA）机制实现基因编辑。

CRISPR-Cas9 系统能高效快速地对人基因组编辑，已被尝试用于艾滋病、镰状红细胞贫血、假肥大型肌营养不良症以及癌病的治疗研究。该系统最大的不足是会发生严重的脱靶效应，即 Cas9 会结合到预设靶点之外的区域并切割此处的 DNA，引发不可预测的不良后果，例如会导致细胞发生癌变。脱靶位点通常是基因组内与 sgRNA 高度相似的区域，sgRNA 与脱靶位点发生碱基错配，或是形成 DNA 凸起（bulge）、RNA 凸起。研究发现 sgRNA 中近 PAM 的 8 ~ 14 bp 序列是决定脱靶效应的关键序列，另外，sgRNA 其他序列、PAM 序列种类、基因编辑的细胞类型以及 CRISPR-Cas9 在细胞内表达量和持续时间均能影响脱靶效应发生的频率。

尽管很多研究集中在如何降低 CRISPR/Cas9 系统基因编辑的脱靶效应，但目前脱靶效应造成的风险仍不能低估。对于使用 CRISP-Cas9 的基因治疗，通过监测基因组中的编辑靶点的方法研究和评价基因编辑脱靶效应是此类产品质量控制和安全性评价的基本要求。检测脱靶效应的方法可分为体内法和体外法，体内法是在细胞内直接检测 CRISP-Cas9 基因编辑位点，包括软件预测脱靶位点和测序法、T7 核酸内切酶 I 法、全基因组测序、GUIDE-seq、IDLV 和 BLESS 法等；体外法则通过提

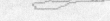

取细胞的基因组，CRISP-Cas9 系统在体外切割后进行检测，方法包括 ChIP-seq、Digenome-seq、CIRCLE-seq、Site-seq 和 FIND-seq 等。

3. T7 核酸内切酶Ⅰ法

T7 核酸内切酶Ⅰ可识别并切割错配的 DNA 杂合双链，通过对切割产物电泳检测识别错配位点。该方法不需要高通量测序，相对简便，但该方法需要使用脱靶位点预测工具预测可能的脱靶位点，且灵敏度相对较差。

4. 全基因组测序

全基因组测序（whole genome sequencing，WGS）能够无偏倚的检测全基因组突变，但该方法无法区分天然存在的 SNP 和基因编辑造成的脱靶效应。因此还需要分析识别出的序列中是否包含 PAM 位点，并通过 PCR 和一代测序验证结果的准确性。另外，WGS 法适宜检测高频的脱靶位点，对于低频脱靶位点的灵敏度不足。

5. GUIDE-seq

GUIDE-seq 全称为 genome-wide unbiased identification of DSBs enabled bysequencing，该方法利用断裂 DNA 的 NHEJ 修复功能，在修复时将一个短双链寡脱氧核苷酸（double-stranded oligonucleotide，dsODN）标签引入基因组出现双链断裂（double Strand Break，DSB）位点，然后对标签处 DNA 扩增并进行高通量测序，通过生物信息方法分析脱靶位点的位置和突变频率。该方法也是无偏倚的方法，并且具有较高的检测灵敏度，可检测到 0.1% 的脱靶频率。

6. 整合酶缺陷型慢病毒载体技术

由于整合酶的缺陷，整合酶缺陷型慢病毒载体（integrase-deficient lentiviral vector，IDLV）进入靶细胞后无法整合入基因组，在基因组出现 DSB 后，IDLV 可优先整合到断裂的基因组区域。通过进一步线性扩增介导的 PCR，可定位 IDLV 的整合位点，识别基因组出现的 DSB 区域。该方法识别脱靶位点的效率约为 1%。

7. BLESS 技术

BLESS 技术全称 direct in situ breaks labeling，enrichment on streptavidinand next-generation sequencing。该方法原理是在细胞核内对 Cas9 或其他核酸酶（如 Sce 核酸酶）切割产生的 DSB 用生物素原位标记，将基因组片段化后通过 PCR 扩增富集生物素标记 DNA 片段，经过测序分析 DSB 位点。该方法需要分离细胞核，操作比较复杂，且漏检率较高。

8. Digenome-seq 技术

Digenome-seq 技术全称是酶消化基因组测序（digested genome sequencing），该方法利用 sgRNA 和 Cas9 核酸酶体外消化提取的待检基因组 DNA，通过对断裂末端加测序接头、高通量测序和生物信息学分析，检测分析体外消化产生的独特序列。

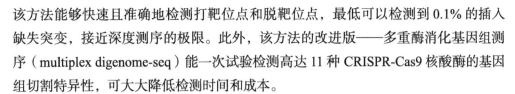

该方法能够快速且准确地检测打靶位点和脱靶位点，最低可以检测到 0.1% 的插入缺失突变，接近深度测序的极限。此外，该方法的改进版——多重酶消化基因组测序（multiplex digenome-seq）能一次试验检测高达 11 种 CRISPR-Cas9 核酸酶的基因组切割特异性，可大大降低检测时间和成本。

9. SITE-seq 技术

SITE-seq 全称 the selective enrichment and identification of tagged genomic DNA ends by sequencing。该方法使用不同浓度的 sgRNP 体外切割基因组 DNA，在产生的断裂处加接头和生物素标记，将基因组片段化成 500 bp 左右的片段，通过生物素和 PCR 富集 DNA 片段构建高度富集的 sgRNP 剪切片段测序文库，通过高通量测序分析 sgRNP 切割位点。

10. CIRCLE-seq

CIRCLE-seq 全称 circularization for in vitro reporting of cleavage effects by sequencing。其原理是对基因组剪切片段进行环化，未环化的基因组片段通过外切核酸酶去除。环状 DNA 分子再次用 Cas9 切割形成线性 DNA，再对此时生成的线性 DNA 进行 PCR 扩增和二代测序。该方法与 Digenome-seq 相比大大减少了随机测序 reads，进一步提高了检测灵敏度，并且该方法不依赖于已知参考基因组。

第四节　风险评估和案例（实例）

一、人类临床致癌性的经验和一般考虑

对于生物制剂，临床开发过程中必须回答的问题同样也是：是否会对预期的患者人群带来致癌性风险？对这一问题的回答，应该从特定产品或产品类别的信息来综合考虑风险。首先，人类在遗传疾病长期治疗中积累了较多的经验，对临床风险的性质和程度有一定认识，例如已知某些类型的先天性免疫疾病有发展为淋巴瘤的倾向。其次，应该考虑是否有适当的临床前模型和研究设计，不仅要确定风险，还要合理假设潜在危险。同时，需要清楚动物数据是否会改变人们对风险的认知。在人类致癌风险评估和风险管理的过程中，通过临床患者的监控和（或）随访进行的优化管理，限制使用，通过知情同意和产品标签进行有效的沟通，都是关键要素。

二、风险评估介绍

现代的定量化学品风险评估方法也使用从啮齿动物致癌性试验中获得的斜率因子（slope factor）来评估癌症暴露风险。这些癌症斜率因子是用于表示在持续终身

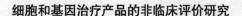

暴露条件下化学物质的致癌效力。然而，许多用于慢性适应证的药物在使用时，暴露往往不是终生持续的，而是间歇性的，持续时间也较短。因而，在估计小于全生命期（更符合实际情况）暴露的致癌性风险时，通常先假定暴露产生癌症的风险随暴露时间成正比例减少，在风险计算中应作出相应的调整。这一方法虽然使在有限的暴露时间的情况下癌症风险估计更加准确，但其有效性还没有被证实。下面的关于特定病原体敏感性年龄差异的例子能反映这一问题。如果一种致癌物主要在一个特定的生命阶段影响动物或人类，在这个阶段的短期接触可能非常有效地促进癌症产生，而在其他生命阶段的相同的短期接触可能是无效的。也就是说，与终生持续暴露相比，短期暴露的表观效力可能大于或小于持续暴露，这取决于短期暴露是否发生在机体对特定致癌物的敏感时期。

风险评估往往依赖于复杂的数学模型得到定量的结果，而对动物试验数据进行评估时多为定性的评估。这在一定程度上是因为数学模型通常基于对突变率的假设，而且并非所有致癌物质都是主要的致突变剂。

后来，人们对继续使用啮齿动物数据及其在预测人类风险方面的相关性有了更多的认识。在啮齿类动物致癌性试验中有一半以上的化学物质在一个或多个啮齿动物物种中检测呈阳性。一种解释认为，给药时的大剂量（最大耐受剂量）会超过人体的自然解毒机制。相反，环孢素 A（ciclosporin A，CyA）是一种临床上用于免疫抑制剂的药物，无遗传毒性（体外哺乳动物细胞试验中证实），在啮齿动物的致癌性试验中为阴性结果，但在人类会导致 B 细胞淋巴瘤和子宫颈鳞状细胞癌的增加。研究发现，CyA 和其他免疫抑制剂，如抗淋巴细胞球蛋白（antilymphocyte globulin，ALG），可能通过抑制免疫达到治疗目的，但同时导致机体对病毒感染失去正常的防御，因而在人体导致肿瘤发生。此外，某些化学物质在啮齿动物体内产生癌症，但这些种属特异性机制都与人类生理过程无关，因此也不能预测对人类的危害。这样的案例包括以下几种：大鼠暴露于高剂量的糖精或三聚氰胺引起的膀胱肿瘤；D-柠檬烯（D-limonene）导致雄性大鼠肾脏肿瘤，与产生特有的雄性老鼠肾病有关；β-肾上腺素能阻断剂引起的大鼠乳腺肿瘤；β-受体激动剂如沙丁胺醇引起的大鼠卵巢系膜平滑肌瘤。此外，大鼠的内分泌肿瘤，包括甲状腺肿瘤或胃类癌瘤，也已被证明是啮齿动物特异性的，在给予过氧化物酶体增殖物后，还可引起啮齿动物肝脏肿瘤。

Gottman 等分析了 121 种来自 NCI/NTP 的重复啮齿动物致癌性试验对文献 SAR 研究和风险评估的重现性，结果是重合率仅为 57%。将其他信息（物种、性别、毒株、靶器官）也考虑进去后，这个值并没有显著提高，这表明啮齿动物致癌性检测的可重复性远低于先前的预期。可见，对一般致癌物质的鉴别是不容易的，而且准确有效地

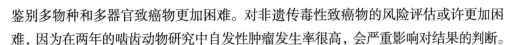

鉴别多物种和多器官致癌物更加困难。对非遗传毒性致癌物的风险评估或许更加困难，因为在两年的啮齿动物研究中自发性肿瘤发生率很高，会严重影响对结果的判断。

　　由于药物诱发的癌症在人类中是罕见的，常规致癌性试验结果可能会误导对人类的致癌性风险的提示价值。因此，在对致癌性试验结果进行解释时需要格外谨慎。在风险评估时需要考虑如下信息：该受试物是否为直接作用于 DNA 的诱变剂，是否诱导肝代谢酶，是否导致特定器官的增生或毒性，是否导致细胞增殖，是否具有细胞毒性，是否具有免疫抑制作用，是否引起激素干扰。考虑到致癌性试验较低的重现性，如果能够从其他试验研究获得足量的信息，致癌性试验将不再是必需的。越来越多的基因组、蛋白质组和代谢组癌症生物标志物的高通量筛选用于对化学物质进行长期毒性风险的检测，基于计算机技术、化学信息学和预测毒理学的重大进展，积累的啮齿动物致癌性研究成果，将在公共数据库和监管机构的改进监管和产品开发决策中提供科学依据。有人提出，随着时间的推移，随着对致癌性预测软件的经验和信心的增加，终将会对那些具有高度代表性的分子结构的化合物减少进行致癌性试验的要求。

三、细胞和基因治疗产品风险评估案例

　　目前全球上市 CGT 产品已达 20 多种，细胞产品类型主要包括 CAR-T 细胞疗法和干细胞疗法；基因产品主要涉及寡核苷酸类、溶瘤病毒以及基于腺病毒或腺相关病毒载体的基因疗法等。对于此类产品的致瘤／成瘤性评估的案例比较少，因为大部分产品都没有进行此项研究，或者仅仅伴随其他研究来观察相关指标，还有研究者通过对相关文献的综述从而得出产品致瘤／成瘤性结论。

（一）细胞治疗产品致瘤／成瘤风险评估

1. Kymriah

　　Kymriah（CTL019）是人类历史上批准的首款 CAR-T 疗法，也是在美国境内 FDA 批准的首款细胞疗法。先后获批用于治疗前体 B 细胞急性淋巴细胞白血病和复发、难治性 DLBCL 患者。此款产品的致瘤／成瘤性风险评估试验没有单独开展，只是伴随在长达 7 个月的毒性试验中进行观察和检测，最后得出结论没有发现正常 CAR-T 细胞的过度增殖。

2. Yescarta

　　Yescarta 是 2017 年获美国 FDA 批准上市的第二个 CAR-T 疗法，由吉利德公司旗下 Kite Pharma 开发，用于治疗复发或难治性大 B 细胞淋巴瘤。研究者没有开展致瘤性／致癌性评估的试验，只是针对此方面进行了文献综述，其得出 CAR-T 细胞不具有致瘤／成瘤性的结论主要是基于以下试验。使用携带癌基因（LM02、TCL1

和可持续性激活的 TrkA）的反转录病毒载体分别感染 CD45.1 小鼠来源的成熟 T 细胞和造血干细胞，然后以把两种细胞（1×10^7 个 / 只）分别尾静脉注射到 CD45.2 RAG-1 缺失免疫缺陷小鼠中，12 ~ 16 周后，注射成熟 T 细胞组小鼠发生炎症反应，体重下降严重，小鼠因此被解剖并分选出注射的 T 细胞，进行第二轮小鼠注射，注射后又出现炎症反应，但是此过程中并没有发现相关肿瘤的发生。而注射造血干细胞组的动物全部发生 T 细胞白血病或者淋巴瘤，此试验观察时间为 284 ~ 518 天。因此，即使在设定的"最坏的情况"下，包括多个反转录病毒载体的插入、强癌基因的持续高表达、连续移植和长期随访，成熟的 T 细胞也不能转化成瘤，说明其在致瘤 / 成瘤性方面安全性较高。

（二）基因治疗产品致瘤 / 成瘤性风险评估

1. Kynamro

寡核苷酸类产品 Kynamro 由 Ionis Pharma 和 Kastle 研发，是第 2 代反义寡核苷酸，是载脂蛋白 B-100（ApoB-100）合成的寡核苷酸抑制剂。因严重心血管和肝脏不良反应，欧盟 EMA 于 2012 年拒绝 Kynamro 的上市申请，后于 2013 年作为孤儿药在美国获批上市，用于辅助治疗纯合子家族性高胆固醇血症，但存在黑框警告。此产品的致瘤性试验分别在小鼠和大鼠中开展。

在小鼠致瘤性研究中，Kynamro 以 5、20、60 mg/kg 体重的量进行小鼠皮下注射，持续 104 周，发现此药物可以增加肝细胞腺瘤和腺瘤的风险。并且 60 mg/kg 体重剂量组的雌性小鼠，药物组和对照组都发生肿瘤。这一剂量也导致雌性小鼠血管肉瘤和雄性小鼠皮肤 / 皮下纤维肉瘤的发生率显著增加。

在大鼠的致瘤性研究中，Kynamro 以 3、10、20 mg/kg 体重的剂量给药至 104 周。在 10 mg/kg 体重剂量组，雌性大鼠皮肤 / 皮下纤维肉瘤的发生率以及纤维瘤、纤维肉瘤和皮肤 / 皮下恶性纤维组织细胞瘤的联合发生率在统计学上显著增加。在 20 mg/kg 体重剂量组，雄性和雌性大鼠的皮肤 / 皮下恶性纤维组织细胞瘤的发生率也有统计学意义上的增加。

2. Imlygic

溶瘤病毒产品 Imlygic 是一种减毒 I 型单纯疱疹病毒（HSV-1），于 2015 年先后在美国和欧盟批准上市，由安进（Amgen）公司研发用于初次手术后复发的黑色素瘤局部治疗。此产品的致瘤 / 成瘤性评估没有进行试验，研究者通过综述 24 篇相关文献，从产品的作用机制等方面阐明此产品的致瘤 / 成瘤性风险较小。

虽然目前上市的 CGT 有多种，但是由于作用机制错综复杂及现有认知和技术的限制，此类产品在致瘤 / 成瘤性的风险评估中做的工作显然远远不能达到要求。主要原因是缺乏合适的评价模型来最大程度展现其潜在的致瘤 / 成瘤性风险。因此在 CGT 致瘤／成瘤评价的道路上，需要不断进行深入的研究和探索。

参考文献

［1］PITOT H C, DRAGAN Y P. Facts and theories concerning the mechanisms of carcinogenesis[J]. FASEB J, 1991, 5(9): 2280-2286.

［2］World Health Organization. Recommendations for the evaluation of animal cell cultures as substrates for the manufacture of biological medicinal products and for the characterization of cell bank[R]. Geneva. WHO, 2013.

［3］BERKOWITZ A L, MILLER M B, MIR S A, et al. Glioproliferative lesion of the spinal cord as a complication of "stem-cell tourism"[J]. N Engl J Med, 2016, 375: 196-198.

［4］Health and Environmental Sciences Institute. CT-TRACS Scientific Session（"Identifying and Optimizing Emerging Technologies to Evaluate Cell Therapy Safety, MOA and Efficacy"）[R]. HESI. 2017.

［5］STRAUSS S. Geron trial resumes, but standards for stem cell trials remain elusive[J]. Nat Biotechnol, 2010, 28(10): 989-990.

［6］LIANG Y, ZHANG H, FENG Q S, et al. The propensity for tumorigenesis in human induced pluripotent stem cells is related with genomic instability[J]. Chin J Cancer, 2013, 32(4): 205-212.

［7］NARVA E, AUTIO R, RAHKONEN N, et al. High-resolution DNA analysis of human embryonic stem cell lines reveals culture-induced copy number changes and loss of heterozygosity[J]. Nat Biotechnol, 2010, 28(4): 371-377.

［8］HENTZE H, SOONG P L, WANG S T, et al. Teratoma formation by human embryonic stem cells: evaluation of essential parameters for future safety studies[J]. Stem Cell Res, 2009, 2(3): 198-210.

［9］YASUDA S, KUSAKAWA S, KURODA T, et al. Tumorigenicity-associated characteristics of human iPS cell lines[J]. PLoS One, 2018, 13(10): 0205022.

［10］HACEIN-BEY-ABINA S, VON K C, SCHMIDT M, et al. LMO2-associated clonal T cell proliferation in two patients after gene therapy for SCID-X1[J]. Science, 2003, 302(5644): 415-419.

［11］JACOBS A C, HATFIELD K P. History of chronic toxicity and animal carcinogenicity studies for pharmaceuticals[J]. Vet Pathol, 2013, 50(2): 324-333.

［12］ITO M, HIRAMATSU H, KOBAYASHI K, et al. NOD/SCID/gamma(c)(null) mouse: an excellent recipient mouse model for engraftment of human cells[J]. Blood, 2002, 100(9): 3175-3182.

［13］ISHIKAWA F, YASUKAWA M, LYONS B, et al. Development of functional human blood and immune systems in NOD/SCID/IL2 receptor {gamma} chain(null) mice[J]. Blood, 2005, 106(5): 1565-1573.

［14］World Health Organization. ecommendations for the evaluation of animal cell cultures as substrates for the manufacture of biological medicinal products and for the characterization of cell banks[R]. Geneva. WHO, 2018.

［15］ICH Q5D: Derivation and Characterisation of Cell Substrates Used for Production of Biotechnological/Biological Products. ICH Q5D: Derivation and Characterisation of Cell Substrates Used for Production of Biotechnological/Biological Products[R]. 1997.

［16］U.S. Food and Drug Administration. Guidance for industry: Preclinical assessment of investigational cellular and gene therapy products[R]. FDA, 2011.

［17］European Medicines Agency. Guideline on human cell-based medicinal products.(EMEA/CHMP/410869/2006)[R]. London. EMA, 2008.

［18］European Medicines Agency. Guideline on the non-clinical studies required before first clinical use of gene therapy medicinal products (EMEA/CHMP/GTWP/125459/2006)[R]. London. EMA, 2008.

［19］European Medicines Agency. Guideline on quality, non-clinical and clinical aspects of medicinal products containing genetically modified cells(EMA/CAT/GTWP/671639/2008 Rev.1)[R]. London. EMA, 2018.

［20］European Medicines Agency. Guideline on quality, non-clinical and clinical aspects of gene therapy medicinal products (EMA/CAT/80183/2014)[R]. London. EMA. 2018.

［21］Sumimasa Nagai M, PhD; Daisuke Sugiyama, MD, PhD, Current Trends in Clinical Development of Gene and Cellular Therapeutic Products for Cancer in Japan[M]. Vol. Clilnical Therapeutic, 2019, 1.

［22］BARKHOLT L, FLORY E, JEKERLE V, et al. Risk of tumorigenicity in mesenchymal stromal cell-based therapies-bridging scientific observations and regulatory viewpoints[J]. Cytotherapy, 2013, 15(7): 753-759.

［23］PFEIFER A, VERMA I M. Gene therapy: promises and problems[J]. Annu Rev Genomics Hum Genet, 2001, 2: 177-211.

［24］DONSANTE A, VOGLER C, MUZYCZKA N, et al. Observed incidence of tumorigenesis in long-term rodent studies of rAAV vectors[J]. Gene Ther, 2001, 8(17): 1343-1346.

［25］NGUYEN G N, EVERETT J K, KAFLE S, et al. A long-term study of AAV gene therapy in dogs with hemophilia A identifies clonal expansions of transduced liver cells[J]. Nat Biotechnol, 2021, 39(1): 47-55.

［26］BAILEY A M. Balancing tissue and tumor formation in regenerative medicine[J]. Sci Transl Med, 2012, 4(147): 147fs28.

［27］SUZUKI S, IWAMOTO M, SAITO Y, et al. Il2rg gene-targeted severe combined immunodeficiency pigs[J]. Cell Stem Cell, 2012, 10(6): 753-758.

［28］World Health Organization. Requirements for the use of animal cells as in vitro substrates for the production of biologicals[R]. Geneva. 2014.

[29] KANEMURA H, GO M J, SHIKAMURA M, et al. Tumorigenicity studies of induced pluripotent stem cell (iPSC)-derived retinal pigment epithelium (RPE) for the treatment of age-related macular degeneration[J]. PLoS One, 2014, 9(1): 85336.

[30] NEWRZELA S, CORNILS K, LI Z, et al. Resistance of mature T cells to oncogene transformation[J]. Blood, 2008, 112(6): 2278-2286.

[31] HALMES N C, ROBERTS S M, TOLSON J K, et al. Reevaluating cancer risk estimates for short-term exposure scenarios[J]. Toxicol Sci, 2000, 58(1): 32-42.

[32] KREWSKI D, WITHEY J R, KU L F, et al. Applications of physiologic pharmacokinetic modeling in carcinogenic risk assessment[J]. Environ Health Perspect, 1994, 102(l)11: 37-50.

[33] JACOBS A. Prediction of 2-year carcinogenicity study results for pharmaceutical products: how are we doing?[J]. Toxicol Sci, 2005, 88(1): 18-23.

[34] COHEN S M. Alternative models for carcinogenicity testing: weight of evidence evaluations across models[J]. Toxicol Pathol, 2001, 29(1): 183-190.

[35] MACDONALD J S. Human carcinogenic risk evaluation, part IV: assessment of human risk of cancer from chemical exposure using a global weight-of-evidence approach[J]. Toxicol Sci, 2004, 82(1): 3-8.

[36] GOTTMANN E, KRAMER S, PFAHRINGER B, et al. Data quality in predictive toxicology: reproducibility of rodent carcinogenicity experiments[J]. Environ Health Perspect, 2001, 109(5): 509-514.

[37] COHEN S M. Human carcinogenic risk evaluation: an alternative approach to the two-year rodent bioassay[J]. Toxicol Sci, 2004, 80(2): 225-229.

第八章

免疫原性评价

药物的免疫原性是指药物和（或）其代谢产物能够诱发机体自身或相关蛋白的免疫应答或免疫相关事件的能力。药物的免疫原性是生物技术药物申请临床试验和注册的重要内容。

免疫原性可以对药物的药效学、药动学、安全性和有效性产生广泛而深远的影响，因此在药物研发整个过程中都需要引起高度重视。免疫原性引起的主要问题包括中和药物的生物学活性，降低生物利用度和有效性；形成抗原抗体复合物，影响药物清除、血浆半衰期和组织分布，改变药效学、药动学参数；与内源蛋白发生交叉反应、形成免疫复合物和沉积引起可能的免疫病理变化和可能的不良反应，如抑制内源性蛋白功能、注射部位反应、变态反应和细胞因子释放综合征等，严重时甚至危及生命。

在药物研发初期，免疫原性的强弱是生物技术药物开发的决定因素之一，检测药物引起的抗体可以在一定程度上反映生物技术药物的免疫原性强弱。在临床前试验中测定与产品相关的抗药抗体，有助于对研究结果做出更加合理的解释。在生物类似药研发中，免疫原性也是作为相似度对比的重要指标之一。早期开展免疫原性研究，一方面可以较快筛选出免疫原性弱的候选药物；另一方面还可以在分子水平、细胞水平、动物模型以及人体试验研究中发现和监测免疫原性诱发的毒副反应。

从监管角度来讲，免疫原性也是影响药物临床研究或者上市许可决定的风险因素之一，许多国家的监管机构均要求在临床前药理学或毒理学研究中，采用经过验证并符合免疫原性研究要求的方法对抗药抗体进行评估。例如，美国 FDA 要求所有生物技术药物上市前必须提供免疫原性评价数据，以确保药物的安全性和有效性。

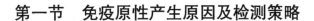

第一节　免疫原性产生原因及检测策略

一、免疫原性产生原因

大多数生物技术药物能够诱导免疫反应（免疫原性）。对于外源性蛋白质产品（新抗原或非自身抗原），如非人源的生物技术药物，机体对外来蛋白质的免疫反应导致中和抗体的产生。这种免疫反应是由 T 细胞介导的，在第一次与抗原相遇后发生快速反应。对人类来源的内源性蛋白质（自身抗原）的免疫反应，如人类重组 DNA 产品，导致结合抗体。这种反应是由 B 细胞通过免疫耐受的破坏介导的，这种反应发展缓慢，通常在停药后消失。

因此，生物技术药物免疫原性的理论基础是基于外来性、外源性（新抗原或非自身抗原）或与自身分子（自身抗原）的相似性。在这两种情况下，都是抗体分泌 B 细胞的激活导致了免疫原性的临床表现。一般情况下，有两种方式可以产生这种免疫原性。第一种是药物中的杂质，如内毒素或生物技术药物中的变性蛋白质，可能会向 T 细胞提供"危险"信号，然后向 B 细胞发送激活信号，从而破坏 B 细胞的耐受性。第二种通过 T 细胞非依赖性反应打破 B 细胞的耐受性，例如某些可以形成聚集体的生物技术药物。免疫系统可能会将这些聚集体与病毒混淆，B 细胞被激活增殖并产生自身反应性结合抗体。

二、影响免疫原性的因素

免疫原性的产生主要与产品因素和患者免疫状态有关。此外，药物给药途径、给药剂量、用药频率、治疗周期等，也会影响药物免疫原性发生和作用程度，需要在用药过程中进行密切观察与监测。

与产品相关的因素包括结构特性，如蛋白质序列、外源或内源性表位的存在、影响蛋白质降解的糖基化程度、抗原位点暴露和溶解度。影响免疫原性的其他与产品有关的因素包括制剂和储存、下游加工和杂质水平或污染物的存在。对于 CAR-T 类细胞治疗产品来说，其免疫原性与 CAR 结构、自杀结构域或 CAR-T 的其他组成部分中的非人类或部分人类序列有关，同时也与 CAR-T 生产过程中基因编辑步骤相关的残留病毒蛋白或其他非人类来源的蛋白质有关。对于基因治疗产品来说，其免疫原性可能来源于药物中的非人源化组分，转基因产物的过表达，基因编辑可能产生非预期的肽 / 蛋白质等，其中病毒载体类基因治疗产品更容易产生免疫原性。

几种与患者有关的因素也会影响免疫原性。患者的年龄、疾病状态、遗传特征

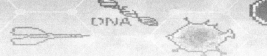

等可能会影响中和抗体的产生，如主要组织相容性复合体（major histocompatibility complex antigen，MHC）等位基因在 T 细胞介导的反应中影响对抗原的识别，如果免疫系统受损也会降低抗体的产生。患者伴随的疾病，特别是肾脏和肝脏的疾病，也可能影响免疫原性。自身免疫性疾病使患者容易产生抗治疗蛋白的抗体。患者有无预存抗体，是否存在交叉反应抗体，也会影响免疫原性。

此外，给药剂量和给药途径也是重要的决定因素。高剂量或长时间的治疗会增加暴露，从而增加产生免疫原性的风险。如果皮下或肌内注射生物技术药物，免疫原性可能更大，而采用静脉注射和局部给药，会在一定程度上降低免疫原性。

三、免疫原性研究的基本策略

免疫原性研究主要聚焦在抗药抗体（anti-drug antibodies，ADAs）的检测和表征上，应获得 ADAs 的发生率、滴度、存续时间和中和能力数据。免疫原性的研究一般采用分级分析策略。首先，采用筛选试验检测是否存在 ADAs。随后进行验证性试验，确定 ADAs 对生物技术药物的特异性，并消除假阳性。对于 ADAs 阳性样本，进行特征分析以确定 ADAs 的滴度和类型，并使用生物分析或配体结合分析等识别中和抗体。通常需要将药代动力学、安全性和有效性的评估结果综合考虑进行评估药物 ADAs 的潜在影响。例如抗体产生对药代动力学、药效动力学、补体激活或毒性反应出现等是否存在影响。此外，临床前研究中还应关注抗体产生与免疫复合物形成和沉积相关的病理学变化。

有些情况下还需要对 ADAs 进一步进行表征，如同种型和 IgG 亚型或者与相关内源性蛋白的交叉反应。在免疫原性风险识别中，细胞介导的免疫反应也很重要，应在适用的情况下应考虑对其进行评估。如果观察到临床相关的免疫反应，应对其潜在机制进行研究，并确定关键的影响因素。这些研究有助于制定和实施控制和缓解策略，包括修改产品处方和筛查高风险患者。

由于生物技术药物的成分可能存在种属差异，基于动物试验的免疫原性研究数据不一定能预测人类的免疫反应。但是美国 FDA 建议，在非临床研究中进行免疫原性评价仍然具有一定意义。免疫原性相关的反应可导致非临床研究结果复杂化并难以解释，因此免疫原性研究可以作为临床前毒理学研究的重要补充信息。

对于新型生物技术药物产品，建议考虑将新技术（如新兴的生物信息学、体外和体内新模型）用于开发过程中。对于细胞因子释放综合征、自身免疫反应等免疫相关不良反应，应在药物的开发早期进行风险评估。除了常规的动物体内毒性试验中进行细胞因子相关检测外，应进行体外细胞因子释放试验。

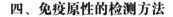

四、免疫原性的检测方法

随着生物技术的快速发展，出现了许多新型生物技术药物品种和生物类似药，评估其免疫原性变得越来越重要，也出现许多新的抗体检测方法。目前 ADAs 检测方法有很多，如传统的桥连 ELISA 法、间接 ELISA 法、放射免疫沉淀法，以及酶联免疫斑点法、免疫 PCR 法、细胞增殖试验、表面等离子共振法、电化学发光法、生物薄膜干涉法等新检测方法。随着试验灵敏度增加，同传统分析方法相比，这些新检测方法的免疫原性检出率更高。例如，生物薄膜干涉法通过生物传感器与药物偶联，再加样本，具有液相法、高通量、自动化的优点，不需使用酶标记抗体，能检测到不同亲和力的抗体和各亚型抗体，无种属特异性。电化学发光法可检测各种抗体亚型，无种属特异性，具有高通量、灵敏度高的特点等。

对于具有特殊属性的生物技术药物，应考虑针对产品特性开发产品特异性的检测方法。目前在免疫原性分析方面存在的主要问题如下：生物技术药物的质量分析不如小分子检测那么灵敏和精确，因此很难分析杂质。样本采集的时间也可能影响检测结果，免疫原性通常在较长时间治疗后形成。没有单一的技术可以完全准确预测生物技术药物的免疫原性。不同实验室使用的生物检测方法不仅取决于抗体水平的测定方法，还取决于报告结果的方式。如果没有国际标准化的分析程序和数据呈现形式，比对不同研究和不同实验室之间的分析结果将面临巨大困难和挑战。

五、免疫原性的预测探索研究

近年来，为了在药物研发的早期阶段能够预测探索免疫原性和进行产品优化降低药物免疫原性，开发了许多新的研究方法和工具，如计算机虚拟预测技术、体外新模型、转基因动物模型等。通过这些研究，可以在早期进行筛选和比较不同产品的"相对"免疫原性，选择最佳候选药物；同时，采用人源化、去免疫原性等技术手段，对候选药物进行不断优化和改良。

在计算机虚拟预测中，可以基于生物信息学和人类白细胞抗原（human leukocyte antigen，HLA）数据库，筛选 T 细胞表位，进行早期发现和探索，但该模型也可能存在过度预测的情况。在体外模型研究中，可以采用测定合成的多肽片段库与 HLA（MHC class Ⅱ）亲和力进行评分预测；也可以使用人外周血单核细胞（peripheral blood mononuclear cell，PBMC）模拟体内途径，测定人免疫细胞的应答，进行预测。在临床前动物试验研究中，也可以考虑采用 HLA 转基因小鼠或人源化 SCID-SID-NSG 小鼠等动物模型，最大程度地模拟完整或部分的人免疫系统，进行免疫原性研究，具有较高的预测价值，但该方法十分昂贵、通量有限，一般可用于

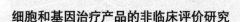

后期的药物优化和选择。

对于新型技术产品和更复杂的药物设计，在早期发现阶段使用计算机预测工具是非常有价值的，而且这些模型也在不断优化和完善，例如 EpiVax 的软件和数据库。使用计算机虚拟预测可以更好地对一组主要分子进行排序，之后可以使用体外 T 细胞分析对前两到三名候选分子进行测试，以了解人免疫原性的潜力。其他预测免疫原性潜力的方法还包括检测蛋白质序列的可靠性（翻译后糖基化、脱酰胺、异构化和氧化等）和体外稳定性。当评估一种生物技术药物的免疫原性风险时，应该主要集中在药物分子的工程设计上。融合分子可在融合连接处形成新表位，具有免疫原性。许多生产相关的因素也可以影响免疫原性，如聚集和分子不稳定性（如剪切）、氧化和糖基化，但目前还没有体外试验能够预测此类情况引起的人免疫原性。

在 ADAs 的临床发生率预测方面，目前也缺少更为可靠的方法，包括各种计算机方法和体外人体 T 细胞反应性检测。动物的免疫原性评估并不能预测 ADAs 的临床发生率，即使在应用人转基因模型时也是如此。针对非冗余的跨物种保守内源性蛋白质的 ADAs 在动物体内可能会产生严重的病理学改变，并可能用于预测人类。在这种情况下，临床前免疫原性的评估可以用来预测临床上潜在的不良事件，可以考虑通过用抗体或其他抑制剂阻断内源性蛋白研究动物体内的这种潜力。

六、免疫原性研究相关指导原则

（一）欧洲药品管理局

2017 年 12 月，欧洲药品管理局（European Medicines Agency，EMA）修订并颁布了新版《治疗性蛋白质免疫原性评价指导原则》。该指导原则对免疫原性测定提出了更具体的要求，以及如何对免疫原性临床意义进行综合分析。在不同产品之间，不同个体之间，免疫原性的风险都有所不同。为了更好地进行风险评估，该指导原则总结了需要考虑的各类问题，免疫原性的多学科综述，包括在上市许可申请中的风险评估。允许对基于风险的免疫原性方法进行论证，这意味可以根据具体产品免疫原性的风险及其潜在或观察到的后果的严重性合理确定免疫原性研究的范围和类型。

从监管的角度来看，由于人与动物免疫系统之间的差异以及人蛋白质在动物中的免疫原性，目前动物研究对人体内生物技术药物的免疫原性评估的预测价值较低。适当的筛选和确证性分析方法的发展以测量针对治疗性蛋白质的免疫应答是评估免疫原性的基础。申请人需要证明 ADAs 测定可用于证明 ADAs 的临床相关性。免疫原性研究的目的是研究针对治疗性蛋白质的免疫反应及其临床影响。因此，对免疫原性的评估应基于对免疫学、药代动力学、药效学以及临床疗效和安全性数据的综

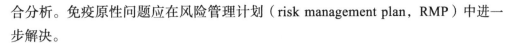

合分析。免疫原性问题应在风险管理计划（risk management plan，RMP）中进一步解决。

考虑到该指南的范围很广，因此建议必须根据具体情况进行调整，以适应某些具体产品的开发计划。申请人应考虑是否有可能从 EMA 或国家主管部门寻求科学建议。

（二）美国 FDA

2019 年 1 月，美国 FDA 颁布《治疗性蛋白产品的免疫原性检测》的行业指南。该指南所提供的建议是为了指导行业进行免疫原性检测方法的开发和验证，以用于临床试验中治疗性蛋白产品的免疫原性评估。具体来说，该指南涉及了抗体筛选、确证、滴度和中和活性方法的开发和验证，可用于一种或多种 ADAs 的检测。该指南也可能适用于某些多肽、寡核苷酸和联用产品。对于细胞和基因治疗产品也可以参考和借鉴该指南的建议。

机体对治疗性蛋白产品的免疫应答可能会影响该产品的药代动力学，药效学，安全性及有效性。受试者免疫应答的临床反应是高度可变的，可能对受试者健康完全没有影响，也可能带来极其严重的结果。ADAs 的检测及对 ADAs 形成过程的分析有助于了解潜在的免疫应答。在临床试验中观察到的相关免疫应答的信息，特别是 ADAs 发生率及 ADAs 应答对治疗性蛋白产品药代动力学，药效学，安全性和有效性的影响，对于任何治疗性蛋白产品开发都是至关重要的。因此，一套有效、灵敏且兼具专属性和选择性的用于测量 ADAs 的检测方法的开发是蛋白类产品及含蛋白产品研发的关键环节。该指南详细阐述了 ADAs 的检测方法，不同产品间 ADAs 发生率的局限性，检测方法的局限性，临界值、灵敏度、特异性、选择性、精密度、重现性、稳定性的确定，筛选方法、确证方法、滴度方法、中和活性方法的开发和验证，以及 eCTD 免疫原性总结报告的撰写要求等。

（三）药品注册的国际技术要求

1997 年，药品注册的国际技术要求（International Council for Harmonisation of Technical Requirements for Pharmaceuticals for Human Use, ICH）颁布了《生物技术药物的非临床安全性评价指南》，2011 年 ICH 根据 S6 发布后取得的科学进步和获得的新的经验对 S6 进行更新并发布了 S6（R1）第 4 阶段的版本。

该指南明确了生物技术药物定义范围，包括（但不限于）细胞因子、融合蛋白、酶、受体、激素、单克隆抗体等。指南指出，许多人用生物技术药物对动物都有免疫原性。因此应详细记录抗体产生情况，如抗体滴度、动物数、中和或非中和性质。此外，免疫原性研究应与任何可能的药理学和（或）毒理学资料相关联地进行分析，应该全面考虑抗体形成后对 PK/PD 参数、不良反应发生率以及严重程度、补体激活

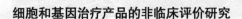

或新的毒性作用出现的影响。应特别评估免疫复合物形成和沉积带来的病理变化。对 ADAs 的检测也是生物技术药物在临床前安全性评价中重要的部分。

（四）我国免疫原性研究的指导原则

2015 年，国家药品监督管理局药品审评中心（Center for Drug Evaluation，CDE）颁布了《生物类似药研究与评价技术指导原则（试行）》。生物类似药物免疫原性的非临床研究评价采用的技术和方法应尽可能与参照药物所用一致，如采用其他相似方法，还应进行验证。抗体的检测包括筛选、确证、定量和定性，并研究与剂量和时间的相关性。必要时应对所产生的抗体进行交叉反应测定，对有差异的还应当分析其产生的原因。

2017 年 12 月，CDE 颁布了《细胞治疗产品研究与评价技术指导原则（试行）》。该指导原则的安全性研究评价部分中提及，细胞治疗产品或细胞分泌产物需要研究其潜在的免疫原性，免疫原性研究可参考最新版技术研究指导原则；此外，还需关注细胞治疗产品诱导产生的免疫毒性。

2020 年 7 月，CDE 颁布了《免疫细胞治疗产品临床试验技术指导原则（征求意见稿）》。该指导原则中提及免疫细胞治疗产品的特性时，指出免疫细胞治疗产品不良反应的发生率、持续时间和严重性、细胞在人体内增殖存活和免疫原性存在不确定性。因而，临床试验设计的药代动力学和药效学研究中提及，由于监测技术的快速发展，申请人应利用科学合理的药代动力学评估方法，监测细胞活力、增殖 / 分化、致瘤性、免疫原性、体内分布、异位灶、组织嗜性 / 迁移以及细胞 / 产品预期存活期内的功能等。此外，在临床试验结束后的研究中，申请人也需要对临床试验期间接受治疗的所有受试者进行适当的长期随访，关注产品在体内的持续存在时间、转基因表达时间（如有）、是否有致瘤性、免疫原性等。

2020 年 8 月，CDE 颁布了《人源性干细胞及其衍生细胞治疗产品临床试验技术指导原则（征求意见稿）》。该指导原则指出，由于干细胞相关产品长期存活及持久性作用的不确定性，申请人应对临床试验期间接受治疗的所有受试者进行适当的长期随访。建议申请人在完成临床试验方案设定的访视后，继续关注产品在受试者体内的持续存在时间、免疫原性等。

2020 年 8 月，CDE 颁布了《药物免疫原性研究技术指导原则（征求意见稿）》。该指导原则提及，免疫原性研究主要聚焦在 ADAs 的检测和表征上，应获得 ADAs 的发生率、滴度、存续时间和中和能力数据。该指导原则还介绍了 ADAs 检测的相关内容，包括试验设计考虑、方法学开发与验证、试验内容等。

综上所述，随着生物技术药物的快速发展，尤其是近年来不断出现的新型细胞治疗类药物和基因治疗产品，也给药物的免疫原性评价带来新的挑战。在药物的开发中，一方面应尽量选择免疫原性潜在风险较小的候选药物；另一方面应探索如何减少和控制在临床研发中观察到的免疫原性的不良影响。由于现有的实验室检测方法不足以预测生物技术药物的生物学和临床特性，甚至不足以比较它们的生物等效性，因此情况更加复杂。不同研究结果的比较由于分析检测的可变性、数据呈现和缺乏标准化而变得复杂。如何优化检测技术、实现评价方法的规范化和标准化、提高动物模型的预测性是未来免疫原性评价亟需解决的问题。免疫原性与药物安全性和有效性之间的关联依赖于临床前和临床研究中对于 ADAs 的客观检测和表征。因此，在细胞和基因治疗产品等生物技术药物的免疫原性评价中，应充分考虑到方法的适应性，设计有效可行的检测方法，以产生高质量的 ADAs 数据，并结合药代动力学、安全性和有效性等数据进行综合判定，从而更好地了解和预测免疫原性对毒性或疗效可能产生的影响。

第二节　干细胞、CAR-T 细胞的免疫原性

一、干细胞产品的免疫原性

免疫原性可能是影响干细胞治疗性产品研发成功的主要障碍。与患者不匹配的 HLA 细胞可能被宿主的免疫系统识别为外源性细胞，从而受到免疫监视。除了在治疗生效前被破坏以外，随后诱发的炎症反应也可能会对患者有害。T 细胞的免疫原性受到多种因素影响，包括同基因治疗（syngeneic therapies）与同种异体基因治疗（allogeneic therapies）、给药部位（可能存在免疫豁免或非免疫豁免，以及疾病期间免疫豁免的丧失）、细胞成熟状态、重复给药的需要、疾病的免疫学基础以及衰老的免疫系统。对于从自体细胞中获得的干细胞而言，免疫排斥的风险较低。然而，这些细胞也可能已经暴露在培养环境和选择性压力下。例如，自体诱导多能干细胞生产过程中发生的强制基因表达（forced gene expression），理论上可能改变其诱导宿主免疫反应的能力。因此，必须明确界定这些培养条件，并了解由此产生的影响。例如，据报道正常人血清中含抗唾液酸衍生物 Neu5Gc 的抗体，这种抗体存在于除人以外的大多数哺乳动物细胞中，并可以介导在辐射小鼠胚胎成纤维细胞培养层上生长的人胚胎干细胞的裂解。其他培养基成分也与移植物诱导的免疫反应有关。在一项间充质干细胞治疗儿童成骨不全症的临床试验中，一名受试者产生了抗胎牛血清抗体。这些抗体很有可能是针对细胞培养基中的成分而产生的，并且在重复给药后导致受试者出现全身性发热的反应。该名受试者是唯一没有显示出骨骼加速生长的，因此意外的免疫反应可能使得治疗效果减弱，而培养条件的改变则可以解决这个问题。

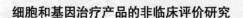

人们普遍认为，同种异体干细胞疗法能够避免和（或）极大地抑制大多数的排斥反应。也就是说，这个概念暗示了干细胞治疗不能激活先天性免疫应答或诱导适应性免疫应答，即细胞（T细胞）或体液（B细胞/抗体）免疫反应。通常情况下，两个无关个体之间的组织器官移植几乎总是会导致移植物排斥反应，除非采用免疫疗法控制免疫反应。排斥反应是由于不同移植物抗原多态性位点的等位基因差异引起的，比如ABO血型抗原、HLA/MHC和次要组织相容性复合抗原（minor histocompatibility complex，mHC）等。抗同种异体基因反应仍然是造血干细胞移植治疗成功的威胁。最近已经发表的体内和体外数据改变了人们对于免疫豁免的最初看法，并越来越广泛地接受宿主诱导的免疫反应可能限制干细胞的治疗效应。

（一）ESC 的免疫原性

大多数已发表的数据表明，诱发产生免疫反应的多能干细胞都是未分化的ESC及其早期分化衍生物。因此，这些细胞在免疫学上尚未成熟，所以不能真正反映出完全分化产物在原位可能遇到的潜在严重排斥。hESCs表达ABO血型抗原和MHC-I类抗原，而缺乏MHC-II类抗原和共刺激分子。因此，当移植到宿主体内时，hESC表达的标记应该能够识别它们是"外源性的"。ABO血型抗原和MHC-I类抗原表达水平是可变的，并且这似乎取决于细胞的类型和细胞的成熟状态。由于干扰素可诱导MHC-I类抗原的表达，因此在没有免疫抑制疗法的情况下，hESCs移植到局部或全身炎症的区域，这可能会增加免疫排斥的风险。值得注意的是，hESCs缺乏MHC-II类抗原和共刺激分子，这可能表明hESCs不能通过直接抗原呈递而刺激T细胞增殖，但这并不等同于其具有免疫豁免或免疫调节作用，它只能证明未分化细胞不是专业的抗原呈递细胞。总之，不同产品具有不同的特点。hESCs衍生的产品也可能表达mHC抗原。尽管试验数据有限，并且mHC也不如MHC重要，但mHC也可以诱发异体移植排斥反应。在细胞替代疗法的模型中，将ESC注射到同种异体免疫功能小鼠的心肌中，可导致强烈的炎症反应，免疫系统的初级免疫和获得性免疫都会诱导炎性细胞细胞浸润，并且当植入细胞分化时反应增强，这就支持了ESC是免疫排斥的靶点。

（二）MSC 的免疫原性

目前，MSC是最全面地进行了免疫原性评估的干细胞治疗产品。MSC通过多种作用机制表现出明显的免疫调节活性，包括通过直接的细胞相互作用和可溶性因子作用降低表面标志物的表达。这种免疫调节的靶点涉及树突状细胞、调节性T细胞、自然杀伤细胞、T辅助细胞分化、B细胞/浆细胞活化和抗体产生。虽然MSC可以通过多种机制显示出明显的免疫调节活性，但是并不能直接解释体内的情况。将同种异体MSC注射到具有免疫能力的动物体内时，可产生一定的免疫原性，尤其是诱导产生抗异源 MSC 抗体。MSC 在某些研究中的免疫反应较弱，但是在另一些研究中却表现出较强的免疫原性，并且对随后的重复给药敏感。尽管 MSC 具有在体内启动细胞免疫和体液免疫反应的能力，但在某些情况下，与其他同种异体细胞相比，这些反应可能会明显减弱。这很可能是由于细胞本身固有的抗炎和免疫调节特性，并且可能延迟排斥反应的时间，从而提供了治疗益处的窗口。IFN-γ 刺激 MSC 后可上调 MHC-Ⅰ类和 MHC-Ⅱ类分子，并且在体内环境中导致了 MSC 的排斥。因此，在局部炎症或组织损伤的情况下，免疫原性和排斥可能成为 MSC 成功治疗局部炎症或组织损伤的阻碍。然而，与之相反，MSC 暴露于某些炎症信号（包括高 IFN-γ）可增强其对 T 细胞、单核细胞 / 巨噬细胞和树突状细胞的抑制作用。这些明显矛盾的数据突出了免疫相互作用的复杂性；一个反应可能会导致有益的免疫抑制，但也可能增加细胞对免疫排斥的敏感性。此外，一旦导入体内，MSC 分泌的细胞因子也可能与体外观察到的不同，或者细胞因子的浓度不同。因此，MSC 细胞免疫豁免的体外数据可能不会转化为体内的真实情况。

（三）iPSCs 的免疫原性

研究发现四个转录因子的异位表达可以将体细胞重编程为多能状态，这个惊人的发现为人类疾病和再生医学的研究开辟了新的途径。科学家们立刻意识到，这些 iPSCs 是一种潜在的自体细胞疗法的潜在来源，可以避免与同种异体来源（如人胚胎干细胞或捐赠组织）相关的免疫原性问题。尽管一些前瞻性的研究评论已经讨论自体 iPSCs 衍生细胞可能也具有免疫原性，但是直到最近才真正引起科学家们广泛的注意。

为了评估和预防 iPSCs 的免疫原性，最重要的就是认识其产生免疫原性的潜在原因。iPSCs 具有免疫原性的主要原因有四类。第一，在体外诱导的 iPSCs 细胞不成熟。一直以来，将多能干细胞定向分化成为成熟细胞类型是再生医学领域面临的重大挑战。迄今为止，许多人类细胞类型只能在体外分化为不成熟的表型，包括心肌细胞、造血干细胞、肝细胞和胰腺 β 细胞。不成熟的表型会给免疫应答反应带来两种风险。第一种就是Ⅰ类 MHC（MHC-Ⅰ）表达低。尽管 iPSCs 细胞的分化可致 MHC-Ⅰ类抗原表达水平升高，但它们仍未能达到成年组织细胞的水平，而 NK 细胞靶向杀伤 MHC-Ⅰ表达水平较低的细胞。在小鼠模型中，早期的自体 iPSCs 治疗镰刀状红细胞贫血的验证研究需要反复给予 NK 细胞抗体，以增强造血祖细胞的植入。因为，这些祖细胞的低 MHC-Ⅰ表达可能触发了 NK 细胞攻击，从而限制了植入。不成熟表型的另一个风险是胚胎或胎儿蛋白的表达。这些抗原可能在免疫系统发育成熟期间不存在，无法在胸腺中进行阴性选择，从而使它们容易受到 T 细胞攻击。这种可能性已经在癌症中得到了证实，即癌症会导致重新表达这些胚胎或胎儿抗原，从而诱

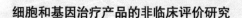

发免疫系统靶向作用。

iPSCs 具有免疫原性的第二个潜在原因是由于重新编码或适应培养条件而引起的遗传和表观遗传变化。最近的研究表明，对多能性的重编码是不完整的，iPSCs 携带着对其起源组织的表观遗传记忆，从而影响基因表达并限制分化潜能。也有报道说，重编码过程在编码区中引起遗传突变。从理论上讲，表观遗传和遗传异常均可导致自体 iPSCs 的免疫原性。当 iPSCs 分化为其他细胞类型时，起源细胞类型的表观遗传记忆可能会导致表面抗原表达异常。同样，由于基因突变引起的细胞表面蛋白的变化也可以诱导免疫反应。此外，体外培养本身已经被证明会导致 PSC 的遗传不稳定，最常见的是染色体扩增，包括拷贝数变异。这些基因异常不仅会导致免疫原性，而且还可能会导致致癌性。

第三个潜在原因是使用异种或非生理性培养试剂培养 iPSCs 及其分化后代。Martin 等证明了使用异种培养试剂的危险，研究发现 hESCs 从小鼠细胞饲养层和动物血清培养基中吸收了非人类唾液酸 N-羟乙酰神经氨酸（Neu5Gc）。这是一种风险，因为人类有抗 Neu5Gc 的循环抗体。此后，数个小组已经开发出非异种培养条件以减少或消除 Neu5Gc 的表达。但是，这些方法成本高昂，并且在技术上具有挑战性。最近的文献报道，含有高水平抗坏血酸的非异种培养基可诱导 CD30 的表观遗传激活。作为一种细胞表面抗原，CD30 是恶性转化细胞的生物标志物。这表明该风险不仅限于异种培养试剂，应测试新培养基制剂对于培养细胞的生物学影响，包括异常表面抗原的表达。

iPSCs 免疫原性的第四个潜在原因是基因修复，以使得缺失或功能异常蛋白恢复正常表达。遗传性疾病可能适用 iPSCs 衍生细胞治疗，但前提是必须纠正这些细胞的潜在突变。但是，正因为患者免疫系统从未接触过这些蛋白表达，或仅仅接触过呈截短形式的蛋白表达，所以 iPSCs 可能会引发免疫反应。这种风险在溶酶体贮积性疾病以及血友病 A 和 B 的酶替代疗法的临床应用中很明显，产生的中和抗体可能会限制治疗效果。

此外，还有其他的一些可能原因，比如移植细胞死亡所导致的急性炎症反应，随后释放细胞内蛋白，从而触发适应性免疫反应。

（四）iPSCs 免疫原性的临床前评估

临床前 iPSCs 的免疫原性评估可通过体外和体内试验评估其潜在的细胞和体液免疫反应。这些方法包括混合淋巴细胞反应（mixed lymphocyte reaction，MLR）、羧荧光素二乙酸酯琥珀酰亚胺酯（carboxy fluorescein diacetate succinimidyl ester，CFSE）和酶联免疫吸附斑点（enzyme-linked immunospot assay，ELISPOT）检测。在 MLR 测定中，来自移植受体的外周血单核细胞充当应答者，与供体刺激细胞（如

iPSCs 衍生细胞）共同培养，并通过 [³H] 胸腺嘧啶核苷掺入测定 T 细胞的增殖。
T 细胞增殖也可以通过 CFSE 方法进行分析。CFSE 是一种可被动扩散到细胞内，并
与细胞内蛋白质结合的染料。细胞分裂后，每个子细胞均接受等量的 CFSE，从而
使通过 FACS 测量的荧光强度减半。基于荧光强度的下降，可以确定细胞分裂的数目，
并因此确定增殖的量度。IFN-γ ELISPOT 分析是移植后监测 T 细胞反应性的重要工
具，也可用于移植前免疫风险评估。其他体外免疫原性测定法可测量 iPSCs 衍生细
胞分泌的细胞因子和趋化因子，这些细胞因子和趋化因子可能会影响宿主在移植后
产生的细胞免疫应答。Okamura 等采用未分化的 hESCs 和 hESCs 来源的少突胶质前
体细胞培养上清液，以评估可溶性免疫调节因子。此外，基于流体的组合抗体谱分
析方法（例如市售的 BD 公司的 FACSTM CAP），可进一步提供 iPSCs 衍生的细胞
和组织的体外表征，用于评估潜在的体液免疫应答。

　　由于体外免疫试验不能完全再现细胞移植物的体内反应，因此还应根据临床意
义进行体内试验。免疫缺陷小鼠模型以及具有免疫能力的小鼠模型已被用于评估
同基因和同种异体基因宿主对 ESC 以及其衍生物的免疫反应。例如，Guha 等通过
CFSE 分析和评估了 iPSCs 衍生的细胞是否对次级免疫反应敏感。从同系和同种异
源 iPSCs 衍生的细胞移植受者的脾脏中分离 T 细胞，并通过 CFSE 分析它们的体外
增殖情况。结果显示，同系 iPSCs 衍生的细胞对 T 细胞增殖的反应水平非常低，而
对同种异源 iPSCs 衍生细胞的反应水平却非常高。此外，体内对 iPSCs 衍生细胞或
组织的细胞免疫反应也可通过体外 T 细胞毒性试验进行分析。T 细胞是从移植受体
的脾脏中分离出来的，它可以是同基因宿主（对于小鼠 iPSCs）或人源化免疫缺陷
小鼠（对于人 iPSCs）。将这些 T 细胞与 iPSCs 来源的细胞或组织共培养，以确定
分离的 T 细胞是否能直接杀伤膜联蛋白标记的 iPSCs 衍生细胞。另一种评估移植细
胞的体内免疫原性的方法是生物发光成像。该方法可显示，移植到具有免疫能力的
小鼠体内的异种 hESCs 在初次注射后仅存活 7 ~ 10 天，而重复注射后仅存活 3 天。

　　总之，免疫原性和免疫毒性仍然是细胞治疗需要解决的重要问题，但在临床前
很难解决。将临床产品注射到免疫能力强的动物是一种异种注射，所产生的任何反
应都可能无法反映临床的真实情况。人源化小鼠模型可能是一种替代方法，但是，
任何模型都存在局限性，人源化小鼠模型的局限性在于小鼠中表达人类主要和次要
组织相容性的多样性有限，这影响该动物模型的实用性。许多体内研究都是在免疫
受损或免疫抑制的动物疾病模型中进行的，这些动物模型因为免疫功能受损或免疫
抑制，从而无法评估免疫反应。因此，在可行的情况下至少应在体外进行模拟，并
根据具体情况具体分析考虑进行体内动物疾病研究。总之，尽管没有一种疾病模型
能够真实地反映临床状况，免疫缺陷或免疫能力强的动物也都不能预测临床免疫反

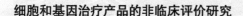

应，但是开展全面的体外检测方法的组合，并且在可能的情况下，在关键的 GLP 安全性研究中进行恰当的免疫原性评估，可以为初步临床研究中产品的风险效益评估提供足够的免疫原性信息。

二、CAR-T 治疗产品的免疫原性

目前 CAR-T 治疗产品的潜在免疫原性已经得到了广泛的认可，并被认为可能会对治疗的疗效和安全性产生影响。已经确定的几种免疫原性危险因素包括：① CAR-T 产品构建体的胞外域具有非人类或部分人类性质。与基于蛋白质的生物治疗产品类似，非人类序列的存在被证实可以显著性提高产品的免疫原性。这包括使用小鼠亲代抗靶抗体的单链抗体域（scFv）以及在人源化或完全人源化抗体蛋白的独特型中发现的非种系序列，因而并不排除对人源序列的免疫应答。② CAR 结构的融合特性，其中 scFv 通常表示为较大蛋白质的结构域，该结构域包括跨膜和一个或多个细胞内信号传导域。③在连接 CAR 构建体的各个结构域的连接域中存在非人类种系序列（non-human germline sequence）。④在 CAR-T 构建体上引入的其他域（包括自杀结构域）中存在非人类种系序列。⑤在细胞表面上呈现 CAR 结构域或其他工程序列，这可能导致非人类序列和人类序列的抗原性增强。⑥残留病毒蛋白的潜在存在。⑦其他残留的非人类起源蛋白质的潜在存在，如 TALEN 构建的相关蛋白。⑧基因编辑相关的缺失和错误表达。CAR-T 细胞产品主要可导致的细胞免疫应答和体液免疫应答，其被视为 CAR-T 治疗产品免疫原性的显著特征。由于抗体和细胞免疫应答反应均可影响 CAR-T 细胞在体内的存活和增殖，因此可能需要对相应免疫应答进行评估。

（一）CAR-T 治疗产品的体液免疫应答

与更广泛的蛋白类生物制品相似，尤其是基于单克隆抗体的生物技术药物，给予携带非人类来源的细胞外 CAR 结构域（如来自小鼠单克隆蛋白的 scFv）的 CAR-T 药物，可诱导机体产生体液免疫。此外，还可能诱导产生抗 scFv 独特性抗体，这类似于人源化或完全基于人单克隆抗体的生物技术药物诱导的抗独特型和中和性抗药抗体反应。据报道，经过遗传修饰的自体 T 细胞表达针对肾细胞癌细胞表面的碳酸酐酶Ⅸ（CA Ⅸ）抗原特异的 CAR，可诱导产生抗独特型抗体和中和抗体。CAR 胞外域的非人嵌合性质（如基于鼠源性单克隆抗体 cG250）导致了人抗嵌合抗体（HACA 抗体）应答，该反应可通过 ELISA 方法进行检测。在第二次 T 细胞治疗后第 37 天就可检测到抗独特型 HACA 抗体。抗 CAR HACA 应答干扰了基于使用抗 G250 抗体试剂的流式细胞检查方案。但是仍可以通过基于 qPCR 的方法检测循环中的 CA Ⅸ -CAR-T 细胞。此外，HACA 应答可抑制 CA Ⅸ -CAR-T 细胞特定的

细胞毒性活性。尽管基于较低的患者人数，但据报道 HACA 反应的发生率很高（6/7 或 85.7%），这与先前报道的单独使用 cG250 抗体反应发生率（30% 或更少）形成对比。因此，与可溶性形式的相同抗原相比，存在于细胞表面的免疫原性决定簇可以产生更强的抗体应答反应。

在一项以小鼠抗 FR 抗体为基础的改造的 T 细胞表达叶酸受体（FR）特异性 CAR 结构域的研究中（FR 特异性 CAR-T 细胞被开发用于治疗转移性卵巢癌），结果发现存在抗 -CAR-T 抗体应答反应。抗体在初次输注后很快就被检测到，占循环淋巴细胞的 1%，但在大多数接受治疗的患者中，它们在 1 个月内就被清除了。输注后患者血清显示出可有效地抑制 CAR-T 细胞对表达 FR 的肿瘤细胞的杀伤活性，而在预处理样本中未检测到抑制活性。考虑到临床方案中要求患者具有完整的免疫系统，因此出现这种对 CAR-T 细胞的免疫反应并不令人感到惊讶。

针对两种已获批准的 CAR-T 细胞产品的抗体反应的相关信息已可供参考使用。在 YESCARTA®（抗 CD19CAR-T 细胞）的临床试验中，发现该产品具有诱导抗产物抗体生成的潜力，即可通过 ELISA 检测到抗 FMC63 蛋白的抗体，而 FMC63 蛋白来源于抗 CD19CAR 结构域。结果显示，3 名患者在基线检测时，第 1 个月、第 3 个月和第 6 个月时间点均检测出抗 FMC63 抗体阳性。但总体而言，给药前和给药后抗 CAR-T 抗体的存在对于 YESCARTA®CAR-T 扩增的时间进程以及给药后细胞的持久性没有明显影响。同样，也是通过检测抗小鼠 CAR19 抗体应答反应来评估 KYMRIAH® 的免疫原性。结果证实，KYMRIAH® CAR-T 细胞的扩增、给药后细胞的持久性、安全性以及功效等均不受抗 CAR-T 抗体的影响。两种已注册的 CD19CAR-T 细胞产品通常都以单剂量形式进行输注，并且在进行淋巴细胞清除化疗之前进行治疗，这可能促进了 CAR-T 细胞的增殖和持久性，也明显地降低了临床上的抗 CAR-T 免疫应答反应。例如，Turtle 等报道增加氟达拉滨进行化疗，可改善 CAR-T 细胞的持久性、缓解期和无病生存期。在这样的临床环境中，两种产品均未显示出抗 CAR-T 免疫应答反应性对 CD19CAR-T 细胞扩增或抗肿瘤疗效的任何不良影响。但是，抗产物抗体以及 CAR 结构域中存在的非人源化成分为何不会影响治疗的总体效果，其具体的原因并不清楚。这种疗法的单次输注性质和（或）免疫调节化合物的预处理都可能是原因，尤其是先前的淋巴细胞清除治疗可能起到了更大的作用。随着 CAR-T 细胞在体内的扩增和循环，尽管最初只进行了一次输注，但预计它们将长期暴露在宿主免疫系统中，所以与之相关的免疫原性仍是关注的重点之一。

（二）CAR-T 治疗产品的细胞免疫应答

除体液免疫外，还有证据表明抗 CAR-T 细胞的细胞免疫应答存在。CD19CAR-T 结构体表达融合潮霉素抗性和 HSV-1 胸苷激酶选择自杀结构域（HyTK）。

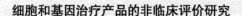

CD20CAR-T 结构体表达新霉素磷酸转移酶结构域（NeoR），从而使得新霉素介导的 CAR-T 在离体扩增阶段的选择成为可能。通过应用 qPCR 方法，可以确定循环的 CAR-T 细胞的水平在短时间（通常在输注后 24 小时～7 天）后会显著性降低。为了研究 CAR-T 细胞快速下降的原因，在治疗前后对患者的 PBMC 进行了免疫细胞反应的评估。采用 ^{51}Cr 释放试验评估细胞毒性抗 CAR-T 特异性活性，结果表明治疗患者血液中存在功能性效应细胞。一个携带 NeoR 结构域但缺乏抗 CD20 特异性 CAR 的对照 T 细胞被用于证明抗 CART 特异性细胞毒性 T 细胞的抗 NeoR 结构域特异性。此外，在缺乏抗 CD19 受体结构域体液免疫的情况下，检测到针对表达 HyTK 的 CD19 特异性 CAR-T 细胞应答的明确证据。通过流式细胞术检测，显示治疗前和治疗后的样品中抗 CD19CAR 受体结构域特异性抗体均为阴性。需要指出的是，这些患者在输注表达 CD20 特异性 CAR 的治疗性 CD8$^+$ 细胞毒性 T 淋巴细胞之前，对这些患者进行了免疫抑制的利妥昔单抗治疗。因此，至少在某些情况下，尽管已经存在利妥昔单抗预处理，但是由于患者自身内源性 T 细胞可产生免疫排斥反应，所以导致 CAR-T 细胞缺乏持久性。

采用 PBMC 制剂评估接受抗 CA Ⅸ -CAR-T 治疗患者的抗 CAR-T 细胞免疫应答反应。将 PBMC 细胞与受辐照的 CAR-T 细胞共刺激数个周期后，在输注后的样本中检测抗 CA Ⅸ -CAR-T 的细胞毒性细胞反应性。即使在类似的长时间共培养处理后，在给药前的样本中也未观察到抗 CAR-T 反应性。当评估新鲜的未刺激的 PBMC 细胞时，该反应也是不可检测的，这表明循环中抗 CA Ⅸ -CAR-T 特异性 T 细胞的百分比相对比较低。在第二次输注周期后第 36 天开始，观察到持续性的细胞反应。通过评估各种 CAR 构建体，并利用替代的非病毒性核转染方法将 CAR 构建体引入 T 细胞，从而用以评估抗 CAR-T 应答的特异性。虽然细胞反应的程度取决于患者，但从几名患者收集的 PBMC 细胞中检测到特异性抗 CAR-T 活性。在接受 CAR-T 细胞治疗之前，对患者 PBMC 细胞中的 T 细胞采用 CAR 结构衍生的 15 聚体重叠肽进行体外刺激。在 5 名受试者中，每个患者都鉴定出一种肽（表位）。在 CAR 蛋白的 VH（3 名患者）或 VK（2 名患者）框架结构域上发现了属于互补决定簇（CDR）序列的肽。某些患者出现了与 CAR 无关的细胞反应，比如表达无关控制蛋白（irrelevant control protein，human CD24）的转导 T 细胞的裂解。这归因于抗反转录病毒表位反应，并通过比较 PBMCs 中检测到的抗 CAR-T 活性，对病毒转导与核转染方式产生的 CAR-T 细胞进行比较。因此，病毒源性免疫原性表位可以在反转录病毒介导的 CAR-T 细胞上表达，从而在治疗患者中产生细胞免疫应答。总之，在针对 CAR 和（或）抗反转录病毒表位所诱导的细胞免疫应答中，可以预期观察到混合反应。

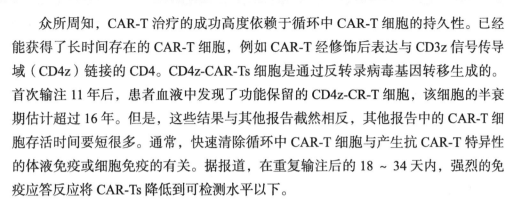

众所周知，CAR-T 治疗的成功高度依赖于循环中 CAR-T 细胞的持久性。已经能获得了长时间存在的 CAR-T 细胞，例如 CAR-T 经修饰后表达与 CD3z 信号传导域（CD4z）链接的 CD4。CD4z-CAR-Ts 细胞是通过反转录病毒基因转移生成的。首次输注 11 年后，患者血液中发现了功能保留的 CD4z-CR-T 细胞，该细胞的半衰期估计超过 16 年。但是，这些结果与其他报告截然相反，其他报告中的 CAR-T 细胞存活时间要短很多。通常，快速清除循环中 CAR-T 细胞与产生抗 CAR-T 特异性的体液免疫或细胞免疫的有关。据报道，在重复输注后的 18 ~ 34 天内，强烈的免疫应答反应将 CAR-Ts 降低到可检测水平以下。

（三）抗 CAR-T 抗体的检测方法

目前，检测生物技术药物的 ADA 测定法已经建立起来。ADA 分析通常被视为半定量。基于处理与非处理样本的统计学分析，确定测定的临界值（cut-point value）来报告效价。最常见的方法是配体结合测定，其他的平台测定也是可以选择的，包括放射免疫分析、表面等离子体共振等。此外，也可以考虑检测抗 CAR 蛋白或抗 CAR-T 构建体其他成分的抗体分析。Till 等已经描述了一种基于桥接的 ELISA 检测方法，用于检测治疗患者对工程化 T 细胞 CD20 靶向结构域的抗 scFv 成分的免疫应答。scFv 结构域来源于鼠源性抗体（Leu-16），因此采用亲本鼠抗人 CD20Leu-16 抗体作为捕获和检测试剂构建了检测方法。此外，放射免疫分析的方法也可用于检测抗 TGA-72 特异性 CAR-T 治疗患者的抗 CAR 活性。

CAR 表达的细胞性质为其他方法的应用提供了机会。流式细胞术可用于评估治疗后样本中抗 CD20 靶向结构域特异性抗体的存在。在试验中，将患者样本与表达抗 CD20 特异性 cTCR 的 Jurkat 细胞一起孵育，并使用荧光素标记的山羊抗人 F（ab'）2 的二抗检测结合的抗 c-TCR 抗体。通常的做法是在 ADA 表征步骤中评估 ADA 中和药物比活性的能力。应用细胞或竞争性结合（非细胞）进行分析。关于测定类型和平台的选择主要取决于生物制品的作用机制。同样，可以通过构建评估免疫球蛋白在细胞环境中或重组蛋白中和 CAR-T 与其分子靶标结合能力的评估方法，评估中和抗 CAR 抗体的活性。由于与模式作用方式最为相关，可以设计一种抗 CAR-T 中和抗体的方法来评估 ADA 的影响，即对作用靶向肿瘤细胞的 CAR-T 细胞毒性活性的影响。

（四）抗 CAR-T 细胞免疫的检测方法

检测 CTL 活性时，常将 ^{51}Cr 释放试验作为金标准。^{51}Cr 分析是基于放射性物质的利用，因此对安全性和易用性提出了重大挑战。最近已报道了基于其他非放射性读出方法的替代方案。例如，基于检测目标肿瘤细胞作为报告基因表达的荧光素酶活性的方案、细胞溶解过程中释放的乳酸脱氢酶活性、预标记靶细胞释放的荧光染料和检测靶细胞中绿色荧光蛋白（green fluorescent protein，GFP）报告基因活性的方案。通过测量干扰素 β 的产生，在患者 PBMC 中检测到了抗 CA IX -CAR-T 特异性细胞活性。治疗后观察到特异性抗 CA IX -CAR-T 活性，并加速了 CAR-T 的清除。开发荧光抗原转染靶细胞的细胞毒性 T 淋巴细胞方案是为了检测和量化体外抗原特异性细胞毒性的存在。将表达 GFP 的靶细胞与效应细胞（PBMC）共培养，然后用流式细胞仪分析，以确定表达 GFP 细胞的存活率。与标准 ^{51}Cr 释放试验相比，该方法灵敏度明显改善，已成功用于评估流感和抗 HIV 特异性 CTL 的存在。2D 微流控 xCELLigence 系统已被应用于实时检测细胞增殖和对各种刺激的反应，因此可用于检测样本中的细胞毒活性。

总而言之，CAR-T 细胞免疫治疗是一种快速发展的生物治疗方法，在各种肿瘤治疗中具有巨大的应用前景。但是，CAR-T 诱导的抗体和细胞免疫反应仍然是其研发和应用中不可忽视的问题，它可能造成体内 CAR-T 细胞数量的迅速减少以及疗效的丧失。免疫反应的程度及意义与 CAR 的性质、CAR 结构域和自杀域中是否存在非人蛋白序列，以及是否存在残余病毒蛋白质等密切相关。CAR-T 结构体的多域性质及其细胞表面表达呈现被认为是 CAR-T 细胞产品免疫原性增强的主要风险因素。随着 CAR-T 细胞治疗的快速发展，临床前及临床实践将会获得更多的信息，从而有望对免疫原性危险因素进行更为详细的分析。

第三节　基因治疗产品的免疫原性

一、基因治疗产品的概况

基因治疗是指通过特定的技术手段将核酸序列导入靶细胞，以纠正或者补偿基因缺陷，或者在体内表达产物，实现治疗疾病的目的。导入人体的基因片段可以是 DNA 序列，也可以是 RNA 序列。理想的基因片段载体需要可携带大量基因组，高效地转染目的细胞，并且在体内稳定和长效表达。因此，选择和使用适宜的载体技术是基因治疗成功的关键。当前，根据所使用递药系统不同，可以将基因治疗产品分成三类：病毒载体类、物理治疗类和化学治疗类。其中，基于改构病毒载体开发的基因治疗产品是最常见类型。这类药物依靠病毒包膜蛋白天然的感染人体途径，将靶核酸序列成功地转染人体细胞并在体内表达其产物。常用病毒载体包括腺病毒、腺相关病毒、反转录病毒、疱疹病毒和牛痘病毒等。常用的物理转导技术有显微注射、电穿孔、声穿孔、光穿孔、磁转染、微流体技术等。常用的化学转导技术包括磷脂纳米颗粒技术等。新兴的基因编辑元件，例如 ZNFs、TALENs、CRISPR-Cas 酶系统较多采

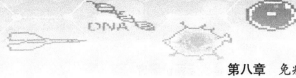

用物理或者化学技术方法开发成为基因治疗产品。基因治疗产品的免疫原性，主要源于载体和表达产物，因此在上述三种类型中，病毒载体类基因治疗产品免疫原性最强。下面将从病毒载体和表达产物两方面对基因治疗产品的免疫原性进行详述。

二、病毒载体的免疫原性

免疫系统是由多种细胞组成的复杂网络结构。当病毒攻击人体时，机体为了预防进一步感染，会充分调动免疫系统产生效应分子特异性地清除病原体。免疫系统分成固有免疫和适应性免疫。固有免疫应答发生于早期，无抗原特异性和无免疫记忆。适应性免疫应答由固有免疫分泌的炎症因子调控，通过活化和克隆扩增抗原特异性 B 和 T 淋巴细胞分化，产生免疫记忆。病毒载体与其野生型病毒比较仍有许多共性，仅在复制能力、致病性和非预期靶点结合方面存在差异。因此，病毒载体感染人体符合经典的免疫感染途径。载体表面包膜蛋白，与人体暴露野生型病毒后产生的抗原具有一致性或者相似性。所以，对于常见病毒载体，多数人体内有预存免疫效应，在人体注射载体后可以发生中和反应。固有免疫细胞通过识别病毒结构元件（例如衣壳或者核酸），产生组织炎症，进而刺激 IFNα/β 分泌（Ⅰ型干扰素），后者诱导组织器官处于抗病毒状态，分泌各种激活刺激因子诱导适应性免疫应答反应。树突状细胞介导的活化和亚抗原呈递过程是将固有免疫和适应性免疫反应连接的关键步骤，诱导 T 细胞的活化、分化和扩增。MCH-Ⅰ型 CD8⁺T 细胞（又称CTL）可以溶解病毒感染细胞，MCH-Ⅱ型 CD4⁺T 细胞可以辅助 CD8⁺T 细胞和 B 细胞活化，促进抗体产生。辅助性 T 细胞也是产生免疫记忆的关键因素。当病毒入侵人肿瘤细胞时能够进一步活化和最终诱导特异性 CD8⁺T 细胞反应，反向继续攻击肿瘤细胞，该免疫机制也是溶瘤病毒基因治疗的核心机制。基于该理论基础，目前已经开发出多项溶瘤病毒产品，逐渐成为基因治疗产品品种的一个重要分支。本节将举例介绍腺病毒和腺相关病毒，两种被广泛使用的病毒载体的体内免疫反应，以及降低载体免疫原性的方法和策略。

（一）腺病毒载体

腺病毒是第一个被用作基因治疗产品载体的病毒，进入人体可以引发较强的炎症反应。野生型病毒是长度约 36 kb 的双链 DNA，删除其中多个致病基因元件可以使其成为复制缺陷型病毒，不同血清亚型可以有效转染多种多样的细胞类型（对肝细胞有专属的高结合表位）。腺病毒可以激活人体多种固有免疫应答通路，因此是进行固有免疫反应研究的理想工具。

1. 系统暴露引发的早期固有免疫反应

静脉给予腺病毒载体后，会引发肝基因转染。固有免疫反应会在几分钟后发生并持续数小时，表现为血压变化、血小板降低、炎症反应和发烧。多组织器官发生凝结紊乱导致弥散性血管内凝血（DIC）。被活化的血管内皮细胞诱导超大分子血管性假血友病因子（vWF）释放，它是保证血小板粘连的一种关键血液蛋白。腺病毒还可以活化血小板，促进粘连分子P选择素暴露和血小板–白细胞形成，最终导致血小板减少合并增加出血风险。腺病毒暴露导致机体发生重要的细胞间相互作用，包括血管内皮细胞、肝内皮细胞、血小板、库普弗细胞、肝细胞、巨噬细胞和树突状细胞。

当腺病毒随血流分散至全身时，包膜蛋白的六邻体结构可与凝血因子X结合，活化巨噬细胞表面TLR4，触发NF-κB依赖型IL-1β活化，促使多形核白细胞向脾脏边缘区汇集。这些机制反应出机体免疫系统和凝集系统协同作用以对抗病原体，通过脾脏将病毒快速清除。若病毒进入血细胞，则血细胞和免疫器官之间的分子及细胞相互作用，显示了病毒作用对循环系统影响。腺病毒颗粒的Gla结构域除去可与凝集蛋白结合，还可与C3补体和IgM抗体结合，导致中性粒细胞活化。抗体–病毒复合物通过与巨噬细胞TRIM21受体结合，激发炎性细胞因子和趋化因子反应。

2. 抗原呈递细胞的固有免疫信号调节

受体主要与病毒包膜的纤维凸起结合，其五邻体结构中RGD环可与整合素类的二级受体结合。与整合素b3结合会导致IL-1α释放，通过IL-1受体进行细胞转导，产生趋化因子，招募其他固有免疫细胞杀死病毒感染MFs。肝脏（库普弗细胞）残留MFs在较高病毒剂量时，执行坏死细胞死亡程序，其机制尚未完全清楚但依赖于IRF3。腺病毒载体还可以活化NALP3炎性分子，一种需要细胞内DNA参与反应的过程（不依赖于TLR9，但是有可能呈递细胞液信号），导致IL-1β表达，同样诱导执行坏死细胞死亡通路。腺病毒DNA的细胞液信号通过cGAS传导产生Ⅰ型干扰素，促进机体组织提升抗病毒能力。除此之外，腺病毒还可以通过核内受体TLR9进行信号传递，结果导致诸如肝细胞基因转染过程中IL-6产生和pDCs过程中Ⅰ型干扰素释放。因此，腺病毒DNA的核酸信号机制可以调控其免疫力。

3. 适应性免疫反应

人类机体对多种腺病毒亚型都有预存免疫力。正如我们对病毒载体的了解，腺病毒会引发中和抗体反应以预防再次感染。腺病毒可以活化浆细胞类DCs，并且体内可以转染这些细胞。DCs细胞内的基因表达，被认为产生针对转基因产物和病毒基因的适应性免疫应答具有关键作用。腺病毒载体可以诱导特异性CD8+T细胞反应，从而诱发Th1免疫反应。删除病毒基因组中全部致病基因，采用组织特异性启动子或者使用较弱的APC启动子，可以有效降低T细胞反应。阻断B细胞和T细胞活化的协同刺激路径，已在临床前研究中获得成功。但是腺病毒潜在的固有免疫反应

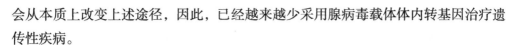

会从本质上改变上述途径，因此，已经越来越少采用腺病毒载体体内转基因治疗遗传性疾病。

（二）腺相关病毒载体

腺相关病毒是一类小型非折叠细小病毒，长度约为 5 kb 的单链基因组，天然无病原性和天然复制缺陷。与其他病毒相比，腺相关病毒无致病基因编码序列，因此进入体内会引发较弱的炎性反应和 I 型干扰素反应，并且病毒体内存蓄特征只与表位结构有关。这些均说明腺相关病毒是一类相对安全的载体，但是系统给予较高剂量时仍会诱发免疫毒性。腺相关病毒体内可以转染多种多样的组织器官和细胞类型，包括中枢神经系统、肝、骨骼肌、心肌、眼和肺，目前已被广泛应用于基因治疗领域。

1. 预存免疫力和中和抗体形成

人类在孩童时期，就已经对不同血清型病毒形成中和抗体。血清阳性差异因地域分布而不同，有些人体内中和抗体水平可以拮抗多种血清亚型，说明存在交叉反应特性。最常见的中和抗体是拮抗 AAV2 亚型，该血清亚型与存在人群中各种病毒载体均较相似。AAV5 亚病毒变异性较强，人群中最少见其中和抗体亚型。在进行临床试验前，受试者个体需要根据药物载体包膜结构先进行预存中和抗体滴度筛选，只有滴度低于阈值受试者才可以进行试验。这又引出另一个问题，即预存中和抗体水平多少会影响到基因转导，这取决于血清亚型、给药剂量和给药途径。但是，预存结合抗体不会阻止基因转导，但会改变病毒分布。

2. 病毒包膜的特异性 CD8$^+$T 细胞反应

根据 AAV 载体结构，本身不表达包膜抗原，理论上人体不能检测到针对病毒包膜的 CD8$^+$T 细胞反应。事实证明，转染 AAV 病毒的干细胞会通过 MHC-I 呈递包膜抗原，会被包膜特异性 CD8$^+$T 细胞捕获。人体中检出多个表位，并且其中一些位点在不同血清亚型间是保守的。研究表明，AAV 病毒通过蛋白酶体降解和细胞核内渗出，导致 MHC-I 可以呈递包膜衍生蛋白。临床试验研究中使用肝代谢酶水平作为生物标志物，反映 T 细胞反应水平，使用甾体类药物作为免疫抑制剂拮抗反应，观察到了病毒依赖性剂量关系。这些免疫抑制应用于患者体内取得了成功。但是，并不是在所有试验中均观察到 T 细胞反应。例如，某些试验中观察到肝毒性，这可能与因子Ⅷ表达有关而与 T 细胞反应无关，也可能与某些转基因过表达有关。

小鼠试验研究（和一些人源细胞试验）显示，IFN-I 产生以及 CD8$^+$T 细胞升高均与 TLR9 有关（一种细胞核内 DNA 受体，可以被非甲基化 CpG 序列特异性激活，该序列为病毒或者细菌 DNA）。因此，CpG 表达盒删除缺失是一种去 AAV 载体免疫力的方法。临床试验数据显示，CpG 结构可以负向调控对血友病中给予肝脏基因治疗的疗效。另一种减低免疫力的方法是使包膜酪氨酸残基磷酸化，进而进行泛素化和蛋白酶体降解。试验结果表明经修饰的 AAV 包膜被 MHC-Ⅰ呈递下降。需要注意的是，在小鼠和非人灵长类动物中，CD8$^+$T 细胞对病毒包膜的反应时相与人体内反应不同，小鼠出现在感染后 1 ~ 2 周内，人出现在感染后 1 个月至数月。动物中未观察到转染细胞破坏，这在人体内可以观察到。

3. 固有免疫以及与适应免疫的连接

腺相关病毒传染组织引发的固有免疫反应，对比其他类型病毒要弱一些。感染人体后会引发快速的（1 ~ 2 h），但是有限和瞬时的巨噬细胞、NK 细胞和中性粒细胞的免疫滤过，以及 NF-κB 依赖型前炎性细胞因子和Ⅰ型干扰素表达。在小鼠肝脏中，上述反应依赖于细胞核内 DNA 受体 TLR9 以及部分依赖于库普弗细胞。体外培养人肝细胞试验中，还可以观察到库普弗细胞中 TLR2 依赖型细胞因子表达。因此，AAV 病毒基因组及包膜蛋白可以被固有免疫系统识别。

AAV 载体可以激活人Ⅰ型干扰素表达和小鼠浆细胞树突细胞（pDCs）。pDCs 细胞通过 TLR9-MyD88 信号致使Ⅰ型干扰素产生，并且促进 CD8$^+$T 细胞活化。因此，对于缺失 TLR9、MyD88 或者Ⅰ型干扰素受体的小鼠进行试验，会发现 CD8$^+$T 细胞抗转基因产物或者病毒能力会显著下降。对 AAV 包膜蛋白特异性 CD8$^+$T 细胞进行交叉反应试验，显示 pDCs 细胞和 cDCs 可以协同促进 CD8$^+$T 细胞活化。pDCs 细胞通过 TLR9 传递特异性 AAV 基因信号，在 cDCs 细胞中这一过程由 MHC-Ⅰ抗原呈递细胞完成。此过程中需要Ⅰ型干扰素参与，与 cDCs 细胞表面受体结合，直接导致细胞因子产生。NK 细胞确是间接介导 pDCs 对 cDCs 的效应，不需要Ⅰ型干扰素参与。CD40-CD40L 共刺激分子，也是刺激 CD8$^+$T 细胞对抗 AAV 包膜的必须分组，由 CD4$^+$T 辅助细胞运输。

TLR9-MyD88 信号分子和Ⅰ型干扰素还可以调控抗病毒或者抗转基因产物的抗体形成，不像活化 CD8$^+$T 细胞活化时为必须分子（但是 MyD88 在 B 细胞向 Th1 依赖型抗体分化中发挥重要作用）。与 CD4$^+$T 细胞不同，需要涉及协调刺激通路，这些在抗体形成中为必须因素，是预防 T 细胞和抗体反应的潜在靶点。最近，一项健康人群抗 AAV 抗体形成的研究显示，循环单核细胞衍生 DCs 分泌的 IL-1β 和 IL-6，可以帮助 AAV 颗粒和 AAV 包膜衍生蛋白活化 B 细胞。阻断其中任何一种细胞因子，都可以在体外和体内（小鼠）试验中抑制抗 AAV 抗体形成。过往研究中，人中和抗体与 AAV 活化型 IFN-Ⅰ产生 CD8$^+$T 细胞未见相关联系，新近研究中发现两者有较好的联系。不仅于此，来源于受试者的阴性血清分离出 NK 细胞当进行体外刺激后，对 AAV 包膜和包膜蛋白也可以产生反应。小鼠研究中发现，TLR9 激动剂可以激活对抗转基因产物的抗体反应，在肌肉组织的转基因治疗中，通过诱导 moDC 反应来增强 T 卵泡辅助型 T 细胞活化。因此，moDC 活化是促进抗体形成的

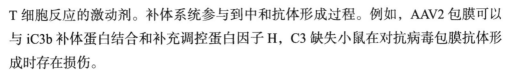

T 细胞反应的激动剂。补体系统参与到中和抗体形成过程。例如，AAV2 包膜可以与 iC3b 补体蛋白结合和补充调控蛋白因子 H，C3 缺失小鼠在对抗病毒包膜抗体形成时存在损伤。

4. 适应免疫对转基因产物的风险

诸如进行基因替代治疗时易发生突变，AAV 血清型，载体剂量 / 给药途径 / 靶组织以及宿主存在特异性疾病，例如组织炎症等多种因素，均会增加适应性免疫反应的风险。对比腺病毒载体，腺相关病毒更为常用，是因为其活化 CTLs 效率低，但会增加转基因产物长期表达的风险，部分患者中发现 CD8$^+$T 细胞反应抗肌养蛋白和少量的抗 1- 抗胰蛋白酶转基因产物。一些患杜特肌营养不良症患者存在预存 T 细胞免疫反应，是因为偶发的内源性肌养蛋白表达于回复突变纤维中。由于肌营养相关蛋白过表达可以部分补充肌养蛋白匮乏，AAV 载体在表达这类型宿主自身基因时可能会逃逸这些复杂的免疫反应。其中 1- 抗胰蛋白酶缺失，就是由于错译突变导致。

三、表达产物的免疫原性

通过载体导入人体内基因的表达产物也可以产生免疫原性。如前文所述，产物持续性过表达可以产生适应性免疫应答。采用基因编辑技术进行基因治疗，基因编辑元件（如核酸酶、核糖核蛋白等），相对于人体内环境属于外源成分，具有免疫原性。基因治疗产品在研发过程中进行基因改构、序列删除，以及插入筛选基因，进入体内会产生非预期蛋白以及与非预期位点结合而引发免疫反应，这些在药物研究中均需要高度关注。基因治疗产品中插入序列为人基因，体内表达为人源化产物，在临床前阶段使用动物模型进行研究时，由于存在种属间差异必然引起产物的免疫原性而干扰对产品的评价。为了避免这类影响，可以合成插入动物基因序列的替代分子，供临床前研究使用。

综上所述，基因治疗产品的免疫原性与药效学、药动学、安全性和有效性密切相关，建议在研发各阶段开展检测研究。人体内（抗载体）预存抗体会中和药物活性而降低药效，在临床试验中，需要对受试患者进行中和抗体测定，筛选出血清阴性个体入组临床试验。在临床前研究阶段，若生物分布测定结果显示基因治疗产品在动物体内一些免疫器官，例如脾脏、胸腺、局部淋巴结、骨髓等存在分布，结合同时开展的免疫原性试验结果，可以辅助分析药物代谢和免疫器官毒性。动物给药后出现的注射局部反应、细胞因子改变、组织器官免疫病理变化等，均反映了与免疫原性相关的安全性风险。因此，在基因治疗产品的研发过程中，应重视其免疫原性，并开展充分的科学研究和合理评估。

参考文献

［1］国家药品监督管理局药品审评中心.药物免疫原性研究技术指导原则（征求意见稿）[EB/OL]. (2020-08-24). [2020-10-24]. http://www.cde.org.cn/zdyz.do?method=largePage&id=7cebf 866ec997239.

［2］SHANKAR G, ARKIN S, COCEA L, et al. Assessment and reporting of the clinical immunogenicity of therapeutic proteins and peptides -harmonized terminology and tactical recommendations[J]. AAPS J, 2014, 16(4): 658-673.

［3］PINEDA C, CASTAÑEDA H G, JACOBS I A, et al.Assessing the immunogenicity of biopharmaceuticals[J]. BioDrugs, 2016, 30(3): 195-206.

［4］SHANKAR G. Current challenges in assessing immunogenicity[J]. Bioanalysis, 2019, 11(17): 1543-1546.

［5］GARCÊS S, DEMENGEOT J. The Immunogenicity of Biologic Therapies[J]. CurrProbl Dermatol, 2018, 53: 37-48.

［6］EMA: Guidance for industry S6(R1) Preclinical Safety Evaluation of Biotechnology-Derived Pharmaceuticals[EB/OL]. (2011). [2020-10-24]. https://www.ema.europa.eu/en/documents/ scientific-guideline/ich-s6r1-preclinical-safety-evaluation-biotechnology-derived-pharmaceuticals-step-5_en.pdf.

［7］EMA: Guideline on immunogenicity assessment of biotechnology-derived therapeutic proteins [EB/OL]. (2017). [2020-10-24]. https://www.ema.europa.eu/en/documents/scientific-guideline/guideline-immunogenicity-assessment-therapeutic-proteins-revision-1_en.pdf.

［8］ZHAO T, ZHANG Z N, RONG Z, et al. Immunogenicity of induced pluripotent stem cells[J]. Nature, 2011, 474: 212-216.

［9］TANGVORANUNTAKUL P, GAGNEUX P, DIAZ S, et al. Human uptake andincorporation of an immunogenic nonhuman dietary sialicacid[J]. Proc Natl Acad Sci, 2003, 100: 12045-12050.

［10］MARTIN M J, MUOTRI A, GAGE F, et al. Human embryonic stem cells express an immunogenic nonhuman sialic acid[J]. Nat Med, 2005, 11: 228-232.

［11］HORWITZE M, GORDON P L, KO O, et al. Isolated allogeneic bone marrow-derived mesenchymal cells engraft and stimulate growth in children with osteogenesis imperfect: implications for cell therapy of bone[J]. ProcNatl Acad Sci, 2002, 99: 8932-8937.

［12］BUJA L M, VELA D. Immunologic and inflammatory reactions to exogenous stem cells: implications for experimental studies and clinical trials for myocardial repair[J]. J Am Coll Cardiol, 2010, 56: 1693-1700.

［13］DRUKKER M, KATZ G, URBACH A, et al. Characterisation of the expression of MHC proteins in human embryonic stem cells[J]. Proc Natl Acad Sci, 2006, 99: 9864-9869.

［14］MÖLNE J, BJÖRQUIST P, ANDERSSON K, et al. Blood group ABO antigen expression in human embryonic stem cells and in differentiated hepatocyte- and cardiomyocyte-like cells[J]. Transplantation, 2008, 86 (10): 1407-1413.

［15］GRINNEMO K H, KUMAGAI-BRAESCH M, MÅNSSON-BROBERG A, et al. Human embryonic stem cells are immunogenic in allogeneic and xenogeneic settings[J]. Reprod Biomed Online, 2006, 13: 712-724.

［16］LI L, BAROJAM L, MAJUMDARA, et al. Human embryonic stem cells possess immune-privileged properties[J]. Stem Cells, 2004, 22: 448-456.

［17］XU H, HUANG Y, HUSSAINL R, et al. Sensitization to minor antigens is a significant barrier in bone marrow transplantation and is prevented by CD154:CD40 blockade[J]. Am J Transplant, 2010, 10: 1569-1579.

［18］SWIJNENBURG R J, TANAKAM, VOGEL H, et al. Embryonic stem cell immunogenicity increases upon differentiation after transplantation into ischemic myocardium[J]. Circulation, 2005, 112: 1166-1172.

［19］ZHANG W, GE W, LI C, et al. Effects of mesenchymal stem cells on differentiation, maturation and function of human monocyte derived dendritic cells[J]. Stem Cells Dev, 2004, 13: 263-271.

［20］PITTENGERMF, MACKAYAM, BECKSC, et al. Multilineage potential of adult human mesenchymal stem cells[J]. Science, 1999, 284: 143-147.

［21］PREVOSTOC, ZANCOLLI M, CANEVALIP, et al. Generation of CD4$^+$ or CD8$^+$ regulatory T cells upon mesenchymal stem cell-lymphocyte interaction[J]. Hematologica, 2007, 92: 881-888.

［22］Aggarwals, Pittengermf. Human mesenchymal stem cells modulate allogeneic immune cell responses[J]. Blood, 2005, 105: 1815-1822.

［23］LE B K, TAMMIK C, ROSENDAHL K, et al. HLA expression and immunologic properties of differentiated and undifferentiated mesenchymal stem cells[J]. Exp Hematol, 2003, 31: 890-896.

［24］LE B K, TAMMIK L, SUNDBERG B, et al. Mesenchymal stem cells inhibit and stimulate mixed lymphocyte cultures and mitogenic responses independently of the major histocompatability complex[J]. Scand J Immunol, 2003, 57: 11-20.

［25］RAFEI M, BIRMAN E, FORNER K, et al. Allogeneicmesenchymal stem cells for the treatment of experimental autoimmune encephalomyelitis[J]. Mol Ther, 2009, 17: 1799-1803.

［26］RYAN J M, BARRY F, MURPHY J M, et al. Interferon gamma does not break, but promotes the immunosuppressive capacity if adult human mesenchymal stem cells[J]. Clin Exp Immunol, 2007, 149: 353-363.

［27］TANG C, DRUKKER M. Potential barriers to therapeutics utilizing pluripotent cell derivatives: intrinsic immunogenicity of in vitro main maintained and matured populations[J].

Semin Immunopathol, 2011, 33: 563-572.

[28] LISTER R, PELIZZOLAM, KIDAYS, et al. Hotspots of aberrant epigenomic reprogramming in human induced pluripotent stem cells[J]. Nature, 2011, 471: 68-73.

[29] CHIN M H, MASON M J, XIE W, et al. Induced pluripotent stem cells and embryonic stem cells are distinguished by gene expression signatures[J]. Cell Stem Cell, 2009, 5: 111-123.

[30] MARTIN M J, MUOTRI A, GAGE F. Human embryonic stem cells express an immunogenic nonhuman sialic acid[J]. Nat Med, 2005, 11: 228-232.

[31] TANGVORANUNTAKUL P, GAGNEUX P, DIAZ S, et al. Human uptake and incorporation of an immunogenic nonhuman dietary sialic acid[J]. Proc Natl Acad Sci, 2003, 100: 12045-12050.

[32] WANG J, LOZIER J, JOHNSON G, et al. Neutralizing antibodies to therapeutic enzymes: considerations for testing, prevention and treatment[J]. Nat Biotechnol, 2008, 26: 901-908.

[33] SCHEINER Z S, TALIB S, FEIGAL E G.The potential for immunogenicity of autologous induced pluripotent stem cell-derived therapies[J]. J Biol Chem, 2014, 21, 289(8): 4571-4577.

[34] GOROVITS B, KOREN E. Immunogenicity of chimeric antigen receptor t cell therapeutics[J]. Bio Drugs, 2019, 33(3): 275-284.

[35] LAMERS C H, WILLEMSEN R, VAN ELZAKKER P, et al. Immune responses to transgene and retroviral vector in patients treated with ex vivo-engineered T cells[J]. Blood, 2011, 117(1): 72-82.

[36] BLEUMER I, KNUTH A, OOSTERWIJK E, et al. A phase II trial of chimeric monoclonal antibody G250 for advanced renal cell carcinoma patients[J]. Br J Cancer, 2004, 90(5): 985-990.

[37] SIEBELS M, ROHRMANN K, OBERNEDER R, et al. A clinical phase I / II trial with the monoclonal antibody cG250 (RENCAREX(R)) and interferon-alpha-2a in metastatic renal cell carcinoma patients[J]. World J Urol, 2011, 29(1): 121-126.

[38] BROUWERS A H, MULDERS P F, DE MULDER P H, et al. Lack of efficacy of two consecutive treatments of radioimmunotherapy with 131I-cG250 in patients with metastasized clear cell renal cell carcinoma[J]. J Clin Oncol, 2005, 23(27): 6540-6548.

[39] KERSHAW M H, WESTWOOD J A, PARKER L L, et al. A phase I study on adoptive immunotherapy using gene-modified T cells for ovarian cancer[J]. Clin Cancer Res, 2006, 12(20 Pt 1): 6106-6115.

[40] JENSEN M C, POPPLEWELL L, COOPER L J, et al. Antitransgene rejection responses contribute to attenuated persistence of adoptively transferred CD20/CD19 specific chimeric antigen receptor redirected T cells in humans[J]. Biol Blood Marrow Transpl, 2010, 16(9): 1245-1256.

[41] LAMERS C H, SLEIJFER S, VAN S S, et al. Treatment of metastatic renal cell carcinoma with CAIX CAR-engineered T cells: clinical evaluation and management of on-target toxicity[J]. Mol Ther, 2013, 21(4): 904-912.

［42］FU X, TAO L, RIVERA A, et al. A simple and sensitive method for measuring tumor-specific T cell cytotoxicity[J]. PLoS One, 2010, 5(7): 11867.

［43］ANDRE N D, BARBOSA D S, MUNHOZ E, et al. Measurement of cytotoxic activity in experimental cancer[J]. J Clin Lab Anal, 2004, 18(1): 27-30.

［44］HOPPNER M, LUHM J, SCHLENKE P, et al. A flowcytometry based cytotoxicity assay using stained effector cells in combination with native target cells[J]. J Immunol Methods, 2002, 267(2): 157-163.

［45］VAN B C A, KWA D, VERSCHUREN E J, et al. Fluorescent antigen-transfected target cell cytotoxic T lymphocyte assay for ex vivo detection of antigen-specific cell-mediated cytotoxicity[J]. J Infect Dis, 2005, 192(7): 1183-1190.

［46］CHEN K, CHEN L, ZHAO P, et al. FL-CTL assay: fluorolysometric determination of cell-mediated cytotoxicity using green fluorescent protein and red fluorescent protein expressing target cells[J]. J Immunol Methods, 2005, 300(1-2): 100-114.

［47］CHIU C H, LEI K F, YEH W L, et al. Comparison between xCELLigence biosensor technology and conventional cell culture system for real-time monitoring human tenocytes proliferation and drugs cytotoxicity screening[J]. J Orthop Surg Res, 2017, 12(1): 149.

［48］FDA. Guidance for Industry: Preclinical Assessment of Investigational Cellular and Gene Therapy Products [EB/OL]. (2013-11). https://www.fda.gov/regulatory-information/search-fda-guidance-documents/preclinical-assessment-investigational-cellular-and-gene-therap.

［49］FDA. Guidance for Industry: Immunogenicity Testing of Therapeutic Protein Products—Developing and Validating Assays for Anti-Drug Antibody Detection. [EB/OL]. (2019-01). https://www.fda.gov/regulatory-information/search-fda-guidance-documents/immunogenicity-testing-therapeutic-protein-products-developing-and-validating-assays-anti-drug.

［50］ZHU J, HUANG X, YANG Y. Innate immune response to adenoviral vectors is mediated by both Toll- like receptor- dependent and -independent pathways[J]. J Virol, 2007, 81: 3170-3180.

［51］PHILLIPS M B, STUART J D, RODRÍGUEZ STEWART R M, et al. Current understanding of reovirus oncolysis mechanisms[J]. Oncolytic Virother, 2018, 7: 53-63.

［52］YOUNT J S, MORAN T M, LOPEZ C B. Cytokine independent upregulation of MDA5 in viral infection[J]. J Virol, 2007, 81: 7316-7319.

［53］MARELLI G, HOWELLS A, LEMOINE N R, et al. Oncolytic viral therapy and the immune system: a double- edged sword against cancer[J]. Front Immunol, 2018, 9: 866.

［54］NESHAT S Y, TZENG S Y, GREEN J J. Gene delivery for immunengineering. Curr Opin Biotechnol, 2020, 66: 1-10.

［55］SHIRLEY J L, DE JONG Y P, TERHORST C, et al. Immune responses to viral gene therapy vectors[J]. Mol Ther, 2020, 28(3): 709-722.

［56］HARRINGTON K, FREEMAN D J, KELLY B, et al. Optimizing oncolytic virotherapy in cancer treatment[J]. Nat Rev Drug Discov, 2019, 18(9): 689-706.

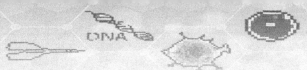

［57］MASHEL T V, TARAKANCHIKOVA Y V, MUSLIMOV A R, et al. Overcoming the delivery problem for therapeutic genome editing: Current status and perspective of non-viral methods[J]. Biomaterials, 2020, 258: 120282.

［58］VAN HAASTEREN J, LI J, SCHEIDELER O J, et al. The delivery challenge: fulfilling the promise of therapeutic genome editing[J]. Nat Biotechnol, 2020, 38(7): 845-855.

［59］PATEL S R, LUNDGREN T S, SPENCER H T, et al. The immune response to the f Ⅷ gene therapy in preclinical models[J]. Front Immunol, 2020, 11: 494.

第九章

干细胞产品的非临床评价研究

干细胞治疗是一门先进的医学治疗技术，2009 年我国卫生部将干细胞技术归入"第三类医疗技术"。干细胞移植（stem cells transplantation，SCT）治疗是把健康的干细胞移植到患者体内，以修复受损细胞或组织，从而达到治愈疾病的目的。其治疗范围广，包括神经系统疾病，如脑瘫、脊髓损伤、运动神经元病、帕金森病、脑梗塞后遗症、脑外伤后遗症等，免疫系统疾病，如糖尿病、皮肌炎、肌无力、血管病变、硬化病、白血病，以及其他内外科疾病，如肝硬化、股骨头坏死等。近十年间，FDA 和 OECD 等药监部门已批准了十余种干细胞产品上市。

干细胞的种类繁多，临床应用适应证多种多样，但在干细胞产品的研发和转化应用中尚存在各种各样的壁垒。本章内容从干细胞的基本概念，干细胞技术的发展历程，干细胞产品的研究现状，干细胞产品临床前评价标准以及干细胞产品的应用前景等方面进行阐述。

第一节　干细胞概述

一、基本概念

干细胞是一类具有多向分化潜能和自我更新能力的原始未分化细胞，具有再生人体各种组织和器官的潜在功能，医学界称为"万用细胞"。这类细胞须同时兼具两个基本的特性：一是具有自我复制能力，即通过对称分裂（symmetric division）或不对称分裂（asymmetric division），而产生至少一个与母细胞完全一样的细胞，如胚胎干细胞分裂为对称性分裂，产生与母细胞完全一致的两个子代细胞，而成体干细胞（adult stem cell，ASC）分裂常为不对称分裂，产生一个子代细胞与母细胞完全一致而另一个子细胞为某些有特点功能的细胞；二是具有多向分化能力，即可

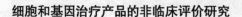

分化为多种类型的细胞。细胞分化是指母细胞通过对称或不对称分裂产生的子细胞中，至少有一种与母细胞具有不同的表型（phenotypes），而干细胞分化为不同特定表型和功能的细胞是其发挥生理作用的一种方式。

与干细胞概念相对应的还有祖细胞和体细胞。祖细胞是一类细胞彻底分化前的中间细胞（intermediate cell），也称前体细胞（precursor cell），祖细胞只能分化称为某些特定类型的细胞，且祖细胞分裂次数是有限的，不可以无限增殖。祖细胞存在于各种成体组织中，在组织损伤修复过程中发挥作用。体细胞是生物体内区别于生殖细胞的一类终末细胞，通过对称分裂产生两个与母细胞完全相同的子细胞，但是体细胞不具有多向分化的潜能。

二、干细胞技术的发展历程

（一）造血干细胞

干细胞移植的临床应用最早始于造血干细胞的临床应用。1958 年，法国肿瘤学家 Mathe 首先对放射性意外伤者进行了骨髓移植（bone marrow transplant，BMT）；1968 年，Gatti 等成功地为一位重症联合免疫缺陷（severe combined immunodeficiency，SCID）患儿实施了人类白细胞抗原相合的同胞间骨髓移植，标志着 HSCT 临床应用的开始。骨髓移植治疗的白血病患者长期生存率提高 50% ~ 70%，在骨髓移植领域做出重要贡献的美国医学家 E. Donnall Thomas 因而获得了 1990 年度的诺贝尔生理学或医学奖。1964 年，中国骨髓移植奠基人陆道培教授成功开展了亚洲第一例自体骨髓移植（autologous bone marrow transplantation），于 1981 年成功实施了国内第一例异基因骨髓移植（allogeneic bone marrow transplantation），目前异基因造血干细胞移植长期存活率已达 75%，居国际先进水平。1988 年法国血液学专家 Gluckman 首先采用 HLA 相合的脐带血移植治疗了一例 Fanconi 贫血患者，开创了人类脐血移植的先河。1989 年发现粒细胞集落刺激因子有动员造血干细胞的作用，1994 年国际上报道了第一例异基因外周血造血干细胞移植。

（二）间充质干细胞

1968 年，Friedenstein 最早证实了间充质干细胞在骨髓中的存在，同时创建了贴壁法体外分离培养 MSC。1995 年，Caplan 从恶性血液病患者骨髓抽取并分离培养骨髓间充质干细胞，然后回输到患者体内，标志着 MSC 研究正式从实验室跨入临床应用阶段。1999 年，Pittenger 等在 Science 发表文章，首次证明 MSC 具有多向分化能力，可分化为脂肪细胞、成骨细胞、软骨细胞。2002 年，科学家们发现了 MSC 有强大的免疫抑制能力，随后发现 MSC 本身具有低免疫原性，即使是异体移植或跨种属移植，均不易引起免疫排斥反应。因此，MSC 的这些免疫特性非常有利

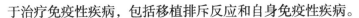

于治疗免疫性疾病，包括移植排斥反应和自身免疫性疾病。

但是，BMMSC 由于分离培养难度大、获得细胞数量限制，无法大规模进行异体移植治疗。因此，其他来源 MSC 如脐带和脂肪来源 MSC 进入广大科学工作者的研究视野中。2000 年，Erices 等首先报道了从脐带血中分离得到间充质样细胞，其表型与骨髓间充质干细胞十分相似。2003 年 Covas 等从脐静脉内皮分离出少量成纤维样细胞，可分化为成骨细胞和脂肪细胞，并具有 MSC 的表面标志；Romanov 等从脐静脉内皮下层分离得到间充质样细胞，其形态、免疫表型和表面标志均与骨髓 MSC 相似；同年，Mitchell 等从脐带华通氏胶中分离获得混合细胞，体外增殖能力极强，可被诱导分化为神经元和神经胶质细胞。2014 年，Swamynathan 等建立了临床级无血清脐带 MSC 的大规模分离、扩增技术，经多次改进后，大大提高了获得率，初步解决了脐带 MSC 的来源和标准化问题。

脂肪组织来源于中胚层，具有大量的细胞基质成分，很多从事 MSC 研究的学者对脂肪组织进行了大量的研究。1964 年，Rodbell 从脂肪组织中分离得到一种基质成分，命名为基质细胞成分（stromal vascular fraction，SVF），发现其中含有成纤维细胞、肥大细胞、巨噬细胞等。Van 和 Poznanski 研究发现 SVF 中贴壁生长的细胞可分化为充满脂滴的类似成熟的脂肪细胞，称为"前脂肪细胞"（preadipocytes）。1989 年，Hauner 等报道 SVF 所含的前脂肪细胞为一类前体细胞，可向脂肪系分化。2001 年，Zuk 等把吸脂减肥患者抽吸得到的脂肪组织处理得到了细胞成分，称为"处理的脂肪抽吸细胞"（processed lipoaspirate cells，PLA），体外培养时贴壁生长，可向成脂、成骨、成软骨、成肌方向分化，从而证实了 SVF 中的细胞具有向多细胞系分化能力（multilineage potential），将其称为脂肪源性干细胞（adipose-derived stem cells，ADSC）。之后大量研究显示，脂肪组织是 ASC 的重要来源。同时，脂肪组织取材量充足，其临床应用前景优于骨髓组织。

目前，全球已经有十几个被政府批准上市的干细胞药物，其中有 9 个使用的是间充质干细胞。

（三）诱导性多能干细胞

2003 年，Gurdon 将人外周血细胞注射至软骨细胞中，结果可分化为具有表面标志物 Cct4 的细胞，这种表面标志物为人 ESC 所特有，从而证明终末分化细胞在一定条件下可逆向分化。2006 年日本学者 Yamanaka 首先将表达调控基因的转录因子 Oct3/4、Sox2、c-Myc 和 Klf4 的病毒感染终末分化的成纤维细胞（fibroblast），结果发现可诱导其发生转化，形态、基因和蛋白表达、表观遗传修饰状态、细胞倍增能力、类胚体（embryoid body）和畸形瘤生成能力、分化能力等方面都与 ESC 相似，称为诱导性多能干细胞。2012 年 Gurdon 和 Yamanaka 同时获得了诺贝尔生理学或医学奖。ESC 研究一直是颇具争议的领域，而 iPS 的出现使得干细胞研究有望避开一直以来面临的伦理问题，大大推动了干细胞的临床研究及应用。

（四）基因编辑干细胞

干细胞具有定向修复和无限增殖的特点，因此，有望将其作为一种克隆载体，以转导治疗基因在体内获得长期稳定表达，对多种遗传性疾病的靶向治疗有着广阔的前景。1991 年，Barr 等将进行人生长激素（human growth hormone，hGH）基因修饰的小鼠 C2C12 成肌细胞（myoblast）肌内注射给予小鼠，可检测到 hGH 稳定表达。2019 年，Bluebird bio 公司的专利药物 Zynteglo（lentiGlobin）被欧盟委员会有条件批准用于治疗 12 岁及以上的 β^0/β^0 基因型输血依赖性 β 地中海贫血（transfusion-dependent thalassemia，TDT）患者，Zynteglo 为编码 β^{A-T87Q}- 珠蛋白基因的 CD34$^+$ 自体骨髓干细胞。同年，北京大学 – 清华大学生命科学联合中心邓宏魁研究组、解放军总医院第五医学中心陈虎研究组及首都医科大学附属北京佑安医院吴昊研究组合作，在《新英格兰医学杂志》发表了题为《利用 CRISPR 基因编辑的成体造血干细胞在患有艾滋病合并急性淋巴细胞白血病患者中的长期重建》的研究论文，标志着世界首例通过基因编辑干细胞治疗艾滋病和白血病患者的案例由我国科学家完成了！

三、干细胞技术的应用

目前干细胞不仅可以用于组织器官的修复和移植治疗，还将对促进基因治疗、新基因发掘与基因功能分析、新药开发与药效毒性评估等领域产生极其重要的影响，具有不可估量的医学价值及市场前景，已经成为各国政府、科技和企业界高度关注的战略竞争领域。目前，干细胞的治疗已经走出了实验室，慢慢形成了自己的产业链。

在 1999 年被 Science 列为当年十大科学成就之首。自此，干细胞技术的研究及应用逐步成为了生物医学领域的一大热点，为人类疾病的治疗提供了全新的视角、方法和手段，同时，干细胞行业的快速兴起，干细胞疗法的不断改进，一批批干细胞制品的上市销售，提示了干细胞医疗技术在临床应用的巨大价值与潜能。

第二节　干细胞的分类及应用

一、分类及特征

干细胞在形态上具有共性，通常呈圆形或椭圆形，细胞体积小，核相对较大，细胞核多为常染色质，具有较高的端粒酶活性。一般来说，根据干细胞的发育潜能分为三类：全能干细胞、多能干细胞和单能干细胞（unipotent stem cell，USC；也称专能干细胞，specialized stem cell，SSC）。根据干细胞所处的发育阶段可分为胚胎干细胞和成体干细胞。诱导多能干细胞的出现，更新了人类对干细胞分类的认知，成为了第三大类干细胞。因此，在干细胞应用领域中，干细胞可为三类，即胚胎干细胞、成体干细胞和诱导多能干细胞。

（一）胚胎干细胞

1.形态特征

胚胎干细胞是一种高度未分化的细胞，是早期胚胎或原始性腺中分离出来的一类细胞。ESCs形态结构与早期胚胎细胞相似，细胞核有一个或几个核仁，胞核中多为常染色体，胞质较少。体外培养时呈克隆性生长，形态多样，多数呈岛状或巢状。碱性磷酸酶染色时，ESCs呈棕红色而其周围成纤维细胞呈淡黄色。

2.分化特征

（1）全能性：ESCs具有无限增殖、自我更新和多向分化的特性，可诱导分化为机体几乎所有的细胞类型，属于全能干细胞。ESCs带有胚胎阶段特异性表面抗原（stage-specific embryonic antigens，SSEA），同时可检测到Oct4基因的表达，两者是发育全能性的标志，人ES细胞还带有糖蛋白TRA1-60、TRA-1-81等标志，均可用于对ESCs进行鉴定。ESCs还表现出高水平端粒酶活性，可能是其无限增殖的原因之一。此外，ESCs可表达一定水平的Prame17蛋白，后者在早期胚胎细胞中可以保持基因组的开放性。因此，ESCs可以在体外永久传代，并保持正常核型。全能性是ESCs与成体多能干细胞之间的主要区别。

（2）多能性：ESCs具有多能性，可通过细胞分化成为机体的任何一种功能细胞，形成多种组织（包括生殖细胞）。1981年，Evans和Kaufman首次成功分离小鼠ESCs，现大量研究已证明小鼠ESCs可以分化为心肌细胞、造血细胞、卵黄囊细胞、骨髓细胞、平滑肌细胞、脂肪细胞、软骨细胞、成骨细胞、内皮细胞、黑色素细胞、神经细胞、神经胶质细胞、少突胶质细胞、淋巴细胞、胰岛细胞、滋养层细胞等。ESCs可发育成为外胚层、中胚层和内胚层三种细胞组织，它的多能性包括了所有组织，与成体干细胞的多能性概念不同，后者是可分化成多种指定类型细胞的可能性。

（二）成体干细胞

1.来源与鉴定

成体干细胞指胎儿或出生后已分化组织中极少量的未分化细胞，是能够自我更新并定向分化的前体细胞。正常情况下，ASC维持着静止休眠状态；在特定条件下，ASC可通过不对称分裂产生新的干细胞和具有新功能的APSC多能细胞，从而使组织器官维持生长和衰退的动态平衡。ASC在病理状态下可被激活，从而表现出不同程度的再生和修复能力。已报道含有ASC的成体组织包括：脑、骨髓、外周血液、

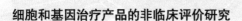

血管、骨骼肌、皮肤和肝脏。目前尚未对 ASC 的鉴定达成统一标准，而是根据其所在组织和所定向分化的细胞类型来确定鉴定标志，经常采用的鉴定方法包括：①利用分子标记确定在活体组织中细胞所产生的特定细胞类型；②将细胞从活体动物上分离出来，在细胞培养过程中进行标记，之后将细胞移植入另一个动物体内，观察该细胞是否可以再生其来源组织；③分离细胞进行培养，并对其分化进行控制，通常采用加入生长因子或向细胞内引入新基因的方法，进而观察细胞的分化方向。

2. 成体干细胞分类和标志

根据 ASC 的组织来源可以分为以下几类。

（1）造血干细胞。

1）定义和特性：HSC 是一种专能干细胞，具有自我更新能力，并能分化为各种血细胞前体细胞，最终生成各种血细胞成分，包括髓系（单核细胞和巨噬细胞、中性粒细胞、嗜碱性粒细胞、嗜酸性粒细胞、红细胞、巨核细胞 / 血小板、树突状细胞）和淋巴系（T、B 和 NK 细胞）的各种血细胞。HSC 处于持续的不对称分裂过程中，由一个 HSC 分裂为两个细胞，其中一个细胞保持着干细胞的特性，维持体内干细胞数量的稳定，而另一个细胞则进一步分化为各种血细胞。HSC 的这种能力，使其可以从单个细胞产生一个完整的造血系统，并在个体的一生中保持造血。HSC 另一个特点是具有可塑性，即指 HSC 分化为多种非造血组织（如心肌细胞）的能力。此外，HSC 还具有异质性，即其具有不同的生理特征，如细胞周期和自我更新能力，对不同的外部信号有不同的反应，在移植后可以输出不同的谱系细胞，而这种异质性可以稳定的传播。

2）细胞表面标志：目前尚未发现某个单独的分子标记是由造血干细胞表达。对造血干细胞进行鉴定或分离一般都是采用多个不同的细胞表面标志物的组合，利用流式细胞术将 HSC 分离出来。小鼠 HSC 常用的标志物组合为 $EMCN^+$、CD34lo/-、SCA-1^+、Thy1.1+/lo、$CD38^+$、C-kit^+；而人 HSC 的常用标志物组合为 $EMCN^+$、$CD34^+$、$CD59^+$、Thy1/$CD90^+$、CD38lo/-、C-kit/$CD117^+$。主要标志物及功能如下：① CD34：CD34 在人脐带血、骨髓和外周血中表达为 0.1% ~ 4.9%，在 0.55% 的人骨髓细胞和早期祖细胞上表达，而在成熟的骨髓细胞上不表达。因此，CD34 常结合其他表面标志一起来区分原始细胞，对 HSC 进行分类和鉴定。② CD38：又称为 ADP 核酸水解酶，是存在于许多免疫细胞（$CD4^+$、$CD8^+$、B 淋巴细胞和自然杀伤细胞）表面的一种糖蛋白，可用于区分 HSC 多能祖细胞（$CD38^-$）和定向祖细胞（$CD38^+$）。③ CD90：是一种 GPI 连接膜糖蛋白，表达于 HSC、神经元、胸腺细胞、外周血 T 细胞，成纤维细胞和基质细胞上。$CD90^+CD34^+CD38^-$ 共表达可定义造血干细胞，而 $CD34^+CD38^-CD90^-$ 共表达定义了多能祖细胞。

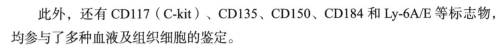

此外，还有 CD117（C-kit）、CD135、CD150、CD184 和 Ly-6A/E 等标志物，均参与了多种血液及组织细胞的鉴定。

3）来源：目前 HSC 来源有四种：骨髓来源、外周血来源、脐带血来源、胎盘来源。

（2）间充质干细胞。

1）定义：MSCs 来源于中胚层，属于多能干细胞，在特定条件下可以诱导分化为脂肪细胞、骨细胞、软骨细胞、肌肉细胞、神经细胞、肝细胞、心肌细胞和内皮细胞等多种组织细胞。2006 年，国际细胞疗法协会制定了 MSCs 定义的基本标准，也是 MSC 最低的鉴定标准：①在标准体外培养条件下呈贴壁生长状态；②大于或等于 95% 的细胞表达 CD105、CD73 和 CD90，且表达 CD45、CD34、CD14、CD11b、CD79a、CD19 或 HLA-Ⅱ类分子的细胞不应超过总数的 2%；③在体外诱导条件下，具有分化为成骨细胞、软骨细胞及脂肪细胞的能力。

2）生物学特性：MSCs 具有多项分化潜能，还有低免疫原性和免疫调节作用，可以分泌 IL-6、IL-7、IL-8、IL-11、干细胞生长因子、粒细胞 - 巨噬细胞集落刺激因子、TGF-β 等细胞因子。此外，MSCs 具有异质性，其表面抗原也具有非专一性，可表达间质细胞、内皮细胞和表皮细胞的表面标志物。

MSCs 分泌可溶性细胞因子，如 IL-10、TGF-β_1、前列腺素 E_2、肝细胞生长因子、IL-2 等介导免疫调节。人骨髓间充质干细胞可能干涉抗原呈递细胞的成熟。MSCs 对免疫系统的作用以负向调控为主：MSCs 促使单核细胞 M2 转化，抑制中性粒细胞凋亡，减少单核细胞向树突状细胞的分化；MSCs 通过释放可溶性因子、细胞间直接接触及诱导 Treg 生成的方式抑制 T 细胞功能；使 B 细胞的细胞周期滞留在 G_0/G_1 期，产生趋化因子受体 CXCR4/5/7 来改变 B 细胞的趋化能力。

3）细胞表面标志：目前 MSCs 表面阳性的标志物有 CD73、CD90、CD105、CD29、CD44、CD54、CD166、CD349 、CD106、STRO-1 和 TNAP，表面阴性的标志物为 CD14，CD34，CD45，CD19 或 CD79α 和 HLA-DR。

目前临床应用较多的为骨髓来源 MSC（bone marrow-MSC，BM-MSC）、脐带来源 MSC（umbilical cord-MSC，UC-MSC）和脐血来源 MSC（umbilical cord blood-MSC，UCB-MSC），不同来源 MSCs 既存在一些共性，也具有一些不同的特性。UC-MSC 的大多数标志物与 BM-MSC 的表达相似；不同的是，UC-MSC 中 HLA-ABC 和 CD106 的表达低于 BM-MSC，提示 UC-MSC 比 BM-MSC 具有更低的免疫原性。UCB-MSC 和 BM-MSC 细胞表面标志物比较一致，均表达 CD29、CD44 及 CD105 等细胞黏附分子，而不表达 CD13、CD14、CD34 及 CD45，其免疫表型不随着细胞传代的增加而改变。

（三）诱导多能干细胞

1.定义与来源

诱导多能干细胞是指通过特定技术导入转录因子（Oct4、Sox2、c-Myc 和 Klf4），将终末分化的体细胞重编程而得到的一种多能干细胞。细胞重编程是指已终末分化的细胞在特定条件下被逆转而恢复到全能性状态，或者形成胚胎干细胞系，或者进一步发育成新个体的过程。分化是基因选择性表达的结果，没有遗传物质的改变，而某种意义上重编程是分化的一种逆转。

其中，人 *Oct4* 基因位于 6 号染色体上，有 11 种亚型，是参与调控胚胎干细胞自我更新、维持其全能性、细胞增殖的最重要的转录因子之一；Sox2 基因是 SRY 超家族相关的转录因子 Sox 家族成员，位于 3 号染色体上，为单外显子结构，是细胞重编程的重要基因之一；*c-Myc* 基因是细胞癌基因的重要成员，参与细胞增殖、分化调节过程，调节造血干细胞的自我更新和分化；*Klf4* 基因位于 4 号染色体上，具有 5 个外显子，参与调控细胞增殖、分化，与 *Oct4*、*Sox2* 和 *c-Myc* 共同调控干细胞自我更新和维持其全能性。

iPSCs 技术主要是将终末分化的成体细胞经重编程成为多能干细胞，经过十几年的技术优化，现在 iPSCs 已经可以从多种体细胞（包括血液、尿液、皮肤等）中诱导产生。

2. iPSCs 建立方法及进展

目前，国际上通用的 iPSCs 建立过程主要有如下几方面。

（1）分离和培养宿主的体细胞；

（2）通过病毒感染、质粒电转或小分子诱导的方式将若干多能性相关的基因（如 *Oct3/4*、*Sox2*、*c-Myc* 和 *Klf4*）导入宿主细胞；

（3）将得到的细胞种植于饲养层细胞上，并于 ESC 专用培养体系中培养，同时在培养中根据需要加入相应物质以促进重编程；

（4）出现 ES 样克隆后进行 iPSCs 的鉴定（细胞形态、表观遗传学、体外分化潜能等方面）。

但是，上述方法的 iPSCs 获得率较低，而且时间较长，当把四种转录因子导入体细胞如皮肤细胞中时，利用上千个皮肤细胞最终只能获得几个 iPSCs。有研究表明，蛋白激酶抑制剂能够有效地促进 iPSCs 形成，当几种激酶抑制剂加入皮肤细胞中时，有助于产生比标准方法还要多的 iPSCs。目前，已发现最为强效的抑制剂靶向三种激酶：AurkA、P38 和 IP3K。

3.生物特性

iPSCs 类似于胚胎干细胞，具有强大的分化再生能力，可以分化成人体各个器官和组织所需要的各种细胞类型。例如，成人皮肤组织中的成纤维细胞经 *Oct4*、*Sox2*、*c-Myc*、*Klf4*、*Nanog* 和 *Lin-28* 的诱导，细胞重编程为具有多项分化能力的 iPSCs，在各种诱导条件下，可分化为心肌细胞、脂肪细胞、神经元细胞（又可分化为多巴胺能神经元细胞和运动神经元细胞）、胰腺细胞和造血前体细胞，后者又可分化为包括髓系（单核细胞和巨噬细胞、中性粒细胞、嗜碱性粒细胞、嗜酸性粒细胞、红细胞、巨核细胞/血小板、树突状细胞）和淋巴系（T、B 和 NK 细胞）的各种血细胞。

iPSCs 虽然在形态和增殖分化能力上，均与胚胎干细胞相似，都具有能够分化成为所有 3 个胚层的能力，然而两者的功能在单细胞水平上是否对等尚未证实。有研究表明，对 iPSCs 和胚胎干细胞在单细胞水平上，采用含 42 个与多潜能和分化特性相关的基因表达芯片，对 362 对 iPSCs 和胚胎干细胞进行了比较和分析。发现在单细胞水平，iPSCs 的基因表达水平有明显更多的异质性，表明 iPSCs 是处于一种变化中的不太稳定的多潜能状态；同时，与胚胎干细胞相比较，iPSCs 表现为生长动力学变缓和分化功能受损的状态。这些结果提示 iPSCs 和胚胎干细胞在增殖与分化多潜能尚未能达到等同。

此外，与经典的胚胎干细胞技术和体细胞核移植技术不同，iPSCs 技术不使用胚胎细胞或卵细胞，因此不涉及伦理的问题。利用 iPSCs 技术可以用患者自身的体细胞制备专有的干细胞，从而大大降低了免疫排斥反应发生的可能性。

（四）基因编辑干细胞

目前，临床干细胞治疗大多数是基于患者自身细胞的专有的个性化使用，但是对于有遗传性疾病的患者，无论成体细胞还是干细胞，其遗传物质基础都是有缺陷的。此外，干细胞的高度分化和增殖能力，也为遗传病患者的治疗提供了一线曙光。因此，使用基因编辑技术，对各类干细胞进行基因操作，使其带有正确编码的基因序列或治疗性基因，并能进一步分化所需组织细胞，而发挥治疗作用的干细胞，即称为基因编辑干细胞（gene-editing stem cells，GSC）。

二、各类干细胞的优缺点比较

干细胞研究在世界范围内一直属于颇具争议的研究领域，由于社会伦理原因，许多国家明令禁止进行人类 ESCs 研究，而成体干细胞的来源虽然不受伦理限制，但其有限的分化潜能也影响其部分应用，此时 iPSCs 的出现则为干细胞的临床应用提供了良好的前景。iPSCs 是一种由机体中已分化终末细胞经基因重编程所诱导产生的、具有多向分化能力的干细胞，它具有 ESCs 的许多特征，其细胞分化能力与所用体细胞类别和年龄等有较大的关系。胚胎干细胞、成体干细胞和诱导性多能干细胞在细胞来源、生物标志、自我更新、分化增殖、成瘤性和排斥性等方面有着相

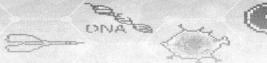

似或差异性，不同类别干细胞的生物学特性归纳总结见表 9-1。

表 9-1　三大类干细胞的优缺点对比

特征	胚胎干细胞	成体干细胞	诱导多能干细胞
来源	早期胚胎的胚泡内细胞群，同种异体，天然存在的细胞	胎儿或出生后已分化组织中极少量的未分化细胞，同种异体，天然存在的细胞	成人的躯体细胞，同种异体/自体，经基因编辑得到的细胞
鉴定标志	SSEA、Oct4、糖蛋白 TRA1-60、TRA-1-81	根据来源组织或定向分化的细胞类型来确定	表达胚胎干细胞的标志基因，碱性磷酸酶染色阳性
自我更新	无限自我更新	有限自我更新	无限自我更新
分化性	全能性，可分化为机体所有的细胞，细胞无限分化	多能性，有限分化，只能自发分化成相近谱系的细胞类型	全能性，可分化为机体所有的细胞，细胞无限分化
增殖性	高度增殖	有限增殖	高度增殖
成瘤性	有高度的成瘤风险	成瘤风险低	有高度的成瘤风险
可获得性	不易获得，受伦理限制	容易获得，不受伦理限制	容易获得，不受伦理限制
排斥性	有免疫排斥性	免疫排斥性低，若采用异种细胞则有排斥性	免疫排斥性低

三、干细胞的应用

（一）胚胎干细胞

1.揭示人及动物的发育机制及影响因素

人胚胎细胞系的建立及人 ESCs 研究，可以揭示人类发育过程中的复杂事件，促进对人胚胎发育细节的基础研究。伦理上可接受的人 ESCs 的体外可操作性提供了在细胞和分子水平上研究人体发育过程中极早期事件的方法。这种研究不会引起与胎儿实验相关联的伦理问题，因为仅靠自身胚胎干细胞是无法形成胚胎的。

2.新药研究领域的应用

ESCs 可分化为多种细胞类型，又能在培养基中不断自我更新。它发展为胚体后的生物系统，可模拟体内细胞与组织间复杂的相互作用，这在药物研究领域具有广泛的用途，尤其是在药物筛选方向的应用。目前用于药物筛选的细胞都来源于动物或癌细胞，均为非正常的人体细胞，而 ESCs 可以经体外定向诱导，为人类提供各种组织类型的人体细胞。

ESCs 还提供了对新药的药理、药效、毒理及药代等研究的细胞水平的研究手段，大大减少了药物检测所需动物的数量，降低了成本。另外，由于 ESCs 类似于早期

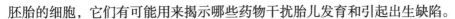

胚胎的细胞，它们有可能用来揭示哪些药物干扰胎儿发育和引起出生缺陷。

3.细胞治疗和基因治疗

ESCs 最诱人的前景和用途是生产组织和细胞，任何涉及丧失正常细胞的疾病，都可以通过用 ESCs 分化而来的特异组织细胞来治疗。例如，用分化得到的神经细胞治疗神经退行性疾病（帕金森病、亨廷顿舞蹈症、阿尔茨海默病等），用胰岛细胞治疗糖尿病，用心肌细胞修复坏死的心肌等。

ESCs 还是基因治疗最理想的靶细胞，以 ESCs 为载体，经体外定向改造，使基因的整合数目、位点、表达程度和插入基因的稳定性及筛选工作等都在细胞水平上进行，容易获得稳定、满意的转基因胚胎干细胞系，为克服目前基因治疗中导入基因的整合和表达难以控制，以及用作基因操作的细胞在体外不易稳定地被转染和增殖传代开辟了新的途径。

当然，干细胞技术的最理想阶段是希望在体外进行"器官克隆"以供患者移植。如果这一设想能够实现，将是人类医学中一项划时代的成就。但目前受到伦理的限制，尚无法合法的实施。

4.伦理上的争议

第 59 届联合国大会通过了《联合国关于人的克隆宣言》，该宣言呼吁成员国禁止一切形式的人类克隆，包括为研究胚胎干细胞而进行的治疗性克隆。中国、英国、比利时、法国、印度、日本、新加坡等赞成治疗性克隆的国家投了反对票。

该宣言旨在禁止一切形式的人的克隆，但无法律约束力。各国对干细胞研究究竟是合乎医学伦理还是对人类生命的破坏这个关键的问题还没有取得一致的意见。中国认为，治疗性克隆研究与生殖性克隆有着本质的不同，治疗性克隆对于挽救人类生命，增进人类身体健康有广阔前景和深厚潜力，如把握得当，可以造福人类。很多科学家都指出，应该把生殖性克隆即培育克隆人和治疗性克隆即对人类胚胎干细胞的克隆研究进行区分。如果禁止治疗性克隆，全球大约有 1 亿的阿尔茨海默病、癌症、糖尿病和脊髓疾病患者将失去治愈的希望。

（二）成体干细胞

1.造血干细胞

造血干细胞（HSC）是迄今为止研究最早最广泛的一种成体干细胞，但由于其来源和分化特性的限制，临床上 HSC 最主要应用于 HSC 移植，包括骨髓移植、外周血干细胞移植、脐血干细胞移植。近 20 年来，HSC 移植的基础理论包括造血的发生与调控、HSC 的特性及移植免疫学等方面有了长足的发展，而且在临床应用的各个方面包括移植适应证的扩大、各种并发症的预防等也有了很大发展。但 HSC 移植迄今仍然是一种高风险治疗方法，目前主要用于恶性血液疾病的治疗，也适用于非恶性疾病和非血液系统疾病，如重症难治自身免疫性疾病和实体瘤等。

（1）血液系统恶性肿瘤：慢性粒细胞白血病、急性髓细胞白血病、急性淋巴细胞白血病、非霍奇金淋巴瘤、霍奇金淋巴瘤、多发性骨髓瘤、骨髓增生异常综合征等。

（2）血液系统非恶性肿瘤：再生障碍性贫血、范可尼贫血、地中海贫血、镰刀状红细胞贫血、骨髓纤维化、阵发性睡眠性血红蛋白尿症等。

（3）其他实体瘤：乳腺癌、卵巢癌、睾丸癌、神经母细胞瘤、小细胞肺癌等。

（4）免疫系统疾病：重症联合免疫缺陷症、严重自身免疫性疾病。

由于 HSC 移植存在致命性合并症，因而非血液系统疾病的造血干细胞移植治疗还未被广泛接受。

2. 间充质干细胞

MSC 可以说是无处不在，目前已发现在骨髓、脐带血、外周血、脂肪、胸腺、牙髓、羊膜等组织中均有 MSC 的存在。其中，富含 MSC 的组织主要有骨髓、脂肪和脐带。MSC 在体外特定的诱导条件下，可以分化为脂肪细胞、软骨细胞、骨细胞、肌肉细胞、神经细胞、肝细胞、心肌细胞、胰岛 β 细胞和内皮细胞等多种组织细胞，连续传代培养或冻存复苏后仍具有多向分化潜能。无论是自体还是同种异体的 MSC，一般都不会引起宿主的免疫反应。因此，MSC 的应用可以说是目前最广泛的。

美国 FDA 和中国 NMPA 已批准了近 200 项临床试验，主要包括以下几个方面。

（1）辅助造血干细胞移植：增强造血功能；促使造血干细胞移植物的植入；治疗移植物抗宿主病。

（2）难治性疾病及组织损伤的修复：骨、软骨、关节、心脏、肝脏、脊髓损伤，神经系统疾病，脑瘫，肌萎缩侧索硬化症，系统性红斑狼疮，系统性硬化症，克罗恩病，脑卒中，糖尿病，糖尿病足，肝硬化等。其中，移植物抗宿主病、克隆病的治疗在美国已经进入三期临床阶段。

（3）自身免疫性疾病：系统性红斑狼疮、硬皮病、炎性肠炎等。

（4）作为基因治疗的载体。

3. 其他来源成体干细胞

除了上述两大类常用的成体干细胞之外，临床上还有很多其他组织来源的干细胞，如心肌组织、神经组织、肝脏、胰腺、牙髓和角膜等。

（1）心肌干细胞与心脏疾病。

成体心肌组织中均存在具有特异性心肌分化潜能的多能干细胞，在适当的条件下可以分化为心肌细胞、平滑肌细胞和内皮细胞。目前用于心肌梗死再生治疗的干细胞主要包括胚胎干细胞、骨骼肌成肌细胞、骨髓间充质干细胞等。心肌细胞再生、新生血管形成、心肌干细胞的旁分泌效应，为心肌干细胞再生机制。目前大量动物实验已经证明心肌干细胞移植用于缺血性心肌病的治疗安全、可行、有效。成体干细胞治疗的研究通过在受损伤的心脏中产生新的有功能的心肌细胞来修复受损伤的心肌，治疗心力衰竭。

除了使用心肌干细胞之外，科学家们也尝试用其他类型的干细胞来治疗心脏疾病。2010 年，欧美批准了用于治疗心肌梗死的自体骨髓来源内皮祖细胞。之后一年，韩国也批准了用于治疗急性心肌梗死的自体骨髓来源间充质细胞。

（2）成体神经干细胞及神经退行性疾病。

神经干细胞是存在于成体脑组织中的一种干细胞，是具有分裂潜能和自我更新能力的母细胞，可以通过不对等的分裂方式产生神经组织的各类细胞，可分化成神经元、星形胶质细胞、少突胶质细胞，也可转分化成血细胞和骨骼肌细胞。神经干细胞具有位置特异性的分化潜能，其增殖、分化和迁移与细胞外基质有非常密切的关系。在中国已有多家临床医疗机构开展了人源神经干细胞的临床试验研究，如大连医科大学附属第一医院开展的"神经干细胞治疗小儿脑性瘫痪的临床研究"，中国医学科学院北京协和医院开展的"人源神经干细胞治疗帕金森病的安全性和有效性临床研究"，上海市同济医院开展的"人源神经干细胞治疗早发型帕金森病伴运动并发症的安全性与初步有效性评价"等。

此外，成体干细胞及其子代细胞移植或动员脑组织内的干细胞被认为是将来治疗神经退行性疾病的有效方法。成体干细胞用于治疗帕金森病、脑卒中、肌萎缩性侧索硬化症、亨廷顿舞蹈病，甚至精神分裂症等神经系统疾病均进行了大量的基础和试验研究。帕金森病可能是研究最充分和效果最为肯定的。

（3）肝脏疾病。

早在 60 多年前研究者就认为在成体肝脏中存在着肝干细胞，但直到现在仍然存在争议，很大一部分原因是没有肝干细胞的特异性基因得到确认，以及在部分严重肝损伤后的肝再生不需要激活肝干/祖细胞，成熟的原本处于静止期的肝细胞通过分裂也能很大程度发挥肝再生的作用。

成体干细胞治疗肝脏疾病的另一个可能途径是利用造血干细胞的跨系、跨胚层分化能力诱导得到肝细胞。啮鼠动物的 HSCs 在肝损伤模型中植入肝脏后能够分化为有功能的肝细胞，并参与肝组织修复，但是临床应用需要更确实的证据，证明人的 HSCs 在进行肝脏移植后具有分化成干细胞并修复肝组织的特性。

（4）牙髓干细胞。

牙髓组织位于牙齿内部的牙髓腔内，是牙体组织中唯一的软组织。研究证明其与骨髓间充质干细胞有着极其相似的免疫表型及形成矿化结节能力的细胞，细胞形态呈梭形，可自我更新和多向分化，有着较强的克隆能力。这些由牙髓组织中分离出的成纤维状细胞就称为牙髓干细胞（dental pulp stem cells，DPSCs）。牙髓干细胞具有多向分化的潜能，除了能形成矿化结节能力的细胞外，经过不同细胞因子的诱导，还能够分化为脂肪、骨、软骨、肌肉、血管内皮、肝、神经等细胞系类型。

目前国内已开展了多项牙髓干细胞的临床试验研究，包括首都医科大学附属北京口腔医院开展的"异体人牙髓干细胞治疗慢性牙周炎临床研究"，吉林大学第一医院开展的"人牙髓间充质干细胞注射液治疗中重度斑块状寻常型银屑病的单中心、开放性临床研究（Ⅰ/Ⅱa期）"，青岛大学附属医院开展的"人牙髓间充质干细胞（hDP-MSC）联合自体富血小板血浆（PRP）局部注射用于慢性牙周炎患者牙槽骨再生的开放、随机对照临床研究"。除了牙科疾病外，DPSCs也可以用于其他领域疾病的研究，如武汉大学人民医院开展的"牙髓间充质干细胞治疗新型冠状病毒所致重症肺炎的临床研究"。

（5）其他。

除了上述组织来源的成体干细胞之外，人羊膜上皮干细胞、人宫血干细胞和人自体支气管基底层细胞等成体干细胞均在临床上有所应用，并取得了良好的疗效。

（三）诱导性多能干细胞

目前已经用于细胞治疗的成体干细胞来源困难、体外扩增较难且有分化局限性；胚胎干细胞的分化潜能最大，但却一直受限于伦理问题以及个体化差异、免疫排异等问题，因此发展和转化应用也有一定局限。iPSCs与其他两种干细胞相比，具备如下优势：没有伦理问题；细胞来源容易，利用成体细胞（如皮肤，血液和尿液）可获得；可个体化的制备，免疫排异小；具备强分化能力，能分化出不同的功能细胞；可无限扩增，可降低成本且细胞一致性高。

在早期应用中，iPSCs有分化效率低和iPSCs残留致癌的安全性问题。因此，在临床应用的推广以及适应证的选择方面有较大的局限性。随着iPS技术的不断发展，在癌症治疗方向的应用得到了一定的突破。近两年，FDA批准了数款通过iPSCs制备的CAR-NK的IND和CAR-T细胞治疗的IND。由于晚期肿瘤患者再次致瘤的可能性低，对于安全性风险的承担能力更强。因此，患者和医生对于这个新技术的接受度更高。另外，iPSCs可以提供给患者成本低廉、细胞均一性好的细胞产品。NK细胞和T细胞相比安全性更高，且可以异体使用。iPSCs生产的CAR-NK产品将进一步放大CAR-NK的优势，具备着极强的市场竞争力：①CAR-NK安全有效，且可异体使用；②iPSCs可以大大降低CAR-NK生产成本；③iPSCs制备的CAR-NK产品通过基因改造，iPSCs可以加上CAR结构，或者是带上不一样的甚至是多个CAR的靶点，且最终产品将具备极高的均一性。

iPSCs的临床应用刚开始发展，产业应用尚属早期阶段。医疗级的应用包括：

疾病治疗、器官移植、生物修复等，也可以通过细胞生产需要的产物，如血小板等。临床应用方面以日本的进展最快，应用方向最多，其次为美国、澳大利亚等。全球范围内已有多个产品进入了临床或者是拿到了 IND。常见的应用方向，包括眼科类的退行性疾病（黄斑变性）、神经退行性疾病（如阿尔茨海默病、帕金森病）、癌症等。其他系统性疾病的在研方向，包括 1 型糖尿病、心力衰竭等。

除了上述提到的医疗级应用外，iPSCs 在科研服务、新药筛选以及消费级的应用方面也崭露头角。

（四）基因编辑干细胞

近年来，随着分子生物学技术的迅猛发展，基因治疗领域也成为一个新药开发的重点方向。基因治疗所使用的载体是限制其安全性和有效性持续的一个关键。干细胞具有高度分化和增殖的能力，恰好弥补了现有基因治疗载体的不足。基因治疗和干细胞治疗双剑合璧，为遗传性疾病患者提供了曙光。

2019 年欧盟委员会有条件批准了基因疗法 Zynteglo（以前称为 Lenti Globin™）上市，治疗 12 岁及以上患者的输血依赖型 β 地中海贫血。β 地中海贫血是一种单基因突变引起的隐形血液遗传性疾病，患病原因是 HBB 基因的突变，导致 β- 珠蛋白功能不全甚至不表达而引起的溶血性贫血。造血干细胞移植是目前根治重型 β 地中海贫血的唯一方法。为了生存，患者不得不终身接受输血治疗。Zynteglo 就是一款潜在的一次性治愈型的基因疗法，原先名叫 LentiGlobin，属于一种慢病毒体外基因疗法。这种方法不需要异体造血干细胞捐赠，不需要做异体移植，一次治疗有可能会彻底治愈。它通过对从患者自身收集的造血干细胞进行慢病毒介导的的基因工程改造，导入多拷贝能够表达正常 β 珠蛋白的转基因，然后再将改造过的造血干细胞输回患者体内，就有可能产生正常的 HbAT87Q 蛋白，即可有效降低或消除输血需求。这是一种一次性疗法，旨在取代终身输血和终生药物，适用于 12 岁及以上的患者。FDA 为 Zynteglo 颁发了突破性疗法认定和快速通道资格，用于治疗 TDT。此外，Zynteglo 还获得了 EMA 的 PRIME 资格。

第三节　干细胞产品研发现状

一、机遇与风险

2019 年初，美国 FDA 宣布了对未来细胞治疗的发展计划。FDA 预测，到 2025 年这一领域每年将有 10 ～ 20 款新药获得批准。根据全球市场情报机构 Fiormarkets 发布的报告显示，2017 年全球细胞治疗技术市场大概为 112 亿美元。

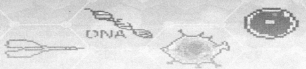

但是干细胞研究还存在较多风险因素，需要在临床实际应用中评估和规避。首先，干细胞研究培养的周期长，在干细胞研究开始之前，先要收获细胞。如果干细胞来自胚胎，则需要在实验室中对其进行处理才能使用，这可能需要几个月的时间，这也意味着需要很长时间才能获得。其次，是同种异体干细胞移植排斥，因为异基因移植来自同种异体的供者，所以干细胞被排斥的风险很高，这可能导致出血，感染和其他风险。另外，还有干细胞在体内的长期致瘤性风险。最后，还要考虑宗教和胚胎干细胞伦理问题。

二、干细胞临床试验研究

在我国，干细胞产品目前在中国正在进行临床研究包括来自人类胚胎干细胞的细胞产品以及人诱导多能干细胞、间充质干细胞、胎儿来源干细胞和具有组织特异性分化能力的成人干细胞。世界范围内，超过 7000 例干细胞的临床试验正在进行中或已完成。

2020 年 11 月，中国医药技术协会网站公示，广东省人民医院等十二家医疗机构的 13 个干细胞临床研究项目按照《干细胞临床研究管理办法（试行）》（国卫科教发〔2015〕48 号）的规定完成备案。至此，干细胞临床研究备案机构增至 111 家，备案项目达 100 个。

三、干细胞药物研究

截至 2020 年 06 月 30 日，全球获批上市的干细胞药物计有 15 个，涉及国家和地区包括美国（5 个）、欧洲（3 个）、日本（1 个）、韩国（3 个）、印度（1 个）、澳大利亚（2 个）、加拿大和新西兰（为同 1 个），见表 9-2。

目前我国尚无干细胞产品上市，但从国家到地方政府都在积极推进干细胞转化及产业化进程，2020 年我国新增了 7 个间充质干细胞新药获得临床批件，累计已有 11 款间充质干细胞新药申请获得临床批件，适应证包括移植物抗宿主病、牙周炎、炎症性肠病、类风湿关节炎、缺血性脑卒中、膝骨关节炎、糖尿病足。

第四节　干细胞药物非临床评价

一、法规监管及指导原则

（一）国际情况

目前，世界卫生组织、人用药品注册技术要求国际协调会、欧洲药物管理局、

表 9-2　国际已批准的干细胞治疗产品

国家和地区	年/月	商品名/公司	来源	适应证
美国 FDA	2009.12	Prochymal/RemestemcelL（美国 Osiris 公司）	人异基因骨髓来源间充质干细胞	移植物抗宿主病（GVHD）和克罗恩病
美国 FDA	2010.05	Prochymal（美国 Osiris 公司）	人异基因骨髓来源间充质干细胞	1 型糖尿病
澳大利亚 TGA	2010.07	MPC（Mesoblast 公司）	自体间质前体细胞产品	骨修复
韩国 KFDA	2011.07	Hearticellgram-AMI（FCB-Pharmicell 公司）	自体骨髓间充质干细胞	急性心肌梗死
美国 FDA	2011.11	Hemacord（纽约血液中心）	脐带血造血祖细胞用于异基因造血干细胞移植	遗传性或获得性造血系统疾病
韩国 KFDA	2012.01	Cartistem（Medi-post 公司）	脐带血来源间充质干细胞	退行性关节炎和膝关节软骨损伤
韩国 KFDA	2012.01	Cuepistem（Anterogen 公司）	自体脂肪来源间充质干细胞	复杂性克罗恩病并发肛瘘
加拿大和新西兰	2012.05	Prochymal（美国 Osiris 公司）	骨髓干细胞	儿童急性移植抗宿主疾病
美国 FDA	2012.07	MultiStem（AmericaStemCell 公司）	骨髓来源多能成体干细胞	赫尔勒综合征
欧洲 EMA	2015.02	Holoclar（意大利凯西制药）	一种含有缘干细胞的离体扩展人类自体角膜上皮细胞	成人患者因物理或化学灼烧而引起的中重度角膜缘干细胞缺陷症
欧洲 EMA	2015.06	Stempeucel（Stempeutics 公司）	骨髓来源的间充质干细胞	血栓闭塞性脉管炎
日本 MPDA	2016.02	Eemcell（Mesoblast/JCR 公司）	骨髓间充质干细胞	移植物抗宿主病、1 型糖尿病
美国 FDA	2016.12	Maci（Vericel 公司）	在猪胶原蛋白膜上培养的自体软骨细胞	膝关节炎缺陷
欧洲 EMA	2018.03	Alofisel	脂肪来源间充质干细胞	复杂性克罗恩病并发肛瘘
澳大利亚 TGA	2018.04	RNL-AstroStem	自体脂肪间充质干细胞	阿尔茨海默病
印度 DGCI	2020.08	Stempeucel	骨髓来源混合间充质干细胞	Burger 病引起的严重性下肢缺血

美国食品及药物管理局、日本厚生劳动省等全球监管机构均颁布了有关干细胞制剂的相关指导原则，其中列出了对于干细胞制剂质量以及临床前、临床安全性评价的相关要求。

其中，WHO 的指导原则主要对细胞类型、细胞制剂的生产、细胞系特点鉴定等方面做出具体要求；EMA 的指导原则对干细胞制剂的质量标准做出了相关的规定，并对干细胞制剂临床前和临床试验中的要点提出要求；FDA 的指导原则主要对细胞和基因治疗产品临床前研究、细胞治疗产品及基因治疗产品研发过程中的事项提出建议。

干细胞制剂的生产必须在 GMP 条件下进行，在临床前安全性评价部分为了能充分评价干细胞制剂的安全性，如干细胞制剂的生物分布和微环境、致瘤性、体内分化、免疫排斥及免疫持久性等，可能需要不止一种的动物种属或品系进行安全性试验，而体外模型也可以用于评价干细胞制剂的某些特性。在临床前安全性试验中，可以参考前期药理学试验的原理验证试验的结果。POC 试验可提供以下信息：药理学有效剂量范围、优化给药途径、找到模型建立后的最佳给药时机、优化给药方案、鉴定作用机制及产品的生物学活性等，此外药理 – 毒理联合试验设计 POC+T 可在同一动物疾病 / 创伤模型中同时获得生物活性和毒性试验的检测指标。

（二）中国情况

根据《2017—2022 年中国干细胞产业前景调查及投资机会研究报告》的内容提示，我国干细胞产业收入从 2009 年的 20 亿元不断快速增长，在 2016 年已经达到 420 亿元，年复合增长率达到 50%，2018 年中国干细胞产业规模逼近 1000 亿元。

《干细胞制剂质量控制和临床前研究指导原则》（以下简称《干细胞指导原则》）是在充分考虑到干细胞产品具有药品、生物技术产品、组织细胞产品和治疗性干细胞产品的属性和所应具备的质量要求，在参考了 2003 版《中国体细胞治疗指导原则》《中国药典》《欧盟药典》，美国 FDA、欧盟 EMA、WHO 及 ICH 的法规、监管和技术指南中，有关细胞基质及治疗性细胞产品质量控制的相关内容。同时，结合现阶段我国干细胞产品的研发能力、研发者对干细胞产品监管的基本认知，以及国内外干细胞质量控制技术发展现状所起草和制定的。《干细胞指导原则》提出了干细胞产品质量的基本要求，即制剂的质量、安全性和有效性要求。要符合这些基本要求，在制剂的整个制备过程到使用前需对其进行"质量检验"和"放行检验"，同时由法定细胞质量控制专业检定机构作为独立的第三方（即中国食品药品检定研究院）对细胞质量进行复核。

而在 2017 年年底，食药监总局颁布的《细胞治疗产品研究与评价技术指导原则（试行）》，进一步为我国干细胞产业的发展指明了方向，从安全性、有效性和稳定性方面，对干细胞制剂产业流程中的干细胞供者筛选、组织采集、细胞分离、冻存、运输及检测等环节建立了通用要求。同时，人用药品注册技术要求国际协调会颁布的《生物技术药品的非临床安全性评价指南》（S6）可为细胞治疗产品的非临床研究评价提供参考。

二、干细胞非临床评价原则

通过体外条件大量产生的干细胞进入机体后可能会变得无效，甚至会产生严重的副作用，如肿瘤、严重的免疫反应或形成不需要的组织等。目前，干细胞治疗面临的主要挑战是有效性和安全性。

（一）有效性评价

虽然目前干细胞制品缺乏临床前药效学评价的统一标准或指导原则，但世界各国基本认同下述原则：①选择接近于人类疾病症状的实验动物模型。②根据干细胞的特性和治疗病症的情况，可能需要用多种动物模型才能更好地了解治疗效果和安全性。③有些临床需要的特殊给药方式在小动物试验中很难实现。此外，若采用临床相似用量，小型动物则较难实现，因此通常情况下首选大型动物。④在研究干细胞制品的排斥性时，应考虑使用免疫抑制的动物。⑤为提高干细胞在机体内的生存时间，往往也会使用免疫抑制剂。但应该注意到免疫抑制动物模型有可能会影响实验结果，甚至影响动物中、长期的健康和生存率。⑥当动物模型不能完全反映人类疾病的病理生理过程时，其他的替代模型和体外试验应重点考虑。⑦若无法找到替代动物模型，应考虑制备动物来源的同种干细胞来进行实验研究。⑧在设计实验类别、时段和范围等时还应考虑到干细胞制品的特性和存活时间。⑨考虑可能的作用机制、疾病的周期长短和给药方式等因素。特殊时也要考虑补加一些实验来证实给药输送装置是否对干细胞制品有影响。

（二）安全性评价

1.安全风险因素

由于细胞自身生物学或实验操作等各种因素，干细胞在应用于临床或基础实验的过程中存在一定安全风险，主要可分为内源性风险、外源性风险及其他生物风险。

内源性风险主要包括：

（1）干细胞肿瘤形成相关风险。干细胞具有不断增殖、对凋亡诱导不敏感等与肿瘤细胞相似的长调控机制。有研究表明，胚胎干细胞和诱导多能干细胞可引发良性或恶性的畸胎瘤，同时有研究表明高代次的鼠源 MSC 可自发恶性转化。干细胞也可能影响体内已存在的肿瘤细胞的生长和扩增，即干细胞的"促瘤性"。

（2）干细胞免疫学相关风险。实验中需要考虑细胞的免疫原性和免疫调节性质带来的生物学风险。ESC 未分化前的免疫原性很低，但在分化后由于 MHC 分子的表达可表现出较高的免疫原性。同时体外实验表明，ESC 和 MSC 可通过调控 T 细胞、单核细胞及 NK 细胞等的增殖分化来调节生物免疫能力。

（3）干细胞由于自身携带的传染性疾病、未知或罕见的病原体、遗传性疾病等而产生的风险。

外源性风险主要包括：细菌、真菌、支原体及病毒污染，一般来自实验操作、细胞库污染和动物基质细胞污染等方面。与内源性风险相比，外源性风险污染途径多，防控更为复杂。另外由于干细胞的体内归巢和分化机制仍不明确，干细胞进入机体内可能存在非靶向部位转移、目标以外的分化或去分化等风险。

同时当大剂量的细胞被注射进入体内，可能阻塞在注射区域，严重的可导致注射区域组织坏死等情况。

2. 干细胞制品临床前安全评价要点

干细胞制品是用于疾病状态下的实验动物或人体，机体对干细胞制品的影响可能大于其对机体的作用。当干细胞输入机体后，由于细胞自身内部的不同再加上细胞所处外部环境的差异，都有引发干细胞变异的可能，从而产生不可预见的安全风险，故对干细胞制品的安全性应给予高度的关注。另外，由于干细胞制品在机体内存留时间通常较长，应特别注意干细胞给药后的存活、迁移、状态改变甚至代谢等情况。在实验研究中还要注意干细胞制品在机体内的生物分布，其能帮助了解干细胞在体内靶器官和非靶脏器的滞留，这对解释可能的毒性部位和在靶器官的有效细胞数目提供科学依据。

干细胞制剂临床前安全性评价需考虑以下几个方面的因素：干细胞治疗的类型、细胞分化状态、细胞增殖能力、给药途径、拟用临床给药部位、产品植入后的长期存活状态、是否需要重复给药、针对的疾病种类以及患者年龄等。在设计实验时应该尽量模拟临床给药的过程，需要充分考虑干细胞制剂的临床用途、参照类似机制的干细胞制剂已发表的文献或者已经审批的经验、前期的药理学数据、所使用的给药装置及给药过程、不同种属动物对该种干细胞制剂的敏感性、干细胞制剂的作用原理及其本身的性质等。

3. 临床前安全性评价一般原则

临床前安全评价一般分为两部分：一般毒性评价和干细胞特定安全评价。一般毒性评价包括行为观察、临床症状、血液生化测定、死亡率、组织病理检查等。干细胞特定安全评价包括致瘤性、生物分布等。其中一般毒性评价和一般生物制品的评价方式相似。另外，目前针对干细胞特定的安全评价仍缺乏专门针对干细胞评价的相关文件规范进行指导。

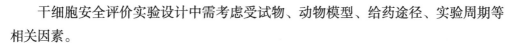

干细胞安全评价实验设计中需考虑受试物、动物模型、给药途径、实验周期等相关因素。

（1）受试物。

尽可能使用拟用于临床试验的细胞治疗产品，其生产工艺及质量控制应与拟用于临床试验的受试物一致（如果不一致应给予说明，并评估其对预测人体反应的影响）。

如果由于相关动物选择的限制，可考虑使用动物源替代品进行非临床研究评价；动物源替代品应与人源的细胞治疗受试物的生产工艺及质量标准尽可能相似。

试验过程中应提供受试物分析数据，在给药前可能还需经过一系列操作步骤，在完成操作后需对受试物进行质量检测，检测指标包括细胞形态、总活细胞数、细胞存活率、颜色、除细胞之外的其他外源性异物等。

（2）动物模型和种属选择。

试验所选择的动物种属应该能对细胞治疗产品的生物反应与预期人体反应接近或相似，选择动物种属时需考虑该种属动物与人体在生理和解剖学上的相似性、对于人干细胞制剂是否产生免疫排斥等。由于干细胞制剂的特殊性，必要时可采用"非标准"试验动物，如基因修饰动物（基因敲除动物或转基因动物）、大型动物（如绵羊、猪、山羊和马等），为了充分评价干细胞制剂的安全性，有可能需要采用不止一种动物种属，而一些体外试验如功能分析、免疫表型分型、形态学评价等也可为安全性评价提供更多的信息。某些情况下，也可采用动物源替代品进行评价。

由于干细胞制剂的特殊性如相对较长的治疗周期、药物在体内停留时间较长、复杂的作用机制以及侵入式的给药方式等，在临床前试验中可能会采用动物疾病/创伤模型进行试验。动物疾病/创伤模型可以同时提供干细胞制剂的活性及毒性信息，也可以模拟临床的病理状态。

（3）给药方式/途径。

细胞治疗产品在非临床研究评价中的给药方式应能最大程度模拟临床拟用给药方式。如果在动物试验中无法模拟临床给药方式，临床前研究中需明确替代的给药方式/方法，并阐明其科学性和合理性。当使用特殊的给药装置给药时，非临床试验采用的给药装置系统应与临床一致。

4.临床前药代及安全性评价研究内容

（1）药代动力学研究。

应能阐明细胞的体内过程以及伴随的生物学行为，应根据细胞治疗产品类型和特点选择合适的动物模型，一般考虑雌雄各半。建立合适的生物分析方法并对方法进行系统验证。主要关注目标细胞在体内的增殖、生物分子的表达和（或）分泌，以及与宿主组织的相互作用，还包括细胞治疗产品的非细胞成分（辅料成分）及分泌的生物活性分子引起的相关组织反应。

主要包括以下研究：细胞的分布、迁移、归巢；细胞分化；对于经基因修饰/改造操作的人源细胞应考虑目的基因的存在、表达以及表达产物的生物学作用。

（2）安全性试验。

原则上应遵从《药物非临床试验质量管理规范》。

①安全药理试验：细胞在体内分泌的活性物质可能会对中枢神经系统、心血管系统、呼吸系统的功能等产生影响；细胞本身分布或植入于重要器官，细胞治疗产品的处方成分等也可能影响器官功能。

②单次给药毒性试验：由于细胞治疗产品能够长时间地发挥功能或诱导长期效应，因此单次给药的观察时间应考虑细胞或者细胞效应的存续时间，一般应长于单次给药毒性试验常规的观察时间。

③重复给药毒性试验：应包含常规毒理学试验研究的基本要素，并结合细胞治疗产品的特殊性来设计，以期获得尽可能多的安全性信息。

选择能够对细胞治疗产品产生生物学活性的动物种属。一般情况下应采用双性别动物进行试验。例如，无相关种属可开展非临床研究时，非相关种属的动物试验对评价生产工艺过程、全处方的安全性及非靶效应也可能具有价值。

除常规观察指标外，需结合产品特点，选择合适的观察指标，尽可能包括形态学与功能学的评价指标，如行为学检测、神经功能测试、心功能评价、眼科检查、异常/异位增生性病变（如增生、肿瘤）、生物标志物、生物活性分子的分泌、免疫反应以及与宿主组织的相互作用等。

④免疫原性和免疫毒性试验：细胞治疗产品或细胞分泌产物需要研究其潜在的免疫原性。

⑤致瘤性/致癌性：细胞的不同分化状态、生产过程中采用的细胞培养方式引起的牛长动力学改变、基因修饰/改造细胞的转基因表达（如多种生长因子）、诱导或增强宿主体内形成肿瘤的可能性以及目标患者人群等，都是干细胞产品致瘤性/致癌性的风险因素。试验设计应考虑：合适的对照组（如阳性对照、空白对照组）；每组需有足够的动物数量，使肿瘤发生率的分析满足统计学要求；需包含最大可行剂量；受试物应到达拟定的临床治疗部位；足够长的试验周期。由于免疫排斥反应，人源细胞治疗产品的致瘤性/致癌性试验可考虑使用免疫缺陷的啮齿类动物模型进行。

⑥特殊安全性试验：应考虑对局部耐受性、组织兼容性及对所分泌物质的耐受性进行评估。

⑦生殖毒性试验：根据产品的特性、临床适应证以及临床拟用人群来确定是否

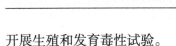

开展生殖和发育毒性试验。

⑧遗传毒性试验：如果该产品与 DNA 或其他遗传物质存在直接的相互作用，需进行遗传毒性试验。

⑨其他毒性试验：如对细胞进行了基因修饰 / 改造，需关注有复制能力的病毒的产生和插入突变，致癌基因的活化等带来的安全性风险。

第五节　已上市干细胞产品案例分析

一、Temcell HS Inj

日本厚生劳动省食品药品安全局（Pharmaceuticals and Medical Devices Agency，PMDA）医疗器械和再生医学产品评价处批准了 JCR 公司于 2014 年 9 月 26 日提交的干细胞药物 Temcell HS Inj. 上市申请，该药物属于人异基因骨髓间充质干细胞，拟用于治疗成人及儿童的移植物抗宿主病（graft-versus-host disease，GVHD）。

（一）审查批准结果

PMDA 对提交注册的 Temcell HS Inj. 审查结果如下：

[商品名] Temcell HS Inj.

[分类] 人类细胞 / 组织来源产品，人体体细胞 / 干细胞产品

[非专属名称] 人（异基因）骨髓间充质干细胞

[申请人] JCR Pharmaceuticals Co.，Ltd.

[申请日期] 2014 年 09 月 26 日

[形状、结构、活性成分、数量或定义] 每袋（10.8 mL）含 72×10^6 人骨髓间充质干细胞

[申请分类]（1-1）新再生医学产品

[特殊事项] 孤儿再生医疗产品（2013 年第 326 号 [25yaku]，厚生省药品和食品安全局评估和许可处的第 1212-1 号通知，日期：2013 年 12 月 12 日）

[审查办公室] 细胞和组织产品办公室

[审批结果]

PMDA 认为，提交的数据表明该产品在治疗造血干细胞移植后的 aGVHD 方面具有一定的疗效，鉴于其观察到的收益，其安全性是可接受的。

该产品可被批准用于如下所示的的适应证或性能、剂量、给药方式或使用方法，如下所示：

[适应证] 造血干细胞移植后急性移植物抗宿主病

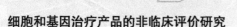

[剂量和用法]

Temcell 常用剂量为 2×10^6 cell/kg，静脉滴注速度控制在 4 mL/min。一袋 Temcell 应使用 18 mL 生理盐水稀释。Temcell 应每周给药两次，持续 4 周，间隔至少 3 天；视症状程度，可按照 2×10^6 cell/kg 剂量，每周一次，再继续使用 4 周。

[批准条件]

（1）申请人须确保产品由具备足够造血干细胞移植知识和经验的医生在医疗机构使用或在其监督下使用，该医疗机构拥有足够的急救设施，并能采取适当的措施，比如实验室监测。

（2）申请人必须确保在复查期间对所有接受该产品治疗的患者进行使用结果调查，并根据需要采取适当措施。

（二）临床前药理毒理研究及 PMDA 审评内容

1. 药理药效研究

（1）支持适应证或应用的研究。

开展体外实验检测 Temcell 的免疫调节作用、迁移能力和免疫原性。由于没有合适的动物模型，因此没有进行体内研究。

1）免疫调节作用

①抑制人 T 细胞增殖（CTD 4.2.1.1.1）

由于 hMSCs 抑制由抗原呈递细胞激活的 T 细胞的增殖，因此研究了 Temcell 对抗 CD3/CD28 刺激诱导的 T 细胞增殖的影响。与人外周血单个核细胞共培养（3 天）的 Temcell 对抗 CD3/CD28 刺激诱导的 T 细胞增殖抑制率为 73%。

②前列腺素 E_2（PGE_2）合成抑制剂或吲哚胺 2,3- 双加氧酶（IDO）抑制剂对 Temcell 抑制人 T 细胞增殖的影响（CTD4.2.1.1.2）（CTD4.2.1.1.3）（CTD4.2.1.1.7）

由于活化的 hMSCs 分泌 PGE2 和 IDO 代谢物犬尿氨酸抑制 T 细胞增殖，因此研究了 PGE_2 和犬尿氨酸对 T 细胞介导的 T 细胞增殖抑制活性的影响。ELISA 法测定细胞培养上清中 PGE_2 的含量。结果，培养 × × 小时后，PGE_2 浓度为 2.2 ng/mL，在促炎细胞因子 TNF-α 存在下，PGE_2 浓度增加至 3.2 ng/mL（**ng/mL）。在 PGE_2 合成抑制剂吲哚美辛（*µmol/L）和 NS398（*µmol/L）的存在下，Temcell 对抗 CD3/CD28 刺激诱导的 T 细胞增殖的抑制率为 79%，对 T 细胞增殖的抑制率分别为 58% 和 57%，表明这些抑制剂的存在降低了 Temcell 对 T 细胞增殖的抑制作用。

在未处理的 Temcell 中，未见 IDO 的表达。IFN-γ、poly（i:c）或 LPS 的加入诱导 IDO 的表达。当 Temcell 抑制抗 CD3/CD28 刺激的 T 细胞增殖 82% 时，在 IDO 抑制剂 1- 甲基 -DL- 色氨酸（1 mmol/L）存在下，T 细胞增殖被抑制 64%，表明抑制剂的存在降低了 Temcell 对 T 细胞增殖的抑制。

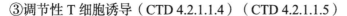

③调节性 T 细胞诱导（CTD 4.2.1.1.4）（CTD 4.2.1.1.5）

hMSCs 诱导 CD4⁺T 细胞分化为 CD4⁺CD25⁺FoxP3⁺ 调节性 T 细胞（Cell Stem Cell 2013；13）。

④ FoxP3 表达水平

测定与 Temcell 共培养的 CD4⁺T 细胞中 FoxP3 的表达水平，以及 Temcell 对 CD4⁺CD25⁺T 细胞比值的影响。当 CD4⁺T 细胞与 Temcell 共培养 3 天后，CD4⁺T 细胞中 FoxP3 的表达水平比单独培养的 CD4⁺T 细胞高 2.2 ~ 3.0 倍，CD4⁺CD25⁺T 细胞比例从 0.68% ~ 0.79% 增加到 1.09% ~ 1.14%。

⑤ TLR 家族表达（CTD 4.2.1.1.6）

RT-PCR 检测 Temcell TLR1-10 的表达。结果发现，Temcell 表达 TLR1、TLR3、TLR4 和 TLR6。已知 TLR3 和 TLR4 的表达是由促炎细胞因子如 IL-1β 和 IFN-γ 诱导的。由于 TLR3 和 TLR4 被认为参与了 Temcell 的免疫调节作用，因此通过实时 RT-PCR 分析了在 TLR3 激动剂 poly（i:c）或 TLR4 激动剂 LPS 存在下促炎细胞因子的基因表达。因此，每种激动剂的加入都导致促炎细胞因子 IL-6 和 IL-8 基因表达的浓度依赖性增加，导致培养上清液中 IL-6 和 IL-8 的水平增加。

2）细胞迁移能力

①细胞迁移相关基因的表达（CTD 4.2.1.1.8）（CTD 4.2.1.1.9）

CXCR4、ITGA4 和 ITGB1 在人骨髓间充质干细胞与血管内皮细胞的黏附中起重要作用，而 MMP 和 TIMP 在人骨髓间充质干细胞与血管内皮细胞黏附后的基膜和细胞外基质的降解中起重要作用。应用实时定量 RT-PCR 技术检测细胞黏附相关因子的表达。结果发现，Temcell 表达 ITGA4、ITGB1、MMP2、MMP14、TIMP1 和 TIMP2。采用流式细胞术分析 Temcell 中 CXCR4、ITGA4 和 ITGB1 的表达，并检测 CXCR4 和 ITGB1 的表达。

②细胞迁移（CTD 4.2.1.1.10）

通过体外细胞迁移实验，观察促炎细胞因子和生长因子对 Temcell 迁移的影响。结果发现，FBS 诱导的 Temcell 迁移受到 IGF-1 抑制剂 PPP、PDGF 抑制剂 AG1296 和 MMP 抑制剂 GM6001 的浓度依赖性抑制。

3）影响免疫原性的因素

① MHC 和共刺激分子分析（CTD 4.2.1.1.11）

hMSCs 表达低水平的 MHC，不表达共刺激分子，通过其免疫调节作用抑制患者的同种异体免疫反应，从而延缓或避免免疫排斥反应。流式细胞仪检测细胞表面抗原（MHC Ⅰ、Ⅱ类分子）和抗原特异性免疫应答所需的共刺激分子（CD40、CD80、CD86）的表达。结果发现，Temcell 表达弱水平的 MHC Ⅰ类分子，经

IFN-γ 刺激后，其表达增加。Temcell 不表达 MHC Ⅱ类分子，但 IFN-γ 可诱导其表达。无论是否用 IFN-γ 刺激，均未检测到 CD40、CD80 或 CD86 的表达。

（2）PMDA 对药理药效研究的审查内容。

申请人基于研究结果对 Temcell 治疗 GVHD 的作用机制的解释，Temcell 在 GVHD 相关的炎症过程中释放 PDGF、IGF-1 等，获得向炎症部位迁移的能力。Temcell 通过 CXCR4、ITGA4 和 ITGB1 黏附于血管壁，然后通过表达的 MMPs 和 TIMPs 穿过血管壁到达炎症部位。Temcell 表达 TNF-α 受体、INF-γ 受体、TLR3 和 TLR4，在促炎细胞因子如 TNF-α 和 IFN-γ 的刺激下在炎症部位被激活，从而分泌 PGE_2 和犬尿氨酸。分泌 PGE_2 和犬尿氨酸从而抑制 T 细胞增殖。Temcell 还通过诱导 T 细胞（CD4⁺T 细胞）分化为调节性 T 细胞（CD4⁺CD25⁺ 细胞）来抑制免疫应答。Temcell 在 GVHD 患者的治疗中被认为是通过上述多种机制介导的免疫抑制而发挥作用。

Temcell 表达与免疫原性相关的低水平 MHC（MHC Ⅰ类和Ⅱ类分子），不表达共刺激分子（CD40、CD80、CD86）。这将导致宿主免疫系统延迟或避免对移植细胞的排斥反应，因此即使在 MHC 不匹配的受体中，Temcell 的疗效也是可以预期的。

PMDA 审查结论：

支持该适应证或表现的研究并没有直接显示 Temcell 有助于 GVHD 的改善。尽管体外研究的结果与先前关于 hMSCs 作用的报道并不矛盾，但申请人基于这些结果对 Temcell 的免疫调节作用、迁移能力和免疫原性的解释只是一种推论。Temcell 治疗 GVHD 的作用机制有待进一步研究，并密切关注 hMSCs 相关的最新研究报告等。如果有任何报告提出了对 Temcell 的安全性的担忧，这些信息应根据需要提供给医疗专业人员。

2. 单次给药生物分布试验

（1）研究内容。

将单剂量 ⁵¹Cr-JR-031（20×10^6 细胞 /kg）注入雄性和雌性 SCID 小鼠尾静脉，根据输注后 2、24、72、168、336、672 h 冻干全身切片中检测到的放射性计算组织分布浓度。结果，在雄性小鼠中，在输注后 2 h，肺部的分布水平最高，并分布在脾脏、肝脏、骨髓、肾脏、心脏、肾上腺和小肠。输注后 24 h，观察到肺分布减少，脾和肝分布增加。输注后 72 h，在脾、肝、骨髓、肺、肾、眼球、肾上腺、脑、睾丸和大肠中检测到分布。输注后 672 h，在脾脏、肝脏和骨髓中检测到分布，但浓度低于输注后 2 h。血液中的分布在输注后 2 h 达到峰值，在输注后 336 h 可检测到，在输注后 672 h 低于定量下限。

与雄性相似，雌性在输注后 2 h 肺部的分布水平最高，并分布在骨髓、肝脏、脾脏、肾脏、心脏、肾上腺和小肠。输注后 24 h，观察到肺部分布降低，肝脏、脾脏和肾脏分布增加。输注后 72 h，在肝脏、脾脏、肺、骨髓、肾脏、肾上腺、卵巢、胃、子宫、颌下腺、眼球、心脏和大脑中检测到分布。输注后 672 h，在脾脏、肝脏、骨髓和肺中检测到分布。

血液中的分布在输注后 336 h 可检测到，在输注后 672 h 低于定量下限。图 9-1 和图 9-2 显示了根据不同时间点冻干全身切片中的放射性分布计算的随时间变化的组织浓度。如果放射性低于定量下限，则不会产生曲线图。

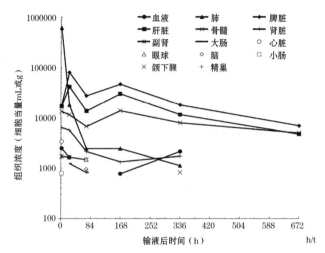

图 9-1

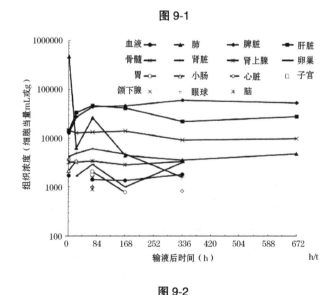

图 9-2

（2）PMDA 对生物分布试验审查内容。

申请人关于 Temcell 生物分布的说明：给 SCID 小鼠静脉输注 ^{51}Cr-JR-031 后，无论雄性还是雌性，在输注后 2 h，肺部的放射性都达到了最好水平。然后，肺部

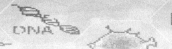

的分布降低，而脾脏和肝脏的放射性增加，表明细胞有可能从肝脏重新分布肺通过血液到达脾和肝。冻干切片全身分布分析显示，在雄性和雌性小鼠的肝脏、脾脏和骨髓中检测到放射性物质输注后 672 h（最后一次测量时间点）。离体组织放射性测量（CTD 2.6.4）表明在雄性和雌性中都检测到放射性表明 ^{51}Cr-JR-031 输注后在肺、肝、脾和骨髓中至少存在 672 h。

PMDA 结论：评估 Temcell 在小鼠体内的生物分布是可以接受的。

3. 非临床安全性评价

申请人提交了重复剂量毒性研究的结果，作为 Temcell 的非临床安全性数据。所提交的参考资料包括单次给药毒性和重复给药毒性研究以及其他使用 ACI 大鼠 MSCs（rMSCs）的研究结果。

（1）小鼠 4 周重复静脉注射剂量毒性研究（CTD 4.2.3.2.3）。

雄性和雌性 SCID 小鼠每周静脉注射 vehicle1 或 Temcell（2×10^6 或 20×10^6 细胞/kg）2 次，共 4 周。2 结果发现，20×10^6 细胞/kg 组肺泡壁出现大细胞，无充血、出血等毒理学改变，毒理学意义不大，有炎症反应。治疗结束后 9 周未观察到这一发现。无明显不良反应水平（NOAEL）为 20×10^6 细胞/kg。

（2）大鼠单次静脉注射剂量毒性研究（CTD 4.2.3.1.1）。

雄性和雌性 F344 大鼠单次静脉滴注 0（赋型剂）、10×10^6、40×10^6 或 65×10^6 细胞/kg 的 rMSCs，未发生 rMSCs 相关死亡。65×10^6 细胞/kg 组出现红色尿。

（3）大鼠 13 周重复静脉注射剂量毒性研究（CTD 4.2.3.2.2）。

雄性和雌性 F344 大鼠静脉注射 0（vehicle5）、2×10^6、10×10^6 或 20×10^6 细胞/kg 的 rMSCs，每周 2 次，共 4 周，间隔 1 周不给药，然后每周 1 次，共 4 周。结果，当 rMSCs 每周 2 次给药时，10×10^6/kg 组中 20 只雄性中的 2 例死亡，20×10^6 细胞/kg 组雄性 2 例、雌性 2 例死亡。存活的动物在 10×10^6 细胞/kg 组出现活动减少、翻正反射消失，尿液红色，全身皮肤苍白，弓背等症状，20×10^6 细胞/kg 组出现流涎，而在每周一次给药时没有观察到上述症状。每周两次静脉给药 4 周后的临时尸检显示，肺部细胞栓塞，给药部位（尾静脉）血栓（$\geq 2 \times 10^6$ 细胞/kg），睾丸精母细胞和精子细胞变性（$\geq 2 \times 10^6$ 细胞/kg），肺部血栓（$\geq 20 \times 10^6$ 细胞/kg），但所有这些发现的毒性反应程度均较轻，在最后的尸检中是可逆的。中期尸检也显示脾脏重量在 $\geq 2 \times 10^6$ 细胞/kg 时增加，肾上腺重量在 $\geq 10 \times 10^6$ 细胞/kg 时增加，无相关组织病理学改变。

（4）其他研究。

①对大鼠中枢神经系统的影响（CTD 4.2.1.3.1）

雄性 F344 大鼠静脉注射单剂量 0（vehicle7）、5×10^6、15×10^6 或 45×10^6 细

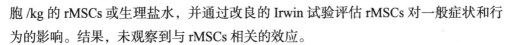

胞/kg 的 rMSCs 或生理盐水，并通过改良的 Irwin 试验评估 rMSCs 对一般症状和行为的影响。结果，未观察到与 rMSCs 相关的效应。

②对大鼠呼吸系统的影响（CTD 4.2.1.3.2）

雄性 F344 大鼠静脉注射单剂量 0（vehicle7）、5×10^6、15×10^6 或 45×10^6 细胞/kg 的 rMSCs 或生理盐水，并评估 rMSCs 对呼吸频率、潮气量和分钟通气量的影响。虽然 45×10^6 细胞/kg 组动物呼吸频率增加，潮气量减少，但分钟通气量没有减少。因此，这些症状被认为不是严重的变化。

（5）PMDA 审查大纲

① PMDA 要求申请人解释 Temcell 的致瘤风险

申请人回复：在小鼠 4 周重复静脉给药毒性研究（CTD 4.2.3.2.3）中，没有发现与给药细胞的致瘤性相关的结果。Temcell 在体外可在未分化状态下扩增，但在从骨髓抽出物（一种原材料）中分离出第 ×× 个细胞后被认为失去增殖能力。相关报道指出，hMSCs 经长期培养后不发生转化体外培养。在 Temcell 或 Prochymal 的临床研究和其他 hMSCs 的临床试验中也未观察到提示受试细胞形成肿瘤的不良事件。文献报道，临床输注干细胞后 112 天，hMSCs 没有发生移植。此外，Temcell 的 DCB 规范试验包括染色体分析和软琼脂克隆试验，使用体外培养的 hMSCs 传代水平以外的细胞培养，以确保不包括转化细胞。因此，Temcell 的致瘤风险应该较低。

② PMDA 要求申请人解释为期 4 周的 Temcell 一般毒性研究的适当性

申请人回复：在评估人源性细胞（Temcell）对动物的一般毒性时，人们担心异种细胞会产生强烈的免疫反应。在单次静脉给药生物分布研究中，Temcell 在 SCID 小鼠体内停留至少 4 周。因此，选择 SCID 小鼠作为实验动物。然而，在一项为期 13 周的重复静脉给药毒性研究中，由于每周两次给药、给药 4 周导致大鼠死亡，因此没有选择大于 4 周的研究持续时间，因此选择了 4 周（每周两次给药）。根据单次给药生物分布研究的结果，当以临床剂量方案给药时，Temcell 可能在人体内积聚。申请人认为，可通过在一般毒性研究中纳入高于临床剂量的剂量（临床剂量的 10 倍的高剂量组）来评估 Temcell 相对于其积聚的安全性。在此基础上，对 Temcell 进行一般毒性研究的设计是合理的可在小鼠 4 周重复给药毒性研究（CTD 4.2.3.2.3）中进行评估 Temcell 的一般毒性。

③ PMDA 对非临床安全性评价的结论

申请人关于 Temcell 致瘤风险和一般毒性研究持续时间的回答是可以接受的。PMDA 的结论是 Temcell 的非临床安全性没有特别的问题。

（三）针对本案例的分析

本品为人类来源的异体骨髓间充质干细胞，用于治疗急性移植物抗宿主病，用药方案为每周给药两次，持续 4 周，给药间隔至少 3 天；视情况需要，可再继续使用 4 周，每周一次。临床前药理毒理开展了体外药理学研究，推论了 Temcell 的免疫调节作用及机制，并未开展体内研究。使用 ^{51}Cr 标记的受试物，开展了免疫缺陷小鼠单次给药的生物分布研究，检测持续到药后 4 周，获得了该条件下受试物的分布规律和参数。针对受试物开展了免疫缺陷小鼠反复给药 4 周毒性试验；使用鼠源替代分子开展了大鼠单次、重复给药 13 周毒性试验，以及对大鼠中枢神经系统和呼吸系统的安全性药理试验。

日本药审部门对上述研究开展审评后，对申请人提出未开展致瘤性研究的原因及开展小鼠 4 周重复给药毒性试验的合理性等问题，申请人基于已有研究资料及文献资料解释说明后，最终获得上市许可。

针对本案例，笔者认为 Temcell 申请人关于未开展致瘤性研究的解释说明及证据并不充分，以小鼠 4 周重复静脉注射剂量毒性研究中，没有发现与给药相关的致瘤性结果作为理由之一显然说服力十分有限，肿瘤的发生需要一个较长的过程，4 周的观察期显然偏短；同时，以体外研究数据及同类产品临床研究数据作为致瘤性支持数据也显得单薄，毕竟体内、体外差别较大，同时 Temcell 和同类产品在工艺流程、质量标准等方面也存在一定差别，同时临床最长 9 周的给药周期及药后随访的不确定性均对 Temcll 的致瘤性的解释说明存在一定缺陷。综上所述，笔者认为应补充开展免疫缺陷动物致瘤性研究，观察周期至少再 26 周以上。

二、HEMACORD

2011 年 10 月 22 日，美国 FDA 批准了纽约血液中心于 2011 年 1 月 7 日提交的干细胞药物 HEMACORD 上市申请，该药物属于人异基因脐带间充质干细胞，拟用于治疗恶性血液病、Hurler 综合征、Krabbe 病、X 连锁肾上腺白质营养不良、原发性免疫缺陷病、骨髓衰竭和 β 地中海贫血。

（一）审查批准结果

FDA 对提交注册的 HEMACORD 审查结果如下：

[商品名] HEMACORD

[分类] 人类细胞 / 组织来源产品，人体体细胞 / 干细胞产品

[专属名称] 造血干 / 祖细胞，脐血（HPC-Cs）

[申请人] 纽约血液中心

[申请日期] 2011 年 1 月 7 日

[形状、结构、活性成分、数量或定义]

HEMACORD 是一种细胞生物制品，由人脐带血（CB）细胞经体积缩减、部分

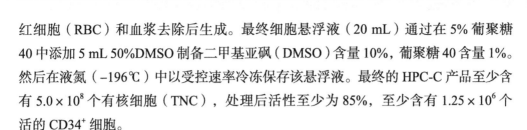

红细胞（RBC）和血浆去除后生成。最终细胞悬浮液（20 mL）通过在 5% 葡聚糖 40 中添加 5 mL 50%DMSO 制备二甲基亚砜（DMSO）含量 10%，葡聚糖 40 含量 1%。然后在液氮（−196℃）中以受控速率冷冻保存该悬浮液。最终的 HPC-C 产品至少含有 5.0×10^8 个有核细胞（TNC），处理后活性至少为 85%，至少含有 1.25×10^6 个活的 CD34$^+$ 细胞。

[适应证]

恶性血液病、Hurler 综合征、Krabbe 病、X 连锁肾上腺白质营养不良、原发性免疫缺陷病、骨髓衰竭和 β 地中海贫血。

[剂量和用法]

低温保存时，建议最小剂量为 2.5×10^7 有核细胞 /kg。为了达到适当的剂量，可能需要使用多个单位。建议至少匹配 6 个 HLA-A、HLA-B 和 HLA-DRB1 等位基因中的 4 个。每个单独产品的 HLA 分型和有核细胞含量均需记录在容器标签和（或）随附记录中。

仅静脉注射，不要辐照。

输液的准备见所附的详细说明。一旦准备好输液，如 DMSO 未去除，可在 4 ~ 25℃下保存 4 h，如果在洗涤程序中去除 DMSO，则可在 4℃下保存 24 h。二甲基亚砜给药的建议限值为每天每千克体重 1 g。

- 在给药前，确认患者身份及指定单位。
- 确认附近区域有急救药物。
- 确保患者水分充足。
- 在给药前 30 ~ 60 min 对患者进行预用药。术前用药可包括以下任何或所有药物：解热药、组胺拮抗剂和皮质类固醇。
- 给药前，检查产品是否有任何异常情况，如不正常的微粒和容器完整性的破坏等情况。在输液前，与签发输液产品的实验室讨论所有此类产品的不规范之处。
- 通过静脉输注给药，不得与 0.9% 氯化钠注射液（USP）以外的产品同时在同一管中给药。可通过 170 ~ 260 μm 的过滤器过滤血块。不要使用专门用来去除白细胞的过滤器。
- 对于成人，开始以每小时 100 mL 的速度输注血脐带血，并在耐受的情况下增加输注速度。对于儿童，开始以每千克每小时 1 mL 的速度输注 Hemacord，并在耐受的情况下增加。如果不能耐受液体负荷，应降低输液速度。如果出现变态反应或患者出现中度至重度输液反应，应停止输液。
- 在给药期间和给药后至少 6 h 内监测患者的不良反应。由于脐带血含有可能导致肾功能衰竭的溶解红细胞，因此建议仔细监测尿量。

（二）临床前药理毒理研究及 PMDA 审评内容

（1）生物相容性研究。

未对储存袋进行生物相容性 / 可浸出物测试。HPC 是操作最少的细胞，使用 AXP AutoXpress 生成这种生物产品的设备组件（即细胞的收集、处理和冷冻保存）™ 平台，由 FDA 批准 / 批准用于 CB 收集。

备注：•AXP AutoXpress™ 平台包括 AXP 袋组（处理袋、红细胞袋、冷冻袋）、硬件、扩展底座和应用软件。

（2）概念验证（POC）和毒理学研究。

HEMACORD 未进行临床前概念验证研究。由于对 HEMACORD/HPC 的操作很少，以及之前人类使用 HPC 的经验很少，因此申办方没有进行国际协调会议指导原则中描述的毒理学研究，包括药代动力学、急性毒理学、慢性毒理学、遗传毒性、致癌性、生殖和发育毒性、安全药理学和免疫毒性等。

HEMACORD 含有二甲基亚砜（10%）。根据 Regan 等的建议，DMSO 的最大剂量为 1 g/kg。值得注意的是，作者还指出，移植的经验表明，二甲基亚砜的毒性在 HPC 产品的剂量通常是轻微和短暂的。健康 Sprague-Dawley 大鼠尾静脉注射 20% 二甲基亚砜生理盐水（250 ~ 300 mL）后 1 h 发生溶血，导致尿中有血。大鼠颈静脉注射 20% 二甲基亚砜生理盐水，未见溶血现象。这一差异归因于颈静脉的血流量相对高于尾静脉，从而使二甲基亚砜的快速稀释。

备注：极端条件下，未洗涤的 HEMACORD 一个单位含 10% 的二甲基亚砜。另外，申办方未提供洗涤后 HPC-C 中二甲基亚砜的残留量。有关接触二甲基亚砜后的潜在毒性，请参阅临床综述。

DMSO 生殖 / 发育毒性：

在妊娠第 6 ~ 12 天腹腔注射 50% 二甲基亚砜 5 ~ 12 g/kg 后，7/100（7%）的近或足月小鼠胚胎畸形，11/729（1.5%）的大鼠胚胎畸形。畸形表现为无脑、小脑、腹腔积血、水肿、肢体、下颚和（或）尾芽畸形。在妊娠第 6 ~ 14 天对仓鼠腹腔注射 2.5 ~ 15 g/kg 的 100% 二甲基亚砜后，观察到给予 15 g/kg 的母鼠胚胎致死率为 25%，存活胚胎的漏脑和无脑比例为 100%。

备注：第八章第一节 "PI- 怀孕" 中阐述了 DMSO 对胎儿发育潜在的不良影响。以下是本审评对于本节的建议。值得注意的是，由于缺失怀孕动物或人类给予 HEMACORD 后的数据，且妊娠类别 C. HEMACORD 未进行动物生殖试验，故还不清楚 HEMACORD 是否会对孕妇造成胎儿伤害或影响生育能力。

HEMACORD 含有二甲基亚砜。妊娠仓鼠通过腹腔注射给予 DMSO（100%

DMSO; 15 mg/kg）后可引起胚胎死亡及胎仔畸形，妊娠大鼠和小鼠给予DMSO（50% DMSO; 5～12 mg/kg）后可引起胎仔畸形。

目前还没有针对孕妇的充分和良好控制的研究。只有当证明对胎儿潜在的收益大于风险时，HEMACORD才应该用于孕妇。

如前所述，HEMACORD还含有1%葡聚糖40。有关接触该制剂后的潜在毒性，请参阅临床综述。

（3）结论。

用于制备HEMACORD的所有设备组件，都已被FDA批准用于脐血处理。用于制备血脐带的抗凝剂已获得FDA批准。申办方没有再开展额外的临床前试验。

（三）针对本案例的分析

本品为人类来源的异体脐血造血干细胞，用于治疗恶性血液病、Hurler综合征、Krabbe病、X连锁肾上腺白质营养不良、原发性免疫缺陷病、骨髓衰竭和β地中海贫血。由于对HEMACORD/HPC的操作很少，加上之前人类使用HPC的经验，因此申办方没有进行国际协调会议指导原则中描述的毒理学研究，包括药代动力学、急性毒理学、慢性毒理学、遗传毒性、致癌性、生殖和发育毒性、安全药理学和免疫毒性等。

申请人针对临床制剂中含有的DMSO及葡聚糖40的含量展开了文献调研及风险评估，亦未开展具体毒理学研究评估DMSO及葡聚糖40的毒性。

针对本案例，笔者认为该品申请人有效地使用了同类产品已有的研究基础，同时基于风险评估的概念对本品生产和使用过程中可能产生的每一个风险因子进行综合分析和评估，最终获得了FDA的认可，获得上市许可。

三、Alofisel

Alofisel是欧盟EMA批准用于治疗成人非活动性/轻度活动性克罗恩病患者的复杂肛瘘的干细胞药物。TIGENIX, S.A.U. 公司于2016年3月2日向欧洲药品管理局提交了一份Alofisel上市许可申请，用于治疗患有非活动性/轻度活动性克罗恩病的成年患者的复杂肛瘘（对至少一种常规或生物治疗耐受时）。在2017年12月11日至14日的会议上，人用药品委员会（CHMP）根据提交的总体数据和委员会内部的科学讨论，于2017年12月14日授予Alofisel营销授权发表了积极的科学意见。在CHMP对该销售授权的肯定之后，孤儿药品委员会（COMP）审查了在批准的适应证中将阿洛菲索指定为孤儿药品。

（一）审查批准结果

EMA对提交申请的Alofisel审查结果如下：

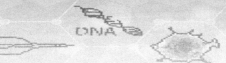

[商品名] Alofisel

[分类] 人类细胞 / 组织来源产品，人体体细胞干细胞产品

[非专属名称] darvadstrocel

[申请人] TIGENIX，S.A.U.Co.，Ltd.

[申请日期] 2016 年 03 月 02 日

[形状、结构、活性成分、数量或定义]

成品为注射用悬浮液，含 500 万个脂肪间充质干细胞 /mL，6 mL/ 玻璃瓶，其中含有 eASC 和 DMEM 用作等渗缓冲液，人血清白蛋白（HSA）用作稳定剂。成品配方中没有新的辅料。

[审批结果]

EMA 得出结论，提交的数据证明了该产品在治疗患有非活动性 / 轻度活动性克罗恩病的成年患者的复杂肛瘘（对至少一种常规或生物治疗耐受时）方面具有一定的疗效，药理学、药代动力学、安全药理学和毒理学资料被认为足以获得上市许可。基于安全药理学和重复给药毒性的常规研究，非临床数据显示对人类没有特殊危害。从非临床的角度来看，这一应用是可行的。

该产品的适应证或性能、剂量、给药方式或使用方法可获得批准，条件如下：

[适应证] 非活动性 / 轻度活动性克罗恩病的成年患者的复杂肛瘘（对至少一种常规或生物治疗耐受时）

[剂量和用法]

单剂量的 Alofisel 由 4 瓶共 1.2 亿个细胞组成。每个小瓶含有 6 mL 悬浮液，含 3000 万个细胞。4 瓶的全部内容物全部使用最多处理两个内部开口或三个外部开口窦道。即剂量为 1.2 亿个细胞，可以治疗三个通向肛周的瘘管。

[批准条件]

根据批准后安全性研究（如 risk management program，RMP）中所述，对使用 Cx601（Alofisel）的患者进行肿瘤形成的长期随访将补充这些数据，该研究将对使用 Cx601（Alofisel）的患者进行长达 5 年的随访，主要安全性结果包括成瘤性、异位组织形成和免疫原性。

（二）临床前药理毒理研究及 EMA 审评内容

扩增脂肪干细胞（eASC）开展了广泛的非临床研究项目。在大多数研究中，细胞制剂是按照临床制剂的制备方法进行扩增的，并达到了临床级细胞制剂的扩增水平。研究中包括了几种给药途径：首先，是肛周 + 直肠联合给药途径，与预期的临床给药途径一致；其次，是静脉给药途径，模拟了全身给药；最后，尽管直肠阴道瘘患者不纳入临床研究，但临床前研究仍包括了阴道给药途径，为临床前安全性提

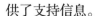

供了支持信息。

对于肛周+直肠内和阴道内给药途径，非临床研究中使用的剂量是最大可行剂量，基于：①通过特定给药途径可注射到动物模型（小鼠或大鼠）的最大体积；②在不影响其活性的情况下配制 eASC 的最大浓度。对于静脉途径，用于重复给药的剂量是来自急性毒性研究的 NOAEL。

申请人选择免疫功能低下的无胸腺大鼠进行生物分布、毒理学和致瘤性研究。申请人认为这样做是为了尽可能减少实验动物模型对人类 eASC 的免疫识别和潜在排斥，并延长 Cx601（受试物研究代号）的持久性，从而更好提高观察受试品相关毒性作用的可能性。当 eASC 细胞被给予免疫功能正常的大鼠时，也观察到大鼠对 eASC 细胞的免疫排斥。

1. 药理药效研究

（1）主要药理学研究。

申请人研究了 eASC 在诱导性结肠炎炎症反应调节中的作用，以及疾病的临床表现。

在直肠内注射 2,4,6- 三硝基苯磺酸（TNBS）12 h 后，用 3×10^5 或 1×10^6 eASC（腹腔内，i.p.）治疗结肠炎小鼠。与 TNBS 对照组相比，eASC 治疗组的总生存率和体重减轻均呈剂量依赖性的具有统计学意义的显著改善。此外，与 TNBS 对照组小鼠相比，eASC 治疗组小鼠的 CD4[+] 和 CD11b[+]（通常用作巨噬细胞标志物）细胞浸润显著减少。重要的是，与未经治疗的结肠炎小鼠相比，eASC 治疗降低了炎性细胞因子 TNF-α、IFN- γ、IL-6、IL-1β 和 IL-12 以及趋化因子 RANTES（受活化调节，正常 T 细胞表达和分泌）和巨噬细胞抑制蛋白 -2（MIP-2）的浓度。抗炎细胞因子 IL-10 的表达增加也与 eASC 治疗有关。

体外研究中，eASC 可以诱导 Treg 细胞产生，为了验证这一结果在 eASC 作用机制中的重要作用，从 eASC 处理的 TNBS 小鼠中采集纯化 CD4[+]T 细胞，腹腔注射给予结肠炎模型小鼠。给予 eASC 预处理模型鼠的 T 细胞注射后，可使结肠炎模型鼠的临床表现好转，体重和总存活率均好于 TNBS 对照组。给予该组动物未经 eASC 处理的 TNBS 模型鼠的 T 细胞或 CD25 缺失的 T 细胞（去除 CD4[+]CD25[+]Treg 亚群）后，抵消了 eASC 预处理模型鼠的 T 细胞所提供的保护活性。因此，证实了 eASC 在治疗炎症模型的体内研究中，其具有诱导 Treg 细胞产生的作用。

向裸大鼠（n=20M/20F/ 剂量）静脉输注两次 5×10^6 eASC（相当于临床剂量），给药间隔 2 周。进行核心功能观察试验（FOB），并将结果与接受等量乳酸林格溶液的对照动物进行比较。最后一次输注后 2 周或 26 周对动物实施安乐死。在低剂量（0.2×10^6 细胞，n=1F[第 173 天]）、中剂量（1×10^6 细胞，n=1M[第 196 天]）

和高剂量（5×10^6 细胞，$n=1$M[第 166 天]、1F[第 26 天]）剂量组，个别动物死亡。与报道的 eASC 快速清除一致，没有迹象表明任何死亡与治疗有关。治疗没有引起 FOB 任何毒性作用，包括评估的运动活动，行为参数和反射反应等。

（2）次要药理学研究。

eASC 未开展。

2. 安全药理学研究

（1）中枢神经系统。

方法：来自 6 名捐赠者（3 名男性和 3 名女性）的人类 eASC 制剂被扩增到相当于临床使用产品水平。注射用细胞悬液含有 6 种 eASC 制剂的混合物。雄性和雌性裸鼠（Crl:NIH-Foxn1rnu；$n=20$/ 性别 / 剂量）接受两次静脉注射（10min 输注）1 mL 细胞悬液，间隔 2 周，剂量水平为 0.2×10^6、1×10^6 和 5×10^6 细胞。对照组动物接受等量的乳酸林格氏溶液。在最后一次输注后 2 周或 26 周对动物实施安乐死（$n=10$/ 性别 / 剂量 / 时间点）。

结果：4 只动物在研究期间死亡，这些都与治疗无关。eASC 治疗不影响功能观察 FOB 中评估的任何神经参数，包括运动活动、行为参数、协调性和反射反应。

（2）心血管和呼吸系统。

eASC 未开展任何先进治疗药物委员会（CAT）认可的心血管和呼吸系统的安全药理学研究。

（3）TNF-α 对 eASC 免疫调节特性的影响。

方法：通过在 eASC 与活化 PBMC 共培养的细胞上清和直接在 transwell 或接触条件下的共培养上清中加入抗 TNF-α，研究了抗 TNF-α 对 eASC 抑制 PBMC 增殖能力的影响。

结果：TNF-α 阻断对 eASC 的抑制能力没有影响，而 IFN-γ 中和显著阻断了在 transwell 条件下 eASC 介导的抑制。

（4）甲氨蝶呤（MTX）和硫唑嘌呤（AZA）对 eASC 免疫调节特性的影响。

方法：通过在 eASC 与活化 PBMC 共培养物中加入临床相关浓度的 MTX 或 AZA，研究 MTX 和 AZA 对 eASC 抑制 PBMC 增殖能力的影响。

结果：MTT 细胞活力测定结果表明，MTX 孵育对 eASC 的活力和增殖无明显影响。在临床相关浓度下，与 AZA 孵育不影响 PBMC 活力和增殖，但 eASC 在高浓度（1000 μmol/L）下具有毒性。此外，MTX 或 AZA 对 eASC 的抗增殖作用无明显影响，表明 eASC 与 MTX 或 AZA 在体外没有明显的协同或拮抗作用。MTX 和 AZA 对 eASC 体外产生 Tregs 的能力没有影响。

3. 药代动力学研究

eASC 在雄性和雌性裸大鼠（rnu/rnu）中进行了 3 项生物分布研究，受试物扩增到相当于临床使用产品水平。应用了几种给药途径：肛周 + 直肠内给药（反映了预期的临床途径）、静脉途径和阴道途径。在不同时间点（第 1 天或第 2 天、第 14 天、第 90 天或第 91 天和第 182 天）监测注射的 eASC 的分布。当通过肛周 + 直肠内或静脉途径给予细胞时，在第 1/2 天和第 14 天检测人类基因组 DNA。当细胞通过阴道途径给药时，只在第 2 天检测到细胞。总之，当局部给药时，人 eASC 仅在大鼠体内持续很短时间。

采用肛周 + 直肠内途径注射的 eASC 的生物分布仅限于直肠（高信号强度）和空肠（低信号强度，大多略高于 LOQ），从解剖学角度来看，直肠内注射细胞似乎是合理的。当使用阴道内途径时，1 只雌性动物在子宫上部检测到极低水平的人类 DNA。然而，没有检测到人类 DNA 进入卵巢，这表明即使使用这种给药途径，eASC 也没有迁移到卵巢。

当静脉注射 eASC 时，几乎所有给药的裸大鼠的肺中都检测到高水平的人类基因组 DNA，这在使用这种方法时是意料之中的。其他一些组织（包括心脏、肝脏、肾脏、空肠、回肠、结肠和盲肠）在极少数动物中呈阳性。

4. 非临床安全性评价

非临床安全性评价项目，见表 9-3。

表 9-3 Alofisel 非临床毒性项目概述

研究类型和周期	给药途径	动物种属
单次给药毒性试验		
14 天	静脉	Rat/Crl:NIH-Foxn1rnu
14 天	皮下	Rat/Crl:NIH-Foxn1rnu
26 周 (生物分布试验)	肛周 + 直肠	Rat rnu/rnu
26 周 (生物分布试验)	静脉	Rat rnu/rnu
26 周 (生物分布试验)	阴道	Rat rnu/rnu
单剂量生物分布研究中的安全参数		
26 周	肛周 + 直肠	Rat rnu/rnu
26 周	静脉	Rat rnu/rnu
26 周	阴道	Rat rnu/rnu
重复给药毒性试验		
2 次给药，间隔两周，末次药后 12 周	肛周	Rat/Crl:NIH-Foxn1rnu
2 次给药，间隔两周，末次药后 24 周	肛周	Rat/Crl:NIH-Foxn1rnu

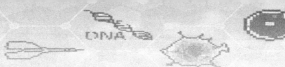

续表

研究类型和周期	给药途径	动物种属
2 次给药，间隔两周，末次药后 26 周	静脉	Rat/Crl:NIH-Foxn1rnu
遗传毒性		
未开展		
致癌性		
体外	NA	NA
核型分析	NA	NA
生长动力学与衰老	NA	NA
端粒酶活性	NA	NA
C-Myc 表达	NA	NA
致瘤生长潜能（软琼脂试验）	NA	NA
体内		
eASC 成瘤性试验	皮下	Mouse/ Nu/Nu
高代次 eASC 成瘤性试验	皮下	Mouse/Swiss Nu/Nu Foxn-1
生殖和发育毒性试验		
未开展		
局部耐受性		
未开展		
其他毒性研究		
eASC 免疫原性	NA	NA
NK and eASC 交互	NA	NA
T 细胞识别	NA	NA
动物模型开发	NA	NA
分化潜能	NA	NA

（1）单次给药毒性试验。

通过静脉或皮下途径给药时，5×10^6 细胞 / 大鼠和 10×10^6 细胞 / 大鼠的单剂量耐受性良好。肛周 + 直肠内或阴道内给药后，5×10^6 细胞的给药剂量也具有良好的耐受性。静脉注射 10×10^6 细胞，动物给药期间或给药后立即死亡与肺栓塞有关，这与第 2 天发现的肺血栓一致。血栓发生率在注射后第 2 天和第 14 天之间降低，并且在 ≥ 90 天的时间点不再观察到血栓。尽管在大鼠中以 10×10^6 细胞的剂量静脉注射给药具有这种特异性的毒性特点，但不是全身毒性的迹象，而是和众多毒理学表现不一致的偶然现想。毒性表现仅限于采用肛周 + 直肠内途径时注射部位的局部炎症组织病理学改变，静脉途径时的肺血栓。在第 1/2 天和第 14 天之间，这些毒性

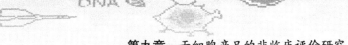

变化的发病率降低，并显示在注射后 90 天内完全恢复。

（2）重复给药毒性试验。

用人 eASC 通过肛周途径对雄性和雌性裸大鼠（Crl: NIH-Foxn1rnu）进行了两次重复给药毒性研究，一项给药后观察期为期 3 个月的研究和一项给药后观察期为期 6 个月的研究。此外，用人 eASC 通过静脉途径对雄性和雌性裸大鼠（Crl: NIH-Foxn1rnu）进行了一次重复剂量毒性研究。

当使用肛周途径给药时，2.5×10^6 细胞 / 大鼠的重复剂量（间隔两周）耐受性良好，并且没有给药相关的死亡。重复给药（间隔两周）5×10^6 个细胞 / 大鼠，在给药期间或给药后立即导致肺栓塞，导致一些动物死亡。综上所述，当通过肛周途径给药时，两次间隔两周的 eASC 给药（剂量高达 2.5×10^6 细胞）在裸大鼠中具有良好的耐受性，没有全身毒性的迹象。剂量水平高达 5×10^6 细胞 / 大鼠的静脉重复给药研究，除了注射细胞栓塞肺血管造成的一些死亡外，同样没有全身毒性的证据。

（3）遗传毒性。

遗传毒性研究不适用于该产品，考虑到该产品基于细胞的性质，这排除了与 DNA 或其他染色体材料的直接相互作用。

（4）致癌性。

进行了体外和体内研究以确定 eASC 是否具有成瘤性。按产品程序进行体外培养时，6 种 eASC 制剂中有 5 种在群体倍增水平为 25 ～ 30 的生长曲线达到平台，第 6 种制剂在群体倍增水平 40 左右，标志着衰老的开始。酸性 β - 半乳糖苷酶染色证实衰老细胞的存在。eASC 制剂扩增到相当于临床使用的产品水平的人群倍增水平，显示出可忽略的端粒酶活性和低 c-myc 表达。在扩张过程中，端粒酶活性和 c-myc 表达没有增加。此外，在软琼脂试验中，eASC 制剂没有出现阳性克隆。分析显示正常的男性或女性二倍体核型。一种 eASC（扩增到相当于临床使用产品水平的群体倍增水平）制剂显示结构畸变增加，但不具有克隆性质，因此不表明发生了转化。此外，未观察到 c-myc 表达升高、衰老升高和端粒酶活性升高。在体内成瘤性试验中，裸鼠皮下注射不同数量倍增水平的 eASC，相当于临床使用的产品水平，全部存活到预定的解剖期，并未观察到肿瘤形成。

（5）生殖毒性。

由于临床前生物分布研究表明，通过不同途径给予 eASC 后，eASC 不会迁移和整合到生殖器官中，因此未对 Alofisel 进行生殖和发育毒性研究。先进治疗药物委员会（CAT）认为这是可以接受的。

（6）局部耐受性。

局部耐受性评估结合在单次和重复给药毒性研究中考察。通过肛周途径给予细胞的重复给药毒理学研究中，在大多数动物（包括对照组）的注射部位观察到持续 48 ~ 72 h 的轻微水肿 / 红斑。显微镜下，直肠黏膜下层可见间充质细胞（可能是注射细胞的区域）和局灶性或多灶性肉芽组织的聚集，外膜的聚集程度较轻，提示宿主反应。总体而言，显示出良好的局部耐受性。

（7）其他毒理学研究。免疫原性研究内容见表 9-4。

表 9-4　免疫原性研究内容

研究，课题号，GLP 状态	试验系统	结果
eASC 潜在免疫原性研究，CX-FSR-R&D-1，非 GLP	将 eASC 与 PBMCs、活化 PBMCs 或活化或未活化 PBMCs 的条件培养上清一起培养。随后分析 eASC 细胞表面 MHC Ⅰ / Ⅱ类和共刺激分子的表达	在任何情况下均未发现共刺激分子的表达。然而，当细胞与活化的 PBMC 接触或存在活化的 PBMC 的条件上清液时，MHCI/ Ⅱ随后上调而激活细胞
NK 细胞与 eASC 交互，CX-SR-R&D-1407，CX-R&D-1412，非 GLP	检测了 eASC 所表达的可能与 NK 细胞受体结合的配体，包括 CD94/NKG2A-B-C、HLA Ⅰ、MICA/B、ULBP-1/2/3、CD112、CD155、NKp30 和 NKp46 PBMCs 在 rpmi1640 中培养 5 天，用流式细胞仪纯化 NK 细胞（90% ~ 95%）eASC 被用作靶细胞，其方法与 NK 细胞的细胞毒性相关，并用于检测 NK 细胞分泌 IFN-γ 的情况	SC 表达低水平的 HLA-I 型分子和低水平的 NK 细胞活化配体与未受刺激的 NK 细胞相比，eASC 诱导的 NK 细胞脱颗粒率非常低，无统计学意义。HLA-Ⅰ型阻断实验结果表明，抗体介导的 HLA-Ⅰ型掩蔽不会增加抗 eASC 的 NK 细胞脱颗粒将纯化的 NK 细胞与 eASC 或 K562（NK 裂解敏感阳性对照细胞系）共培养 72 h，观察 IFN-γ 的产生
eASC T 细胞识别，CX-SR-R&D-1404，CX-SR-R&D-1402，非 GLP	用包被了抗 CD3/CD2/CD28 的磁珠活化 PBLs（外周血淋巴细胞），与同种异体成体脂肪干细胞（alloASCs）共培养 7 天，对照为未刺激的 PBLs。在新鲜培养基中静置 3 天后，一半的细胞与第二批异体 ASCs 共培养，另一半不含 ASCs。在这两种条件下，再添加抗 CD3/CD2/CD28 磁珠 10 天。在第 0 天、第 10 天和第 21 天收集一份细胞，用流式细胞仪进行表型鉴定	eASC 能够延迟或阻断成熟到终末分化效应器阶段。这种对 T 细胞成熟的调节与自体或异体无关。第二次暴露于 eASC 对外周血淋巴细胞产生终末分化效应细胞的免疫原性不足。未观察到针对 eASC 产生特异性 T 细胞记忆的信号

支持动物模型选择的研究：

方法：在免疫系统功能正常的大鼠中进行了一项研究，以评估人类 eASC

（MG/0069/05）的潜在排斥反应。三组雌性 SD 大鼠（每组 5 只）随机接受单次皮内注射溶媒、剂量为 1×10^6 细胞（100 μL 细胞悬液）的 eASC 制剂或作为阳性对照的人角质形成细胞。

结果：所有注射 eASC 或人角质形成细胞的大鼠在注射部位均出现水肿和红斑。水肿 / 红斑的发生在角质形成细胞治疗组更为明显。注射部位的显微镜检查显示皮内和（或）皮下炎症，主要由淋巴细胞浸润组成。肉芽肿形成常见于炎症病灶的中心区域。在第 7 天处死的两只接受 eASC 治疗的雌性动物中的一只和在第 14 天安乐死的所有接受 eASC 治疗的雌性动物中观察到上述变化。在这两个时间点，注射部位的炎症也在所有接受角质形成细胞治疗的雌性动物身上观察到。尽管免疫组织化学方法不能证实细胞的清除，但注射部位的炎症被认为是免疫系统功能正常大鼠对人类细胞的潜在排斥反应。

5. 生态毒性 / 环境风险评估

Alofisel 是一种注射用悬浮液，含有从脂肪组织中提取扩增的人异源基因间充质干细胞。

darvadstrocel（eASC）所呈现的环境风险，由于其人类来源在制造过程中没有改变，所以 Alofisel 的赋形剂和潜在杂质被认为是可忽略的。

申请人提供了环境风险评估报告，包括专家简历，并为不进行任何研究提供了充分的理由。

6. 非临床研究讨论

Alofisel 被开发为减轻肛瘘炎症反应，从而使病变修复和愈合。为此，体外药理学研究发现了 Alofisel 许多免疫抑制功能，包括增加 IDO 活性、TLR/IFN-γ 活化和诱导调节性 T 细胞。在体内，没有使用肛瘘模型来提供概念验证数据。这一点在 2011 年科学咨询会上得到了 CHMP 的同意。取而代之的是，一项结肠炎的实验模型被用来显示 eASC 在发炎的肠道中的作用，数据为这个模型的概念证明提供了证据。

在雄性和雌性裸鼠体内进行了 3 项生物分布研究。当通过肛周 + 直肠内或静脉途径给予细胞时，在第 1/2 天和第 14 天检测人类基因组 DNA。肛周 + 直肠内注射 eASC 的生物分布局限于直肠（高强度信号）和空肠。当静脉注射 eASC 时，几乎所有给药的无胸腺大鼠的肺中都检测到高水平的人类基因组 DNA，这在使用这种方法时是意料之中的。

目前还没有关于克隆氏病患者 eASC 细胞一旦进入体循环后归巢、迁移和清除的可能途径的信息。会阴是一个血管丰富的区域，尽管注射时回抽未见血液，eASC 细胞仍然可能会通过注射部位附近的血管和毛细血管进入循环。潜在分布、归巢和持久性对于确定可能存在严重不良反应风险的部位非常重要，例如细胞的持久性以及随后的突变或致瘤性。因此，异位组织形成和致瘤性已作为重要的潜在风险纳入风险管理计划中，并将通过授权后安全性研究进行随访。

由于临床前生物分布研究表明，通过不同途径给予 eASC 后，eASC 不会迁移和整合到生殖器官中，因此尚未对 Alofisel 进行生殖和发育毒性研究。

毒理学研究的数据表明，通过静脉或皮下途径给药时，单剂量 5×10^6 细胞 / 大鼠的耐受性良好。在肛周 + 直肠内或阴道内给药后，2.5×10^6 细胞的给药剂量也具有良好的耐受性。在一项 GLP 单剂量毒性研究中，静脉注射 10×10^6 个细胞与死亡率和给药期间或给药后立即死亡与肺栓塞有关。生物分布数据也加强了肺部效应的风险，这些数据表明，全身给药的细胞有能力分布到肺部，但申请人同意，由于局部临床给药，这些发现与人类的相关性有限。

没有发现对中枢神经系统或心血管功能有影响。

在体外研究了其他常用药物对 eASC 药效学的干扰可能性。英夫利昔单抗对 TNF-α 的抑制作用不改变 eASC 对活化外周血单个核细胞增殖的抑制作用。MTX 孵育对 eASC 的存活和增殖无明显影响。此外，MTX 和 AZA 不影响 eASC 介导的外周血单个核细胞增殖抑制。

但建议在全身或局部麻醉下进行给药。由于 Alofisel 和局部麻醉剂将在很近的距离内施用，并且局部麻醉剂对注射细胞的影响尚不清楚，因此建议产品特点总结药品说明书包含不建议局部麻醉的声明。

进行了体外和体内研究以确定 eASC 是否具有致瘤性。这些研究都没有显示出肿瘤发生的风险。然而，人类细胞在免疫功能低下动物中的相关应用（特别是因为细胞似乎不会持续很长时间）与这种风险有关。根据批准后安全性研究（如 RMP 中所述），对使用 Cx601（Alofisel）的患者进行肿瘤形成的长期随访将补充这些数据，该研究将对使用 Cx601（Alofisel）的患者进行长达 5 年的随访，主要安全性结果包括成瘤性、异位组织形成和免疫原性。

在其他安全性研究中，eASC 显示 T 细胞识别的可能性较低，并且随着群体倍增，eASC 分化为骨细胞或脂肪细胞的能力降低。体外扩增对细胞遗传稳定性的影响已经在体外进行了评估，但没有任何潜在致癌的迹象。

CHMP 赞同 CAT 关于上述非临床方面的讨论。

7. 非临床研究结论

药理学、药代动力学、安全药理学和毒理学资料被认为足以获得上市许可。基于安全药理学和重复给药毒性的常规研究，非临床数据显示对人类没有特殊危害。从非临床的角度来看，这一应用是可行的。

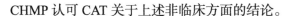

CHMP 认可 CAT 关于上述非临床方面的结论。

（三）针对本案例的分析

本品为人类来源的异体脂肪间充质干细胞，用于治疗患有非活动性 / 轻度活动性克罗恩病的成年患者的复杂肛瘘（对至少一种常规或生物治疗耐受时），用药方案为单次给药。临床前药理毒理开展了较为系统的体外药理学研究，推论了本品的药理作用及机制，并开展同类治疗作用机制的结肠炎体内替代模型药效学研究。在雄性和雌性裸鼠体内进行了 3 项生物分布研究，考察了肛周 + 直肠、静脉及阴道途径给予受试物的生物分布。基于充分的生物分布研究结果，豁免了生殖毒性试验，同时开展了免疫缺陷动物的单次及反复给药毒性试验，并考察了肛周 + 直肠、静脉及阴道等不同给药途径的毒性，同时考察了对中枢神经系统或心血管功能有影响及局部耐受性，并开展体外和体内研究以确定其致瘤性。

欧盟药审部门对上述研究开展审评后认为，该品开展的临床前药理学、药代动力学、安全药理学和毒理学资料足以支撑获得上市许可。基于安全药理学和重复给药毒性的常规研究，非临床数据显示对人类没有特殊危害，最终获得上市许可。

针对本案例，笔者认为 Alofisel 申请人的临床前药理毒理研究内容较为系统，逻辑性较强，数据较为充分，是干细胞类产品研究的一个经典案例。美中不足的是，基于免疫缺陷动物开展的毒理学研究无法描述免疫力正常条件下的毒理学特征，如能补充鼠源替代分子的正常大鼠毒理学研究，或受试物非人灵长类毒理学研究，无疑将进一步真实反映受试物的毒理学特征。

四、Holoclar

欧盟 EMA 批准用于治疗伴有角膜（缘）干细胞缺乏症的角膜病变的干细胞药物意大利凯西制药公司（Chiesi Farmaceutici S.p.A.）于 2013 年 3 月 6 日向欧洲药品管理局提交了一份 Holoclar 的上市许可申请，用于治疗眼部烧伤引起的角膜病变，伴有角膜（角膜缘）干细胞缺乏症。在 2014 年 12 月 18 日的会议上，人用药品委员会（CHMP）根据提交的总体数据和委员会内部的科学讨论，于 2014 年 12 月 18 日授予 Holoclar 上市授权并发表了积极的科学意见。在 CHMP 对该销售授权的肯定之后，孤儿药品委员会（COMP）审查了在批准的适应证中将 Holoclar 指定为孤儿药品。

（一）审查批准结果

EMA 对提交申请的 Holoclar 审查结果如下：

[商品名] Holoclar

[分类] 人类细胞 / 组织来源产品，人体体细胞 / 干细胞产品

[非专属名称] 含干细胞的自体角膜上皮体外扩增细胞

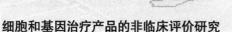

[申请人] 意大利凯西制药公司（Chiesi Farmaceutici S.p.A.）

[申请日期] 2013 年 03 月 06 日

[形状、结构、活性成分、数量或定义]

Holoclar 由 30 万 ~ 120 万个活的自体人角膜上皮细胞（79000 ~ 316000 个细胞 /cm²）组成的透明圆形薄片，在细胞培养中扩增，除了干细胞衍生的瞬时扩增和终末分化细胞外，还包含平均 3.5%（0.4% ~ 10%）的角膜缘干细胞。因此，该产品的药物形式为透明圆形薄片上的活组织等效物，活性物质被定义为"含有干细胞的体外扩增自体人角膜上皮细胞"。

[审批结果]

根据科学文献中的支持性信息以及可用的临床数据，由于缺乏合适的动物模型，Holoclar 的常规非临床研究被认为不合适或不可行，CAT 认为简化的非临床方案是可以接受的，没有必要进行环境风险评估（ERA）。

CHMP 认可 CAT 关于上述非临床方面的结论。

该产品的适应证或性能、剂量、给药方式或使用方法可获得批准，条件如下。

[适应证] 眼部烧伤引起的角膜病变，伴有角膜（角膜缘）干细胞缺乏症。

[剂量和用法]

Holoclar 被建议用于治疗因眼烧伤引起的中重度 LSCD 的成人患者。在这些患者中，Holoclar 在去除改变的角膜上皮后移植到患眼。建议剂量为 79000 ~ 316000 个细胞 /cm²，其中产品含有足够数量的细胞，以覆盖患眼的整个角膜表面。

（二）临床前药理毒理研究及 EMA 审评内容

Holoclar 是一种透明的自体人角膜上皮细胞（包括干细胞）片，其非临床开发计划包括对科学文献中已发表研究的评估，以及药物生产和释放的相关物质的研究。为了证明简化的开发计划，还参考了 30 多年来表皮和角膜缘上皮细胞临床应用的经验，特别是 1998 年以来在临床实践中使用 Holoclar 的相关经验。

尽管传统的非临床研究通常认为不适用于 Holoclar 作为一种基于细胞的药物产品的开发，但是申请人依然进行了评估受试物成瘤潜能的体外非临床毒理学研究。

1. 药理药效研究

考虑到支持该作用机制的科学文献中的适用性，以及 Holoclar 给药的药效学反应的动物模型相关性较差，故申请人没有进行任何评估 Holoclar 的主要和次要药理作用的非临床研究。另外，申请人从 1998 年开始使用该产品的临床经验进一步证明了这一点。尤其是在发表的大鼠非临床研究表明，体外培养在纤维蛋白支架上的扩增角膜缘细胞可以通过产生结构替代物来替代和再生因角膜缘干细胞缺乏而丢失的角膜上皮，形成正常厚度的角膜上皮细胞层。临床疗效进一步支持了这些类型移植物的功能，如 LSCD 相关症状（眼部灼痛、畏光、异物感）的缓解以及视力的提高（Rama 等，2001；Rama 等，2010）。

申请人还参考了修订为 2009/120/EC 的 2001/83/EC 附录 Ⅰ 第四部分，该法规认为由于其独特和多样的结构和生物特性，药物的药理学和毒理学测试的一般要求可能并不总是适用于先进治疗药物产品。

最后，由于该产品拟用于眼睛局部用药，因此未进行常规药效学、安全性和药物相互作用研究。

2. 药代动力学研究

根据人体细胞药物产品指南（EMEA/CHMP/410869/2006），经典的吸收、分布、代谢和排泄研究被认为与人体细胞药物无关，因此申请人没有进行此类研究。

申请人进一步声称，拟议的治疗是单一的局部替代治疗，没有全身效应。移植细胞只在眼表定植。为了支持培养的细胞没有侵入眼底结构，申请人提供了来自接受 Holoclar 治疗的接受穿透性角膜移植患者的角膜切片的组织学分析数据。这些数据是临床安全性评估的一部分。此外，申请人还参考了已发表的皮肤角质形成细胞的类似细胞片数据，其中分析了裸鼠皮下移植细胞片的分布。这些数据表明，这种细胞片植入后是维持完整的。

3. 非临床安全性评价

Holoclar 的非临床毒理学评估是有限和简化的，申请人已经有了该产品的临床经验，并且由于大多数哺乳动物的眼部结构不同，缺乏相关的动物模型。此外，这些研究的异种移植环境可能会引起并发症，同时涉及灵长类动物模型的伦理问题。

研究计划的重点是描述 Holoclar 的成瘤和致瘤潜力。毒理学的其他方面，如由于辐照 3T3-J2 滋养层的存在而产生的抗原性和微嵌合体，在很大程度上是从临床发现中推断出来的。然而，为了研究 3T3-J2 滋养层细胞的增殖能力，申请人还是进行了体外核型分析和软琼脂分析。

除了黏附依赖性生长的分析是按照良好实验室规范的一般原则进行的，其余所有的研究都是完全遵循 GLP 原则进行的。先进治疗药物委员会认为这是可以接受的。

（1）成瘤性潜能。

虽然传统的致癌性研究尚未进行，但在体外实验中研究了人类角膜上皮细胞在 Holoclar 中转化和形成肿瘤的可能性。

1）核型分析

申请人提供了有关细胞染色体特征的数据，检测基因组不稳定性以确定在药品生产过程中对细胞群的培养和操作是否引起染色体损伤或异常，包括细胞融合。最坏的情况是，除了用于产生 Holoclar 的细胞传代步骤外，还要进行额外的细胞传代步骤。

核型分析包括 6 批培养的 50 个中期细胞的染色体计数和超倍体、亚倍体、多倍体、断裂和结构异常的频率。分析表明，在整个细胞培养过程中，核型一致。未发现染色体畸变或轻微染色体损伤的迹象，核型与正常、未处理的人类来源细胞的核型一致。

2）生长因子依赖性

对 Holoclar 原料药和药物产品中提取的细胞生长在正常添加生长因子的培养基中和不添加生长因子的培养基中进行评估，以研究制造过程中的操作是否使细胞亚群具有增殖优势。培养两批混合原料药和制剂：

在存在或不存在致命照射 3T3-J2 细胞的滋养层的情况下，以及存在或不存在外源性生长因子补充（胰岛素、表皮生长因子或氢化可的松）。细胞群在纤维蛋白支持下增殖，细胞生长与纤维蛋白支持的来源无关。然而，在没有滋养细胞和生长因子补充的情况下，细胞生长要么完全减弱，要么明显减慢。相比之下，阳性细胞生长对照（鳞状细胞癌细胞系）在所有生长条件下均显示出增殖能力，与生长因子和（或）滋养层细胞层的存在与否无关。

3）软琼脂克隆

通过软琼脂凝胶中菌落形成的评估来评价 Holoclar 的黏附依赖性。在潜伏期结束时，在光学显微镜下对阳性对照（人乳腺癌细胞系）和试验细胞的克隆数（超过40 个细胞）和集落数（少于 40 个细胞）进行计数。对于克隆和集落，分界点分别定义为 186 和 42。

Holoclar 人角膜上皮细胞在培养 19 天后出现生长和集落形成。集落数总是低于分界点，因此被认为是阴性结果。集落数明显低于 MCF-7 阳性肿瘤细胞株对照组。与 MCF-7 细胞相比，人角膜上皮细胞没有形成 40 个以上的细胞集落。细胞接种浓度的增加对克隆或菌落的形成没有明显的影响，因为较高细胞密度的种子没有表现出细胞集落形成的增加。

（2）其他毒理学研究。

1）微嵌合体

异种微嵌合体的风险源于药物成分中存在辐照的小鼠 3T3-J2 滋养细胞层、可能出现存活的 3T3-J2 细胞和缺乏天然免疫清除。3T3-J2 细胞在辐照后的生存能力在制造工艺验证的背景下进行了研究，确认应用于饲养层的辐射剂量足以使其完全不增殖。此外，还进行了核型分析和软琼脂试验。

2）核型分析（3T3-J2 细胞）

在受照细胞和未受照细胞中进行染色体特征分析，后者作为阳性对照纳入分析。

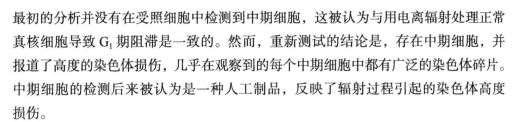

最初的分析并没有在受照细胞中检测到中期细胞，这被认为与用电离辐射处理正常真核细胞导致 G_1 期阻滞是一致的。然而，重新测试的结论是，存在中期细胞，并报道了高度的染色体损伤，几乎在观察到的每个中期细胞中都有广泛的染色体碎片。中期细胞的检测后来被认为是一种人工制品，反映了辐射过程引起的染色体高度损伤。

3）软琼脂试验（3T3-J2 细胞）

使用内部阳性对照，进行软琼脂分析，以分析来自主细胞和工作细胞台的三批辐照与未辐照小鼠 3T3-J2 细胞的生长特性。此外，一个纤维母细胞系，不显示锚定独立生长被用作阴性对照。未经辐照的 3T3-J2 细胞的细胞数在试验的第 3 天时间点之前有效地保持稳定，随后在第 6 天时间点略有减少，表明没有发生锚定非依赖性生长。对于根据 Holoclar 制造方案照射的 3T3-J2 细胞，在整个试验时间内观察到细胞数量减少，与阴性对照组相当。

4. 生态毒性 / 环境风险评估

CAT 同意 Holoclar 不需要环境风险评估，因为该产品的细胞在实验室外不能存活或对环境有危险。

5. 非临床研究讨论

（1）药理学。

异体或自体角膜缘干细胞移植的一般概念是众所周知的，并在科学文献中描述。这种疗法的临床疗效在很大程度上取决于潜在疾病及其严重程度。在每种情况下，受伤的眼睛必须仔细诊断，以作出最佳的医疗治疗的决定。然而，在本报告中获得的临床经验为 LSC 在 LSCD 治疗中的一般概念证明和作用提供了证据。

关于在同源或异源 LSCD 兔模型中分析的体外扩增 LSC，已有一些出版物进行了介绍。然而，文献中描述的研究中使用的产品与 Holoclar 不完全相同或不具有足够的可比性，因此发表的非临床数据仅被认为是支持性的。

CAT 承认申请人所讨论的动物模型和人眼之间的解剖和生理差异。考虑到物种的差异，同源模式是最合适的。然而，确认这种方法的有效性将是十分困难的，需要将动物细胞的质量数据与预期的人类医药产品 Holoclar 进行充分的衔接。因此，根据临床数据的可用性，CAT 认为在同种动物模型中进行的体内研究不是必要的，并且没有非临床 PD 数据是可以接受的。

（2）药代动力学。

申请人讨论了移植细胞侵入移植区域以外的可能性。与 Holoclar 来源的细胞的系统性分布相关的风险可能是肿瘤形成、重复移植后的加速免疫反应或不定因子的传播。然而，肿瘤发生的风险被认为很低（见下文毒理学的讨论），在临床环境中重复移植后没有观察到明显的适应性免疫反应。通过适当的质量控制措施解决了外源因子的传播问题。此外，已发表的数据也提供了一些支持性证据，证明细胞迁移不足。此外，由于正常上皮细胞的黏附依赖性以及其他局部细胞类型特异性因素，植入区域的播散被认为是不可能的，基底膜的跨越被认为是最坏的情况。

然而，Holoclar 无生物分布的主要依据是临床资料，包括对接受 Holoclar 治疗的穿透性角膜移植患者的角膜切片进行免疫组织学分析。根据可用的临床数据，CAT 同意不需要额外的非临床生物分布数据。CAT 进一步同意经典的非临床 PK 研究不适用 Holoclar。

（3）毒理学。

使用任何细胞疗法，特别是那些包含异质细胞群（包括具有增殖潜能的细胞）的细胞疗法的主要关注点之一是肿瘤的形成。在三种不同的体外方法中研究了 Holoclar 原料药和产品的成瘤性，所有这些方法都指明肿瘤形成的风险很低。

关于最终药物产品中小鼠滋养细胞形成微嵌合体的风险，现有数据表明即使没有辐射，细胞的致瘤潜能也很低。此外，作为制造过程一部分的辐照导致致命的染色体损伤，使细胞不增殖。根据这些数据以及对接受 Holoclar 治疗的一组患者进行免疫组织学分析的结果，以及缺乏明显的适应性免疫反应，CAT 认为可能不会形成微嵌合体。

总的来说，由于缺乏合适的动物模型，并且已有可用的临床安全性数据，CAT 认为省略经典毒理学动物研究（包括单次和重复剂量研究以及免疫原性研究）是合理的。由于预计不会有全身性接触，而且产品本身就是自体的，因此与产品相关的生殖系统毒性风险被认为是可以忽略的，忽略生殖毒性试验被认为是可以接受的。

CHMP 赞同 CAT 关于上述非临床方面的讨论。

6.非临床研究结论

根据科学文献中的支持性信息以及可用的临床数据，由于缺乏合适的动物模型，Holoclar 的常规非临床研究被认为不合适或不可行，CAT 认为简化的非临床方案是可以接受的，没有必要进行环境风险评估。

CHMP 认可 CAT 关于上述非临床方面的结论。

（三）针对本案例的分析

本品为人类来源的自体角膜细胞及角膜缘干细胞，用于治疗烧伤引起的角膜病变，伴有角膜（角膜缘）干细胞缺乏症。由于是自体来源的细胞及干细胞，安全性风险大幅降低。加上之前人类角膜细胞移植的经验，以及人类与其他动物的眼球解剖学差异，因此申办方没有进行临床前药效学研究。因眼球局部使用，无全身及其他器官暴露风险，同时辅以临床穿透性角膜移植患者的角膜切片进行的免疫组织学综合分析，故未进行系统毒理学研究，仅开展了三种不同的体外方法研究了 Holoclar 原料药和产品的成瘤性，即微嵌合体、3T3-J2 滋养细胞的软琼脂克隆及核型分析。

　　针对本案例，笔者认为申请人的研究思路值得学习和借鉴，由于缺乏合适的动物模型，并且已有可用的临床安全性数据，豁免经典毒理学动物研究（包括单次和重复剂量研究以及免疫原性研究），由于预计不会有全身性接触，且产品为自体来源，豁免生殖系统。该品申请人有效地使用了本品已有的临床研究基础，同时基于风险评估的概念对本品生产和使用过程中可能产生的风险因子（滋养层细胞）进行重点研究和评估，最终获得了 CHMP 的认可，获得上市许可。

参考文献

［1］BRUNAUER R, ALAVEZ S, KENNEDY B K. Stem cell models: a guide to understand and mitigate aging?[J]. Gerontology, 2016, 10(1159): 1-6.

［2］ZAKRZEWSKI W, DOBRZYŃSKI M, SZYMONOWICZ M, et al. Stem cells: past, present, and future[J]. Stem Cell Research & Therapy, 2019, 10(68): 1-22.

［3］YUAN A R, BIAN Q, GAO J Q. Current advances in stem cell-based therapies for hair regeneration[J]. Eur J Pharmacol, 2020, 881(173197): 1-12.

［4］SHIM J, NAM J W. The expression and functional roles of microRNAs in stem cell differentiation[J]. BMB Rep, 2016, 49(1): 3-10.

［5］MIAO Z N, JIN J, CHEN L, et al. Isolation of mesenchymal stem cells from human placenta: Comparison with human bone marrow mesenchymal stem cells[J]. Cell Biology International, 2006 (30): 681-687.

［6］MOLL G, ANKRUM J A, KAMHIEH-MILZ J, et al. Intravascular Mesenchymal Stromal/ Stem[J]. Cell Therapy Product Diversification, 2019, 25(2): 149-163.

［7］VISWANATHAN S, SHI Y, GALIPEAU J, et al. Mesenchymal stem versus stromal cells: International Society for Cell & Gene Therapy (ISCT) Mesenchymal Stromal Cell committee position statement on nomenclature[J]. 2019, 21: 1019-1024.

［8］MANON D, PHILIPPE MENASCHE. Clinical translation of pluripotent stem cell therapies: Challenges and considerations[J]. Cell Stem Cell 25, 2019: 594-606.

［9］NG S-C, HUCK-HUI N. The metabolic programming of stem cells Cold Spring Harbor Laboratory Press[J]. 2020, 31: 336-346.

［10］TOSHIO M. Stem cell characteristics and the therapeutic potential of amniotic epithelial cells[J]. Am J Reprod Immunol, 2018, 80(1-10): 13003.

［11］BAGNO L, 1 KONSTANTINOS E. HATZISTERGOS, et al. Mesenchymal Stem Cell-

Based Therapy for Cardiovascular Disease: Progress and Challenges[J]. Molecular Therapy, 2018, 26(7): 1610-1623.

［12］CHEN X, YE S D, YING Q L. Stem cell maintenance by manipulating signaling pathways: past, current and future[J]. BMB Rep, 2015, 48(12): 668-676.

［13］MA M, SHU Y M, TANG Y H, et al. Multifaceted application of nanoparticle-based labeling strategies for Stem cell therapy[J]. Nano Today, 2020, 34(100897): 1-24.

［14］NANDINI N, ENRIQUE G. Stem cell therapy in heart failure: Where do we stand today?[J]. BBA-Molecular Basis of Disease, 2020, 1866(165489): 1-9.

［15］LAMSFUS-CALLE A, DANIEL-MORENO A, UREÑA-BAILÉN G, et al. Hematopoietic stem cell gene therapy: the optimal use of lentivirus and gene editing approaches[J]. Blood Reviews, 2020, 40(100641): 1-12.

［16］European Medicines Agency. Guideline on the non-clinical studies required before first clinical use of gene therapy medicinal products (EMEA/CHMP/GTWP/125459/2006)[R]. London. EMA, 2008.

［17］European Medicines Agency. Guideline on quality, non-clinical and clinical aspects of medicinal products containing genetically modified cells (EMA/CAT/GTWP/671639/2008 Rev.1) [R]. London. EMA, 2018.

［18］NAGAI S, SUGIYAMA D. Current Trends in Clinical Development of Gene and Cellular Therapeutic Products for Cancer in Japan[M]. Clilnical Therapeutic, 2019.

［19］袁宝珠. 干细胞研究 产业发展及监管科学现状 [J]. 中国药事 , 2014, 28(12): 1380-1384.

［20］World Health Organization. ecommendations for the evaluation of animal cell cultures as substrates for the manufacture of biological medicinal products and for the characterization of cell banks[R]. Geneva. WHO, 2018.

［21］European Medicines Agency. Guideline on human cell-based medicinal products.(EMEA/ CHMP/410869/2006)[R]. London. EMA, 2008.

［22］European Medicines Agency. Guideline on quality, non-clinical and clinical aspects of gene therapy medicinal products (EMA/CAT/80183/2014)[R]. London. EMA, 2018.

［23］U.S. Food and Drug Administration. Guidance for industry: Preclinical assessment of investigational cellular and gene therapy products[R]. FDA, 2011.

［24］韩晓燕，纳涛，张可华，等 . 人间充质干细胞生物学有效性的质量评价 [J]. 中国新药杂志 , 2018, 27(21): 2511-2518.

［25］汪巨峰，霍艳，王庆利，等 . 干细胞制品临床前药效学及安全评价研究概况 [J]. 中国医药生物技术 , 2013, 8(6): 446-451.

［26］张澄，霍艳，黄瑛，等 . 间充质干细胞临床前安全性研究概况 [J]. 中国医药生物技术 , 2018, 13 (6): 544-546.

第十章

CAR-T 产品的非临床评价研究

嵌合抗原受体 T 细胞免疫疗法（chimeric antigenreceptor T cell immunotherapy，CAR-T cells）是继常规手术、放疗、化疗以及抗体和疫苗等肿瘤生物治疗手段后新兴的一种新型抗肿瘤免疫疗法，即通过对自体或同种异体 T 细胞基因修饰以表达结合肿瘤抗原特异的 CAR，使其能靶向肿瘤，然后通过离体细胞扩增后再输注回患者，从而达到治疗的目的。由于其具有特异性高、选择性强等优点，在肿瘤治疗领域中具有广阔的应用前景。但与传统药物及其他生物制品不同，CAR-T 免疫细胞产品是一种有生命的药物，可在体内存续和扩增，给安全性带来特殊风险。在临床前安全性评价中，需要根据其物质组成、结构特点、作用机制和可能介导的毒性作用机制，建立科学的评价方案。本章就 CAR-T 细胞产品的特性、毒性表现和机制、安全性评价相关技术指南、一般原则和关键问题、研究设计、案例说明等进行阐述，旨在为相关产品的研究、开发供有益的参考。

第一节　CAR-T 细胞产品研发背景

一、CAR-T 的基本作用原理

CAR-T 细胞治疗产品的治疗基本原理是将 T 细胞从患者体内分离得到后进行培养，并采用基因工程技术对其进行改造，使其表达嵌合抗原受体，最后将 CAR-T 回输到患者体内，使其特异性、非依赖主要组织相容性复合体地识别、结合肿瘤细胞抗原，激活 CAR-T 细胞毒性作用，释放穿孔素和颗粒蛋白酶直接杀死肿瘤细胞；或者分泌 IFN-γ、IL-2 等促炎因子，使肿瘤微环境发生改变，并招募内源性免疫细胞杀伤肿瘤，从而抑制肿瘤的生长。此外，这一过程生成的记忆 T 细胞，可以延长患者体内的特异性抗肿瘤作用。CAR-T 不仅提高了 T 细胞的肿瘤靶向性、杀伤活性

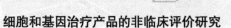

和持久性，还可以克服肿瘤局部免疫抑制微环境的限制、打破宿主免疫耐受的状态。

二、CAR-T 细胞产品的结构特点

从结构上看，CAR 构建体主要由特定单克隆抗体的单链片段，以及 T 细胞受体细胞内信号传导结构域组成，目前 CAR 细胞治疗至少经历了 4 ~ 5 代变革，已经发展到第五个代系。

第一代 CAR 仅由 scFv 和胞内 T 细胞刺激因子结构域构成，由于缺少共刺激结构域，其对 T 细胞的激活信号有限，杀伤肿瘤的效果较差。第二代 CAR 与第一代相比增加了一个共刺激结构域，如 CD28、4-1BB、OX40。共刺激信号可以充分激活 T 细胞，促进 T 细胞的增殖，维持其持久效能，从而提高其杀伤肿瘤细胞的能力。有研究表明 CD28 和 4-1BB 这两种共刺激信号发挥不同作用，前者可以增强 T 细胞的作用效果，后者则可以延长 T 细胞在体内的存活时间。第三代 CAR 在第二代 CAR 的基础上再增加 1 个共刺激信号分子，不仅提高了 CAR-T 在体内的增殖能力、特异性识别和结合肿瘤的能力，还能放大胞外传递的信号，引起下级细胞杀伤作用增强。理论上第三代 CAR 与第二代相比具有更强的抗肿瘤和激活活性，但在实际应用中，没有充分的证据证明第三代 CAR-T 表现出优于第二代 CAR-T 的治疗效果，其副作用也更加明显，因此，目前临床上大多采用第二代 CAR 分子结构。第四代 CAR 增加了编码扩增、自杀的启动子和促炎症因子或共刺激结构域的配体，在提高肿瘤微环境中 T 细胞存活率的同时，还可以招募其他细胞因子，在肿瘤微环境放大免疫效应，适用于实体肿瘤的治疗。第五代 CAR 为通用型，通过基因编辑手段减少异体排斥反应的发生，同时可以提前制备异体 T 细胞，降低制备成本、简化制备程序、减少供给限制。

三、CAR-T 细胞治疗产品研发现状

（一）CAR-T 产品研发数量

近十年来，随着免疫细胞治疗的兴起，CAR-T 细胞临床研究数量迅速增加，截至 2020 年 9 月，全球有 1102 项 CAR-T 细胞临床研究，中国 344 项，美国 384 项。CAR-T 细胞在治疗血液肿瘤上表现出了很好的有效性和安全性，但是由于肿瘤微环境等原因，造成 CAR-T 疗法在实体瘤治疗上效果不佳，国内外也在不断深入研究，希望早日突破在实体瘤治疗上的障碍。目前，国外共有 3 个 CAR-T 细胞产品获批上市，包括美国诺华公司的 Kymriah、Kite 公司的 Yescarta 以及吉利得旗下 Kite 公司的 Tecartus（表 10-1），这三种都是针对 CD19 的自体 CAR-T 细胞产品。2020 年 9 月 22 日，FDA 宣布接受百时美施贵宝公司和蓝鸟生物联合开发的抗 BCMA（B 细

胞成熟抗原，CD269）的 CAR-T 细胞（idecabtagene vicleucel，ide-cel）疗法的上市申请，并获得优先审查资格，这是全球首个申请上市的针对 BCMA 用于治疗多发性骨髓瘤的 CAR-T 细胞。国内截至目前暂时未有免疫细胞产品上市，但已有两个抗CD19 的 CAR-T 产品申请上市，分别来自复星凯特生物科技有限公司和药明巨诺生物科技有限公司。截至 2020 年 9 月底，CDE 已受理约 49 种免疫细胞产品临床试验申请。2017 年，CDE 批准首个免疫细胞产品进入临床试验，即扩增活化的淋巴细胞。2018 年 3 月，首次批准了治疗复发或难治性多发性骨髓瘤的 CAR-T 细胞进入临床。同年 6 月，批准了中国首个针对 CD19 的 CAR-T 细胞进入临床，治疗结果显示在治疗复发难治性 B 细胞非霍奇金淋巴瘤的有效性。随后 CDE 陆续批准了约十几家公司的 CAR-T 细胞进入临床。

表 10-1 批准上市的 CAR-T 产品

国家	FDA 批准时间	制药公司	靶点	产品	适应证与人群	状态
美国	2017.8.30	诺华	CD19	Kymriah	急性淋巴细胞白血病的儿童和成人患者	上市
	2017.10.18	Kite	CD19	Yescarta	复发性或难治性大 B 细胞淋巴瘤成人患者	上市
	2020.7.24	吉利德（Kite）	CD19	Tecartus	复发 / 难治性套细胞淋巴瘤 (MCL) 成人患者	上市

值得关注的是，CAR-T 疗法一般为个体化治疗，即抽取患者的血液，分离出人外周血单核细胞，经过基因修饰和扩增后再回输到患者体内。2020 年 4 月，CDE 批准了首个异体 CAR-T 细胞产品，针对异基因移植后复发难治性 CD19 阳性急性 B 淋巴细胞白血病，这标志着 CAR-T 细胞治疗将从个体自体化治疗进入异体治疗，这将大大缩短细胞回输时间，节约成本。通用型 CAR-T（universal CAR-T，UCART）对 CAR-T 细胞进行标准化批量制备、及时供应、降低成本、具有更广泛的使用范围，是公认的 CAR-T 产品未来发展方向。UCART 无须从患者体内分离 T 细胞，而是利用健康志愿者捐献的 T 细胞，通过基因编辑技术，将 T 细胞表面 TCR、MHC 以及相关信号通路基因敲除，既避免了宿主对输注 CAR-T 细胞的免疫排斥，也避免了异体 T 细胞对宿主器官的免疫攻击（通用型 CAR-T 的主要异体型 T 细胞上的抗原受体 TCR 可能会识别接受者体内的异体抗原，从而引发 GvHD，此外，异体 T 细胞上的 HLA 表达也会迅速地引起宿主免疫细胞排斥反应），此外敲除 PD1 与 CTLA4等 T 细胞抑制信号分子，能够进一步增强 CAR-T 细胞的功能。

（二）CAR-T 的临床适应证

CAR-T 治疗的概念最早于 1989 年由 Gross 等最先提出。2011 年，June 教授利用 CD19-CAR-T 成功治愈了晚期慢性 B 淋巴细胞白血病患者，开启了 CAR-T 治疗肿瘤的新道路。2013 年，Science 杂志将以 CAR-T 细胞治疗为代表的基因编辑 T 淋巴细胞评为年度十大科学突破的首位，极大地推动了 CAR-T 细胞研究的发展。2017 年美国 FDA 批准了诺华公司的 Kymriah 和 Kite Pharma 公司的 Yescarta 上市，前者用于治疗小儿或成人的复发或耐药 B 细胞前体急性淋巴细胞白血病，后者用于治疗罹患特定类型的成人大 B 细胞淋巴瘤。这 2 种 CAR-T 细胞治疗产品的上市，开启了肿瘤免疫治疗的新篇章，也标志着血液系统恶性肿瘤治疗新时代的到来。

根据目前的研究，CAR-T 的主要适应证集中在淋巴和造血系统恶性肿瘤领域，其中，CAR-T 细胞在成人和儿童晚期复发或难治性慢性淋巴细胞白血、急性淋巴细胞白血病、B 细胞非霍奇金淋巴瘤和骨髓瘤的治疗上取得了优于现有技术手段的疗效，也可用于治疗黑色素瘤和实体瘤等恶性肿瘤，具有广阔的临床应用前景。

（三）CAR-T 的靶点

目前针对不同肿瘤靶点开发的 CAR-T 种类很多，多靶点 CAR-T 也可以提高杀伤肿瘤细胞的比例。靶向血液系统恶性肿瘤的靶点有 CD19、CD20、CD22、CD23、CD30、CD33、CD123、CD38、CD138、BCMA、Kappa 轻链等，在急性 B 淋巴细胞白血病、多发性骨髓瘤、非霍奇金淋巴瘤等疾病的 CAR-T 治疗研究中起重要作用。由于大部分 B 细胞恶性肿瘤细胞表面表达 CD19，目前 CAR-T 靶点的研究集中在 CD19 上，另一热门靶点是 BCMA。由于 BCMA 是多发性骨髓瘤治疗的理想靶点，针对 BCMA 开展的 CAR-T 研究主要是为多发性骨髓瘤的治疗提供更加有效的方法。针对实体肿瘤的靶点有 Mesothelin、CD70、人表皮生长因子受体（human epidermal growth factor receptor，HER）2、磷脂酰肌醇蛋白聚糖 3、前列腺特异性膜抗原、黏蛋白 1 等，基于这些靶点研发的 CAR-T 可用于治疗间皮瘤、胰腺癌、非小细胞肺癌、神经胶质瘤、肝细胞癌、乳腺癌、前列腺癌等。

第二节　CAR-T 细胞产品非临床安全性评价的必要性

CAR-T 细胞产品是一种来源于人体的"活"的药物，由于人和动物免疫系统特性存在差异，人源细胞在动物体内易受到免疫排斥，人源产品在动物模型上的研究结果可能难以完全反映其在人体内的作用情况。对于这类产品，在研发的过程中是否有必要进行非临床安全性评价？这是一个必须首先回答的问题。应从以下角度出发来认识 CAR-T 细胞产品非临床安全性评价的重要性。

首先，从新药研究和开发的角度，在从实验室研究阶段到临床研究阶段的开发过程中，通过动物实验来考察其安全性，为临床研究提供安全性方面的信息，符合新药开发的一般规律。同时，CAR-T 细胞产品是一类非常特殊的药品，其产品特性、疗效特点和安全性风险与传统药物存在显著区别，其临床使用可能带来特殊毒性风险，包括细胞因子释放综合征、神经毒性、B 细胞减少和靶向与脱靶毒性等。因此，尽量在研发早期、在人体使用前获得 CAR-T 产品的安全性等非临床信息至关重要。

其次，随着生物技术和免疫细胞治疗领域的迅速发展，除单一靶点的自体来源 CAR-T 细胞产品外，通用型 CAR-T 细胞产品、双靶点 CAR-T 细胞产品、可分泌 PD-L1 单抗的 CAR-T 细胞、表达趋化因子 / 细胞因子的 CAR-T 细胞等多种基因修饰型 CAR-T 细胞产品不断涌现。尽管国外有一些靶向 CD19 的自体细胞 CAR-T 细胞的审评案例可以借鉴，但创新型 CAR-T 细胞产品引入多种外源性基因片段，其结构和制备工艺更为复杂，与单靶点自体来源的 CAR-T 细胞产品相比，可能带来额外的安全性方面的担忧，难以单纯借鉴已上市产品的临床前安全性的信息。

再次，CAR-T 细胞产品通过 IND 甚至 NDA 许可，不等于不存在安全性风险。在 CAR-T 细胞产品上市后的临床应用过程中，仍有不少问题亟待解决。从临床试验反馈得到的诸如疗效、安全性的问题，需要通过临床前的基础研究以及动物试验等进行改进和优化，再反馈回临床以制订优化的治疗方案。

最后，CAR-T 细胞产品进行非临床安全性评价现已成为细胞产品开发的国际化监管要求。由于细胞治疗产品在研究应用方面的特殊性和复杂性，美国、欧盟、日本等国家和地区都基于自身的研究基础和发展理念，制定了相应的技术指南以规范和促进细胞产品的研发。美国 FDA 指导原则指出，细胞产品在临床前应进行毒理学实验来预测临床实验受试者可能承担的风险。为提高 CAR-T 等细胞治疗研究科学规范性，2017 年 12 月国家食品药品监督管理总局发布了《细胞治疗产品研究与评价技术指导原则（试行）》，随后 2018 年 3 月国家食品药品监督管理总局药品审评中心在线发表了《当前对 CAR-T 类产品非临床研究与评价的一些考虑》，其中明确提出该类产品在进入临床试验前需提供非临床安全性信息以支持其拟定的临床试验方案，由此可见，对于细胞治疗产品的 IND 申请，我国药监部门的关注重点仍然是产品的安全性评价，这与传统药品 IND 审评重点类似，也与细胞治疗产品纳入药品管理的初衷一致，即通过严格的非临床监管减少由于产品安全性等问题给患者可能带来的风险，最大限度地保障受试者用药安全。

第三节　CAR-T 细胞产品主要毒性特点及其机制

尽管 CAR-T 细胞在肿瘤免疫治疗等方面展现了广阔的应用前景，但由于其表达了外源性基因片段，体外操作复杂，体内可分化和增殖，即使同一靶点的不同产

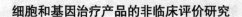

品在结构设计上有多种策略，其带来的安全性风险也相对复杂。因此在评价 CAR-T 细胞的安全性时，需要充分了解其主要毒性特点及机制。

一、CAR-T 的安全性担忧

在 CAR-T 表现出优秀的抗肿瘤效果的同时，临床研究发现，部分患者回输 CAR-T 之后产生不同程度的不良反应，包括 CRS、变态反应、脱靶效应、GvHD、插入突变、神经毒性、溶血性淋巴细胞增多症／巨噬细胞活化综合征、肿瘤细胞溶解综合征（tumor lysis syndrome，TLS）、CAR-T 细胞治疗相关性脑病综合征等，甚至引起死亡。随着 CAR-T 细胞在血液恶性肿瘤治疗中开展，在进一步提高 CAR-T 疗效的同时，研究者们也需要关注如何有效预防和处理 CAR-T 治疗过程中出现的毒副作用以及探索其毒性相关机制。为此，国际上也成立了 CAR-T 细胞治疗相关毒性工作小组，对 CAR-T 带来的细胞毒性反应进行指导、监控和治疗。

二、CAR-T 细胞产品的毒性机制

从结构上可以看到，CAR-T 细胞表达了外源性基因片段，体外操作的复杂性高，在明显增强 T 细胞体内杀伤特异性和活力的同时，细胞因子风暴（CRS）、神经毒性等严重不良反应的发生频率也显著提高。介导毒性机制可能集中在以下几个方面：

（一）靶向肿瘤内毒性（on-target, on-tumor toxicity）

即 CAR 与肿瘤细胞靶抗原结合产生的毒性，如 CRS、TLS。其中，最常见的不良反应是 CRS，目前认为 CRS 是患者接受 CAR-T 治疗后，机体释放的多种细胞因子导致，包括 IFN-γ、TNF-α、IL-2、IL-6、IL-8、IL-10 等，其中 IL-6 的升高是 CRS 敏感的标志物。CRS 通常发生在 CAR-T 细胞回输后的 7 ~ 10 天，患者表现出现恶心、头痛和类感冒症状，还可能出现呼吸困难、多器官功能衰竭等严重不良反应甚至死亡。给予全身性皮质类固醇治疗或托珠单抗治疗可在一定程度上改善毒性。TLS 指的是由于肿瘤细胞快速溶解后，细胞内容物及其代谢产物迅速的释放入血，引起患者产生的以肾功能不全为主要临床表现的一系列并发症，其本质为电解质紊乱和代谢异常。TLS 常见于大肿瘤负荷和（或）高度增殖的恶性肿瘤患者中，如急性淋巴母细胞白血病、急性非淋巴细胞白血病等。尽管 TLS 在 CAR 治疗白血病等患者中的发生率相对较低，但也要注意受试者的血清电解质、尿酸和肾功能指标的变化。

（二）靶向肿瘤外毒性（on-target, off-tumor toxicity）

对于 CAR-T 细胞产品开发而言，靶抗原的选择可能是成功的最关键因素。理想的抗原应具有高度的肿瘤特意性，例如 EphA2、突变的 EGFR Ⅷ、或者非特性表达在非重要组织中，如前列腺特异性抗原 NY-ESO、MAGE、CD19 和 CD20。然而，

大多数肿瘤特异性抗原很难被鉴定，在许多实体瘤中，CAR 靶抗原可能不是肿瘤特异性的，二是肿瘤相关抗原（tumor-associated antigen，TAA）特异性的，其中靶抗原通常在肿瘤组织高表达，但也可能在正常组织中以低水平存在。在这种情况下，CAR-T 细胞可能靶向健康组织并产生不良影响，当靶向正常组织为心脏、肝脏、肺脏等重要器官时，就可能引发致命毒性。

此外，在 B 细胞恶性肿瘤情况下，CD19 抗原在 B 细胞谱系细胞（从前 B 细胞到成熟 B 细胞）中均有表达，靶向 CD19 的 CAR-T 细胞在抑制 B 细胞恶性增生，预防 B-ALL 复发的同时，也可以和正常 B 细胞结合，从而导致 B 细胞发育不良，临床上患者则表现出非恶性 B 淋巴细胞耗竭等不良反应。

（三）脱靶肿瘤毒性（off-target, off-tumor toxicity）

即 CAR-T 细胞长期少量存在可能间接影响局部微环境，导致正常稳态细胞反应的改变。给予 2 代 CD19 CAR-T 的小鼠研究显示，动物会出现体重减轻和恶病质，在非荷瘤动物中也同样出现了这种情况，病理学检查可见动物脾脏和淋巴结肿大，充满肉芽肿样细胞，经特异性染色为 $CD11b^+Gr-1^+$ 骨髓系来源抑制细胞（MDSC），这是一种存在于肿瘤微环境中的免疫抑制细胞亚群。经研究证明，MDSC 会抑制抗肿瘤免疫反应和 CAR-T 细胞功效。

（四）神经毒性

有证据显示 CAR-T 细胞可转运进入中枢神经系统，导致患者出现癫痫、失语症、意识模糊和（或）幻觉、脑病等神经异常。在基于荷瘤免疫缺陷动物模型的研究中，给予 CAR-T 细胞的动物组织病理学检查为脑膜炎特征，软脑膜下有 CAR-T 细胞及相关免疫细胞聚集，动物常伴有共济失调、自主活动减少等神经症状。据研究报告，神经毒性程度与 CSF 屏障破坏程度相关，但目前机制尚不明确。

（五）免疫逃逸

即无肿瘤靶抗原就能持续扩增的白血病突变体能够逃逸靶向 CAR-T 细胞的攻击，例如 CD19 CAR-T 细胞治疗的 B-ALL 患者出现 CD19 阴性复发等。

三、克服 CAR-T 细胞毒性的安全策略

上述 CAR-T 细胞产品的这些"安全性问题"中，几乎每一个都与 CAR-T 细胞本身所具有的抗肿瘤活性密切相关。因此，如何平衡肿瘤消除和不必要的治疗相关毒性之间的关系，对于改善 CAR-T 细胞的安全性至关重要。为了控制这一点，研究者制定了一系列 CAR-T 细胞毒性消减策略。

（一）自杀基因系统

为了缓解甚至杜绝毒性的产生，许多研究小组开发了自杀基因系统，包括 HSV-

TK，iCasp9 和 CD20，这些系统一旦被激活就可以选择性地消除 CAR-T 细胞群，从而消除 CAR-T 细胞介导的毒性。然而，这种针对 CAR-T 细胞的改进策略也存在以一些问题，因为 CAR-T 细胞的耗尽也意味着削弱 CAR-T 细胞的抗肿瘤效果。此外，这些方法在急性毒性方面的控制功效仍有待评估。

（二）靶点 - 抗原识别组合

将传统 CAR 划分为 2 个互补部分被认为是提高安全性的可行方法。在缺乏真正的肿瘤特异性靶抗原的情况下，研究者采用具有抗原特异性的双 CAR 靶向单独的肿瘤抗原，两个靶抗原都是 T 细胞激活所必需的。两种单独的肿瘤抗原同时在健康组织上表达的可能性降低，从而提高了肿瘤特异性，有效避免了靶向肿瘤外毒性。

（三）抑制性嵌合抗原受体

PD-1，CTLA-4 等免疫抑制受体已被证明在调节和抑制免疫反应过程中具有重要作用，因此通过上述抑制受体来限制 CAR-T 过度活化可作为克服细胞 CAR-T 细胞毒性一种策略。有研究者设计了一款基于 PD-1 和 CTLA-4 的抑制性嵌含抗原受体 iCAR 靶向 PSMA（前列腺特异性膜抗原）肿瘤细胞。iCAR 由正常组织专一表达的抗原特异性 scFv 和炎性受体抑制性信号区域 PD-1、CTLA-4 组成。当 iCAR 识别组织特异性抗原时，可活化 PD-1，CTLA-4 并限制 T 细胞活性、抑制 T 细胞因子分泌。这种组织特异性抗原通常在肿瘤组织缺失或表达下调，而在非靶组织正常表达，从而有效减少 CAR-T 的脱靶毒性。

（四）T 细胞修饰

在 CAR-T 本身的结构上做文章也是改善 CAR-T 安全性的一种思路。在一项最新研究中，美国南加州大学的研究人员设计了一种新型的 CD19-BBz（86）CAR-T 细胞。与常用的 CD19-BBz（71）相比，用 CD19-BBz（86）修饰的 T 细胞产生的细胞因子水平明显降低，并且表达的抗凋亡分子水平更高。尽管细胞因子产生减少，但 CD19-BBz（86）CAR-T 细胞在体外和体内仍具有针对 CD19 阳性肿瘤细胞的杀伤活性。I 期临床试验结果也显示，这种 CAR-T 细胞疗法在 25 名难治性 B 细胞淋巴瘤患者中没有观察到大于 1 级的 CRS；在全部接受治疗的患者中均未观察到神经毒性。

（五）中和 GM-CSF

GM-CSF 是 CAR-T 细胞在与肿瘤接触后产生的粒细胞-巨噬细胞集落刺激因子，一方面，GM-CSF 是导致神经毒性和 CRS 的炎性细胞因子级联反应的关键上游触发因子；另一方面，GM-CSF 还直接作用于髓系细胞，促进髓系来源抑制细胞（MDSC）和肿瘤相关巨噬细胞（TAM）的增殖和运输，这些细胞已被证明能抑制 T 细胞增殖和发挥效应功能。因此，中和 GM-CSF 是一种可能同时改善 CAR-T 的安全性和有效性的策略。

（六）其他策略

除了以上安全策略外，还有其他方法可以降低 CAR-T 细胞副作用。局部递送或肿瘤内注射 CAR-T 细胞可以减少脱靶毒性，增加抗肿瘤效率。高度活化的 CAR-T 细胞和裂解肿瘤细胞会引起 CRS。瞬时 CAR 表达是减少这些毒性，避免 CAR-T 细胞过度活化的有效预防措施。表达中等亲和力的人源 CAR（靶向人 FR）T 细胞在体内和体外实验中可有效清除肿瘤细胞，并减少脱靶效应。有研究结果也表明低亲和力 CAR-T 细胞（靶向 EGFR 或 CD123）可以从正常细胞中区分肿瘤细胞，减少脱靶毒性。

第四节　CAR-T 细胞产品非临床安全性评价的监管要求和国内外相关指导原则

由于细胞治疗技术发展的快速性与尚未被科学界明确的未知风险，如何对细胞治疗领域进行适度的监管和评价研究也受到各国的重视。早在 20 世纪 90 年代，欧美等许多国家的监管机构对细胞产品评价研究陆续出台相关技术指南。2017 年以来，我国药监部门频繁发布细胞治疗产品的指导文件，表现了其对于该类产品的重视，同时也为非临床研究指明了方向。

一、CAR-T 产品的监管

与传统药物相比，细胞治疗产品的研发和质量控制难度大、要求高，给技术开发行业、医药企业、医疗机构和监管部门带来更多新的问题和挑战。为了促进细胞治疗行业的持续健康发展，世界各国家和地区在细胞治疗产品的监管上做出努力，正在不断完善政策体系，相关行业也在逐步规范。由于各国国情不同，卫生和药品监管体系的架构和职能也有所不同，但对于细胞治疗产品的监管模式可分为两种：第一种是美国、欧盟采用的单轨制，由药品监管部门监管，根据产品的风险等级进行分类管理；第二种是日本采用的双轨制，在医疗机构应用于临床的细胞治疗产品由医疗卫生管理部门审核批准，用于上市流通的产品则作为药品进行管理。

（一）美国、欧盟、日本的 CAR-T 产品监管模式

美国在联邦法案《公共卫生服务法》（PHS Act）中设定条件对人体细胞及组织产品（HCT/P）的高、低风险进行评估，满足低风险条件的产品归为 PHS 361 产品，不符合低风险要求的产品视为高风险产品，归为 PHS 351 产品。对 PHS 361、PHS 351 两类产品，监管部门采用不同的审批要求。此外，CAR-T 等采用人工手段

对细胞进行遗传学特性改造的细胞疗法均纳入基因治疗范畴。目前对于大多数免疫细胞治疗产品，美国各界对其风险程度的认识较为统一，业内人士普遍认为其可纳入 PHS 351 类产品范畴，根据 GMP 规范进行研发和生产，在上市前根据 FDA 要求开展规范的临床前研究和临床研究，并由 FDA 生物制品评估与研究中心负责审评。为规范细胞治疗产品的研发，FDA 发布了若干技术指南和指导原则，涵盖非临床研究、临床研究、行业质量标准和生产工艺、产品疗效和安全性评价以及 FDA 审评人员等方面。

欧洲药品管理局将 CAR-T 等细胞治疗产品纳入先进治疗医药产品的范畴，与 FDA 相似，对前沿药物有专门设立的从非临床到临床研究和生产质量的管理规范。EMA 也成立了高级疗法委员会，评估 ATMPs 的安全性、有效性、质量可控性。于此同时，"医院豁免"条款允许医生在医疗机构中为患者进行个体细胞治疗，前提是需要经过安全性、有效性的验证。

日本对 CAR-T 等细胞治疗产品实行的监管模式为双轨制管理。仅在医疗机构实行的免疫细胞治疗和研究者发起的临床研究，不以上市为目的，均由厚生劳动省根据《再生医疗安全确保法》管理并备案。作为上市产品或有第三方企业等介入的细胞治疗产品开展的临床研究，则由药品医疗器械管理局按照《药品和医疗器械法案》监管。

（二）我国的 CAR-T 产品监管模式

我国对于细胞治疗产品的监管模式也经过了多年的探索。早在 1993 年，国家卫生部公布了《人的体细胞治疗及基因治疗临床研究质控要点》。2002 年原国家药品监督管理局发布的《药品注册管理办法（试行）》中表明细胞治疗产品纳入治疗性生物制品 3 类进行管理。2009 年，将自体免疫细胞治疗技术作为第三类医疗技术进行管理，允许在临床中进行应用和收费。2015 年，原国家卫计委发布通知，取消了造血干细胞和免疫细胞等第三类医疗技术临床应用准入审批的有关工作。细胞治疗应归属技术或是产品，其属性问题至今仍有争议。

2017 年 FDA 批准了两款 CAR-T 产品开展临床试验。2017 年底，《细胞治疗产品研究与评价技术指导原则（试行）》明确提出细胞治疗产品按药品管理相关法规进行研发和注册申报。鉴于我国 CAR-T 细胞治疗产品的集中申报，2018 年，国家食品药品监督管理总局药品审评中心发表了《非注册类临床试验用于药品注册审评的几点思考》和《当前对 CAR-T 类产品非临床研究与评价的一些考虑》，并发布了《细胞治疗产品申请临床试验药学研究和申报资料的考虑要点》的通知。同年 6 月，中国食品药品检定研究院发布《CAR-T 细胞治疗产品质量控制检测研究及非临床研究考虑要点》，对 CAR-T 细胞治疗产品的监管作出思考和探讨，也对其质量控制和非临床研究起到一定的指导作用。2019 年初，国家卫健委发布的《生物医学新技术临床应用管理条例（征求意见稿）》和《体细胞治疗临床研究和转化应用管理办法（征求意见稿）》又再次引发各国的关注和讨论。

鉴于 CAR-T 细胞治疗产品来源的特殊性和制备工艺的复杂性，结合 CAR-T 的临床应用风险，我国仍需对其质量控制和非临床评价的监管体系进行完善。在质量控制管理方面需要关注的内容包括 CAR-T 制备原材料和辅料的选择及其质量控制、转导基因载体或转染基因载体的制备及质量控制、细胞供体筛选及检测、CAR-T 细胞产品的生产、质量控制研究及检测等。而对于 CAR-T 细胞产品的非临床研究，不仅需要进行体外药效学研究、动物体内药效学研究、药代动力学研究、非临床安全性研究、安全药理研究，还需要从制剂安全性、免疫毒性研究等方面进行考虑。

二、国内外相关指导原则

（一）我国 CAR-T 细胞产品非临床安全性评价的相关指导原则

目前，我国 CAR-T 细胞产品非临床安全性评价可参考 2017 年 12 月国家食品药品监督管理总局发布的《细胞治疗产品研究与评价技术指导原则（试行）》，以及 2018 年 3 月原国家食品药品监督管理总局药品审评中心在线发表的《当前对 CAR-T 类产品非临床研究与评价的一些考虑》，其中针对 CAR-T 类产品非临床评价研究共性的技术问题做出以下规定：①体内药效学研究。可采用荷瘤小鼠药效学模型评价 CAR-T 细胞在体内的抗肿瘤活性，如肿瘤负荷清除情况及动物生存情况。可采用裸鼠移植瘤模型评价 CAR-T 细胞的抗肿瘤活性，或采用动物源替代产品评价其体内抗肿瘤活性。建议在体内药效学试验中尽可能观察潜在的毒性反应。②药代研究可考虑采用疾病模型动物，研究 CAR-T 细胞在体内的增殖、分布和存续时间。③安全性研究中需关注 CAR-T 细胞免疫反应、初始细胞剂量和毒性反应等，研究设计应支持临床试验的剂量选择和给药途径等应用方案。应基于免疫反应的种属特异性及 CAR-T 产品的作用机制，选择合适的动物模型。在毒理学终点设置和试验观察周期方面，CAR-T 产品的毒性研究需依据产品的作用特点进行合理设置。此外，CAR-T 产品还应关注插入性突变风险。

（二）美国 FDA 颁布的指南

2013 年，美国 FDA 发布了《细胞与基因治疗产品临床前评估指南》，该指南取代了 1998 年颁布的《人体细胞疗法与基因治疗指南》，为包括 CAR-T 细胞产品在内的细胞治疗、基因治疗等临床前研究提供指导。

该指南首先规定了细胞治疗与基因治疗产品均适用的临床前研究的考虑要点，包括临床前研究目标、对临床前研究设计的总体建议、试验动物物种选择、疾病的

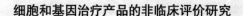

模型动物选择、毒理学研究、产品在体内运输需要考虑的问题、良好实验室规范、动物使用的 3R 原则、用于后期临床试验的产品开发、临床前研究报告等。其中，针对细胞治疗产品临床前研究内容在第四章中进行了重点阐述。主要内容包括：①临床前体外和体内研究中使用的每批 CAR-T 产品应根据适当的标准进行表征，并与临床拟用于患者人群的 CT 研究产品保持一致。②人源细胞在动物体内会导致免疫排斥反应，因此特殊的疾病动物模型可能比健康动物更适合用于评估这些产品的活性和安全性。鼓励在特殊动物模型中进行临床前研究，以更好地定义与 CAR-T 研究产品相关的风险收益比。③在非临床研究中阐明 CAR-T 细胞的体内命运对阐明其有效性和安全性至关重要，此外，细胞体内命运有助于证明动物物种 / 模型选择合理性，并确定潜在的毒性靶器官。选择制订合适的检测方法来准确评价细胞在活体内的分布和迁移规律是细胞治疗产品评价中需要关注的问题。目前，可用于评估细胞体内分布的检测技术包括采用放射性核素标记细胞、基因修饰细胞（例如，表达绿色荧光蛋白）、纳米颗粒标记细胞（例如，铁 - 右旋糖酐纳米颗粒）后活体成像方式，或使用 PCR 分析和免疫组化法来考察人类来源的细胞分布到靶器官 / 组织或非靶器官 / 组织的情况。④对于每种 CAR-T 产品应考虑其潜在的致瘤性，并评估细胞在体内异常增生的可能性。⑤有置入支架的细胞类产品，需要考虑的风险因素包括细胞、支架、生物相容性、生物学应答、剂量反应及反应持续的时间、安全性、免疫原性等方面。

（三）欧盟指导原则

欧盟药品管理局于 2008 年发布了《人细胞制剂指导原则》，提出了体细胞治疗产品在细胞治疗产品药理学和毒理学研究中所应注意的问题。在含基因修饰细胞药品的非临床开发过程中，除了《人体细胞药品指导原则》外，还应考虑 2012 年发布的《含基因修饰细胞的药品药品质量、非临床和临床方面的指导原则》，2019 年，欧盟针对基因治疗和细胞治疗产品发布了《临床试验中研究用先进技术治疗医学产品的质量、非临床和临床要求指导原则》，该原则涉及 ATMP 的开发、生产和质量控制，以及非临床和临床开发，为采用 ATMPs 进行探索性和确证性试验的临床试验申请提供了结构和数据要求的指导。上述指导原则中有关 CAR-T 等细胞治疗产品的非临床研究的基本要求与 FDA 基本相似，建议遵循以下原则：支持启动临床开发和进一步临床开发所需的非临床数据的程度取决于与产品本身有关的感知风险、先前的科学认知和同类产品的临床经验。应根据细胞的类型、其操作程度、载体类型、转基因表达、基因修饰、合适动物模型的可用性以及预期的临床用途，按具体情况进行具体分析确定。暴露范围和持续时间会显著影响与 ATMPs 临床使用相关的预期风险。例如，如果产品拟定局部使用或通过物理或生物学方式保持隔

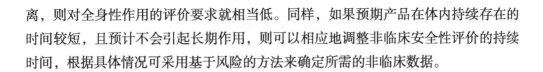

离，则对全身性作用的评价要求就相当低。同样，如果预期产品在体内持续存在的时间较短，且预计不会引起长期作用，则可以相应地调整非临床安全性评价的持续时间，根据具体情况可采用基于风险的方法来确定所需的非临床数据。

第五节　CAR-T 细胞产品非临床安全性评价内容和主要关注的问题

一、试验设计的总体思路

目前，CAR-T 细胞是靶向性免疫细胞治疗产品研究最为热门的领域，临床应用包括血液肿瘤和实体瘤的治疗。随着研究的不断深入，业界对产品的认识有很大的进步，国家监管机构也在这方面积累了很多经验，并形成了较为成熟的临床前研究方案。①靶向性研究：开展细胞与靶抗原的特异性结合及亲和力研究证明其靶向性，开展组织交叉反应试验、人细胞质膜蛋白阵列试验等研究其可能的非特异性结合证明其脱靶性。②体外概念性和体外药效研究：在确定细胞在体外对肿瘤细胞有杀伤作用后，可开展体内药效试验，评价细胞对荷瘤小鼠体内肿瘤细胞的抗肿瘤活性，观察荷瘤鼠肿瘤负荷、动物的存活时间和存活率。③GLP 条件下的安全性评价：在细胞生产工艺和质量控制确定后，可使用拟用于临床的产品在 GLP 条件下开展安全性评价，由于 CAR-T 细胞产品具有靶向性，为了更好地模拟人体的毒性反应，一般采用荷瘤鼠（疾病模型鼠）开展毒性研究，也可使用人源化小鼠，但是人源化小鼠具有不易获得，价格较贵，无法保证小鼠质量等缺点，因此较少使用人源化小鼠用于毒性评价。毒性评价中，除了设置常规的观察指标，需依据产品特性，设置神经毒性（functional observational battery，FOB，功能观测组合试验）、免疫毒性（细胞因子等）等观察指标。疾病模型鼠不是毒理学评价常用的动物，即使给予了治疗细胞，后期也可因肿瘤复发或者严重的不良反应，造成动物死亡，无法开展长期的毒理实验（试验周期通常为 2 ~ 3 个月），同时需要设计更多的动物数量，以保证能够收集到符合统计学的样本数。另外在研究过程中和结果判定时，需要重点观察各项背景数据，并区分给予 CAR-T 细胞和肿瘤细胞分别造成的病理学和检测指标的变化。④生物分布研究：开展包含荷瘤鼠和非荷瘤鼠的生物分布研究，可为非 GLP 试验。⑤溶血性研究：CAR-T 细胞产品大部分为静脉输注，因此需要进行制剂安全性研究，即溶血试验。⑥其他：在临床试验期间完成更长周期的毒性试验和致瘤性试验。

二、CAR-T 非临床研究动物模型的选择

选择合适的动物模型进行上述相关研究可以极大地提高对临床结果的预测性。由于 CAR-T 细胞产品的特殊性，一般少用正常动物，通常需要用到特殊的动物模型，目前已用于产品研究和正处于探索阶段的动物模型主要包括同源小鼠模型、转基因小鼠、移植瘤小鼠模型、免疫系统重建人源化小鼠以及灵长类动物模型。其中同源小鼠模型和转基因小鼠具备正常的免疫系统，可通过负荷鼠源肿瘤对鼠源 CAR-T 进行药效学研究，检测 CAR-T 的靶向性和脱靶毒性，但这种模型对人源 CAR-T 的药效和毒性研究反映不全面。移植瘤小鼠模型是通过对重度联合免疫缺陷小鼠移植人源肿瘤建立，可进行人源 CAR-T 药效学研究，也可检测 CAR-T 的部分毒性指标。但该模型缺少宿主免疫系统，无法完全模拟人体回输 CAR-T 后出现的 CRS 带来的级联反应，也无法检测脱靶效应。非荷瘤的免疫缺陷鼠可以减少排异现象，延长 CAR-T 体内的存活时间，适合用于 CAR-T 的非靶点安全性以及致瘤性风险研究。免疫系统重建的人源化小鼠具备最接近人的免疫系统，可通过接种人源肿瘤研究人源 CAR-T，是同时评价 CAR-T 有效性和安全性（如 CRS 和脱靶效应）较理想的模型。然而，目前对该模型还未形成统一的标准，动物自发病率高导致难以实现大批量生产和标准化，尚不能推广应用。灵长类动物模型与人体免疫系统相似度高，理论上可以模拟 CRS 和神经毒性。但在灵长类动物体内建立人源肿瘤模型难度较大，人源 CAR-T 在动物体内容易发生免疫排斥被清除，无法充分评价产品的药效和毒性。在对 CAR-T 细胞产品进行临床前研究时，根据产品特性、试验目的 / 类型、动物模型的优缺点进行选择。

目前常用的做法是移植瘤小鼠模型在免疫缺陷小鼠中移植人源肿瘤，可以作为疾病动物模型对毒性指标进行观察。免疫缺陷鼠的类型较多，表 10-2 中列举了不同免疫缺陷鼠动物模型的特点和应用，其中裸鼠特点是 foxN1 突变体，无毛、无胸腺，因此 CD4$^+$ 和 CD8$^+$T 细胞无法分化和成熟，快速生长肿瘤细胞的理想宿主。无毛，评估皮下肿瘤无须剃毛，易于通过成像系统观察荧光标记的肿瘤细胞。但裸鼠仍有 B 细胞和 NK 细胞应答，故不适合作为白血病或淋巴瘤的宿主。Scid 鼠是一种 prkdc 基因突变体动物，其 Prkdc 蛋白功能缺失，使 TCR 和血清免疫球蛋白 Ig 基因不能重排，导致小鼠 T、B 细胞功能缺失。适合同种和异种肿瘤移植，特别是血源性癌症细胞，比裸鼠更为合适，但随着年龄的增加可能会产生低水平的免疫球蛋白。对辐射敏感，不太适合需要辐照后再进行移植的实验。人 PBMC 胎儿造血细胞的抑制率较低。NOD-scid 鼠为 NOD 背景下 prkdc 突变体，无功能 T 细胞和 B 细胞，NK 细胞活性低，骨髓发育缺陷。由于血清免疫求蛋白泄漏率非常低，适合同种和异种肿瘤移植。但

由于其自发胸腺淋巴瘤，导致 NOD-scid 鼠平均寿命缩短（8～9个月），因此不适合长期的移植试验。NOD-Prkdc[scid] Il2rg [null] 是 NOD 背景下 prkdc 突变体，同时 Il2rg 敲除，属于重度免疫缺陷动物，如 NOG，NSG 和 NPG 等。Scid 突变导致小鼠 T\B 细胞功能缺失，Il2rg 突变通过多种受体阻断细胞因子信号转导导致功能性 NK 细胞缺陷，可高效植入人造血干细胞，外周血单核细胞，患者来源异种移植物（PDX）或成体干细胞和组织，可植入人免疫系统，是研究人体免疫功能、肿瘤学和干细胞生物学的重要免疫缺陷小鼠。

表 10-2　免疫缺陷鼠的类型和应用

品系	特性	应用
裸鼠（Nude）	foxN1 突变体，无毛、无胸腺，因此 CD4+ 和 CD8+T 细胞无法分化和成熟	快速生长肿瘤细胞的理想宿主。无毛，评估皮下肿瘤无须剃毛，易于通过成像系统观察荧光标记的肿瘤细胞。但裸鼠仍有 B 细胞和 NK 细胞应答，故不适合作为白血病或淋巴瘤的宿主
Scid 鼠	prkdc 突变体。Prkdc 蛋白功能缺失，使 TCR 和血清免疫球蛋白 Ig 基因不能重排，导致小鼠 T、B 细胞功能缺失	适合同种和异种肿瘤移植，特别是血源性癌症细胞，比裸鼠更为合适，但随着年龄的增加可能会产生低水平的免疫球蛋白。对辐射敏感，不太适合需要辐照后再进行移植的实验。人 PBMC 胎儿造血细胞的移植率较低
NOD-scid 鼠	NOD 背景下 prkdc 突变体，无功能 T 细胞和 B 细胞，NK 细胞活性低，骨髓发育缺陷	血清免疫求蛋白泄漏率非常低，适合同种和异种肿瘤移植。但由于其自发胸腺淋巴瘤，导致 NOD-scid 鼠平均寿命缩短（8～9个月），因此不适合长期的移植试验
NOD-Prkdc[scid] Il2rg [null]	NOD 背景下 prkdc 突变体，Il2rg 敲除，重度免疫缺陷，如 NOG，NSG 和 NPG。Scid 突变导致小鼠 T\B 细胞功能缺失。Il2rg 突变通过多种受体阻断细胞因子信号转导导致功能性 NK 细胞缺陷	可高效植入人造血干细胞，外周血单核细胞，患者来源异种移植物（PDX）或成体干细胞和组织，可植入人免疫系统，是研究人体免疫功能、肿瘤学和干细胞生物学的重要免疫缺陷小鼠

三、CAR-T 的体内药效学研究

目前，最常用于人源 CAR-T 动物体内药效学研究的是移植瘤小鼠模型，采用重度免疫缺陷的小鼠（如 NSG、NPG、B-NDG 小鼠），根据 CAR-T 的适应证选择建立模型的肿瘤细胞，可使用如 Raji、Nalm-6、RPMI-8226 等人源细胞，或者如 CD19-HEK293、CD20-K562 等通过基因工程技术导入特异靶标的特殊稳转细胞株，也可皮下接种人源肿瘤组织。肿瘤细胞通过不同给药途径到达动物体内可以形成不

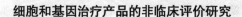
同的肿瘤模型，采用尾静脉注射可建立系统的（全身性）模型，皮下注射、腹腔注射则可建立局部模型。对于建模肿瘤细胞的剂量，需要综合细胞种类、动物种属、给药方式以及预期成瘤速度等方面进行考虑，通过预实验和查阅相关文献对剂量进行摸索和调整。荷瘤成功后，将 CAR-T 输注到动物体内，给药方式和频度参照临床使用确定。

在试验设计上，考虑到未转染的 CAR-T 可能发挥非特异性的抗肿瘤作用，除了溶媒对照组，还需要设置 T 细胞对照组。对于 CAR-T 给药组，为了探究不同剂量与效应的关系，需要设置至少两个剂量组。低剂量一般采用临床等效剂量，中剂量可设为等效剂量的 2 或 5 倍，高剂量可设为等效剂量的 2.5 倍或 10 倍，或者更高的倍数。最低有效剂量和最高耐受剂量需要通过预实验确定，由于 CAR-T 有转导阳性率高低之分，阳性率低的 CAR-T 在输注前需要考虑细胞总量是否超过动物最大耐受剂量的问题。此外，建议设置不荷瘤的溶媒对照组或空白对照组，也可增设卫星组用于毒性指标的监测或药代动力学研究。

药效学研究中最直观和最常用的方法是生物发光成像（bioluminescent imaging，BLI）法，它以其无创性、可视化和高灵敏度得到广泛的应用。将建模肿瘤细胞通过改造使其过表达荧光素酶报告基因，则可以在建立模型后，采用 D-荧光素对肿瘤细胞进行追踪，检测肿瘤荷载量及其在动物体内的分布情况。除此之外，药效学研究也常用以下方法进行检测和评价：①采用流式细胞术根据肿瘤抗原检测动物体内肿瘤细胞的数量，或检测 CAR-T 细胞的数量；②采用流式细胞术、ELISA、MSD 等免疫学方法对动物血清或血浆中与肿瘤相关的细胞因子进行检测；③通过常规药理学或病理学方法测定肿瘤体积、肿瘤重量、检测肿瘤细胞在动物体内的定植部位、统计动物中位存活期等。

四、CAR-T 的毒性研究

由于 CAR-T 细胞治疗产品制备过程特殊，引入病毒等作为载体，因此受试物需要委托方提供完整的质量分析报告和所有相关的受试物稳定性研究数据。研究机构在接收受试物后，若需要进行处理后给药，则需要在给药前对细胞形态、总数、活率、颜色以及除细胞之外的其他外源性异物等进行观察或检测；若受试物可在稳定性允许的时间范围内直接给药，则可由委托方进行上述检测。

研究发现，当体内存在肿瘤靶点时，CAR-T 可被迅速活化并释放细胞因子，或引起机体细胞因子的变化，产生相应的毒性。因此，对 CAR-T 进行毒性研究时常用建立肿瘤模型的动物，可在药效学研究中增加卫星组进行毒性评价，也可以单独开展毒性评价。

试验设计方面，剂量设计时，应至少包含两个或两个以上剂量，低剂量应不低于临床等效剂量。试验中以 CAR⁺T 细胞为计算标准，要注意总细胞不能超出动物的承受范围。除了设置溶媒对照组，也可以设置 T 细胞对照组方便结果分析。如使用荷瘤鼠模型进行毒性研究，可根据研究机构的背景数据考虑设置非荷瘤对照组进行背景数据的校正。

在设置毒性检测指标时，考虑免疫缺陷鼠的机体状态可能较差，荷瘤鼠模型处于严重疾病状态，可以减少一些不必要的指标或者设计更多的动物数来满足对样本量的需求。毒性指标的检测包括对临床症状、注射部位、GvHD 症状的观察，体重、摄食量、脏器重量的测定，血液学检查、细胞因子检测和病理学检查等。其中，细胞因子检测包括鼠源细胞因子检测和人源细胞因子检测，以此确定细胞因子的来源。病理学检查可以确定毒性靶器官以及发生病变的情况。目前对 CAR-T 引起 CRS 和CRS 导致的神经毒性尚无理想的评价模型，对于 CAR-T 细胞的神经毒性、遗传毒性、体内致瘤性、变态反应等，建议在临床试验中进行。CAR-T 是一种终末分化的细胞，理论上致瘤性风险较低。体外致瘤性试验主要采用软琼脂克隆试验进行评价，体内致瘤性试验所需时间较长，可与周期较长的动物毒理学研究同时开展。

在试验周期方面，毒性研究的动物首次解剖时间可参考未经 CAR-T 治疗的荷瘤鼠的生存期限（2 ~ 3 周）、临床出现严重毒性反应的时间或者 CAR-T 细胞发挥最强生物学活性作用的时间设定；第二次解剖的时间点参考生物分布研究所显示的细胞存续时间或者荷瘤动物在受试物作用后的最长存活时间设定。

五、CAR-T 的药代动力学研究

在非靶组织广泛分布信息在人体实验很难获得，在非临床研究中阐明 CAR-T 细胞的体内过程对其有效性和安全性的研究至关重要。一般而言，在肿瘤细胞存在的情况下 CAR-T 细胞会大量增殖并发挥生物学作用，因此目前 CAR-T 细胞最常用的药代研究模型依然是移植瘤模型。除对照组外，一般设置 1 个剂量，以有效剂量为宜，在设置的时间点解剖取材和采血，对相关指标进行检测，检测方法方面需要选择能够捕获到细胞分布的敏感方法学。可选择的检测技术包括生物发光成像技术、流式细胞术、免疫组化技术、实时定量 PCR 技术、新一代原位杂交 RNAscope 等，上述技术各有优缺点，不同的方法适用于不同的检测样本和检测目的。针对每种细胞需要建立适当的具体方法，应进行必要的方法学验证。

CAR-T 细胞的生物分布检测方法主要包括活体成像法、流式细胞术、免疫组化技术和定量 PCR 检测等，不同检测方法的适用范围和侧重点不尽相同。活体成像法可直观地检测 CAR-T 细胞的体内分布，其细胞标记可通过多种方法实现，如对细胞

进行放射性核素标记，遗传修饰（如表达绿色荧光蛋白或荧光素酶）标记，纳米粒子标记（如铁 - 聚葡糖纳米粒子）等；近年来，量子点标记示踪法因其独特的光学特性越来越多地被应用于活细胞标记和体内示踪，这种方法的优点在于具有良好的生物相容性和稳定性，可满足多功能活体示踪技术和细胞活体评估的研究需求。流式细胞术可以检测动物血液、骨髓和脾脏中的 CART 细胞含量；免疫组化方法可检测脾脏或其他脏器中 CD3$^+$ 细胞或 CAR$^+$ 细胞表达情况，从而了解人 T 细胞在动物脏器中的分布和增殖情况；定量 PCR 法可检测所偶遇类型样本中代表人源 CAR-T 细胞的 DNA 或 RNA 水平，而 PCR 法推荐以 CAR 而非 T 细胞作为特异性检测目标。此外，新型技术，如原位杂交法也开发用于检测 CAR-T 细胞组织分布。因细胞标记后其生物学特性可能发生改变，如对细胞本身进行标记，应关注标记对其分布结果的影响。总之，在非临床研究中，最好用多种适宜的细胞追踪方法评价细胞产品的分布、迁移、归巢及其存续和消亡特性，并阐述方法的科学性。

六、其他需要关注的问题

（一）CAR-T 安全性评价与 GLP

对于临床前评价，总体的原则可归纳为另个方面：一方面，要从药物特点出发，由于现有的非临床研究方法及标准在细胞产品的评价上存在一定局限性，应遵循 "具体情况具体分析" 原则，探索多种新评价策略和方法，在研究评价内容选择时，应细胞类型、细胞来源、种类、生产工艺、修饰、处方中非细胞成分、治疗原理、可能的毒性反应机制、体内生物学行为以及研发计划及相应的临床试验方案等。另一方面，从法规要求出发，最大限度地按照 GLP 实施，某些特殊指标也可以在非GLP 条件下开展检测，但也需要确保数据、结果的真实可靠，并考虑是否对产品总体的安全性评价产生影响。

（二）预试验

由于 CAR-T 细胞产品的特殊性，尤其是对于全新靶点的产品，需关注预试验过程的重要性。在开展临床前研究时，需首先了解细胞产品作用机制、临床研究或临应用方案，根据具体细胞产品 Case by Case 原则设计；在开展正式试验之前，充分开展预实验，摸索造模剂量、细胞回输时间、初步掌握细胞产品的毒性特征，为后续的正式试验设计提供参考依据。

（三）受试物分析

供试品的质量可控性和稳定性是关键前提，鉴于 CAR-T 产品制备过程的特殊性，委托方应提供受试物完整的质量分析数据报告，CAR$^+$ 细胞比率、活细胞数目、细胞形态、外源性异物、生物学学效应等，在此基础上，要验证细胞从运输、保存到制备整个过程的稳定性，此外可能还要对生物学功能考察，如生物学效力（例如注射器针头形成的剪切力对细胞活性和功能的损伤等），总体来说，为了满足安全性评价，需要针对细胞特点进行验证。

（四）结果分析

在进行结果分析时，应当重点关注一下四个方面：①量效 - 时效关系分析，在了解 CAR-T 细胞的作用机制的基础上，分析细是否引起具有剂量反应和时效反应的趋势性的变化，分析时要与荷瘤鼠进行比较，注意区分毒性 / 药效作用；②指标的关联性分析，要借助临床症状、体重、病理结果等之间的关联分析，例如 GVHD 的发生：结合炎性细胞因子变化情况进行综合分析；③异常情况 / 数据的分析，例如当荷瘤动物死亡时，应当注意分析其原因是否自发疾病、肿瘤持续性消耗及继发感染、CAR-T 细胞引发的移植物抗宿主反应导致免疫损伤继发感染、毒性反应或者是上述的综合因素等；④与药代 / 生物分布之间的关联性分析，比对药代特别是 CAR-T 细胞的组织分布综合分析毒性靶器官。

第六节 CAR-T 细胞产品的非临床安全性评价实例

一、CD19 靶点 CAR-T 细胞产品 Kymriah 非临床安全性评价

Kymriah（CTL019）是由由宾夕法尼亚大学和诺华公司共同研发的革命性免疫细胞产品，于 2017 年 8 月被美国 FDA 批准上市，也是全球第一个获批上市的 CAR-T 细胞产品，临床上用于治疗儿童或成人复发或难治性急性淋巴细胞白血病。这是一种非常个性化的治疗方法，即患者参与制造自己的药物。它通过基因工程技术，体外人工改造肿瘤患者的 T 细胞，在体外大量培养后生成肿瘤特异性 CAR-T 细胞，再将其回输入患者体内用以杀伤肿瘤细胞从而达到治疗的目的。

针对 Kymriah 所完成的临床前安评实验具有一定的参考价值。①动物模型的选择：Kymriah 是来源于人体的 T 细胞，为了避免人源细胞在动物体内受到排斥，同时为了最大程度地模拟细胞在人体中的过程和（或）环境，其临床前安全性性价采用疾病动物模型和人免疫系统重建小鼠模型评估 CAR-T 细胞的生物毒性以及生物分布。②毒性以及生物分布试验：在组别设计上，设置了不同剂量组别的 CAR-T 给药组以及荷瘤对照组，同时也设置不接种肿瘤的溶媒对照组以便于结果分析。因未转染 CAR-T 细胞也可能存在非特异性的肿瘤细胞杀伤作用，故除了溶媒对照外，还设置模拟转导的 T 细胞对照组。解剖时间点约为 CAR-T 细胞给药后 3 周和 5 周；后期当血液中检测不到 T 细胞或者动物濒死时，解剖动物。评价和检测指标包括体

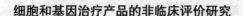

重、临床观察、生存期、血液学和血清生化检测，大体和组织病理学检查，包括腹股沟淋巴结，肺脏，心脏，肾脏，骨髓，肝脏，肠，皮肤，血液，脾脏，生殖器，脑，同时通过免疫组织化学检测组织中 CD3$^+$ 细胞（采用流式细胞术检测血液中 CD3$^+$ 细胞）。表 10-3 展示了在给药后不同时间点采用 PCR 检测 CAR-T 细胞的体内分布情况。

二、CAR-T-19A 细胞产品的非临床安全性评价

CAR-T-19A 细胞产品由表达 CD19 特异性 CAR 的自体 T 细胞组成，使用不具有复制能力的慢病毒载体在体外将 CD19 特异性 CAR 转入自体 CD3$^+$ T 细胞。临床用于治疗复发或难治性 B 淋巴细胞白血病（r/r B-ALL）、弥漫性大 B 细胞淋巴瘤等（DLBCL）。

CAR-T-19A 细胞产品在临床前进行了药效学伴随毒性研究，主要在免疫缺陷荷瘤小鼠上进行研究，并伴随相关毒性指标的检测。首先使用 B 淋巴瘤细胞构建淋巴瘤小鼠模型，设置主试验组和卫星组。给药后，既定时间点采用活体成像技术检测体内肿瘤细胞生长情况，观察动物临床症状、记录摄食量和体重、记录实验过程中动物的死亡情况。卫星组动物既定时间点解剖，收集血液进行血液学检查并检测细胞因子的表达情况，取心脏、肝脏、脾脏、肺脏、肾脏、脑、子宫、卵巢、睾丸、附睾、尾巴（注射部位）等组织，做病理学检查。结果显示，在 CAR-T-19A 细胞产品药效学方面，各给药组荷瘤小鼠在接受 CAR-T 细胞回输后，体内肿瘤细胞数量明显低于溶媒组，CAR-T 细胞在体内对肿瘤细胞有较强的抑制作用，显著延长荷瘤小鼠生存期；细胞对体重、摄食量、血液学各项指标、脏器重量无明显影响；给药后，动物血清中 IFN-γ 细胞因子水平显著升高，IL-10 水平均显著降低。病理学结果显示，给药组部分动物脾脏、肝脏和肾脏出现混合细胞浸润。上述结果表明，在荷瘤鼠药效学研究中，CAR-T 细胞各剂量组表现出良好的抗肿瘤作用，显著延长荷瘤鼠生存期；小鼠给予人源 CAR-T 细胞，引起部分动物的脾脏、肾脏、肝脏等组织出现混合细胞浸润，而体重、摄食量、血液学等未表现出与 CAR-T 细胞相关的改变。

为了充分考察 CAR-T-19A 细胞产品在动物体内的组织分布，该受试物还并行开展药代动力学和生物分布研究，也可作为毒性研究的伴随毒代动力学研究。由于在肿瘤细胞存在的情况下 CAR-T 细胞会大量增殖并发挥生物学作用，因此本试验选用移植瘤模型。整个试验设计两个组别，分为溶媒组和受试物组，其中溶媒组采用非荷瘤动物，受试物组首先构建淋巴瘤模型，随后尾静脉注射给予 CAR-T 细胞 1 次，于给药后不同时间点取材，以采用定量 PCR 技术对 CAR-T 细胞体内增殖水平、分布情况和存续时间进行研究，研究发现，7 天后，CAR-T 细胞含量逐渐升高，10 ~ 20 天达到高峰，CAR-T 细胞在脾中分布最高，其次是肺和肝，在脑和睾丸中

表 10-3 Kymriah 非临床安全性评价研究及结果

指标	对照 1 组（仅接种肿瘤细胞）	对照 2 组（仅注射 CAR-T-19 T 细胞）	CAR-T-19 给药组（接种肿瘤细胞）	Mock-T 给药组（接种肿瘤细胞）
临床症状	体重减少/增加，昏睡和竖毛，与肿瘤的增殖相关	脱毛、弓背、活动减少、体重减轻，与 GvHD 的发展相关	脱毛、弓背、活动减少、体重减轻，与 GvHD 的发展，肿瘤的恶性增殖相关	同 CAR-T-19 给药组
体重	—	—	—	—
血液学	—	—	白细胞升高，与 B 细胞移植瘤和注射的 T 细胞存在相关	同 CAR-T-19 给药组
血清生化	—	—	—	高剂量组 AST 和 ALT 水平显著升高，胆固醇、白蛋白和甘油三酰水平降低，与 GvHD 相关
组织病理学	肾脏单核细胞浸润。所有小鼠均具有中度至重度的血管内肿瘤细胞积聚，以及肿瘤细胞浸润。脾脏，骨髓中存在严重的肿瘤细胞浸润。胰腺和卵巢单个核细胞浸润	肾脏，肺血管周围，肝周围和小叶中心区域，脾脏以及胰腺单核细胞浸润。肝脏淋巴细胞，白细胞增多，肝脏色素积聚内淋巴细胞增加，肝窦和轻度的门静脉周围纤维化。心脏有中度血栓形成。皮肤有单细胞坏死，并伴有棘皮病和病灶水肿（炎性结皮形成）。上述被认为是 GvHD 的结果	多个器官中的单核细胞浸润和肝淋巴细胞浸润增多，并呈剂量相关。低剂量组脾脏，骨髓以及肝脏中肿瘤细胞浸润更为明显，其他剂量组存活动物的某些器官中，浸润/增殖的肿瘤细胞持续存在	高剂量组各个器官的单核细胞浸润与 CAR-T-19 给药组相比更为明显。低、高剂量组肝脏白细胞增多与 CAR-T-19 给药组相比更为明显。骨髓以及肝脏中肿瘤组织浸润更为明显，各剂量组存活的某些器官中，浸润/增殖的肿瘤细胞持续存在
PCR 检测 CAR-T 细胞	—	—	脾脏、肺脏、肝脏、肾脏、脑、心、血液和骨髓可检测到 CAR-T-19 分布，并呈剂量相关	—
免疫组化检测 人 CD3⁺ 细胞	未分析	皮肤、肾脏、肝脏、脾脏和骨髓出现阳性结果	小鼠的多个组织（如皮肤、肾脏、肝脏、肺、脾脏、骨髓）中 IHC 阳性染色，并呈剂量相关	未分析

注：—代表未见明显异常或资料未报道

分布最低，该结果与毒性病理学研究结果的关联性较好。

第七节　展　望

CAR-T 细胞被认为是免疫细胞治疗中最具有前景的治疗手段，由于其具有特异性高、选择性强等优点，在肿瘤治疗领域中具有巨大的潜力。同时，CAR-T 疗法可能带来特殊毒性风险，包括细胞因子释放综合征、神经毒性、B 细胞减少和靶向与脱靶毒性、移植物抗宿主病、插入性突变等。尽量在研发早期、在人体使用前获得 CAR-T 产品的有效性和安全性等非临床信息至关重要。但是，作为一种可分化增殖、具有生物学效应的"活的"药物，细胞治疗产品的安全评价仍面临诸多挑战。如何CAR-T 细胞产品构建更加完善的动物模型，开发合适的评价方法，建立科学的评价标准，制定合理的评价策略来谨慎评估其安全性风险是 CAR-T 细胞治疗产品临床前研究中需要关注的问题。未来，随着 CAR-T 细胞治疗产品不断研发、产业化，可能会暴露出更多的安全性问题，不断改进和完善临床前研究，有助于研究者优化产品开发策略，降低受者使用风险，也是细胞治疗产业持续发展的基础和前提。

参考文献

［1］ANDRES M, FELLER A, ARNDT V, et al. Trends of incidence, mortality, and survival of multiple myeloma in Switzerland between 1994 and 2013[J]. Cancer Epidemiol, 2018, 53: 105-110.

［2］高建超 . 关于我国细胞治疗产业发展现况和监管思路的浅见 (上)[J]. 中国医药生物技术 , 2019. 14(3): 193-198.

［3］MCNUTT M. Cancer immunotherapy[J]. Science, 2013, 342(6165): 1417.

［4］ROSENBERG S, LOTZE M, MUUL L, et al. Observations on thesystemic administration of autologous lymphokine-activated killer cells and recombinant interleukin-2 topatients with metastatic cancer[J]. New Engl J Med, 1985, 313(23): 1485-1492.

［5］ROSENBERG S, SPIESS P, LAFRENIERE R. A new approach tothe adoptive immunotherapy of cancer with tumor-infiltrating lymphocytes[J]. Science, 1986, 233(4770): 1318-1321.

［6］JOHNSON A, MORGAN A, DUDLEY E, et al. Gene therapy with human and mouse T-cell receptors mediates cancer regression and targets normal tissues expressing cognate antigen[J]. Blood, 2009, 114(3): 535-546.

［7］GOU L J, GAO J C, YANG H, et al. The landscape of CAR-T-cell therapy in the United States and China: A comparative analysis[J]. Int J Cancer, 2019, 144(8): 2043-2050.

［8］潘玉竹 , 曹政 . 肿瘤过继性细胞治疗的研究进展 [J]. 免疫学杂志 , 2020, 36(1): 86-92.

［9］ASNANI A. Cardiotoxicity of immunotherapy: incidence, diagnosis, and management[J]. Curr Oncol Rep, 2018, 20(6): 44.

［10］CHENG Z, LIU J, ZHONG J F, et al. Engineering CAR-T cells[J]. Biomarker Research, 2017, 5(1): 22.

［11］BONELLO F, D'AGOSTINO, MATTIA, et al. CD38 As an Immunotherapeutic Target in Multiple Myeloma[J]. Expert Opin Biol Ther, 2018, 18(12): 1209-1221.

［12］姜丽翠. 嵌合体抗原受体修饰的 T 细胞对血液恶性肿瘤细胞的杀伤 [D]. 苏州：苏州大学, 2015.

［13］DAVILA M L, et al. Chimeric antigen receptors for the adoptive T cell therapy of hematologic malignancies[J]. Int J Hematol, 2014, 99(4): 361-371.

［14］RAFIQS, HACKETT C S, BRENTJENS R J. Engineering strategies to overcome the current roadblocks in CAR-T cell therapy[J]. Nat Rev Clin Oncol, 2020, 17: 147-167

［15］王向鹏, 左百乐, 王冠玉, 等. 嵌合抗原受体修饰T细胞治疗实体肿瘤的研究现状[J]. 新乡医学院学报, 2019, 36(2): 101-105.

［16］D'ALOIA M M, ZIZZARI I G, SACCHETTI B, et al. CAR-T cells: the long and winding road to solid tumors[J]. Cell Death Dis, 2018, 9(3): 282.

［17］JENSEN M C, POPPLEWELL L, COOPER L J, et al. Antitransgene rejection responses contribute toattenuated persistence of adoptively transferred CD20/CD19-specific chimeric antigen receptor redirected T cells in humans[J]. Biol Blood Marrow Transplant, 2010, 16(9): 1245-1256.

［18］MILONE M C, FISH J D, CARPENITO C, et al. Chimeric receptors containing CD137 signal transduction domains mediate enhanced survival of T cells and increased antileukemic efficacy in vivo[J]. Mol Ther, 2009, 17(8): 1453-1464.

［19］LONG A H, HASO W M, SHERN J F, et al. 4-1BB costimulation ameliorates T cell exhaustion induced by tonic signaling of chimeric antigen receptors[J]. Nat Med, 2015, 21(6): 581-590.

［20］PULE M A, STRAATHOF K C, DOTTI G, et al. A chimeric T cell antigen receptor that augments cytokine release and supports clonal expansion of primary human T cells[J]. Mol Ther, 2005, 12(5): 933-941.

［21］CAMPANA D, SCHWARZ H, IMAI C. 4-1BB chimeric antigen receptors[J]. Cancer J, 2014, 20(2): 134-140.

［22］CROFT M. Costimulation of T cells by OX40, 4-1BB, and CD27[J]. Cytokine Growth Factor Rev, 2003, 14(3-4): 265-273.

［23］魏建树, 韩为东. CAR-T 细胞治疗实体肿瘤：且行且思考 [J]. 中国肿瘤生物治疗杂志, 2018, 25(9): 847-853.

［24］DI STASI A, DE ANGELIS B, ROONEY C M, et al. T lymphocytes coexpressing CCR4 and a chimeric antigen receptor targeting CD30 have improved homing and antitumor activity in a Hodgkin tumor model[J]. Blood, 2009, 113(25): 6392-6402.

［25］PEGRAM H J, PARK J H, BRENTJENS R J. CD28z CARs and armored CARs[J].

Cancer J, 2014, 20(2): 127-133.

［26］AVANZI M P, YEKU O, LI X, et al. Engineered tumor-targeted T cells mediated enhanced anti-tumor efficacy both directly and through activation of the endogenous immune system[J]. Cell Rep, 2018, 23(7): 2130-2141.

［27］ZHAO Z, CONDOMINES M, VALL S J, et al. Structural design of engineered costimulation determines tumor rejection kinetics and persistence of CAR-T cells[J]. Cancer Cell, 2015, 28(4): 415-428.

［28］TURTLE C J, HUDECEK M, JENSEN M C, et al. Engineered T cells for anti-cancer therapy[J]. Curr Opin Immunol, 2012, 24(5): 633-639.

［29］李逸豪，王建勋. CAR-T 细胞治疗多发性骨髓瘤的研究进展 [J]. 现代肿瘤医学，2019(20): 3729-3732.

［30］GROSS G, WAKS T, ESHHAR Z. Expression of immunoglobulin-T-cell receptor chimeric molecules as functional receptors with antibody-type specificity[J]. Proc Natl Acad, 1989, 86(24): 10024-10028.

［31］PORTER D L, LEVINE B L, KALOS M, et al. Chimeric antigen receptor-modified T cells in chronic lymphoid leukemia[J]. N Engl J Med, 2011, 365(8): 725-733.

［32］JENNIFER C. Breakthrough of the year 2013. Cancer immunotherapy[J]. Science, 2013, 342(6165): 1432-1433.

［33］LE R Q, LI L, YUAN W, et al. FDA approval summary: tocilizumab for treatment of chimeric antigen receptor Tcell-induced severe or life-threatening cytokine release syndrome[J]. Oncologist, 2018, 23(8): 943-947.

［34］LEYFMAN Y. Chimeric antigen receptors: unleashing a new stage of anti-cancer therapy[J]. Cancer Cell Int, 2018, 18: 182.

［35］MAUDE S L, LAETSCH T W, BUECHNER J, et al. Tisagenlecleucel in children and young adults with B-cell lymphoblastic leukemia[J]. N Engl J Med, 2018, 378(5): 439-448.

［36］LEE D W, KOCHENDERFER J N, STETLER-STEVENSON M, et al. T cells expressing CD19 chimeric antigen receptors for acute lymphoblastic leukaemia in children and young adults: a phase Ⅰ dose-escalation trial[J]. Lancet, 2015, 385(9967): 517-528.

［37］DAVILA M L, SAUTER C, BRENTJENS R. CD19-targeted T cells for hematologic malignancies: clinical experience to date[J]. Cancer J, 2015, 21(6): 470-474.

［38］BRUDNO J, LAM N, WANG M, et al. T-cells genetically modified to express an anti-B cell maturation antigen chimeric antigen receptor with a CD28 costimulatory moiety cause remissions of pool-prognosis relapsed multiple myeloma[J]. J Clin Oncol, 2018, 36: 2267-2280.

［39］BRUDNO J N, KOCHENDERFER J N. Recent advances in CAR-T-cell toxicity: Mechanisms, manifestations and management[J]. Blood Rev, 2019, 34: 45-55.

［40］AHMED N, BRAWLEY V S, HEGDE M, et al. Human epidermal growth factor receptor 2(HER2)-specific chimeric antigen receptor-modified T cells for the immunotherapy of HER2-

positive sarcoma[J]. J Clin Oncol, 2015, 33(15): 1688-1696.

［41］PARK Y P, JIN L, BENNETT K B, et al. CD70 as a target for chimeric antigen receptor T cells in head and neck squamous cell carcinoma[J]. Oral Oncol, 2018, 78: 145-150.

［42］LI H, HUANG Y, JIANG D Q, et al. Antitumor activity of EGFR-specific CAR-T cells against non-small-cell lung cancer cells in vitro and in mice[J]. Cell Death Dis, 2018, 9(2): 177.

［43］PAN Z, DI S, SHI B, et al. Increased antitumor activities of glypican-3-specific chimeric antigen receptor-modified T cells by coexpression of a soluble PD1-CH3 fusion protein[J]. Cancer Immunol Immunotherapy, 2018, 67(10): 1621-1634.

［44］WILKIE S, PICCO G, FOSTER J, et al. Retargeting of human T cells to tumor-associated MUC1: the evolution of a chimeric antigen receptor[J]. J Immunol, 2008, 180(7): 4901-4909.

［45］DAVILA M L, RIVIERE I, WANG X, et al. Efficacy and toxicity management of 19-28z CAR-T cell therapy in B cell acute lymphoblastic leukemia[J]. Sci Transl Med, 2014, 6(224): 224-225.

［46］KAWANO Y, FUJIWARA S, WADA N, et al. Multiple myeloma cells expressing low levels of CD138 have an immature phenotype end reduced sensitivity to lenalidomide[J]. lnt J Oncol, 2012, 41(3): 876-884.

［47］GIORDANO ATTIANESE G M, MARIN V, HOYOS V, et al. In vitro and in vivo model of a novel immunotherapy approach for chronic lymphocytic leukemia by anti-CD23 chimeric antigen receptor[J]. Blood, 2011, 117(18): 4736-4745.

［48］RAMOS C A, DOTTI G. Chimeric antigen receptor (CAR) -engineered lymphocytes for cancer therapy[J]. Expert Opin Biol Ther, 2011, 11(7): 855 -873.

［49］NORELLI M, et al. Monocyte-derived IL-1 and IL-6 are differentially required for cytokine-release syndrome and neurotoxicity due to CAR-T cells[J]. Nat Med, 2018, 24(6): 739-748.

［50］CARPENTER R O, EVBUOMWAN M O, PITTALUGA S, et al. B-cell maturation antigen is a promising target for adoptive T-cell therapy of multiple myeloma[J]. Clin Cancer Res, 2013, 19: 2018-2060.

［51］ROLLIG C, KNOP S, BORNHAUSER M. Multiple myeloma[J]. Lancet, 2015, 385: 2197-2208.

［52］CORNELL R F, KASSIM A A. Evolving paradigms in the treatment of relapsed/refractory multiple myeloma: increased options and increased complexity[J]. Bone Marrow Transplant, 2016, 51(4): 479-491.

［53］Chinese Hematology Branch of Chinese Medical Doctors Association, Hematology Branch of Chinese Medical Association, Multiple Myeloma Professional Committee of Chinese Medical Doctors Association. Chinese multiple myeloma diagnosis end treatment guidelines(revised in 2017)[J]. Chin J Int Med, 2017, 56(11): 866-870.

［54］KUMAR S K, et al. Multiple myeloma[J]. Nat Rev Dis Primers, 2017, 3: 17046.

［55］KUMAR S K, DISPENZIERI A, FRASER R, et al. Early relapse after autologous hematopoietic cell transplantation remains a poor prognostic factor in multiple myeloma but outcomes have improved over time[J]. Leukemia, 2018, 32: 986-995.

［56］KUMAR S K, DISPENZIERI A, LACY M Q, et al. Continued improvement in survival in multiple myeloma: changes in early mortality and outcomes in older patients[J]. Leukemia, 2014, 28(5): 1122-1128.

［57］MOREAU P. How I treat myeloma with new agents[J]. Blood, 2017, 130(13): 1507-1513.

［58］CHAIDOS A, BARNES C P, COWAN G, et al. Clinical drug resistance linked to interconvertible phenotypic and functional states of tumor-propagating cells in multiple myeloma [J]. Blood, 2013, 121(2): 318-328.

［59］PANG Y, HOU X, YANG C, et al. Advances on chimeric antigen receptor-modified T-cell therapy for oncotherapy[J]. Mol Cancer, 2018, 17(1): 91.

［60］WANG X, WALTER M, URAK R, et al. Lenalidomide enhances the function of CS1 chimeric antigen receptor-redirected T cells against multiple myeloma[J]. Clin Cancer Res, 2018, 24(1): 106-119.

［61］RAMOS C A, SAVOLDO B, TORRANO V, et al. Clinical responses with T lymphocytes targeting malignancy-associated κ light chains[J]. J Clin Invest, 2016, 126(7): 2588-2596.

［62］JIANG H, ZHANG W, SHANG P, et al. Transfection of chimeric anti-CD138 gene enhances natural killer cell activation and killingof multiple myeloma cells[J]. Mol Oncol, 2014, 8(2): 297-310.

［63］MIHARA K, BHATTACHARYYA J, KITANAKA A, et al. T-cell immunotherapy with a chimeric receptor against CD38 is effective in eliminating myeloma cells[J]. Leukemia, 2012, 26(2): 365-367.

［64］赵长明, 李文倩, 冯建明. CAR-T 细胞在多发性骨髓瘤治疗中的进展 [J]. 实用医学杂志, 2017, 33(17): 2966-2968.

［65］TEMBHARE P R, YUAN C M, VENZON D, et al. Flow cytometric differentiation of abnormal and normal plasma cells in the bone marrow in patients with multiple myeloma and its precursor diseases[J]. Leukemia Res, 2014, 38(3): 371-376.

［66］LEE L. et al. An APRIL-based chimeric antigen receptor for dual targeting of BCMA and TACI in multiple myeloma[J]. Blood, 2018, 131(7): 746-758.

［67］ALI S A, SHI V, MARIC I, et al. T cells expressing an anti-B-cell maturation antigen chimeric antigen receptor cause remissions of multiple myeloma[J]. Blood, 2016, 128(13): 1688-1700.

［68］BERDEJA J G, LIN Y, RAJE N, et al. Durable clinical responses in heavily pretreated patients with relapsed/refractory multiple myeloma: updated results from a multicenter study of bb2121 anti-BCMA CAR-T Cell Therapy[J]. Blood, 2017, 130(1): 740.

［69］COHEN A D, GARFALL A L, STADTMAUER E A, et al. Safety and efficacy of B-cell maturation antigen(BCMA)-specific chimeric antigen receptor T cells (CAR-T-BCMA) with cyclophosphamide conditioning for refractory multiple myeloma(MM)[J]. Blood, 2017, 130: 505.

［70］ZHANG T, CAO L, XIE J, et al. Efficiency of CD19 chimeric antigen receptor-modified T cells for treatment of B cell malignancies in phase I clinical trials: a meta-analysis[J]. Oncotarget, 2015, 6(32): 33961-33971.

［71］张红曼, 张健. 关于嵌合抗原受体 T 细胞疗法毒性事件的分级与管理 [J]. 中国肿瘤, 2019, 28(4): 301-307.

［72］吴晨, 蒋敬庭. CAR-T 细胞免疫治疗肿瘤的毒副反应及临床对策 [J]. 中国肿瘤生物治疗杂志, 2016, 23(6): 745-750.

［73］ANWER F, SHAUKAT A A, ZAHID U, et al. Donor origin CAR-T cells: Graft versus malignancy effect without GVHD, a systematic review[J]. Immunotherapy, 2017, 9(2): 123-130.

［74］BURSTEIN D S, MAUDE S, GRUPP S, et al. Cardiac profile of chimeric antigen receptor T cell therapy in children: A single-institution experience[J]. Biol Blood Marrow Transplant, 2018, 24(8): 1590-1595.

［75］MORGAN R A, YANG J C, KITANO M, et al. Case report of a serious adverse event following the administration of T cells transduced with a chimeric antigen receptor recognizing ERBB2[J]. Mol Ther, 2010, 18(4): 843-851.

［76］金诗炜, 糜坚青. 嵌合抗原受体修饰的 T 细胞治疗多发性骨髓瘤的研究进展 [J]. 内科理论与实践, 2019, 14(3): 196-201.

［77］虞淦军, 吴艳峰, 汪珂, 等. 国际细胞和基因治疗制品监管比较及对我国的启示 [J]. 中国食品药品监管, 2019(8): 4-19.

［78］吴曙霞, 杨淑娇, 吴祖泽. 美国、欧盟、日本细胞治疗监管政策研究 [J]. 中国医药生物技术, 2016, 11(6): 491-496.

［79］U.S. Food and Drug Administration. What is Gene Therapy?(2018-07-25) [2019-06-05]. https://www.fda.gov/vaccines-blood-biologics/cellular-gene-therapy-products/what-gene-therapy.

［80］王晴晴, 王冲, 黄志红. 中国、美国和欧盟的细胞治疗监管政策浅析 [J]. 中国新药杂志, 2019, 28(11): 1297-1302.

［81］高建超. 关于我国细胞治疗产业发展现况和监管思路的浅见（下）[J]. 中国医药生物技术, 2019. 14(4): 289-293.

［82］AZUMA K. Regulatory landscape of regenerative medicine in Japan[J]. Curr Stem Cell Rep, 2015, 1(2): 118-128.

［83］卫生部办公厅关于公布首批允许临床应用的第三类医疗技术目录的通知 [EB/OL]. [2009-05-01]. http://www.moh.gov.cn/yzygj/s3589/201308/19a61b03ddcc40309a66f630c775c892.shtml.

［84］国家卫生计生委关于取消第三类医疗技术临床应用准入审批有关工作的通知 [EB/OL]. [2015-07-02]. http://www.nhfpc.gov.cn/yzygj/s3585/201507/c529dd6bb8084e09883ae417256b3c49.shtml.

［85］孟淑芳, 霍艳, 侯田田, 等. CAR-T 细胞治疗产品质量控制检测研究及非临床研究

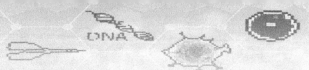

mutation in gen(BCMA)-specific chimeric……

考虑要点 [J]. 中国药事 , 2018, 32(6): 829-852.

［86］黄瑛 , 侯田田 , 霍艳 . CAR-T 细胞治疗产品非临床研究动物模型的发展和应用概述 [J]. 中国药事 , 2018, 32(7): 886-892.

［87］HOLZAPFEL B M, WAGNER F, THIBAUDEAU L, et al. Concise Review: Humanized Models of Tumor Immunology in the 21st Century: Convergence of Cancer Research and Tissue Engineering[J]. Stem Cells, 2015, 33(6): 1696-1704.

［88］KÜNKELE A, TARASEVICIUTE A, FINN L S, et al. Preclinical assessment of CD171-directed CAR-T-cell adoptive therapy for childhood neuroblastoma: CE7 epitope target safety and product manufacturing feasibility[J]. Clin Cancer Res, 2017, 23(2): 466-477.

［89］TSUKAHARA T, OHMINE K, YAMAMOTO C, et al. CD19 targetengineered T-cells accumulate at tumor lesions in human B-cell lymphoma xenograft mouse models[J]. Biochem Biophys Res Commun, 2013, 438(1): 84-89.

［90］侯田田 , 黄瑛 , 霍艳 . CAR-T 细胞治疗产品非临床药效学研究关注点 [J]. 中国药事 , 2018, 32(9): 1232-1238.

［91］TAMMANA S, XIN H, WONG M, et al. 4-1BB and CD28 Signaling Plays a Synergistic Role in Redirecting Umbilical Cord Blood T Cells Against B-Cell Malignancies[J]. Human Gene Ther, 2010, 21(1): 75-86.

［92］HERMANSON D, BARNETT B E, RENGARAJAN S, et al. Abstract 3759: Piggy Bac-manufactured anti-BCMA Centyrin-based CAR-T therapeutic exhibits improved potency and durability[J]. Cancer Res, 2017, 77(13): 3759.

［93］荣斌 , 吴纯启 , 原野 , 等 . CAR-T 细胞治疗产品及其非临床评价研究概述 [J]. 中南药学 , 2019, 17(9): 1381-1385.

［94］国家食品药品监督管理局 . 细胞毒类抗肿瘤药物非临床研究技术指导原则 [J]. 中国新药与临床杂志 , 2008, 27(6): 462-465.

第十一章
溶瘤病毒的非临床评价研究

溶瘤病毒（oncolytic virus，OVs）是一类天然或基因改造的非致病性的病毒，能够特异性地感染并杀伤肿瘤细胞，对正常细胞不会造成过多有害影响。随着现代免疫治疗的发展，溶瘤病毒逐渐被视为一种潜在的肿瘤治疗方案。OVs 可从多个方面发挥抗肿瘤作用，它可选择性地感染肿瘤细胞，并在肿瘤细胞中复制，通过直接的细胞毒性作用裂解、杀死肿瘤细胞；肿瘤细胞裂解释放的肿瘤相关抗原（tumour-associated antigen，TAA），又可触发先天免疫系统和获得性免疫系统，进而诱导系统性的抗肿瘤免疫反应。此外，OVs 还可被工程化，编码表达增强细胞毒性或免疫刺激活性的转基因，调节免疫抑制性的肿瘤微环境，优化免疫介导的抗肿瘤作用。

第一节　OVs 的研究开发历史及进展

早在 19 世纪，病毒就在临床被探索和尝试用于治疗肿瘤。19 世纪早期和中期的零星病例报告显示，在天然病毒感染的情况下，癌症可短期缓解，通常是 1 ~ 2 个月。这些病例大多数是患有血液系统恶性肿瘤如白血病或淋巴瘤的患者。其中一个被广泛引用的病例是一位患有髓性白血病的妇女，在流感感染后出现病情缓解。另一个病例显示，一名患有淋巴白血病的 4 岁男孩在感染水痘后出现自发缓解，但病情缓解只持续了 1 个月，此后癌症迅速发展并导致死亡。此外，还有一些临床报告报道了白血病、Hodgkin 淋巴瘤和 Burkitt 淋巴瘤的患者在感染天然麻疹病毒后肿瘤缓解的病例。1912 年，意大利医生发现注射狂犬病疫苗可以导致宫颈癌消退，这导致了 OVs 疗法的概念和一系列相关的研究。

在 20 世纪 50 ~ 60 年代，由于细胞和组织培养系统的发展使得病毒可在体外培养。此外，异种移植小鼠肿瘤模型的出现也为在受控条件下检测 OVs 的体内抗肿瘤活性提供了机会。研究人员利用野生型病毒进行了大量的临床试验，虽然在非临

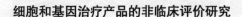

床研究中发现几种人类和动物病毒可导致小鼠肿瘤完全消退，但它们对患者的疗效较差，并且由于无法有效控制病毒的致病性，OVs 一直未能在临床广泛应用。

20 世纪 80 年代，随着基因工程技术的出现，OVs 才逐渐展现了其真正潜力。第一个报道的基因工程病毒是一种可在分裂细胞中选择性敲除胸苷激酶（TK）基因的人单纯疱疹病毒 Ⅰ 型（HSV-1），可以抑制小鼠胶质瘤的生长，延长小鼠的生存期，具有良好的安全性。随着基因工程技术的不断进步，基因修饰的 OVs 得以迅速发展，但进行哪些修饰以获得安全有效的 OVs 仍是尚未解决的问题。由于此时认为含病毒肿瘤的选择复制与疗效直接相关，所以此阶段的基因修饰主要是为了提高肿瘤选择复制能力，基因修饰的类型主要包括：靶向、武装（arming）和屏蔽（shielding）。靶向性修饰可引入或提高肿瘤细胞的特异性，提高 OVs 的安全性和有效性。例如，删除 ICP0 基因的 HSV-1 可使其在人肿瘤细胞中选择性复制。Ⅰ 型 IFN 是一种抗增殖和抗病毒的细胞因子，IFN 通路的突变是细胞永生化和转化的标志，在许多肿瘤细胞中均存在 IFN 相关通路的突变，ICP0 蛋白可破坏 Ⅰ 型 IFN 的活性，所以删除 ICP0 基因的 HSV-1 病毒可有效感染肿瘤细胞，但不能在具有正常 IFN 信号通路的正常细胞中复制。武装是指向 OVs 转入基因以表达编码增强 OV 溶瘤效力的分子，例如编码表达 TRAIL（TNF-related apoptosis-inducing ligand）的溶瘤腺病毒，通过增强凋亡细胞的死亡，在体外和动物肿瘤模型中可明显提高病毒的溶瘤效力。屏蔽修饰是指通过在病毒颗粒周围添加聚合物涂层或改变其包膜或衣壳以避免中和抗体清除来提高 OVs 分布和扩散能力。由于最初认为 OVs 的疗效几乎完全归因于病毒在肿瘤内复制和扩散的能力，以及通过释放子代病毒颗粒裂解肿瘤细胞的能力，大多数非临床研究采用体外试验和免疫缺陷异种移植瘤模型来评估 OVs 的活性，早期临床试验中使用免疫抑制药物来抑制抗病毒免疫反应，所以最初并未意识到这种基因修饰的潜力。随着越来越多研究采用免疫正常的小鼠肿瘤模型评估 OVs 的效力，屏蔽修饰在避免宿主免疫介导的清除中的作用越来越受到重视。

随着对 OVs 的作用机制的研究不断深入以及免疫学研究的不断进展，逐渐认识到 OVs 抗肿瘤作用不仅仅是简单地裂解肿瘤，仅从免疫缺陷的非临床模型外推到复杂肿瘤微环境的患者也太过简单，OVs 的免疫激活和对肿瘤微环境的免疫调节可能是其发挥抗肿瘤作用的重要方面。

Macedo 等对 2000—2020 年 Pubmed 上的 97 项在 3223 例患者中开展的 OVs 临床研究进行了分析，其中绝大多数为 Ⅰ 期临床试验或早期临床试验，仅有 2 项为 Ⅲ 期临床试验。这些临床研究的病毒包括 DNA 病毒和 RNA 病毒，其中最多的是腺病毒（$n=30$），其次为 HSV-1（$n=23$；23.7%）、呼肠孤病毒（$n=19$；19.6%）、痘病毒（$n=12$；12.4%）、新城疫病毒（$n=5$；5.2%）和麻疹病毒（$n=3$；3.1%），各有 2 项研究采用猪塞内加谷病毒（Seneca Valley virus，SVV）和日本血凝素病毒（仙台病毒）包膜，其他在单一临床试验中报道的病毒还包括伽马疱疹病毒、细小病毒和反转录病毒。仅有 1/3（n=33）的临床研究采用了天然病毒株，大约 2/3 的 OVs（n=63）为基因修饰的病毒株，这些修饰主要是删除病毒的非必需基因以提高 OVs 在肿瘤细胞中的选择性复制和降低病毒的致病性。在 40 项临床试验中，基因修饰还包括重组表达一个或多个基因，其中 GM-CSF 是最常见的转基因（n=24；24.7%），以促进局部树突状细胞成熟，帮助刺激宿主免疫反应；还有 6 种病毒编码了前药的代谢酶基因，如胞嘧啶脱氨酶（n=3）和 HSV-1 胸苷激酶（n=3），当患者接受化疗用前药，这些酶可使前药转化为活性物质，选择性的诱导肿瘤细胞死亡。其他的转基因还包括诱导免疫增强的基因，如 IL-2、共刺激分子 CD80、淋巴细胞功能相关抗原 3（lymphocyte function associated antigen-3，LFA-3）、细胞间黏附分子 1（intercellular adhesion molecule 1，ICAM-1）；此外，一项临床研究中还分别在病毒中编码了人热休克蛋白 70（heat shock protein 70，HSP70）、人端粒酶反转录酶启动子和钠 / 碘同向转运体，这些基因可帮助放疗定位到肿瘤细胞或增加肿瘤细胞对放射治疗的敏感性。这些临床研究所选择患者人群涵盖了多种类型肿瘤，其中黑色素瘤（30 项）和胃肠道肿瘤（76 项）最多，其他类型肿瘤还包括头颈癌、乳腺癌和妇科肿瘤、泌尿生殖系统肿瘤和肉瘤。在治疗方案方面，61 项（62.9%）临床试验采用 OVs 单药治疗，36 项（37.1%）采用 OVs 与其他至少一种抗肿瘤疗法或药物联用，其中最常见的是与化疗药物联用，其他还包括放射治疗、免疫治疗（如免疫检查点抑制剂和细胞因子等）和靶向治疗。在所评估的 3233 名接受 OVs 治疗的患者中，客观缓解率（ORR）为 9.0%（292 名），其中 109 名（3.4%）患者达到完全缓解，183 名（5.7%）患者达到部分缓解，另外，389 例（12.0%）患者病情稳定，681 例（21.1%）患者病情得到控制，9 例（0.3%）的患者有轻微反应。与静脉给药相比，瘤内注射治疗的患者临床反应更高。在这些接受 OVs 治疗的患者中，OVs 安全性总体可耐受，绝大多数与 OVs 有关的不良反应均是低级别（CTCAE 1 ~ 2 级）全身症状和局部注射部位反应。其中报告的最常见的不良反应为发热，其他低级别的全身症状还包括发冷和僵硬、恶心和呕吐、流感样症状、疲劳和疼痛。其中 15 项研究中报告了局部注射部位疼痛。与 OVs 相关的 3 级或以上不良事件还包括恶心 / 呕吐（n=8）、疼痛（n=7）、发烧（n=4）、疲劳（n=4）和流感样症状（n=2）。瘤内注射途径和静脉注射途径报告的不良事件基本一致。由于 OVs 具有完全复制能力，因此有可能会传播给密切接触者和（或）环境中，因此有必要再进行病毒脱落研究。在 71 项（73.2%）临床研究中进行了病毒脱落研究，病毒脱落评估最多体液 / 组织为血液 / 血清，之后依次为尿液、唾液或口腔拭子、痰标本，在部分研究中还包括脑脊液、腹腔冲洗液和注射部位等；所采用的分析方法大多为 PCR 法，少量试验采用空斑法作为 PCR 的补充方法。在进行病毒脱落研究的 71 项试验中，均发现了病毒脱落的证据。

第二节　已批准上市的 OVs 产品

迄今为止，全球共有三款 OVs 产品被药品监管机构批准用于治疗晚期癌症，分别为 Rigvir、H101 和 T-VEC。

Rigvir（riga virus）是一种天然的 7 型人肠道致细胞病变孤儿病毒（enteric cytopathogenic human orphan type 7，ECHO-7），一种小 RNA 病毒，2004 年在拉脱维亚获批用于治疗黑色素瘤，也是全球第一个获批上市的 OVs 产品。目前关于 Rigvir 用于治疗恶性肿瘤的生物学特性和疗效的公开文献资料较少，在一项 Rigvir 用于早期黑色素瘤患者的回顾性研究中，发现早期黑色素瘤患者（IB、ⅡA、ⅡB 和ⅡC）接受手术切除和 Rigvir（$n=52$）比单纯接受手术切除的患者（$n=27$）存活时间更长，似乎手术切除后的早期恶性黑色素瘤对 Rigvir 敏感。目前尚不清楚 Rigvir 对晚期恶性色素瘤的治疗潜力。

H101（安柯瑞，Oncorine）于 2005 年由中国国家食品药品监督管理局（SFDA）批准上市，批准适应证为：对常规放疗或放疗加化疗无效的，并以顺铂、氟尿嘧啶进行姑息治疗的晚期鼻咽癌患者。H101 是一种利用基因工程技术删除人 5 型腺病毒 E1B-55kD 和 E3 区部分基因片段而获得的溶瘤性腺病毒，这也是世界第一个基因修饰的 OVs 产品。作为一个强有力的 p53 抑制因子，E1B-55kD 可以抑制感染细胞的凋亡，并允许病毒在 p53 阳性细胞中复制。有假说认为 E1B-55k 缺失在 p53 缺陷肿瘤中的选择性复制中起着重要作用。然而，也可能有另一种肿瘤选择性机制存在，因为 E1B-55k 缺失的腺病毒已经被证明可以在 p53 阳性肿瘤中感染复制。在一项多中心、开放、随机、平行对照的Ⅲ期确证性临床试验中，160 例头颈 - 食管鳞癌患者分别接受顺铂、氟尿嘧啶化疗，联合或不联合瘤内注射 H101 5.0×10^{11} ~ 1.5×10^{12} vp/d，连续 5 天，21 天为一个周期，连续进行 2 ~ 4 个周期。H101 联合化疗组，可评价受试者 52 例，肿瘤客观有效率为 78.8%；单纯化疗组，可评价受试者 53 例，肿瘤客观有效率为 39.6%，两组之间有显著差异。由于多种血清型的腺病毒（包括 H101 所采用的 5 型腺病毒）在人群中具有很高的血清阳性率，这也限制了腺病毒不能采用静脉注射。虽然溶瘤腺病毒已经发展了 20 多年，但 H101 仍然是唯一被批准用于癌症治疗的腺病毒，且必须与化疗联合使用。

T-VEC（talimogene laherparepvec）于 2015 年被 FDA 批准用于治疗不可切除的转移性黑色素瘤，同年 12 月在欧洲批准用于局部晚期或转移性皮肤黑色素瘤，之后 T-VEC 陆续在、澳大利亚和以色列上市。这是首个也是目前唯一获 FDA 批准的

OVs 产品。T-VEC 是由对肿瘤细胞杀伤力较强的 HSV-1 的 JS1 病毒株改造而来，删除了 HSV-1 的 γ34.5 和 ICP47 基因，并在 γ34.5 位点插入了编码人粒细胞 - 巨噬细胞集落刺激因子（GM-CSF）。在正常真核细胞中，HSV-1 病毒复制依赖于增殖细胞核抗原（proliferating cell nuclear antigen，PCNA）- γ34.5 复合体，而肿瘤细胞高表达 DNA 复制修复蛋白和 PCNA，通过删除 γ34.5 可使 T-VEC 选择性地在肿瘤细胞内复制，裂解杀伤肿瘤细胞。ICP47 基因可抑制抗原呈递的相关蛋白，阻止抗原呈递，通过删除 ICP47 基因，可促进病毒的抗原呈递，进而刺激机体产生特异性抗肿瘤免疫作用来进一步增强肿瘤的治疗效果。编码表达的 GM-CSF 可将 DC 和巨噬细胞募集到肿瘤中并促进其成熟，进一步诱导抗肿瘤免疫。在一项Ⅲ期确证性临床试验中，共纳入 436 例Ⅲ B- Ⅳ期不可手术切除的黑色素瘤患者，按照 2：1 比例随机分配到 T-VEC 治疗组和 GM-CSF 照组。T-VEC 治疗组初始剂量为 1×10^6 pfu/mL，3 周后改为 1×10^8 pfu/mL，1 次 /2 周，最多注射 4 针，注射大小依据肿瘤剂量确定。对照组则每隔 14 天皮下注射 125 μg/m² 的 GM-CSF。主要有效性终点指标为持久反应率（durable response rate，DRR：在治疗后 12 个月内存在客观缓解且缓解时间持续 6 个月以上的患者比例）。与对照组相比，T-Vec 治疗组可见明显的疗效（DRR：16.3% vs 2.1%，$P < 0.01$；ORR：26.4% vs 5.7%，$P < 0.01$；中位 OS：23.3 vs 18.9 个月，$P < 0.05$），此外，在 T-VEC 治疗中还观察到 15% 的内脏转移肿瘤体积缩小 ≥ 50%。总体上，T-VEC 安全性表现良好，常见的不良反应有 1 ~ 2 级的疲劳（50% vs 36%）、寒战（49% vs 9%）和发热（43% vs 9%）等流感样症状，3 级以上不良反应发生率 > 2% 的仅有蜂窝性组织炎，T-VEC 治疗组发生的 10 例致死性事件均被认为是疾病进展导致，与治疗无关。虽然 T-VEC 早在 2015 年就获 FDA 和 EMA 批准上市，但其在肿瘤治疗方面仍有很大的局限性，包括：①递送方式的限制，由于静脉注射会诱导机体产生中和抗体，从而将病毒迅速清除，导致治疗效果降低。T-VEC 采用瘤内注射方式给药，虽然可避免免疫清除作用，但瘤内注射只能适用于体表或便于手术的肿瘤类型，对内脏实体瘤或转移瘤给药则比较困难。② T-VEC 发挥药理作用需要免疫系统介导，而癌症患者免疫系统经常受到损害，仅采用单药治疗，可能会导致体积较大和（或）转移的肿瘤清除不全。③肿瘤不是大量孤立增殖的癌细胞组成，而是由多个彼此之间相互参与、具有异质性作用的多个不同类型细胞组成，肿瘤的异质性及抑制性的肿瘤微环境容易导致单药治疗产生耐药性。由于以上原因，目前 T-VEC 仅被批准用于单药治疗且不可切除的晚期黑色素瘤的局部治疗，但黑色素瘤患者进展到不可切除但又不需要系统性治疗的情况并不多见，仅有不到 10% 的黑色素瘤患者适用 T-VEC。随着免疫检查点抑制剂研发的不断进展，联合免疫治疗也成为研究热点，T-VEC 也分别与 CTLA-4 抗体伊匹单抗（ipilimumab）和 PD-1 单抗（pembrolizumab）在黑色素瘤、头颈癌、胰腺癌、软组织肉瘤、乳腺癌和肝癌患者中开展了一些联合给药的探索性临床试验，结果提示，对于那些采用免疫检查点抑制剂治疗后无反应或无法获得持久性反应的癌症患者，联合使用 OVs，可能会使这些患者获益。但由于联合治疗的作用机制尚不完全清晰，仍需开展更多的试验来探索联合给药的方式、剂量以及给药时间，以最大程度地提高安全性和有效性。

第三节　常用 OVs 的生物学特性

病毒是在宿主细胞的细胞内环境中复制的小颗粒，大多数病毒由三个关键的结构元件组成：基因组，即单链或双链 RNA 或 DNA；衣壳，即包裹遗传物质的蛋白质外壳；以及在某些病毒中，脂质包膜（通常来自宿主质膜），它包围着衣壳，有助于病毒附着在宿主细胞膜上，从而促进病毒进入。病毒的生命周期包括五个不同的阶段：吸附、侵入和脱壳、生物合成、组装和释放。OVs 可以是野生型或自然减毒病毒株，这些病毒天然具有感染杀伤肿瘤的特性；也可以通过对病毒基因组进行改造，以提高 OVs 对肿瘤细胞的选择性、杀伤能力或降低致病性，这些改造包括：①突变病毒编码基因，这些基因对病毒在正常细胞中的复制至关重要；②通过使用肿瘤特异性启动子来控制早期基因的表达；③改变病毒的组织嗜性和（或）侵入细胞过程；④编码表达一些细胞毒性基因或免疫调节基因。

在过去的十年中，开发的 OVs 包括 DNA 病毒和 RNA 病毒。

DNA 病毒有许多优点：① DNA 病毒的基因组比较大，可以在不影响病毒的复制的情况下进行编辑；②可以编码比较大的转基因以增强病毒的治疗活性或免疫调节能力；③ DNA 病毒可表达高保真的 DNA 聚合酶，确保病毒基因组的完整性和高效复制；④ DNA 病毒基因组与宿主基因组无明显的整合。

RNA 病毒也有其优势：①尽管较小的基因组限制了它们编码大型转基因的能力，但 RNA 病毒比 DNA 病毒小，它们可以越过血-脑脊液屏障，从而能够针对中枢神经系统肿瘤；②人类对某些 RNA 病毒预存的免疫力很低，因此更适合用于全身给药；③在正常细胞中检测病毒双链 RNA 的蛋白激酶 R（PKR）可能不会出现在肿瘤细胞中，因为肿瘤细胞中 PKR 水平和磷酸化程度通常较低。

单纯疱疹病毒：HSV-1 是 α 疱疹病毒家族的一员，是一种双链 DNA 病毒，基因组比较大（152kb），其中约 30 kb 编码病毒感染所必需的基因。HSV-1 在细胞核内复制，但 HSV-1 不会引起插入突变。这些特性使得 HSV-1 成为有吸引力的 OVs 候选病毒。但野生型 HSV-1 也是一种人类病原体，可引起皮肤损伤和皮疹，并可感染周围神经进入潜伏期。HSV-1 可感染多种类型的细胞，可通过病毒表面糖蛋白侵入上皮细胞，通过 HVEM 侵入免疫细胞，以及通过表面连接蛋白（nectin1 和 nectin2）进入神经元细胞。

腺病毒：腺病毒是一种裸（无包膜）双链线状 DNA 病毒，基因组约 35 kb，由二十面体衣壳包裹，病毒颗粒直径为 70 ~ 90 nm。由于它有一个比较大的基因组，可进行多种工程修饰。腺病毒通常感染人和动物，对理化因素抵抗力比较强，可以通过气溶胶和直接接触传播，这导致大多数人群的血清呈阳性。虽然在免疫力强的宿主中无症状，但腺病毒感染可在新生儿和免疫功能低下的患者中引起疾病。腺病毒通过柯萨奇 - 腺病毒受体（CAR）侵入细胞。进入细胞后，腺病毒在细胞核中表达增殖所需的早期基因（E1A 和 E1B 编码）。E1A 和 E1B 靶向肿瘤抑制因子 p53 和视网膜母细胞瘤相关蛋白（pRb）以促使细胞进入细胞周期。在健康细胞中，E1A 和 E1B 这种的靶向作用可导致细胞凋亡和病毒的清除。由于腺病毒的基因组相对容易进行工程改造，很容易减弱致病性，在不影响病毒感染能力的情况下，可以插入高达 10 kb 的转基因，这使其成为一种极具吸引力的临床开发载体。目前，腺病毒有 57 种血清型，根据病毒凝集特性和在啮齿类动物模型中的潜在致癌性，将其分为 A ~ G 共 7 个种。C 种腺病毒是非致癌的，特别是 2 和 5 血清型已被评估为潜在的溶瘤剂。迄今为止，临床试验显示，溶瘤腺病毒治疗的不良反应很少，有较好的安全性。

痘苗病毒：痘苗病毒是痘病毒家族的一员，是一种牛痘病毒的毒力变异种，具有较大的 dsDNA 基因组（约 190 kb），可插入高达 25 kb 转基因。痘苗病毒完全在受感染细胞的细胞质中复制，因此无插入突变的担忧。痘苗可感染一系列细胞，且对肿瘤细胞具有很高的嗜性。它被认为是通过细胞膜的内吞作用进入宿主细胞。此外，痘苗感染对免疫功能正常的人来说是相对无害的，尽管它在免疫功能低下患者可导致全身性疾病。痘苗感染可诱导强有力的细胞免疫和体液免疫反应，并已在用作天花预防疫苗的减毒痘苗病毒中得到充分证明。基于以上特性，痘苗病毒已被工程改造被用作 OVs，例如，对病毒 TK、痘苗生长因子和痘苗 I 型 IFN 结合蛋白（B18R）进行修饰以增加肿瘤细胞选择性和溶瘤能力；转基因表达肿瘤相关抗原、T 细胞共刺激分子和炎性细胞因子以增强抗肿瘤免疫力。

柯萨奇病毒（Coxsackie virus）：柯萨奇病毒是一种无包膜的单链 RNA 肠道病毒，属于微小病毒科。柯萨奇病毒在胞浆中复制，因此无插入突变的可能性。根据对乳鼠的致病作用，柯萨奇病毒可分为 A、B 两组，A 组有 23 个血清型，B 组有 6 个血清型。感染柯萨奇病毒后一般无症状，有时表现为普通感冒样症状。柯萨奇病毒利用 ICAM-1 和 DAF 进入细胞。柯萨奇病毒 A21 对癌细胞具有天然的嗜性，这是因为一些肿瘤细胞（如多发性骨髓瘤、黑色素瘤和乳腺癌细胞）过度表达 ICAM 1 和（或）

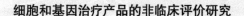

DAF。除了直接溶瘤作用外，柯萨奇病毒已被证明能够增强免疫反应，部分原因是通过促进 DAMPs（例如，HMGB 1、钙网蛋白和 ATP）的释放。柯萨奇病毒感染可促进免疫效应细胞（包括 NK 细胞和 CD8$^+$T 细胞）的浸润，并可通过激活树突状细胞增强抗原呈递。此外，它还可以增加 I 型干扰素的释放，从而增强抗肿瘤免疫反应。柯萨奇病毒用作 OVs 的主要优点包括：①不需要复杂的基因操作来提高安全性或溶瘤活性；②感染后会诱发强烈的免疫反应。一个潜在障碍是，一些接触过天然柯萨奇病毒的人群可能会对病毒产生免疫力，这可能会导致病毒过早被清除。

新城疫病毒（Newcastle disease virus，NDV）：NDV 是一种有包膜、双链 RNA 禽副黏病毒，其大小在 100 ~ 500nm。NDV 通过质膜融合或病毒的直接内吞作用感染细胞。NDV 在细胞质中复制，因此无插入突变的担忧。人类感染 NDV 通常无症状，应为 NDV 对 I 型 IFN 高度敏感，并且 NDV 蛋白可触发强力的 I 型 IFN 反应。也正是因为对 I 型 IFN 的高度敏感性，NDV 对 IFN 信号通路缺陷的的肿瘤细胞有较高的选择性，肿瘤细胞过度表达的 BCL-XL 也使其对 NDV 介导的凋亡更为敏感。NDV 可诱导肿瘤细胞凋亡，通过增加细胞因子（ I 型 IFN、RANTES、IL-12 和 GM-CSF）分泌直接激活先天性免疫系统以及改善抗原呈递。NDV 的血凝素核酸酶也可作为一种有效的抗原增强 CLT 细胞反应。因此，NDV 诱导的肿瘤细胞凋亡可将免疫抑制肿瘤微环境转化抗肿瘤的免疫环境。产生抗肿瘤免疫应答可能是影响其治疗活性的关键因素。尽管 NDV 基因组相对较小（约 15 kb），仍可插入外源基因，这些基因可以插入非编码区而无须删除病毒基因。尽管目前有大量的非临床研究显示 NDV 对多种肿瘤具有抗肿瘤活性，但目前正在进行临床试验的数量有限。与其他 OVs 相比，尽管人类对 NDV 的血清阳性率很低，但人对 NDV 产生的免疫反应可能很强，这有可能会限制人体最大耐受剂量。

呼肠孤病毒：呼肠孤病毒是一种无包膜的双链 RNA 病毒，双层衣壳，20 面体对称。病毒在感染细胞的细胞质中增殖。在正常细胞中，呼肠孤病毒开始转录产生帮助复制的病毒 RNAs 的同时也会激活 PKR 通路。然而，在 RAS 转化的肿瘤细胞中，PKR 通路被阻断。因此，呼肠孤病毒可优先选择 RAS 突变的肿瘤细胞。正是因为这种天然的嗜瘤性，呼肠孤病毒也被作为潜在的 OVs 被开发用于多种类型肿瘤。人类通常会接触呼肠孤病毒，但由于其在大多数正常细胞中不能复制，因此也不会导致明显的致病性。但在几项临床试验中，70% ~ 100% 受试者显示中和抗体阳性，这也阻碍了呼肠孤病毒作为 OVs 的开发和应用。

麻疹病毒（measles virus）：麻疹病毒是一种负链 RNA 副黏病毒，直径 150 nm，基因组（约 15 kb）包含 6 个基因，编码 8 种蛋白质，主要通过信号淋巴细胞活化分子（SLAM）受体（主要在淋巴细胞表面表达）和（或）CD46 进入细胞。一旦进入细胞，麻疹病毒在细胞质内进行复制。人是麻疹病毒唯一的自然宿主，人群对麻疹病毒普遍易感，感染后，麻疹病毒通过细胞间融合传播，这导致多细胞聚集并最终导致细胞死亡。麻疹病毒可在人类中引起严重疾病，因此需要广泛的疫苗接种来预防。野生型病毒的病理学限制了它作为 OVs 的用途；20 世纪 70 年代的病例研究显示，自发性肿瘤消退与麻疹同时感染有关，尤其是血液恶性肿瘤。减毒的 Edmonston 麻疹病毒株可通过 CD46 特异性地感染肿瘤细胞，已在多种类型肿瘤的临床试验中进行了评估，包括 GBM、多发性骨髓瘤和卵巢癌。由于许多患者可能接触过或接种过麻疹病毒，预存的中和抗体和长期免疫记忆反应，可能会导致病毒快速被清除，进而影响溶瘤麻疹病毒的治疗活性。

脊髓灰质炎病毒（poliovirus）：脊髓灰质炎病毒是一种直径为 30 nm 的无包膜单链 RNA 病毒。脊髓灰质炎病毒通过与 CD155 结合进入细胞，在细胞质内复制。人类是脊髓灰质炎病毒的唯一天然宿主，对人类有高致病性，少数情况下病毒可直接侵入人脊髓前角灰质区，增殖并破坏运动神经元，导致 < 1% 的感染者患麻痹型脊髓灰质炎。因此，脊髓灰质炎病毒用作 OVs 需要减毒。一种减毒株（Sabin）对胶质瘤细胞具有明显嗜性，这可能与 CD155 在这些肿瘤细胞上表达上调有关。PVS-RIPO 是一种采用人鼻病毒 2 型（HRV2）的 IRES 来替换脊髓灰质炎病毒的内部核糖体进入位点（IRES）的重组溶瘤性脊髓灰质炎病毒，用 HRV2 IRES 代替脊髓灰质炎病毒 IRES，不仅降低了 PVS-RIPO 的神经毒力，还提高了 PVS-RIPO 对胶质母细胞瘤的选择性。因为 HRV2 IRES 与 DRBP76–NF45 异二聚体和活化 T 细胞的核因子 45 kDa（NF45）结合，这种结合可阻断病毒在健康神经元细胞中的复制，但不会阻断在胶质瘤细胞中的复制。在一项治疗胶质瘤的历史对照 I 期临床试验（NCT01491893）中，PVS-RIPO 组 3 年生存率达 13%，显示出明显生存优势。基于该试验，PVSRIPO 治疗胶质瘤被 FDA 认定为"突破性疗法"。

第四节　选择 OVs 的考虑因素

很多病毒有潜在的溶瘤作用，选择用于肿瘤免疫治疗的 OVs 取决于许多因素，包括潜在的致病性、免疫原性、肿瘤嗜性、编码治疗性转基因的能力、制备过程中可生产的病毒滴度和病毒稳定性等。

病毒基因组：通常，DNA 病毒更容易进行基因工程改造，且 DNA 病毒的临床经验也更为广泛。但由于很多 DNA 病毒的普遍存在，人体中更可能预存中和抗体。相比之下，虽然 RNA 的工程改造更具挑战性，但它们的复制效率更高，从而导致更高的局部扩增。人体对 RNA 病毒预存免疫力的可能性较低，因此这些病毒可能

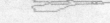
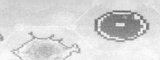

更适合采用静脉注射途径，至少在早期治疗时可行。

病毒大小：较大的病毒可以容纳更大的转基因，但它们不太可能穿透血－脑脊液屏障。较小的病毒可能不适合基因操纵，但它们可能更有效地穿透肿瘤，更有可能穿过血－脑脊液屏障。

病毒的致病性：许多病毒也是病原体并可引起人类疾病，对于毒性较小的人类病原体，如 HSV-1 或腺病毒，特别是当采用减毒病毒时，这些病毒是可以接受的。然而，某些病毒的致病性较强，这限制了它们的临床应用，尽管毒力基因的缺失也可以使这些病毒安全地用于人类。此外，病毒对抗病毒药物的敏感性也是影响其安全性的重要影响因素。

病毒的免疫原性：病毒是先天免疫和适应性免疫反应的强有力刺激物，尽管这种作用的强度可能不同。诱导强烈免疫反应的病毒可能介导强大的抗肿瘤免疫，但它们也可能被免疫系统更快地清除，从而限制了全身给药的剂量。因此，具有较高免疫原性的病毒可能更适合于瘤内注射，而免疫原性较低的病毒可存续更长时间，因此可能更适合静脉注射。

中枢神经系统渗透性：对于原发性脑肿瘤或脑转移瘤患者，给予可以穿越血－脑脊液屏障的溶瘤病毒可能会使患者获益。然而，如果患者有颅外肿瘤和（或）可能存在与病毒感染相关的中枢神经系统毒性，则不可选择具有血－脑脊液屏障渗透性的病毒。

细胞进入机制/肿瘤嗜性：病毒应能进入靶细胞，因此肿瘤细胞上的病毒受体可能是肿瘤嗜性的重要决定因素。

病毒的稳定性：溶瘤病毒作为药品，必须符合药品的稳定性要求，可在各种临床环境中稳定地保存、配制和递送。并且在生产时能够获得高滴度的病毒，以确保给药后病毒可在整个肿瘤微环境中分布。

第五节 OVs 的递送方式

OVs 的疗效取决于感染肿瘤靶细胞的病毒滴度，这就需要有足够数量的 OVs 被递送到肿瘤中，使其裂解并感染邻近的肿瘤细胞。由于 OVs 具有免疫原性，宿主可通过先天性和适应性免疫系统识别并清除病毒。这就需要选择合适的递送方式，以避免病毒过早清除，使病毒有足够的时间复制和杀死肿瘤细胞，启动抗肿瘤免疫反应。虽然目前大多数在研的 OVs 均采用瘤内注射或局部（如腹腔注射或颅内注射），但对于晚期转移性肿瘤，可能更需要全身性的递送方式。在选择 OVs 递送方式时，应尽可能使病毒达到最佳的生物分布，兼顾有效性和安全性，这需要根据病毒和转基因的生物学特性（尤其是免疫原性、嗜性、致病性等）、肿瘤的部位（浅表或深部）和病理学特征（有无转移性）等进行调整。

瘤内注射：瘤内注射是目前 OVs 最常采用的给药途径，可将感染性病毒颗粒直接递送到肿瘤中，从而避免血容量的系统稀释、宿主免疫清除（尤其是预存中和抗体的清除）、非靶器官（如肝脏和脾脏）的摄取截留等缺点，降低病毒在非靶部位复制的风险。虽然溶瘤作用可能仅发生在注射部位，但若能诱导足够强的抗肿瘤免疫反应，远端未受感染的肿瘤也会经历免疫介导的排斥反应。但很多情况下，如果病毒仅在注射部位暴露，没有引发继发性病毒血症，其抗肿瘤活性也仅限于注射局部，T-VEC 对远端肿瘤的活性就可见明显降低。此外，瘤内给药更适用于体表和便于手术的肿瘤，深层内脏肿瘤给药则存在比较大的挑战，包括肝脏边缘给药的风险、机械损伤引起的手术并发症等，并且在深部组织中给药还需要 CT 引导，这需要不断努力改进影像引导技术和具体的安全标准。

静脉注射：静脉注射是一种比较简单的给药方式，也是肿瘤治疗药物首选的给药方式，可将药物递送到多种转移部位。尽管采用静脉注射途径递送药物很方面，但采用静脉注射途径递送 OVs 成功的报道有限，因血容量稀释、中和抗体快速清除、非靶器官中摄取截留和（或）病毒无法通过肿瘤血管外渗等原因，静脉注射给药途径往往需要更高的病毒给药剂量。一项 I 期临床试验显示，经过大量前期治疗的晚期肿瘤患者，静脉注射呼肠孤病毒后，仍可见动态的免疫反应变化，但未见明显的剂量反应关系。在一项静脉注射溶瘤痘病毒 JX-594 的临床试验中，在晚期难治性实体瘤患者中可见剂量依赖性的疾病控制，与低剂量组相比，高剂量治疗的患者新病灶比减少，并且仅在高剂量的肿瘤组织中才观察到病毒感染、复制和转基因表达。瘤内注射和静脉注射嵌合腺病毒 Enadenoutucirev 的患者肿瘤中可见相似程度的病毒感染和 TIL 招募，这也提示对于 OVs 采用全身递送途径也是有可能的。

腹腔注射：腹腔内给药可以将病毒定位到一个更大的腔室，与静脉途径相比，可以改善肿瘤递送，并具有更低的毒性。然而，在手术和疾病进展之后，腹膜腔分区和微环境会变的不均一。与静脉给药类似，腹腔内给药可能会出现分布较差和病毒清除速度更快的问题。但在一项非临床研究中评估了不同给药途径对同源小鼠结肠癌腹膜转移模型的影响，与静脉给药相比，腹腔注射后病毒全身分布更为有限，并可显著延长小鼠的生存期。一项针对 22 例难治性卵巢癌患者的 I / II 期临床试验显示，腹腔内注射编码癌胚抗原相关细胞黏附分子 5（MV-CEA）或钠碘同向转运体（MV-NIS）基因的麻疹病毒，疾病进展中位时间为 2.7 个月，中位 OS 为 29.3 个月，与其他抗肿瘤疗法相比，有明显改善。此外，通过腹腔途径给药并不会增加 nAbs 的形成，并且在高剂量水平下，可检测到转基因表达和肿瘤特异性 T 细胞增加。

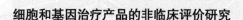

其他递送途径：隔离肢体灌注是一种专门用于治疗局部晚期或复发性肢体肉瘤的手术技术，它使用高压灌注、热疗和动脉内给予肿瘤坏死因子来促进 OVs 的外渗和循环。在一个晚期肢体肉瘤的啮齿类动物模型中，通过手术切除、放射治疗和隔离肢体灌注 OVs，实现了持久的局部肿瘤控制，但无法预防转移性疾病。采用隔离肢体灌注递送 OVs，可能有利于患肢的保存和功能恢复。为穿过血–脑脊液屏障治疗胶质瘤、星形细胞瘤和神经母细胞瘤，可采用多种给药途径，包括直接颅内注射、对流增强型递送以改善病毒分布和手术切除后颅腔注射。作为一种非侵入性的递送方式，气雾剂给药可将 OVs 递送到肺部肿瘤或转移性的肝脏肿瘤。但这种递送方式可能会产生低水平的全身暴露，难以预测递送剂量（尤其是气道被肿瘤阻塞的情况下），并且制剂处方也有一定的挑战。其他一些正在进行研究的局部给药方式还包括递送至骨髓的成骨给药、增加病毒肝脏暴露的肝动脉灌注和门内输注等。

第六节　OVs 的抗肿瘤作用机制研究进展

OVs 的抗肿瘤活性涉及多种机制，包括病毒、肿瘤细胞和免疫系统之间的相互作用。病毒已经进化出逃避免疫系统并与免疫系统相互作用的复杂机制，这些机制可被用于诱导宿主抗肿瘤免疫以达到治疗目的。此外，将溶瘤病毒局部注射到一个肿瘤部位可诱导一种远端效应，即远处未受感染的肿瘤也会经历免疫介导的排斥反应。这种远端效应是通过 OVs 的逐步活动产生，首先它们在肿瘤细胞中的选择性复制，然后诱导免疫原性细胞死亡，导致可溶性抗原和危险因子释放，通过招募未成熟的树突状细胞和固有淋巴细胞来启动先天免疫反应，通过纠正抗原处理和呈递缺陷，激活适应性抗肿瘤免疫反应。此外，OVs 可以通过基因工程来表达治疗基因，从而进一步增强抗肿瘤活性。在没有病毒复制的情况下，病毒编码基因的表达能够实现对肿瘤的免疫调节，同时抑制抗病毒免疫反应。因此，溶瘤病毒是一种高度灵活的药物，它提供了一个关键的"开启"开关，将"冷"肿瘤转变为"热"肿瘤，通过调节肿瘤免疫微环境促进招募 TIL 进入肿瘤。虽然这一过程的具体分子细胞机制尚不完全清楚，但利用 OVs 作为促进肿瘤特异性免疫反应的研究正在稳步推进，基于 OVs 的联合免疫治疗也随着作用机制的不断清晰而成为研究热点。

一、OVs 在肿瘤细胞中的选择性复制

如上所述，嗜瘤性（在肿瘤细胞中选择性复制，而在正常组织中不复制）对于 OVs 发挥肿瘤免疫治疗作用至关重要。有些天然病毒先天对肿瘤具有嗜性，而其他一些病毒则需要进行分子工程改造才可选择性地感染肿瘤细胞。例如，Ad3 受体在

某些人类肿瘤（如黑色素瘤和卵巢癌）中高度表达，可将 Ad5 的衣壳表位与 Ad3 的交换，从提高 Ad5 与肿瘤细胞上病毒侵入受体的亲和力，提高 Ad5 的选择性。HSV 可通过其衣壳与宿主细胞表达的疱疹病毒进入介导子（herpes virus entry mediator，HVEM）结合而侵入细胞，可通过基因工程将该衣壳表位更换为特异性靶向肿瘤细胞表面受体的单链可变区片段（single-chain fragment variable，scFv），以增强肿瘤细胞的选择性感染。

正常组织中产生的干扰素和干扰素相关因子，可限制病毒复制，并导致病毒快速清除。而在肿瘤细胞中，往往存在干扰素通路的缺陷，抗病毒反应失调，因此，OVs 优先在肿瘤细胞中复制。进一步增强病毒在肿瘤细胞中选择性复制的策略包括：删除非必需的病毒毒力基因，插入细胞或组织特异性启动子。在肿瘤细胞中，癌基因通路的异常激活，并可获得病毒基因组合成所需的大量核苷酸，也为减毒病毒提供了复制优势。例如，删除早期基因 E1A 的腺病毒在抑癌基因视网膜母细胞瘤蛋白（RB）功能缺陷的肿瘤细胞中具有更高的复制能力。在正常细胞中，转录因子 E2F1 可驱动细胞进入细胞周期，而 RB 可通过与 E2F1 结合负调控这一过程。病毒感染细胞后表达的 E1A 可通过结合 RB 而激活转录因子 E2F1，促使细胞周期由 G_1 期进入 S 期，为病毒的复制提供良好的环境条件。而肿瘤细胞中普遍存在 RB 缺陷，细胞内游离 E2F1 活性较正常细胞明显增高，因此删除 E1A 并不影响病毒在肿瘤细胞中的复制，而正常细胞由于 RB 的调控遏止了 E1A 驱动的细胞周期调控，这导致了缺失 E1A 的腺病毒在 RB 功能失调的肿瘤细胞中复制效率更高。此外，已在非临床试验中验证，采用肿瘤细胞特异性启动子在肿瘤细胞中表达 E1A，也可提高腺病毒在肿瘤细胞中的选择复制能力。HSV-1 的 ICP34.5 可阻断感染细胞的 PKR 信号通路（磷酸化 PKR 是细胞抗病毒反应的一部分），可导致受感染细胞凋亡减少和病毒持续存在。删除 ICP34.5 基因的 HSV-1 病毒，可导致感染的正常细胞迅速凋亡。而在 PKR 信号受损的肿瘤细胞中，病毒感染不能诱导细胞凋亡，病毒清除能力受损，进而导致病毒复制和病毒诱导的肿瘤细胞溶解。类似地，采用肿瘤细胞特异性启动子的 HSV 表达 ICP34.5 也可获得类似的反应。还有一个例子，即删除胸苷激酶（一种非病毒必需基因，负责病毒的 DNA 合成，正常细胞通常表达水平较低）的溶瘤痘病毒，也可提高病毒对肿瘤细胞的选择复制能力。

二、诱导免疫原性细胞死亡

细胞在应激状态下会发生凋亡。OVs 可诱导感染细胞的内质网（ER）应激和免疫原性细胞死亡（ICD），这是激活肿瘤特异性免疫的有效途径。溶瘤病毒介导的 ICD 可导致肿瘤细胞释放损伤相关模式分子（DAMP），如 ATP、尿酸和高迁移率

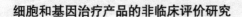

族蛋白 B_1（$HMGB_1$），并通过钙网蛋白（ER 相关的伴侣蛋白）转运到肿瘤细胞表面。细胞外 ATP 是免疫细胞的趋化剂，在 DCs 的激活中起主要作用。$HMGB_1$ 和钙网蛋白是 DCs 上 Toll 样受体 4（TLR4）的配体，可导致 DCs 活化。钙网蛋白还可中和肿瘤细胞上的 CD47 受体（介导 "do not eatme" 的信号，可以阻止巨噬细胞和 DCs 吞噬肿瘤细胞），增强局部 DCs 和巨噬细胞对肿瘤细胞的吞噬作用。一些研究提示，凋亡的肿瘤细胞优先诱导免疫耐受，而 ICD 更倾向于促进免疫反应的激活。

三、诱导先天性免疫反应

肿瘤早期招募的未成熟 DCs 包括 $CD8\alpha^+DCs$ 和 $CD103^+DCs$，它们依赖于转录因子干扰素调节因子 8（IRF8）和碱性亮氨酸拉链转录因子 ATF-like 3（BATF3）进行分化，又被统称为 $BATF3^+DCs$。这些 DCs 在病毒清除过程中起着关键作用，也与抗肿瘤免疫有关。肿瘤炎症可产生趋化因子，如趋化因子配体 4（CCL4），这也有助于招募 $BATF3^+DCs$。病毒相关元件［如 DNA、RNA 和病原体相关模式分子（PAMPs）］以及来源于死亡肿瘤细胞的 DAMPs，可与 DCs 表面或胞浆中 TLRs 或其他先天免疫受体结合，促进 DCs 成熟，从而促进细胞因子（如 IL-12）释放，并诱导它们迁移到局部淋巴结，启动 T 细胞对病毒抗原的免疫反应。这些早期改变也可招募一些固有淋巴样细胞，非特异性地清除病毒感染细胞。由于 MHC I 分子在肿瘤细胞中表达降低，也可能会可被很多病毒干扰，因此肿瘤细胞可能对先天免疫反应更敏感。

病毒感染后，固有免疫细胞和一些体细胞中的模式识别受体（PRR）可识别病毒 PAMPs 中高度保守的基序，并触发 I 型干扰素基因和病毒清除相关基因表达。先天免疫随后可随 DCs 上表达的增加的 MHC I 类、MHC II 类和共刺激分子（如 CD40、CD80、CD83 和 CD86）所增强，这提供了先天免疫到适应性免疫的桥梁。此外，通过 PRRs 检测病毒元件可促进 DCs 释放促炎细胞因子，如 IL-1β、IL-6、IL-12、TNF 以及趋化因子。然而，虽然 OVs 可以诱导强大的抗病毒反应，但大多数肿瘤存在于免疫抑制性微环境中。因此，OVs 倾向于通过在肿瘤细胞中复制来逆转局部免疫抑制状态，从而实现更有效的先天免疫应答，并促进向适应性抗肿瘤免疫的过渡。

虽然 I 型干扰素是调节 OVs 抗肿瘤活性的关键细胞因子，但其在肿瘤免疫应答中的作用尚不完全清楚。许多溶瘤病毒可诱导 I 型干扰素或被工程化以表达这些细胞因子，且局部 I 型干扰素可产生多种效应。因此，如果先天免疫被激活，干扰素可增强抗原呈递，促进适应性免疫反应的出现。此外，过量产生的干扰素又可通过上调免疫检查点分子（如 PD1、PDL1、TIM3 和 LAG3 等）的表达来抑制免疫，这也为 OVs 与免疫检查点抑制剂联合治疗提供了生物学依据。局部干扰素浓度还受瘤内抗病毒状态的影响，某些肿瘤细胞中存在干扰素功能失调，会导致Ⅰ型干扰素水平降低，这种影响的后果尚未完全确定。

四、诱导适应性免疫反应

DCs 分别通过 MHC Ⅱ类和 MHC Ⅰ类分子复合物向 CD4⁺T 细胞和 CD8⁺T 细胞呈递抗原肽，从而启动和激活抗原特异性效应 T 细胞反应。活化的 T 细胞在肿瘤引流淋巴结扩增，并在趋化因子（如 CXCL9 和 CXCL10）的作用下迁移至肿瘤。表达 MHC Ⅰ类分子的肿瘤细胞可以呈递肿瘤特异性抗原，因此可以被 CD8⁺T 细胞识别。虽然最初的 T 细胞反应可能是病毒特异性的，但当 T 细胞利用病毒介导的炎症环境迁移到肿瘤中时，可溶性肿瘤相关抗原和死亡肿瘤细胞又可促进肿瘤抗原向 T 细胞的交叉呈递。非临床研究显示，OVs 可逆转免疫抑制的肿瘤微环境，促进肿瘤中 T 细胞的启动和活化。

下调抗原处理和呈递途径中 MHC Ⅰ类分子和其他因子的表达是肿瘤逃避免疫的重要机制。在与 MHC Ⅰ类分子结合之前，肽通过与抗原处理相关的转运体（TAP）从细胞质转运到内质网腔。一些病毒，如 HSV-1，ICP47 蛋白可竞争性地抑制肽与 TAP 的结合，阻止肽转运到内质网腔，进而阻断病毒抗原的呈递。正是由于这个原因，很多 OVs 被会删除码 ICP47 基因，以防止病毒抑制肿瘤相关抗原的处理和呈递。

五、抗病毒免疫 Vs 抗肿瘤免疫

如上所述，OVs 可诱导对病毒和肿瘤细胞的先天性和适应性免疫反应，而 OVs 的疗效取决于抗病毒免疫反应和抗肿瘤免疫反应之间的平衡。理想状态下，应避免病毒的过早清除，以使病毒有足够的时间复制和杀死肿瘤细胞，启动抗肿瘤免疫反应。病毒的清除主要通过两种机制进行：①感染细胞通过胞内的干扰素信号通路干扰细胞内病毒的生命周期来清除胞内病毒；②先天性和适应性免疫反应则识别病毒颗粒和（或）病毒感染细胞并清除病毒。然而，许多病毒已经进化出复杂的策略来避免被免疫系统发现，因此 OVs 能够持续存在并至少暂时避免免疫清除，从而为产生抗肿瘤免疫反应留出足够的时间。

六、对肿瘤新生血管的影响

OVs 也可以通过激活内皮细胞来阻断肿瘤细胞诱导的血管生成。例如，水泡性口炎病毒（vesicular stomatitis virus，VSV）感染肿瘤细胞会阻断新生血管的形成，这会直接干扰营养物质和氧气向肿瘤的输送，并在肿瘤微环境中引发炎症，包括募集中性粒细胞，从而启动局部微血栓的形成。此外，VEGF 受体 2（VEGFR2）可通

过细胞外信号调节激酶 1（ERK1）或 ERK2 和 STAT3 信号，活化和核定位转录抑制因子 PR 结构域锌指蛋白 1（PRDM1；也称 BLIMP1），抑制 I 型干扰素基因表达，促进 OVs 在肿瘤微环境中复制和存续。此外，OVs 还可以通过工程化改造来提高内皮细胞的淋巴细胞黏附受体或共刺激分子表达，进而增加招募进入肿瘤微环境中的淋巴细胞或增强局部 T 细胞的活化。目前仍需要进一步研究不同病毒对肿瘤内皮细胞的影响，以更好地了解这种机制在 OVs 整体抗肿瘤活性中的贡献。

七、转基因表达

一些 OVs 还被设计编码表达一些细胞毒性基因或免疫调节基因。细胞因子是最常转入的免疫调节基因，也是招募 T 细胞并调节 T 细胞稳态的重要基因。调节细胞因子 GM-CSF，在抗原呈递细胞（如 DCs）的招募和成熟中具有重要作用。工程溶瘤病毒表达的 GM-CSF，可将 DCs 招募到肿瘤中，摄取可溶性肿瘤抗原，刺激树突状细胞成熟，从而促进 T 细胞激活。其他转入表达的基因还包括 IL-2、IL-12 和 TNF 等，这细胞因子可刺激局部淋巴细胞的扩增，已在小鼠肿瘤模型中验证了表达这些细胞因子的工程病毒的治疗活性。此外，有些 OVs 还设计编码肿瘤相关抗原，以诱导针对肿瘤细胞的抗原特异性反应。有些 OVs 还设计编码共刺激分子（CD80、ICAM1、LFA3 等）或免疫检查点抑制剂，以激活肿瘤中的 T 细胞。作为一种提高肿瘤细胞杀伤率的方法，自杀基因治疗策略也可以用于 OVs，OVs 设计编码一种酶，可将惰性前药转化为细胞毒性药物，进而选择性的杀伤感染细胞。例如，OVs 编码表达的胞嘧啶脱氨酶，可将无毒前药氟胞嘧啶转化为氟尿嘧啶。HSV-1 编码表达的胸苷激酶，可将更昔洛韦转化为有毒性的更昔洛韦单磷酸酯。还有一种方法是编码控制细胞关键功能的 microRNA，该策略已在非临床动物模型中显示有效，尚未在临床试验中进行验证。

第七节　OVs 联用策略研究

随着 OVs 研究的不断进展，已有多种 OVs 开展了单药治疗的临床试验，包括野生型和工程病毒，大多数单药治疗临床试验显示有至少一轮感染和转基因表达（如有）以及有限的活性。虽然已有三种 OVs 获批上市，但相比可采用系统递送的免疫检查点抑制剂，其临床应用比较有限，对转移病灶作用也比较有限，缺少提高生存率的证据。几个潜在的原因可以解释 OVs 单药治疗活性不足：①人体对病毒的先天性和适应性免疫反应（包括预存抗体），可识别病毒颗粒和（或）病毒感染细胞，导致病毒过早清除，OVs 没有足够的时间复制和杀死肿瘤细胞，启动抗肿瘤免疫反应。②非靶器官（如肝脏和脾脏）的摄取截留可能会导致 OVs 无法有效递送到内脏肿瘤部位。③肿瘤部位的一些物理屏障（如细胞外基质、纤维化、坏死和间质静水压）可能会阻止 OVs 与细胞受体接触，导致 OVs 难以有效地感染肿瘤细胞。④为提高肿瘤选择性而进行的工程化改造或转基因表达，可能会损害病毒的复制能力和溶瘤活性。⑤肿瘤细胞通常存在内源性干扰素信号通路的缺陷，尽管这可以允许病毒更大的复制，但也可能会抑制局部细胞抗病毒反应的启动和肿瘤特异性 CD8 反应的产生。

随着对 OVs 作用机制的不断了解以及肿瘤免疫治疗的不断进展，OVs 联合用药研究也逐渐开始出现。已在动物模型中证实 OVs 与其他抗肿瘤疗法（尤其是化疗和免疫治疗）联合可提高治疗效果。目前已有多种 OVs 开展了与其他至少一种抗肿瘤疗法联合给药的早期临床试验，这些试验也显示联合给药可增加客观反应率。

一、与化疗药物、靶向药物的联合

ONYX-015 是一种 E1B 缺失的腺病毒，优先在 p53 缺陷的人类肿瘤细胞中复制，已经在各种癌症中进行了临床试验。ONYX-015 联合化疗药物顺铂、氟尿嘧啶在注射肿瘤中的反应率为 65%，而 ONYX-015 单药的有效率仅为 15%。导致这种反应增强的原因尚不清楚，但可能与化疗药物导致的肿瘤细胞死亡增加以及病毒侵入增强有关。一种 3 型呼肠病毒（可在含有导致 RAS–MAPK 信号激活突变的细胞中选择性复制）与 BRAF、MAPK-MEK 抑制剂联合，可通过内质网应激诱导的细胞凋亡增强体外细胞杀伤活性。

二、与免疫检查点抑制剂联合

继 2011 年 FDA 批准第一个免疫检查点抑制剂（immune checkpoint inhibitor, ICIs）后，肿瘤的免疫治疗逐渐成为肿瘤治疗领域研究最活跃的方向。在过去的十年里，ICIs 凭借更好的治疗控制、恢复免疫监视、解除肿瘤免疫抑制和恢复抗肿瘤免疫功能改变了许多肿瘤的治疗方式。然而 ICIs 疗法在部分患者中相应率不佳。研究发现，ICIs 在肿瘤微环境中免疫细胞多的"热"肿瘤中疗效较好，但在"冷"或无反应的肿瘤微环境中基本无效。OVs 能够招募 TIL 进入免疫缺陷的肿瘤中，裂解肿瘤细胞后释放的可溶性肿瘤抗原、危险信号又可招募大量的免疫细胞浸润到肿瘤中，进一步增强 T 细胞的招募和活化，改变无反应性的肿瘤微环境，使"冷"肿瘤变为"热"肿瘤。此外，病毒侵入所诱导产生过量的干扰素又可上调免疫检查点分子（如 PD1、PDL1、TIM3 和 LAG3 等）表达，进而阻断 T 细胞的过度激活（从而阻断抗肿瘤免疫）。因此，OVs 和 ICIs 互取所需，两者也成为了免疫疗法中的

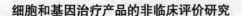

最佳拍档。在多个非临床和临床试验中，这类联合疗法的已显示出强大治疗潜力。在一项采用 B16–F10 黑色素瘤的非临床研究中，局部瘤内注射溶瘤新城疫病毒，可诱导肿瘤特异性 CD4$^+$T 细胞和 CD8$^+$T 细胞浸润到注射部位和远端的肿瘤中，并且提高了肿瘤对 CTLA4 阻断剂的敏感性。在一个三阴性乳腺癌小鼠模型中，溶瘤 Maraba 病毒与 ICIs 联合后治愈了 60% ~ 90% 的小鼠，而单独的病毒或 ICIs 仅能清除 20% ~ 30% 的肿瘤。在 19 例晚期黑色素瘤患者的 Ⅰb 期临床试验中，肿瘤内注射 T-VEC 后，在静脉注射标准剂量的 CTLA4 抗体 ipilimumab，未观察到剂量限制性毒性，客观缓解率为 50%，44% 的患者表现出持续 6 个月以上的持久反应。随后对 198 例不能切除的 ⅢB ~ Ⅳ 期黑色素瘤患者进行了随机临床试验，比较了 T-VEC 和 ipilimumab 联合治疗与单独使用 ipilimumab 的疗效，联合治疗的有效率显著提高（联合 38% vs ipilimumab 单用 18%），接受联合治疗的患者中，检测到活化的 CD4$^+$T 细胞和 CD8$^+$T 细胞水平升高。在 21 例黑色素瘤患者的 Ⅰ 期研究中，对 T-VEC 和抗 PD1 单克隆抗体 pembrolizumab 联合治疗进行了试验，虽然样本量很小，但有 62% 的客观应答率和 33% 的完全应答率。目前正在进行一项更大的随机 Ⅲ 期试验，以比较这种联合疗法与单用 pembrolizumab 的疗效。

第八节　OVs 非临床评价与研究的一般考虑

在开展 OVs 的临床研究前，应开展非临床研究以明确 OVs 的作用方式和安全性特征，包括药理学 / 概念验证研究、组织分布和病毒脱落研究、免疫原性和非临床安全性研究等。OVs 的非临床研究策略 / 计划取决于 OVs 的生物学特性（病毒的大小和形态、病毒基因组结构和编码蛋白、感染复制增殖和传播方式、致病性 / 生物安全性、免疫原性和稳定性等）、递送方式、临床拟用适应证（肿瘤类型）、给药方案（单用或联合给药）和患者人群等。

一、受试物

通常，非临床研究样品的质量应能够代表临床拟用样品。在 OVs 产品开发过程中，应对非临床体外和体内研究的每批样品进行表征，以确保这些研究中的受试物质量符合该阶段产品质量标准。由于病毒分子容易发生突变，在对 OVs 产品进行表征时，需要检测产品中存在的分子突变，尤其是那些可能会改变 OVs 复制选择性和溶瘤能力的突变株，包括突变的类型和数量。若有可能，应采用临床拟用样品作为受试物进行关键非临床研究。应在 IND 申报资料中说明并讨论关键非临床研究所用样品和临床拟用样品的可比性，若存在质量差异，还应分析说明这种差异对有效性

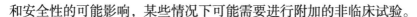

和安全性的可能影响，某些情况下可能需要进行附加的非临床试验。

在某些情况下，由于临床拟用产品的种属特异性（如编码的人源基因在动物中无生物学活性），采用临床拟用产品作为受试物的动物体内试验并不能获得有效信息，采用同源替代产品（即编码动物同源基因的 OVs）也是一种替代方法。这时应对临床拟用产品和同源替代产品进行对比，包括序列、靶点特异性、转基因表达水平等。

二、动物种属或模型选择及局限性

选择 OVs 非临床试验的动物种属 / 模型时应考虑试验的目的以及病毒的嗜性、易感性、复制能力、细胞病变潜能和抗肿瘤活性。理想的动物种属 / 模型不仅应对OVs 易感，能够模拟 OVs 在人体中的感染和复制模式，还应能表现出与人类相似的病理生理特征和结局。很多情况下，常规标准实验动物很可能并不适用，病毒很少能够在这些动物中感染和复制，因此其他一些对病毒易感的动物种属（如棉鼠、金黄地鼠）则有可能会被考虑。在某些情况下，通过基因修饰或细胞 / 组织移植表达人靶受体的人源化动物模型可能更适用。

由于同种或异种移植瘤模型可在一定程度上模拟临床拟用患者人群的肿瘤生物学和病理学特征，因此荷瘤动物模型常用于 OVs 的概念验证 / 药效学研究。此外，由于 OVs 具有嗜瘤性，且具有完全复制能力，病毒在荷瘤动物中的复制水平和存续时间与非荷瘤动物有明显的不同，为模拟 OVs 在肿瘤患者中的复制和增殖，因此也常采用荷瘤动物进行 OVs 的生物分布、病毒脱落和安全性研究。但采用荷瘤动物进行安全性评价时，有其不足之处：①动物可能对病毒不易感，OVs 仅在肿瘤组织中复制，并不能在动物正常组织中复制，无法评估 OVs 感染和复制对正常组织的影响；②常采用免疫缺陷小鼠，不能模拟人体的免疫反应，无法评估 OVs 诱发的免疫反应对病毒存续时间和安全性的影响；③荷瘤动物生存时间较短，不能进行长期评价，且个体间差异大，缺少背景数据。因此，若存在对 OVs 易感的非荷瘤动物种属，还应采用这些易感非荷瘤动物进行非临床安全性评价，以补充荷瘤动物模型不能获得的安全性信息。

对于编码转基因的 OVs 产品，还应考虑转基因表达产物在所选动物种属中的药理学活性。若转基因表达蛋白在动物中无药理活性，可采用表达种属特异性同源蛋白的替代产品。此外，还需要考虑 OVs 的递送方式，如果不属于常规给药方式，如肝动脉给药，可能需要采用大动物给药。最后，如果拟和其他抗肿瘤制剂联合使用，还应考虑所选择动物种属是否属于联用药物的相关动物种属。

总之，选择OVs相关动物种属 / 模型有很大的挑战，现实中很难获得理想的模型，

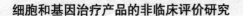

很多情况下仅能满足部分条件，需要采用不同的模型相互补充提供信息。在 IND 递交资料中，应详细描述动物种属 / 模型的选择依据以及局限性。

三、概念验证 / 药理学研究

在 OVs 进入临床试验以前，需要进行概念验证试验和药理作用机制研究，阐明 OVs 在靶肿瘤中的生物学活性（包括在靶肿瘤中选择性复制和抗肿瘤活性）以及 OVs 如何在体内发挥预期治疗作用。这些研究有助于确立在特定目标患者人群中使用 OVs 的科学依据，有助于确定最佳给药途径和早期临床试验的给药方案。概念验证试验包括一系列的体外、体内试验：①OVs 的选择性复制能力评价，可采用肿瘤 / 易感细胞和非肿瘤 / 非易感细胞进行体外细胞毒性 / 裂解活性和（或）复制能力检测，也可采用离体培养的人正常组织和肿瘤组织进行检测；某些情况下，也可仅在体内非临床试验中评估 OVs 的选择性。②在免疫健全的动物模型中评估 OVs 诱导的先天性和适应性抗肿瘤免疫反应及作用机制。③若 OVs 编码表达转基因，还应在非临床动物模型中验证转基因的表达水平及其在抗肿瘤作用中的贡献。④若 OVs 拟与其他抗肿瘤疗法联用，还应在非临床动物模型中证明联用可提高疗效，以为临床联合应用提供支持性依据。⑤对于人群中存在预存抗体的 OVs，建议能够在非临床试验中评估预存抗体对 OVs 清除速率及有效性的影响。⑥为指导临床试验风险控制和减轻策略的制定，建议评估 OVs 对常规抗病毒药物的敏感性。

四、生物分布研究

生物分布研究是 OVs 临床前开发计划中的重要内容，通过表征给药后 OVs 在靶组织（包括肿瘤组织和易感组织）和非靶组织（包括其他组织、体液和生殖腺等）中的分布、存续和清除特征，可为关键性非临床实验中有效性 / 安全性指标监测、给药频率、观察期限的制定提供参考信息。将生物分布数据与毒理学数据结合分析，根据组织 / 体液中的病毒滴度和（或）基因表达水平与不良反应的关系，可有助于了解 OVs 的组织嗜性和确定潜在毒性靶器官。

由于生物分布研究主要是研究 OVs 在靶组织和非靶组织中的分布和清除情况，以为有效性和安全性指标监测和数据解释提供帮助，因此生物分布研究所用动物种属 / 模型应尽可能与概念验证及毒理学试验一致，可伴随概念验证及毒理学开展，也可单独开展。由于 OVs 具有完全复制能力，应采用较为灵敏的方法（如 Q-PCR 方法）对组织中的病毒滴度和（或）核酸水平进行定量。生物分布试验设计时，应关注以下几点：①应尽可能采用临床拟用制剂，制剂处方改变有可能会影响生物分布。②应采用双性别动物，采用单性别动物应有依据。③对于啮齿类动物，每一剂检时间点应至少 5 只 / 性别 / 组；对于非啮齿类动物，每一剖检时间点应至少 3 只 / 性别 / 组。④应考虑影响 OVs 生物分布和（或）存续的因素，如动物的免疫状况和生理状态。⑤应尽可能采用临床拟用给药途径。⑥应至少包含临床最大拟用剂量，更多的组别设计可提供更多的量效关系信息。⑦应设计多个剖检时间点以表征 OVs 生物分布和存续的动力学特征。为评估 OVs 的复制和清除情况，建议检测时间点应至少包含预期达峰时间点和后续清除时间点。⑧采集的组织应至少包括血液、注射部位、生殖腺、脑、肝脏、肾脏、肺、心脏和脾脏，根据 OVs 的类型、组织嗜性和递送方式，还应具体问题具体分析，增加其他相关组织。⑨如果采用 Q-PCR 方法进行定量检测，方法学的定量下限应 ≤ 50copies/μg 基因组 DNA，为确保测定的准确度，每一组织应测定三个平行样，并在其中一个平行样本中加载已知拷贝数的对照品，以确定 Q-PCR 试验的灵敏度。在报告中应提供每只动物的个体数据，阐明测定值低于定量下限的样本归类方法以及计算平均值的方法。

五、病毒脱落研究

脱落是指 OVs 通过患者排泄物（粪便和尿液）、分泌物（唾液、泪液、鼻咽液）或皮肤（脓包、溃疡、伤口）等途径排出体外的过程，通过脱落，病毒可传播到环境及密切接触人员 / 生物中。脱落研究与生物分布研究不同，脱落研究是研究病毒如何从体内排出或释放，包括测定病毒排出量和确认排出物是否具有感染和复制能力，脱落研究有助于评估 OVs 传播给第三方的潜在风险和对环境的潜在风险，有助于制订临床风险监测计划。

采用合适的动物模型进行非临床病毒脱落研究，主要是为了确定病毒的排泄 / 分泌特征，预估 OVs 在人体内脱落的可能性和特征，指导临床病毒脱落研究的设计。非临床病毒脱落研究一般不需要单独开展，可整合到其他非临床研究中（如生物分布研究、非临床安全性研究等）。在设计和解释非临床病毒脱落研究时，应考虑以下因素：

（一）动物种属 / 模型

由于很多病毒不能在常规实验动物种属中感染和复制，所以在解释非临床研究结果时，应考虑动物对病毒的易感性。病毒感染受体在动物和人体中的表达和组织分布情况可能有所不同，这也可能会导致动物的病毒的脱落特征与人有明显不同。由于 OVs 具有嗜瘤性，采用模拟临床患者疾病状态的荷瘤动物模型可能最适于评估病毒脱落。此外，还应考虑对病毒的免疫能力，免疫可影响病毒的清除速率，进而影响病毒的脱落。

（二）给药途径和给药剂量

非临床病毒脱落研究应尽可能模拟临床拟用给药方案，采用相同给药途径，给

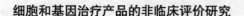
药剂量应涵盖临床拟用剂量范围。

（三）样本采集时间和研究期限

在开展研究之前，应充分调研该 OVs 野生型病毒株的生物学特性（包括病毒嗜性、复制能力、免疫原性、体内存续时间和潜伏 - 再激活能力、病毒稳定性、病毒脱落方式等）以及具有相似特性的病毒产品或病毒载体的已有研究结果，这些数据对样本采集频率和研究期限的设计具有重要的指导作用。通常，给药后早期最有可能发生病毒脱落，因此在给药后的前几天需要更密集地采集样本，以获得病毒的瞬时脱落轮廓。样本的采集频率和采集数量还需要可虑实际可行性，这取决于采集的排泄物或分泌物的类型。研究期限的设计需要考虑亲本病毒的自然感染过程、动物对 OVs 的预存免疫力以及 OVs 的复制能力，研究期限应足以检测到 OVs 复制所导致的二次达峰。如果病毒可在一些组织中长期存续，建议研究期限应相应延长。如果在连续多个时间点采集的样本中观察到阴性结果，可适当缩短研究期限。但是对于具有潜伏期或可再激活担忧的病毒，在预定时间段内获得的阴性结果可能无法准确捕获较晚时间点的病毒脱落情况。

（四）样本采集

在确定采集的样本类型时应考虑病毒的特性、给药途径和动物种属，通常采集的样本包括尿液和粪便，也可能会采集其他类型的样本，如咽拭子、鼻拭子、唾液、支气管灌洗液、皮肤拭子等。采集的样本量 / 体积应足以进行定量和定性分析，对于某些样本（如尿液）可能难以采集足够的样本用于分析，可选择将同一剂量组的同一时间点的样本混合，以获得足够的样本量 / 体积。通常不会采集血液进行脱落分析，但会采集用以药代动力学分析，以评估 OVs 从注射部位向血液的扩散范围以及清除速度。但对于仅在血管中有限扩散的局部给药产品（例如瘤内注射、肌内注射、颅内注射和视网膜下腔注射等），血液中的 OVs 含量分析对评估病毒脱落程度有一定的帮助。

检测病毒脱落的分析方法应当具有特异性、灵敏性和可重复性，首选可定量的分析方法，这有助于评估病毒传播可能性。Q-PCR 和感染性试验是两种通常采用的检测病毒脱落的方法。Q-PCR 方法的优点是快速、灵敏、可重复，但无法区分完整病毒和突变病毒株或降解的病毒片段，无法评估脱落病毒的感染性和传播性。感染性试验需要将脱落的基质与易感细胞系进行体外培养，并且需要较为灵敏的检测终点（如空斑形成）。感染性试验的优点是仅检测具有传染性的病毒，可评估潜在传播风险，缺点是灵敏度不如 Q-PCR 方法。对于 OVs，推荐首先采用 Q-PCR 方法直接定量检测病毒的核酸片段（避开可能的突变位点），若样本中病毒核酸拷贝数高于检测下限，可再采用感染性试验确定是否具有传播可能；如果样本中病毒核酸拷贝数低于检测下限，受灵敏度的限制，可不再采用感染性试验进一步表征脱落病毒的传播能力。除以上两种方法外，也可采用其他一些方法，如免疫分析、Southern 印迹。无论采用何种方法，都应阐明选择依据。

虽然非临床病毒脱落研究有助于指导临床病毒脱落研究的设计，尤其是对采集样本的类型、采集频率和研究期限等。如果非临床病毒脱落研究提示 OVs 具有传播可能性，则可进行笼内配对传播试验，这有助于预测临床人与人之间的传播可能性。需要注意的是，由于动物和人体的免疫系统、免疫状态以及对病毒易感性存在差异，非临床病毒脱落研究并不能替代人体病毒脱落研究，即使在非临床研究中未见病毒脱落，也不能因此豁免临床病毒脱落研究。

六、毒理学及非临床安全性研究

为界定拟开展临床试验具有可接受的风险获益比，OVs 的毒理学试验应足以识别、表征和界定潜在的局部毒性和全身毒性，包括：潜在的急性和慢性毒性（包括剂量 - 反应关系、毒性可逆性以及可能的延迟毒性）、插入突变 / 致癌性。对于生物分布试验显示在生殖腺中有明显分布的 OVs，还应评估潜在的生殖系传递风险。

七、毒理试验的一般考虑

在制订毒理学研究计划时，应首先考虑 OVs 的生物学特性（病毒基因组结构、感染复制增殖和传播方式 / 机制、组织嗜性、致病性 / 生物安全性、免疫原性和稳定性等）以及同类产品（来源于相同野生型病毒株的 OVs 或病毒载体）已有非临床和临床安全性信息，并基于概念验证试验确立的相关动物种属、给药途径、预期的治疗剂量范围以及给药方案（单用或联用）制订。ICH S6 所推荐的总体科学原则的某些方面也适用于 OVs（如可选择疾病模型动物、转基因动物，或采用同源替代产品）。毒理学试验需要反映 OVs 的生物学特性，动物应对 OVs 易感（即 OVs 在动物的正常组织 / 细胞中具有潜在的复制和感染能力），能够对编码的基因产物表现出药理活性，能够检测到对病毒和（或）编码的基因产物非期望的免疫反应。由于 OVs 的毒性取决于其给药途径，因此毒理学试验的给药途径和给药方案应尽可能地模拟临床拟用情况。应设置多个剂量组，如有可能，给药剂量应涵盖临床拟用剂量范围。每组应包含足够数量的动物，为避免偏倚，应采用随机方式分组（例如，对于荷瘤动物模型，应按照肿瘤大小随机分组）。

八、OVs 的特殊风险考虑

通常，OVs 不与宿主基因组发生整合，但基因修饰的 OVs 或者新型病毒株来源的 OVs 也可能会与宿主基因组发生低频整合。如果在生物分布试验中发现 OVs 持续存在，应考虑进行非临床试验评估病毒是否与宿主基因组发生整合，或是否具有潜伏期并可再激活。对于有整合能力的 OVs，应对其插入位点进行分析，评估其潜在的基因毒性，必要时应在早期开展致瘤性 / 致癌性试验。对于有潜伏期的 OVs，还需要采用相应模型动物评估其发生再激活的可能性。

如果在生殖腺中持续检测到 OVs，这就需要评估 OVs 感染了生殖系细胞还是非生殖系细胞（如支持细胞、间质细胞、白细胞）。对于雄性动物，可基于生精周期在不同时间点对精液进行分析，若在精液中仅可一过性地检测到 OVs，这提示 OVs 未与生殖细胞基因组整合，发生生殖系传递的风险较低。对于雌性动物，如果在一个卵母细胞中监测到 OVs，所有的 OVs 都受影响。如果在卵母细胞或精液中持续检测到 OVs，这提示很有可能发生生殖系传递，应与监管机构及时讨论。

根据目标患者人群和产品的特性，可能需要考虑进行生殖和发育毒性试验，通常这些试验应在Ⅲ期临床试验前完成。

九、非临床安全性试验的 GLP 要求

通常，非临床安全性试验应遵循 GLP 规范。与常规化学药物和生物制品不同，OVs 的非临床安全性评价可能会采用荷瘤动物，这可能会需要特别的动物护理；生物安全性要求也可能会导致非临床安全性试验不能完全执行 GLP。此外，OVs 非临床安全性试验中也可能会伴随生物分布以及概念验证的终点指标检测，这些终点指标的检测也可能难以完全遵循 GLP。因此，若非临床安全性试验未能完全遵循 GLP，应在试验报告的 GLP 符合性声明中说明哪些地方偏离了 GLP 要求，并评估该偏离对试验结果的影响。如果在非临床试验（如概念验证试验或生物分布试验）中整合了安全性终点，这些试验应严格按照预先制订的试验方案开展，从这些试验获得结果应具有充足的质量和完整性，并在试验报告中应报告执行过程中偏离试验方案的情况以及这些偏离对试验结果质量和完整性的影响。

参考文献

［1］HARRINGTON K, FREEMAN D J, KELLY B, et al. Optimizing oncolytic virotherapy in cancer treatment[J]. Nat Rev. Drug Discov, 2019, 18(9): 689-706.

［2］LAWLER S E, SPERANZA M, CHO C, et al. Oncolytic Viruses in Cancer Treatment: A Review[J]. Jama Oncol, 2016, 3(6): 841.

［3］YLÖSMÄKI E, CERULLO V. Design and application of oncolytic viruses for cancer immunotherapy[J]. Curr Opin Biotechnol, 2020, 65: 25-36.

［4］SHI T, SONG X, WANG Y, et al. Combining oncolytic viruses with cancer immunotherapy: Establishing a new generation of cancer treatment[J]. Front Immunol, 2020, 11: 683.

［5］HALIOUA-HAUBOLD C L, PEYER J G, SMITH J A, et al. Regulatory considerations for gene therapy products in the US，EU，and Japan[J]. Yale J Biol Med，2017，90(4): 683-693.

［6］DAVOLA M E, MOSSMAN K L. Oncolytic viruses: how "lytic" must they be for therapeutic efficacy?[J]. Oncoimmunology, 2019, 8(6): 1581528.

［7］MARTINEZ-QUINTANILLA J, SEAH I, CHUA M, et al. Oncolytic viruses: overcoming translational challenges[J]. J Clin Invest, 2019, 129(4): 1407-1418.

［8］YAMAGUCHI T, UCHIDA E. Oncolytic virus: Regulatory aspects from quality control to clinical studies[J]. Curr Cancer Drug Targets, 2018, 18(2): 202.

［9］LUNDSTROM K. New frontiers in oncolytic viruses: optimizing and selecting for virus strains with improved efficacy[J]. Biologics, 2018, 12: 43-60.

［10］KAUFMAN H L, KOHLHAPP F J, ZLOZA A. Oncolytic viruses：A new class of immunotherapy drugs[J]. Nat Rev Drug Discov, 2015, 14(9）: 642-662.

［11］BUIJS P R, VERHAGEN J H, VAN EIJCK C H, et al. Oncolytic viruses: From bench to bedside with a focus on safety[J]. Hum Vaccin Immunother, 2015, 11(7): 1573-1584.

［12］ZHANG Q, LIU F. Advances and potential pitfalls of oncolytic viruses expressing immunomodulatory transgene therapy for malignant gliomas[J]. Cell Death Dis, 2020, 11(6): 485.

［13］LI L, LIU S, HAN D, et al. Delivery and biosafety of oncolytic virotherapy[J]. Front oncol, 2020, 10: 475.

［14］OSALI A, ZHIANI M, GHAEBI M, et al. Multidirectional Strategies for Targeted Delivery of Oncolytic Viruses by Tumor Infiltrating Immune Cells[J]. Pharmacol Res, 2020, 161: 105094.

［15］HAJERI P B, SHARMA N S, YAMAMOTO M. Oncolytic adenoviruses: Strategies for improved targeting and specificity[J]. Cancers, 2020, 12(6): 1504.

［16］GORADEL N H, BAKER A T, ARASHKIA A, et al. Oncolytic virotherapy: Challenges and solutions[J]. Curr Prob Cancer, 2020: 100639.

［17］HWANG J K, HONG J, YUN C. Oncolytic viruses and immune checkpoint inhibitors: Preclinical developments to clinical trials[J]. Int J Mol Sci, 2020, 21(22): 8627.

［18］CAO G D, HE X B, SUN Q, et al. The oncolytic virus in cancer diagnosis and treatment[J]. Front Oncol, 2020, 10: 1786.

［19］BUIJS P R, VERHAGEN J H, VAN EIJCK C H, et al. Oncolytic viruses: From bench to bedside with a focus on safety[J]. Hum Vaccin Immunother, 2015, 11(7): 1573-1584.

［20］YAMAGUCHI T, UCHIDA E. Regulatory aspects of oncolytic virus products[J]. Curr Cancer Drug Targets, 2007, 7(2): 203-208.

［21］CHAURASIYA S, CHEN N G, FONG Y. Oncolytic viruses and immunity[J]. Curr Opin Immunol, 2018, 51: 83-90.

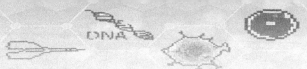

［22］FUKUHARA H, INO Y, TODO T. Oncolytic virus therapy: A new era of cancer treatment at dawn[J]. Cancer Sci, 2016, 107(10): 1373-1379.

［23］ICH. ICH Considerations: Oncolytic Viruses [EB/OL]. (2009-09). https://admin.ich.org/sites/default/files/2019-04/ICH_Considerations_Oncolytic_Viruses_rev_Sep_17_09.pdf.

［24］FDA.Guidance for Industry:PreclinicalAssessment of Investigational Cellular and Gene Therapy Products[EB/OL]. (2013-11). https://www.fda.gov/regulatory-information/search-fda-guidance-documents/preclinical-assessment-investigational-cellular-and-gene-therapy-products.

［25］FDA. Long Term Follow-Up After Administration of Human Gene Therapy Products [EB/OL]. (2020-01). https://www.fda.gov/regulatory-information/search-fda-guidance-documents/long-term-follow-after-administration-human-gene-therapy-products.

［26］ICH. ICH Considerations: General Principles to Address the Risk of Inadvertent Germline Integration of Gene Therapy Vectors [EB/OL]. (2006-10). https://admin.ich.org/sites/default/files/2019-04/ICH_Considerations_General_Principles_Risk_of_IGI_GT_Vectors.pdf.

［27］ICH. ICH Considerations: General Principles to Address Virus and Vector Shedding [EB/OL]. (2009-06). https://admin.ich.org/sites/default/files/2019-04/ICH_Considerations_Viral-Vector_Shedding_.pdf.

［28］张旻，宫新江，邵雪，等．结合案例介绍 ICH 溶瘤病毒非临床研究一般考虑 [J]. 中国新药杂志 , 2019, 28(16): 1982-1986.

第十二章
基因编辑产品的非临床评价研究

基因编辑是通过对特定 DNA 片段的敲除、插入等方式，实现对目标基因的人为"编辑"，它被形象地称为"分子剪刀"。基因编辑的分子基础是 DNA 双链断裂（double strand break，DSB），当 DSB 发生后，细胞可通过多种方式进行修复，主要有两种途径：同源重组修复（homologous recombination，HR）和非同源末端连接修复（non-homologous end joining，NHEJ），见图 12-1。前者利用同源 DNA 模板可进行精确无误的修复；后者将没有同源性的两个 DNA 末端直接连接、实现修复，容易导致碱基插入（insertion）与缺失（deletion）、造成编码错位（frame shift）产生过早的终止密码子、使得蛋白质失去功能或表达缺失，进而造成基因突变和敲除。近年来，定点基因编辑技术已成为进行基因功能研究和物种定向改造的优选策略。

随着基因编辑手段的不断开发和完善，基因治疗领域正在进入基因编辑时代。常规的基因治疗不涉及基因编辑，只是通过载体（如腺相关病毒）使目的基因在细胞内表达。随着细胞分裂和免疫系统的作用，病毒载体会逐渐在体内消失，因此这种基因疗法的持久性存在很大问题。而基因编辑技术将目的基因片段插入细胞 DNA 中，或者在原位置修复基因突变。这种方法的优势在于被修改后的基因会随着细胞分裂而复制，从而长久保存下去。理论上，只有基因编辑能实现一次注射而疗效持续终身。

第一节　基因编辑技术的发展历程

从 20 世纪末人们就开始对基因编辑技术进行探索，但真核生物的基因组包含数十亿个碱基，对其基因组的操作一直面临挑战。同源重组技术（HDR）是最早的基因编辑技术，也是真核生物基因编辑的一个重大突破。但是对高等真核生物来说，外源 DNA 与目的 DNA 自然重组率非常低，只有 $10^{-7} \sim 10^{-6}$ HDR 的大规模应

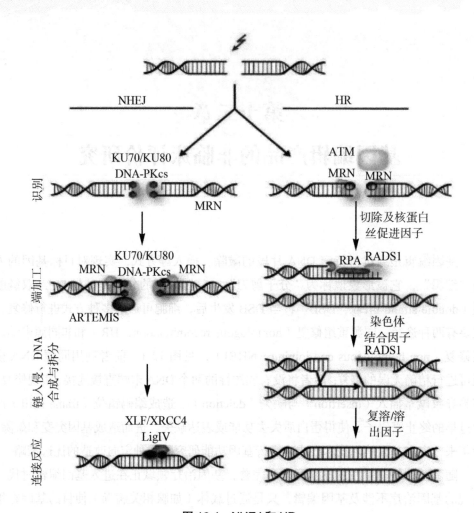

图 12-1　NHEJ 和 HR

Hannes Lans et al, Epigenetics & Chromatin DOI:10.1186/1756-8935-5-4

用受到了一定的限制。为应对这一挑战，一系列基于核酸酶的基因编辑技术相继出现，实现了在真核生物尤其是哺乳动物中精准有效的基因编辑。与传统的基因编辑技术相比，基于核酸酶的基因编辑技术减少了外源基因随机插入，提高了对基因组特定片段进行精确修饰的概率。目前基因编辑技术主要包括以下几种：Mega 核酸酶技术（meganuclease）、锌指核酸酶（zinc finger nucleases，ZFNs）技术、类转录激活因子效应核酸酶（transcription activator-like effectors nucleases，TALENs）技术、规律成簇的间隔短回文重复相关蛋白（CRISPR/Cas9）技术和单碱基编辑（base editing，BE）技术。

在基因编辑技术的临床应用和基因编辑产品的研发中，几个重要事件如下：

2012 年 8 月 17 日，Jennifer Doudna 和 Emmanulle Charpentier 合作，在 Science

杂志发表了基因编辑史上的里程碑论文，成功解析了 CRISPR/Cas9 基因编辑的工作原理。2013 年 2 月 15 日，张锋在 Science 杂志发表文章，首次将 CRISPR/Cas9 基因编辑技术应用于哺乳动物和人类细胞。自此，近年来生命科学领域最耀眼的技术正式宣告诞生。

2016 年，四川大学华西医院卢铀团队开展了 CRISPR 基因编辑技术的首次临床试验，从转移性非小细胞肺癌患者中分离出 T 细胞，并使用 CRISPR/Cas9 技术敲除细胞中的 PD-1 基因，将 T 细胞对肿瘤细胞的攻击能力"激活"，在体外扩增后再输回患者体内，去攻击肿瘤细胞。

2016 年 4 月，美国哈佛大学 David Liu 等第一次发表了不需要 DNA 双链断裂也不需要同源模板即可进行单碱基转换的单碱基编辑（BE）技术。BE 技术的出现促进了点突变基因编辑的有效性和使用范围。

2017 年，中山大学黄军就团队利用 BE 技术在不能发育成熟的人类三元核胚胎中对 HBB 的点突变进行编辑。该研究是第一个利用 BE 技术对遗传疾病突变位点进行精准修复的研究，为治疗新生儿 β 型地中海贫血症，甚至为其他遗传性疾病的治疗打开了新窗口。

2018 年 8 月，瑞士 Vertex 制药公司与合作伙伴美国 CRISPR Therapeutics 联合宣布，美国 FDA 已经解除了实验性基因编辑疗法 CTX001 的临床搁置，并已接受了该疗法用于治疗镰刀状红细胞病的新药临床试验申请（investigational new drug，IND），这也成为美国首例 CRISPR 基因编辑疗法的人体临床试验。其 I 期临床申请在 2018 年 4 月和 8 月分别由德国和美国的药物管理局批准。

2018 年 9 月 5 日，Sangamo Therapeutics 公布治疗黏多糖二型的基因疗法药物 SB-913 的首批临床试验数据。接受中等剂量剂量的两位患者的尿液中黏多糖大分子含量下降 51%，硫酸皮肤素下降 32%，硫酸肝素下降 61%。该技术是通过 ZFN 编辑不到 1% 的人体肝脏细胞的 DNA，再通过这些肝脏细胞表达正确的酶蛋白从而治疗该罕见遗传病，这也是全球首例基因编辑药物临床试验数据公布。

2018 年 11 月 30 日，美国基因编辑公司 EDITAS 宣布美国 FDA 批准了 EDIT-101（AGN-151587）的一期临床申请。EDIT-101 是一种基于 CRISPR 的体内基因组编辑疗法，研发用于治疗一种罕见遗传病：第 10 类莱伯先天性黑蒙。EDIT-101 是第二个通过 IND 的基于 CRISPR 的基因编辑疗法，而在基于 CRISPR 的体内基因组编辑疗法中，EDIT-101 是第一个。

目前，在临床前或临床研究阶段的基因编辑治疗产品见表 12-1：

表 12-1 临床前或临床阶段的基因编辑治疗产品

递送方式	研究阶段	靶向基因	治疗疾病	核酸酶	编辑方式	处理措施	研究单位	NCT 编号
腺病毒	I 期	CCR5	HIV	ZFN	离体细胞	ZFN 修饰 CD4$^+$T 细胞	University of Pennsylvania	NCT00842634
	I 期	CCR5	HIV	ZFN	离体细胞	ZFN 修饰 CD4$^+$T 细胞	Sangamo Biosciences	NCT01044654
	I / II 期	CCR5	HIV	ZFN	离体细胞	ZFN 修饰 CD4$^+$T 细胞	Sangamo Biosciences	NCT01252641
	I / II 期	CCR5	HIV	ZFN	离体细胞	ZFN 修饰 CD4$^+$T 细胞	Sangamo Biosciences	NCT01543152
	I / II 期	CEP290	LCA10	CRISPR/Cas9	体内编辑	CRISPR/Cas9（rAAV 载体）	Allergan	NCT03872479
腺相关病毒	I 期	Factor IX	Hemophilia B	ZFN	体内编辑	ZFN（rAAV 载体）(SB-FIX)	Sangamo Biosciences	NCT02695160
	I 期	IDUA	MPS I	ZFN	体内编辑	ZFN（rAAV 载体）(SB-318)	Sangamo Biosciences	NCT02702115
慢病毒	I 期	TCR/PD-1	Multiple myeloma melanoma synovial sarcoma myxoid/round cell liposarcoma	CRISPR/Cas9	离体细胞	CRISPR/Cas9 编辑 T 细胞	University of Pennsylvania	NCT03399448
	I / II 期	Beta-A-T87Q globin	β -Thalassemia	CRISPR/Cas9	离体细胞	CRISPR/Cas9 编辑 CD34$^+$ 细胞	Bluebird bio	NCT01745120
	临床前	CD19	CD19+malignancies	CRISPR/Cas9	离体细胞	CRISPR/Cas9 基因编辑 anti-CD19 CAR-T	CRISPR therapeutics	—
电穿孔	I 期	TCR-a/CD52	Relapsed/refractory B-cell acute lymphoblastic leukemia	TALEN	离体细胞	TALEN 修饰 CD19 CAR-T	Institut de RecherchesInternationalesServier	NCT02808442
	I 期	TCR-a/CD52	Advanced lymphoid malignancies	TALEN	离体细胞	TALEN 修饰 anti-CD19 CAR-T	Institut de RecherchesInternationalesServier	NCT02735083

续表

递送方式	研究阶段	靶向基因	治疗疾病	核酸酶	编辑方式	处理措施	研究单位	NCT 编号
脂质体	Ⅰ期	TCR-a/CD52	B-cell acute lymphoblastic leukemia	TALEN	离体细胞	TALEN 修饰 anti-CD19 CAR-T	Institut de RecherchesInternationalesServier	NCT02746952
	Ⅰ期	CCR5	HIV	ZFN	离体细胞	ZFN 编辑 CD4+T 细胞	University of Pennsylvania	NCT02388594
	Ⅰ期	CCR5	HIV	ZFN	离体细胞	ZFN 编辑 HSPC	City of Hope Medical Center	NCT02500849
	Ⅰ/Ⅱ期	TCR/B2M	B-cell lymphoma	CRISPR/Cas9	离体细胞	CRISPR/Cas9 编辑 T 细胞	Chinese PLA General Hospital	NCT03166878
	Ⅱ期	B2M	Inherited metabolic disorders	CRISPR/Cas9	离体细胞	CRISPR/Cas9 编辑 HSCs	Magenta Therapeutics,Inc	NCT03406962
	临床前	TTR	Transthyretin amyloidosis	CRISPR/Cas9	体内编辑	CRISPR/Cas9（LNP 载体）	Intellia Therapeutics	—
	临床前	SERPINA1	Alpha-1 antitrypsin deficiency	CRISPR/Cas9	体内编辑	CRISPR/Cas9（LNP 载体）	Intellia Therapeutics	—
	临床前	LDHA HAO1	Primary hyperoxaluria type1	CRISPR/Cas9	体内编辑	CRISPR/Cas9（LNP 载体）	Intellia Therapeutics	—
	临床前	Factor IX	Acute myeloid leykemia	CRISPR/Cas9	体内编辑	CRISPR/Cas9（LNP 载体）	Intellia Thetapeutics	—
	临床前	BCL11A	Sickle cell disease	CRISPR/Cas9	离体细胞	CRISPR/Cas9 编辑 HSCs	Novartis/Intellia Therapeutics	—

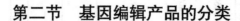

第二节　基因编辑产品的分类

一、依据核酸酶类型

基因组编辑技术是使用序列特异性核酸酶（sequence-specific nucleases，SSNs）进行的，其主要原理都是通过 SSNs 特异切割 DNA 靶位点，产生 DSB，诱导 DNA 的损伤修复机制（NHEJ 和 HDR），从而实现对基因组的定向编辑。从早期的 ZFN 和 TALEN 阶段，到近年的基于 CRISPR/Cas9 的基因组编辑技术，它们共同实现了蛋白质或 RNA 引导的基因组编辑，为基因功能的研究提供了强有力的研究工具。

（一）锌指核酸酶

锌指核酸酶是第一种由人工改造应用的核酸内切酶，ZFN 单体由位于 C 末端的非特异性 DNA 切割结构域 Fok Ⅰ和位于 N 端的特异性识别 DNA 的锌指蛋白结构（zinc finger protein，ZFP）组成，其中，锌指蛋白可以识别特异的 DNA 序列，而 Fok Ⅰ则有 DNA 切割的酶活性。一个锌指结构一般包括 30 个氨基酸，形成 2 个反向的 β 折叠片。结合锌离子的保守氨基酸为 2 个半胱氨酸残基和 2 个组氨酸残基。1 个锌指结构域可识别 9 ~ 12 bp 碱基，将多个（通常为 3 ~ 6 个）锌指结构组合在一起就可以形成 1 个大的 DNA 识别区域。将人工构建的锌指结构与改造后的 Fok Ⅰ限制性内切酶融合，就构成了可以对特定的目标序列进行切割的人工核酸酶 ZFNs。只有 2 个 Fok Ⅰ切割域的二聚化才能切割双链 DNA，因此，需要在基因组靶标位点左右两边各设计 1 个 ZFNs，2 个 ZFNs 结合到特定靶点，当识别位点间距为 6 ~ 8 bp 时，Fok Ⅰ域便发生二聚化产生内切酶活性，对目标 DNA 双链进行切割，从而使双链 DNA 断裂，以此来实现基因组编辑。

（二）转录激活因子样效应核酸酶

TALEN 技术由类转录激活因子效应物（transcription activator-like effector，TALE）的 DNA 结合结构域与非特异性核酸内切酶 Fok Ⅰ的切割结构域融合而成。TALEN 来源于植物病原菌黄单胞杆菌 Xanthomonas。TALEN 识别区域是由 34 个氨基酸组成，其中 32 个氨基酸都是保守的，只有第 12 和 13 位的氨基酸变化较大，这 2 个氨基酸被称为双氨基酸残基（repeat varible di-residues，RVDs），RVD 包括 NI、HD、NG 以及 NN，RVD 与碱基的对应关系为：NI 识别 A，NG 识别 T，NN 识别 G，HD 识别 C。每个 TALE 单体只靶向 1 个核苷酸，在构建 TALEN 人工酶时需要针对每一个靶位点的上下游各设计 1 个，当 Fok Ⅰ形成二聚体活性结构时就可以对靶位点进行剪切，实现基因组编辑的目的。

（三）CRISPR/Cas9 及其衍生技术

CRISPR 簇是一个广泛存在于细菌和古生菌基因组中的特殊 DNA 重复序列家族，其序列由一个前导区、多个短而高度保守的重复序列和多个间隔区组成。前导区一般位于 CRISPR 簇上游，是富含 AT 长度为 300 ~ 500 bp 的区域，被认为可能是 CRISPR 簇的启动子序列。重复序列区长度为 21 ~ 48 bp，含有回文序列，可形成发卡结构。重复序列之间被长度 20 ~ 26 bp 的间隔区隔开。Spacer 区域由俘获的外源 DNA 组成，类似免疫记忆。当含有同样序列的外源 DNA 入侵时，细菌机体可利用 Spacer 区域与之互补、识别，进而抵御病原（如 T4 噬菌体）感染，达到保护自身安全的目的。这类序列的特征是成簇、规律间隔、短回文、重复，故被命名为规律成簇间隔短回文重复序列（clustered regularly interspaced short palindromic repeat sequence，CRISPR）。

在 CRISPR 序列附近存在高度保守的 CRISPR 相关基因（CRISPR associated gene，Cas gene），这些基因编码的蛋白具有核酸酶功能，可以对 DNA 进行切割。根据 Cas 基因核心元件序列的不同，CRISPR/Cas 免疫系统被分为 I 型、II 型和 III 型 3 种类型，I 型和 III 型 CRISPR/Cas 免疫系统需要多个 Cas 蛋白形成的复合体切割 DNA 双链，而 II 型系统只需要 1 个 Cas 蛋白。CRISPR 介导的免疫需要 2 个 RNA，分别是反式激活 RNA（trans-activating crRNA，tracrRNA）和 CRISPR 基因座转录出来的 pre-crRNA。当 tracrRNA 与 pre-crRNA 互补配对后，激活 RNAase III 并对 pre-crRNA 进行剪切，使之成为成熟的 crRNA。成熟的 crRNA（由 protospacer 序列与 tracr RNA 组成），或者人为将 crRNA 与 tracrRNA 接合成单一序列、单向导 RNA（single guide RNA，sgRNA）的嵌合 RNA 分子，能引导 Cas 核酸酶在双链 DNA 的靶位点上，并在原型间隔毗邻序列（protospacer adjacent motif，PAM）的上游 3 ~ 8 bp 位置对结合的序列进行切割。

目前广泛应用的 Cas9 蛋白属于基因编辑的第二类系统，Cas12a（Cpf1），Cas13a（C2c2）等其他类型的 Cas 蛋白也相继被发现，进一步丰富了 CRISPR/Cas 系统，其中几个基因编辑系统的基础信息见表 12-2。在多样性自然进化系统中这种固有的可编程性的存在，使 CRISPR/Cas 系统的应用扩展到了精确的基因组编辑领域。

理想的基因编辑系统需要具备以下要求：设计方便、具有高特异性和可高效递送到靶细胞。TALEN 和 CRISPR/Cas9 比 ZFN 大得多，因此通过腺病毒等小载体递送受到阻碍，而较小的 ZFN 编码序列在病毒递送中具有更高的效率。但是 ZFN 的 DNA 结合结构域和核酸酶结构域的设计和模块化装配非常复杂且耗时，而 ZFN 的成功率（24%）比 TALEN（99%）和 CRISPR/Cas9 技术（90%）低得多，且平均突变率为 10%，仅为 TALEN 和 CRISPR/Cas9 技术的一半。另一方面，ZFNs 的脱靶效应和细胞毒性高于其他技术。与 ZFN 相比，TALEN 更容易设计，也不易脱靶。ZFN 和 TALEN 特异性结合依赖于蛋白质 -DNA 相互作用，具有重复上下文依赖性并易受表观遗传状态影响。相反，CRISPR/Cas9 系统依赖沃森 - 克里克碱基配对，是高度可预测的，且 gRNA 序列便于构建和工程化，是当前分子生物学家最常用的快速编辑基因组系统。但常用的 SpCas9 的一个明显缺点是脱靶效应。3 种基因编辑工具的简易比较见表 12-3。

（四）归巢核酸内切酶

归巢核酸内切酶（meganucleases）虽不被常用，但也值得了解；这是一类需要 12 ～ 40 个碱基对识别位点的内切酶。研究人员通过使用一种特殊的来自酵母线粒体的核酸内切酶 I ——Sce I，在特异性识别 18 个碱基对后，使小鼠染色体 DNA 产生 DSBs。在自然界中，成百上千的归巢核酸内切酶，每一种都有一个独特的识别序列，找到与目标靶向序列相匹配的内切酶概率非常低。由于该核酸酶具有高度特异性，使用其产生 DSB 的方法对细胞毒性造成的毒性很小，但要设计靶向特定序列的人工归巢核酸酶的过程却是昂贵且耗时的，这也是该类型核酸酶基因编辑技术无法被广泛应用的原因。

图 12-2 反映了主要的基因编辑工具及其原理，归巢核酸内切酶需要识别一个很长的 DNA 序列。

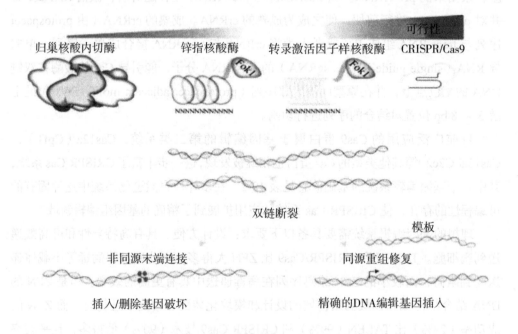

图 12-2　主要的基因编辑工具及其原理

表 12-2 CRISPR/Cas 基因编辑系统

基因组编辑系统	来源	CRISPR/Cas 类型	Cas 蛋白结构域	向导 RNA	DNA 识别区	切割机制	附属切割活性	基因编辑对象
CRISPR/Cas9	华状链球菌 Streptococcus pyogenes	第二大类 II 型	HNH、RuvC	tracr RNA、crRNA	PAM 序列（3′ NGG）	平末端	无	dsDNA
CRISPR/Cas12a	氨基酸球菌属 Acidaminococcus	第二大类 V 型	RuvC、TS	crRNA	PAM 序列（5′ TTTN）	黏性末端	有	dsDNA
CRISPR/Cas13a	沙氏纤毛菌 Leptotrichia shahii	第二大类 VI 型	2 个 HEPN	crRNA	PFS 序列（3′ A, U 或 C）	非特定 RNA 的水解	有	ssRNA

表 12-3 3 种基因编辑工具的比较

项目	ZFN	TALEN	CRISPR/Cas
来源	细菌和真核生物	真核生物	细菌
DNA 结合域	锌指结构域	TALE 结构域	crRNA/sgRNA
结合特异性位置	3 nt	1 nt	1 bp
靶向特异性位置长度	18 ~ 36 bp	24 ~ 40 bp	20 ~ 26 bp
限制酶	Fok I	Fok I	Cas9 及其衍生物
双链断裂模式	黏性末端	黏性末端	Cas9 产生平末端 Cpf1 产生黏性末端
脱靶效应	高	低	可变的
设计难易程度	困难	中等	很低
适合领域	基因敲除和转录调控	基因敲除和转录调控	基因敲除、转录调控碱基编辑
优点	特异性强、无免疫原性，结构小容易传染	特异性很强，比较容易编辑	容易操作、重新定位新靶点，价格最低廉
缺点	很难操作并改变靶点	结构较大，转录较困难	靶点选择性依赖原型间隔邻近序列（PAM）

二、依据基因编辑方式

（一）离体细胞编辑

离体细胞基因编辑，是指对从患者体内分离的细胞或其他供体细胞，利用基因编辑的手段进行基因插入、删除等，随后再回输到患者体内。代表性产品有CTX001，这是一种自体的、CRISPR 基因编辑的造血干细胞疗法，目前正在欧洲和美国对患有输血依赖性 β 地中海贫血或严重镰刀状红细胞病的患者进行 1/2 期临床试验。由于利用自体细胞，因而不会产生免疫排斥反应；同时还可在体外筛选到高效转导以及无脱靶的细胞，进而实现高效安全的治疗效果。但由于步骤烦琐，细胞活力低等缺点也受到一定的局限。

科学家们利用基因编辑技术将 CAR-T 细胞的免疫检查点基因敲除，从根本上使这些 T 细胞对肿瘤微环境中的抑制分子不响应，以达到更好清除肿瘤的治疗效果。对一个正常的免疫 T 细胞进行基因改造，在引入 CAR 序列时去除 T 细胞内源性 αβT 细胞受体基因和人白细胞抗原 I 类编码基因，防止用于不同患者时产生免疫排斥反应。另外，CRISPR/Cas9 技术也可以通过敲除编码信号分子的基因或 T 细胞抑制性受体的基因来提高 CAR-T 细胞的功能。CAR-T 细胞疗法的抗肿瘤疗效显著，但只能够特异性识别肿瘤细胞表面受体，而肿瘤特异性 T 细胞受体（TCR-T）细胞能够通过基因修饰表达特异性 T 细胞受体，识别肿瘤细胞表面经 I 类主要组织相容性抗原呈递的抗原肽，从而识别肿瘤细胞内特异性分子。但受体 T 细胞中存在的内源性 TCR 与修饰后的 TCR 可能会存在竞争反应，因此采用 CRISPR/Cas9 基因编辑技术制备 TCR、HLA I 类分子和 PD1 缺失的 CAR-T 细胞，使其异体反应降低又不引起抗宿主疾病，体内抗肿瘤疗效也得以提升。

随着关于 CRISPR/Cas9 系统精确修饰人类基因组研究的发展，其应用于造血干细胞的基因组编辑技术也随之发展起来。造血干细胞（或祖细胞）移植能够实现将供者细胞替代患者部分或全部骨髓，治疗包括血液、免疫和代谢紊乱在内的先天性或遗传性疾病。2020 年 7 月 22 日，上海邦耀生物科技有限公司与中南大学湘雅医院合作开展的"经 γ 珠蛋白重激活的自体造血干细胞移植治疗重型 β 地中海贫血安全性及有效性的临床研究"的临床试验取得初步成效。这是亚洲首次通过基因编辑技术治疗地中海贫血，也是全世界首次通过 CRISPR 基因编辑技术治疗 β^0/β^0 型重度地贫的成功案例。

（二）体内直接编辑（in vivo）

又称在体基因编辑，是指通过递送系统将基因编辑元件直接注射给患者，使得功能性矫正基因被递送至患者体内，恢复疾病正常表型。治疗疾病包括先天性黑蒙症，脊髓性肌萎缩症和血友病等。代表性产品是 EDIT-101。由于体内直接编辑操作简便，对于一些体外无法培养的细胞类型是最优选择。但由于体内编辑的不确定性，无法避免很多随机整合或脱靶等事件，并且一些病毒载体还会使机体出现危及生命的免疫反应。因此，开发和优化新型的基因递送载体系统，使基因编辑元件能更安全有效地递送到靶向细胞或组织，将极大地促进基因编辑技术在临床应用中的进程。

Hung 等在小鼠视网膜上通过玻璃体内注射 AAV2/2 载体介导 CRISPR/Cas9 系统，CRISPR/Cas9 系统设计成可以破坏 Thy1-YFP 转基因小鼠模型中黄色荧光蛋白的表达，导致 YFP 表达降低 84%，为 CRISPR/Cas9 基因组编辑在活体视网膜中的应用提供了证据。小鼠视网膜下注射 AAV2/5 CRISPR/Cas9 双重系统敲除了野生型小鼠 CEP290 基因的内含子 25，该内含子与 Leber 先天性黑蒙症 10 型（LCA10）最常见的致病突变的人类内含子 26 同源，为通过敲除内含子变异进行治疗提供了概念验证。

2020 年 3 月初，EDIT-101 治疗 LCA10 患者的 I / II 期临床试验完成了首例患者给药，这项临床试验是全球首个在体 CRISPR 基因编辑临床研究，此次给药是 CRISPR 基因编辑技术发展的又一个里程碑。

三、依据递送系统

理想的递送系统应当具有无毒、靶向性好、高效、成本低廉、可生物降解等优点。不管是体内还是离体基因编辑，理想载体的选择是治疗成功的关键，应具备以下几个特点：①有足够的空间来递送大片段的基因编辑元件；②具有高转导效率，能感染分裂的和非分裂的细胞；③能靶向特定的细胞；④具有较低的免疫原性或致病性，不会引起强烈炎症反应；⑤具备大规模生产的能力。

病毒载体是最常用的一种方法，慢病毒、腺病毒和腺相关病毒是最常用来递送基因编辑工具的载体。来自人类免疫缺陷病毒 -1 的慢病毒能够转染未分化的细胞，并且可以在体内靶向特定的器官。Francisco 等通过慢病毒的方式成功将 Cas9 和 sgRNA 的基因递送到小鼠体内，并用来研究抑制肿瘤基因对肺癌的影响。Lombardo 等使用整合酶缺陷慢病毒载体表达 ZFNs 和提供模板 DNA 对不同的细胞进行基因编辑，此递送系统对白细胞介素 -2 受体基因的编辑效率高达 13% ~ 39%。但是慢病毒载体可能会整合到宿主基因上持续地表达，容易发生脱靶。Maddalo 等使用腺病毒递送 CRISPR/Cas9 实现了对成年动物体细胞的基因编辑。腺病毒也能感染细胞，且不会将它们的 DNA 整合到宿主细胞基因组中，但是在动物体内会引发强烈的免疫反应。Li 等使用 AAV 将 ZFNs 直接递送到小鼠肝脏，ZFNs 能够有效地诱导 DSBs，实现在指定位点靶向基因的替换，使 B 型血友病小鼠模型的凝血时间延长。AAV 整合到宿主染色体的概率非常低，而且它们既能感染分裂细胞又能感染非分裂

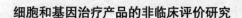

细胞，具有高效、低免疫原性和低细胞毒性的特点。但是 AAV 对 DNA 的装载限制在 4.5 kb，一定程度上也限制了其应用。

非病毒载体更加安全，易于组装，并且在递送大型基因时具有很大的优势，是现在 CRISPR 系统递送的热点。非病毒载体主要包括脂质体、纳米载体和外泌体等。脂质体能够与细胞膜融合，进而将药物递送至生物体内。纳米载体可以携带 Cas9-gRNA 复合物靶向肿瘤组织，在纳米载体上修饰上抗体，可以实现主动靶向特异器官的功能。同时，纳米颗粒也可以利用肿瘤部位高渗透长滞留效应，被动递送到肿瘤病灶，肿瘤分泌的外泌体也作为天然载体可将 CRISPR/Cas9 质粒有效传递到肿瘤部位。

CRISPR/Cas9 系统要实现 Cas9 蛋白和 sgRNA 两个基因编辑元件的递送，其中，sgRNA 可以整合到含有 sgRNA 框架的质粒（pX330、pX459 等）中，也可以通过体外转录得到。Cas9 蛋白的递送形式可以分为以下 3 种：①递送表达 Cas9 蛋白的质粒；②递送编码 Cas9 蛋白的 mRNA；③直接递送 Cas9 蛋白。三种递送形式的 CRISPR/Cas9 系统都能在 sgRNA 的导向作用下到达靶部位从而有效地实现基因组编辑。

（一）从 DNA 水平递送

由于稳定性高、操作简单、成本低等优点，从 DNA 水平递送表达 Cas9 蛋白和 sgRNA 的质粒是一种常用的递送形式。然而递送质粒会降低基因编辑效率，延长 Cas9 蛋白切割时间从而使脱靶率增加，另外还有基因整合风险等。为了提高质粒转染的基因编辑效率，Shin 等将表达 Cas9 蛋白及 sgRNA 的质粒迭代转染到 CHO 细胞，与传统的单次转染方法相比，迭代转染将 Cas9 蛋白和 sgRNA 的表达水平提高了 3 倍。同时该研究还分别验证了将单个及多个 sgRNA 与 Cas9 蛋白整合进质粒，最终对单基因和多基因实现靶向基因编辑，通过迭代转染最终使单基因和多基因靶点的突变率平均都增加 2 倍。Ghassemi 等构建编码 Cas9 蛋白和双 sgRNA 的质粒，旨在靶向断裂 Hbb-bs 基因的外显子 2 和 3 位点，将重组质粒通过显微注射法递送到供体受精卵，将受精卵植入受孕小鼠进行后代筛选和基因分型，最终建立了 Hbb-bs 基因敲除的 β- 地中海贫血小鼠模型。

（二）从 RNA 水平递送

RNA 水平的递送是递送 Cas9 蛋白的 mRNA 和 sgRNA，mRNA 只需递送到细胞质，在细胞质中核糖体的作用下翻译成 Cas9 蛋白。该递送方式的局限性在于 mRNA 本身稳定性差且在体内和体外都易受到 RNA 酶的降解，因此需要合适的递送方法来保护 mRNA 不被酶降解。Miller 等制备了可以包封长序列 RNA 的两性离子氨基脂质（zwitterionic amino lipid, ZAL）非病毒载体，其由阳离子脂质和两性离子脂质结合而成，阳离子脂质含 RNA 结合域并有助于内体逃逸，两性离子脂质

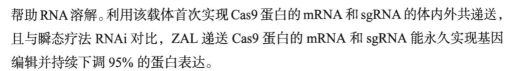

帮助 RNA 溶解。利用该载体首次实现 Cas9 蛋白的 mRNA 和 sgRNA 的体内外共递送，且与瞬态疗法 RNAi 对比，ZAL 递送 Cas9 蛋白的 mRNA 和 sgRNA 能永久实现基因编辑并持续下调 95% 的蛋白表达。

（三）从蛋白水平递送

递送 Cas9 蛋白和 sgRNA 是最直接简便的方法，该形式无转录和翻译过程，基因编辑更快速高效，脱靶率低且毒性小。Cas9 蛋白和 sgRNA 可形成核糖蛋白复合物（ribonucleoprotein complex，RNP），Cas9 蛋白通常带有核定位信号（nuclear localization sequence，NLS）帮助 RNP 入核完成基因编辑，该形式递送的难点在于 RNP 尺寸较大不易包封，因此探索其合适的递送载体尤为重要。目前 RNP 常用载体有脂质体、金纳米颗粒、阳离子聚合物等，近几年新型载体的开发也能帮助 RNP 完成内体逃逸并入核，如 DNA 纳米花，锌和咪唑复合框架，ARRDC1 介导的细胞微泡等。Zuris 等将 Cas9 蛋白与带负电的 GFP 蛋白融合，再与 sgRNA 形成复合物。体外结果显示，利用阳离子脂质体递送融合了 GFP 蛋白的 RNP 比直接递送质粒具有更高的基因编辑效率。体内研究结果表明，经阳离子脂质体体内递送 RNP 至小鼠内耳，最终基因编辑效率约为 20%。

第三节　非临床研究的重要性和必要性

基因编辑产品，不管是离体编辑后的细胞，还是通过不同递送系统实现直接基因编辑的元件，其本质上是一类特殊的药品，属于基因治疗产品的范畴。从新药研究和开发的角度，在从试验室研究阶段到临床研究阶段的开发过程中，需要通过体内外试验来考察其安全性，为临床研究提供安全性方面的信息。

与传统的基因治疗不同，基因组编辑技术可实现精确的基因插入、敲除以及"修正"。通过基因编辑技术修饰的细胞，由于基因的定点整合，治疗效果不会随着细胞的增殖而丢失，能够实现长期安全有效的治疗效果。但目前基因编辑产品仍然存在诸多挑战，其中包括对整合载体或基因组编辑脱靶引起的细胞毒性的认识和预防，提高基因递送和编辑效率以治疗更多类型的遗传疾病，防止载体或基因组编辑复合物引起体内免疫反应等。目前的研究主要针对以下几个方面：①针对病毒载体的优化改造可以进一步提高外源基因的高效转导以及降低机体的免疫原性；②基于基因编辑工具的改进可以提高靶向剪切的效率以及降低脱靶效应的产生；③开发高效精准的靶向基因组整合策略将有助于外源基因的长期稳定整合，实现遗传疾病的长期有效治疗。

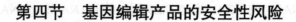

第四节　基因编辑产品的安全性风险

基因编辑产品的安全性风险考虑有以下几方面：①基因修饰的特异性和表征，如基因修饰涉及的类型和范围；通过基因编辑元件和目标位点的优化使脱靶编辑事件最小化；基因组中插入预期的目的基因。②由于基因的在靶或脱靶位点切割而产生的潜在不良反应，如与癌基因激活和蛋白编码序列、基因调控元件、miRNAs 等破坏相关的脱靶事件；影响染色体结构易位、重排的在靶和脱靶事件；对在靶事件周围效应的影响。③由核酸酶和内源性 DNA 修复活性引起的基因突变不良作用。④可能的免疫原性，包括：非人源的基因编辑元件（如表达的核酸酶，RNP）、转基因产物的过表达、从编辑的基因组中可能产生非预期的多肽/蛋白。⑤递送系统的不良反应（如插入突变潜力）。

现从脱靶效应、载体问题、基因编辑元件问题等方面来阐述基因编辑产品的安全性风险。

一、脱靶效应

基因编辑技术问世以来，其脱靶风险一直备受关注。脱靶现象的存在，很大程度上阻碍了 CRISPR/Cas 系统在生产实践中的应用。CRISPR/Cas9 脱靶现象首先在人类细胞中被验证。Keith 团队发现 CRISPR/Cas9 系统在人类细胞中的脱靶切割频率较高，甚至存在 5 个碱基差别的非目标基因仍可被切割，并因此导致突变。脱靶效应一旦发生，可能会引起基因组的不稳定性，扰乱正常细胞功能，甚至诱发癌症。例如与艾滋病等多种疾病相关的趋化因子受体 2（CCR2）和 CCR5 在免疫和炎症反应中发挥关键作用，在某些个体和群体中，CCR2 和 CCR5 基因表现出相关性，即连锁不平衡，在使用 CRISPR/Cas9 技术对小鼠 CCR5 基因进行编辑时，成功率只有36%，可能会造成编辑 CCR2 基因的风险约为 6%，导致如胚胎死亡等不可逆的严重后果。而且有研究表明 CCR2 基因甚至对艾滋病异性传播有一定的促进作用，这就更与通过基因编辑治疗艾滋病的初衷背道而驰。

虽然 Cas9 的特异性一直被认为是由向导 RNA 严密控制的，但脱靶还是可能出现在靶向位点邻近的基因组区域，或者基因组相似序列的位置。科学家推出多种检测脱靶的方案，如依赖于计算机软件的预测、依赖于高通量测序检测 DSB 的产生，还有体外检测方法等，但这些方法都有局限性，不能高灵敏度地检测到脱靶突变，尤其是单核苷酸突变。除造成 DNA 脱靶，发现 BE 技术也会造成大量 RNA 脱靶。通过对全转录组 RNA 测序，证明 BE3、BE3-hA3A 和 ABE7.10 等多个 BE 技术均有大量 RNA 脱靶，且 ABE7.10 还导致大量癌基因和抑癌基因突变，具较强的致癌性风险。

影响脱靶效应的因素主要有：① PAM 序列，PAM 序列影响 CRISPR 的 DNA 切割率，研究表明 NGG 介导切割率最高，而且增加 PAM 序列的长度也会提高靶位点的专一性；② sgRNA 序列，改变 sgRNA 发卡的长度，可以增加与 Cas9 的结合率，而 sgRNA 序列的长度对靶序列的专一性也有一定的影响；③ Cas9/sgRNA 的浓度，Cas9 蛋白和 sgRNA 浓度高并不能提高靶位点的专一性，相反 Cas/sgRNA 复合体浓度高的时候，Cas9 的切割率反而降低。

降低脱靶效应的策略主要有：① sgRNA 设计与脱靶效应评估软件，比如 CRISPR Design、Cas9 Design、CRISPRP 和 CHOOCHOP 等软件可在设计时直接评估脱靶率，以此来提高 sgRNA 序列设计的特异性。②双切口措施，通过改造 Cas9 蛋白得到其突变型 Cas9n 切口酶，改造过的 CRISPR/Cas9 系统，可大幅降低脱靶效应。③优化 sgRNA 序列，通过改变 sgRNA 的结构和序列长度可以降低脱靶率，比如将 sgRNA 的序列长度缩短到 17 ~ 18 个核苷酸时，可以大大降低脱靶率。再比如，削减 sgRNA 的 3′ 端（即从 3′ 端缩短 sgRNA 长度），或者在 5′ 端增加鸟嘌呤，都可以显著提高特异性。④控制 Cas9/sgRNA 的浓度，降低 Cas9/sgRNA 的复合体浓度，脱靶率也随之降低，而利用 RNA 聚合酶 Ⅱ 转录系统可以更好地控制 sgRNA 的表达量。⑤提高核酸酶的特异性，如 David 研究组通过在 Cas9 蛋白特定位点插入羟基他莫昔芬应答性内含肽［hydroxytamoxifen（4-HT）responsive intein］产生小分子激活 Cas9 核酸酶，使 Cas9 靶向编辑的特异性提高了 25 倍。

二、递送系统问题

当前广泛应用于 CRISPR/Cas9 技术的 3 种病毒载体，包括腺病毒载体（AdVs）、整合酶缺陷型慢病毒载体（IDLVs）和重组腺相关病毒载体（rAAVs），这些病毒载体都不会整合入宿主 DNA 中。IDLV 载体容量较大，约 10 kb，但是会持久表达 Cas9 加强脱靶效应。AdVs 和 rAAV 具有低免疫原性和非致病性，缺点是容量较小，约 4.5 kb。由于 CRISPR/Cas9 元件由 8 ~ 10 kb 组成，有研究者使用两个独立的 rAVV 包装 CRISPR/Cas9，但这种设计会影响 CRISPR/Cas9 技术的效率。

针对病毒载体的免疫原性一直是关注重点。以 AAV 载体为例，要实现成功的基因转移，需要限制载体的免疫原性。在给药之前，人类接触野生型 AAV，可以对载体产生体液免疫和 T 细胞免疫。野生型 AAV 的暴露与宿主特异性因素一起可以决定 AAV 载体传递的整体免疫学背景。载体传递后，其成分中的载体可迅速触发先天性免疫识别。虽然在 AAV 试验中没有观察到在载体传递后立即出现严重的全

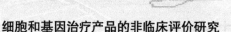

身炎症的证据，但已经记录了一些发热的表现，以及可能与补体激活相关的毒性反应。载体给药后，产生抗衣壳抗体，并可持续数年。转入基因的免疫反应在基因治疗中也是一个潜在的免疫相关风险，尽管到目前为止仅有孤立的试验进行了报道。影响 AAV 衣壳免疫原性的因素包括衣壳、病毒基因组和转基因产物，是 AAV 病毒载体的主要潜在免疫原性成分。由 ITRs 启动子活性驱动的 dsRNA 的产生也可以作为先天免疫的触发器。额外的宿主依赖和媒介依赖因素可以调节载体的整体免疫原性。

此外，针对离体基因编辑细胞，其免疫原性和免疫毒性也需给予关注。以干细胞为例，以胚胎干细胞为例，实验中需要考虑细胞的免疫原性和免疫调节性质带来的生物学风险。ESC 未分化前的免疫原性很低，但在分化后由于 MHC 分子的表达可表现出较高的免疫原性。同时体外实验表明，ESC 和间充质干细胞可通过调控 T 细胞、单核细胞及 NK 细胞等的增殖分化来调节生物免疫能力。细胞载体还存在一定的致瘤性风险，干细胞具有不断增殖、对凋亡诱导不敏感等与肿瘤细胞相似的生长调控机制。有研究表明，胚胎干细胞和诱导多能干细胞可引发良性或恶性的畸胎瘤。干细胞也可能影响体内已存在的肿瘤细胞的生长和扩增，即干细胞的"促瘤性"。细胞载体的外源性风险主要包括：细菌、真菌、支原体及病毒污染，一般来自于实验操作、细胞库污染和动物基质细胞污染等方面。与内源性风险相比，外源性风险污染途径多，防控更为复杂。

三、基因编辑元件问题

免疫反应主要来源于两个方面，一个是针对载体本身的，另一个是针对基因编辑元件的，该编辑元件可以是病毒载体的表达产物，也可以是通过不同递送方式进入细胞的核酸酶。CRISPR/Cas9 技术来源于原核生物的免疫系统，人类本身不具有 Cas9 蛋白，并且存在 Cas9 抗体，在基因编辑产品的应用过程中，外源性的蛋白会使机体产生免疫排斥，这必然会让研究者考虑到安全性的问题。免疫原性的形成会有多种因素，如核酸酶的长期暴露，已经被确定为额外的潜在风险，需要在选择该基因编辑方式时着重考虑。正在进行的研究旨在减少脱靶毒性和免疫原性，这包括设计识别较大结合位点的目标靶位、减少暴露时间以及使用不同类型的核酸酶等。

四、其他问题

2018 年有报道称 CRISPR/Cas9 高效编辑的同时伴随着人类 p53 基因的功能抑制，然而 p53 基因是人体重要的抑癌基因，这会增加癌细胞的逃逸机会，或让基因编辑过的细胞成为潜在癌细胞。另外，在 2018 年 7 月还有研究团队通过第三代测序技术大范围的基因型鉴定，发现 CRISPR/Cas9 会导致靶点附近大段基因组片段的丢失，甚至还有 DNA 重排问题，但是这个问题仅在细胞中出现，胚胎水平还没有相应大片段丢失的报道。

此外，研究表明，针对 CCR5 基因治疗艾滋病还会带来潜在的其他风险，CCR5delta32 纯合子患多发性硬化症的 *OR* 值为 7.4，多发性硬化症是一种中枢性脱髓鞘疾病，目前尚无有效的治疗方法。CCR5 delta32 纯合子患西尼罗河病毒感染的 *OR* 值为 13.2。由于缺乏相关研究数据支持，以后可能还会发现更多其他疾病的潜在风险。

第五节　相关法规和指导原则

一、针对伦理的法规与要求

2018 年 11 月 26 日诞生的一对基因编辑婴儿成为社会舆论的热点，该项技术革新的同时也为人类带来了伦理困境，使得对其在临床上的应用监管成为社会难点。就目前来说，基因编辑技术仍然是不成熟的，并伴随有多种风险。除脱靶等问题外，基因编辑可能会引起宿主强烈的免疫反应，这些免疫反应有可能来自于载体病毒，也有可能来自于基因编辑过程中的失误。基因编辑中如果发生基因移码，可导致复杂的 DNA 序列重排，进而基因功能丧失，影响细胞及蛋白质功能，甚至引起致残致死，为人类的繁衍埋下隐患。当改变生殖细胞基因组后，即使是当前没发现问题，但经过广泛的遗传后，问题才会开始凸显，具有很大的不确定性和不可控性，需要足够大的样本和数据才能验证。因此这已经不仅仅是技术上的选择，而是人类面对社会、自然和未来的价值选择。

2015 年 4 月，中山大学研究团队利用废弃胚胎进行基因编辑试验，这项试验能帮助探讨一些重大疾病在基因层面的成因，并有助于研究胚胎发育过程中基因所发挥的作用，而且试验所使用的胚胎也在 14 天后销毁。尽管在当时引起了伦理学争议，但是试验的目的是科学上的有益探索，试验的结果也是可控的，最终也是被各国的科学家所接受，最终促成了相关国际伦理制约机制的建立即第一届人类基因组编辑国际峰会的顺利召开。2016 年四川大学研究团队进行了癌症基因治疗的临床研究，将肺癌患者的 T 细胞经过基因编辑后重新注入患者体内，以达到治疗癌症的目的，当时同样引发了很多质疑，但都是在讨论技术安全性方面，因为未涉及人类生殖细胞，研究的结果是可控的。

对生殖细胞编辑应用引发的伦理担忧来源以下几个方面：①干扰人类正常进化顺序，将会形成"基因驱动"。此项操作同样会使得人们对基因的挑剔变得越发苛

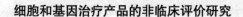

刻，更倾向于选择优质基因，而淘汰弱势基因，这将违背人道主义，打破人类进化的原生状态，扰乱正常的进化顺序。②经过编辑产生的婴儿风险无法预知，以"基因编辑婴儿"为例，该项操作为了使编辑后的婴儿能够天然地抵抗艾滋病，技术针对胚胎中 HIV 的受体之一（CCR5 基因）进行编辑，使其发生突变，这样一来 HIV 病毒由于无受体可依附而无法入侵免疫细胞，从而达到预防艾滋病的目的。然而，基于英国生物银行研究项目中近 41 万人的基因信息与健康数据，科研人员发现，年龄在 41 ~ 78 岁之间，具有两个 CCR5 突变体（CCR5-Δ32）的人与较仅有一个 CCR5 突变体或没有突变体的人相比，死亡率上升了 21%，这表明即便 CCR5 基因的突变可以预防或治愈艾滋病，但也可引发其他传染性疾病。③污染人类基因库，向生物安全提出了挑战，一个基因可以表达多种特性，由于环境的不同，基因编辑后发生突变所产生的效应也会大有不同，任何基因编辑都存在一定的不确定性与未知的风险。对生殖细胞进行编辑具有遗传的特性，所以基因编辑技术的不当操作会使得突变的基因随着繁衍无限传递给后代，这将造成人类的基因库的污染，对人类社会的生存构成严重的威胁。

有关人类基因编辑监管政策法规主要分为两类，与干细胞管理有所不同：第一类是对于没有外源基因导入的体细胞基因编辑（非遗传），允许作为临床治疗方法在相关监管体系下进行应用，这一点与干细胞管理相同。如美国 FDA 已经批准了几款 CRISPR 基因编辑药物的临床试验。第二类是对于生殖细胞的基因编辑，各国绝对禁止临床研究试验，但是对于基础科学研究持不同态度，这方面与干细胞管理完全不同。德国明确禁止利用人类胚胎进行科学研究，对于应用胚胎有严格法律，对违规行为可以提出刑事指控。很多国家禁止使用人类胚胎用于临床研究实验，但是允许利用 14 天以内的人类胚胎进行科学研究，例如包括英国、法国、澳大利亚、冰岛、加拿大等国都将此规定以立法的形式写入胚胎研究条例。

2018 年 7 月，FDA 提出对基因编辑产品的监管将采取分类监管的原则，根据适用于各个类型产品的立法标准，维持以产品为中心、以科学为基础的监管政策，同时遵循美国政府总体的政策原则。基因编辑产品将分为 3 个类别监管，分别是基于体细胞编辑的人类医学产品、基因编辑植物衍生食品和动物衍生食品。对"基于体细胞编辑的人类医学产品"，FDA 将在现有对生物制品监管的框架下进行调控，"基因编辑"在这里指不可遗传的体细胞基因治疗，不包括可遗传的种系基因治疗的情况，基因编辑产品是更为特殊的基因治疗手段。FDA 下设的 CBER 是对基因治疗产品进行审批的核心部门。CBER 在美国《公共卫生服务法》和《联邦食品药物化妆品法》等法规的授权下，负责对细胞治疗产品、人类基因治疗产品以及与细胞和基因治疗相关的某些设备进行严格监管，并发布生物制品的安全信息，促进公众安全合理地使用生物制品。根据美国《公共健康服务法》的规定，基因治疗产品上市许可与人用新药的批准过程相似。

二、针对临床研究／应用的指导原则

基因编辑产品有其特殊性，但应遵循一般性药物研发的一般规律；不管离体基因编辑后的回输细胞，还是借助各种载体进行的直接体内基因编辑，与常规药物的非临床开发策略相似，应按照 ICH M3（R2）和 ICH S6 的要求分阶段开展支持临床试验或上市的非临床安全性试验。此外，因涉及基因物质的影响，还要尤其关注基因治疗相关的指导原则。

第六节　非临床研究的策略

基因编辑产品的非临床研究，是基于科学的效益 - 风险评估。根据基因治疗产品研发的一般规律，并结合基因编辑产品的特殊性，在非临床研究中应遵循以下策略。

一、概念验证与药理学研究

概念验证和发现阶段的临床前研究对于确定在目标患者人群中使用基因编辑产品的可行性和理论基础非常重要。POC 研究应包括以下内容：①有效剂量范围和给药方案；②最佳给药途径；③与疾病／损害发作和（或）进展有关的产品给药时机；④推测的作用模式（MOA）或生物学活性。基因编辑产品具有其特殊性（例如，复杂的性质和需要基因编辑产品与疾病微环境相互作用的多种 MOA），相比健康动物，采用疾病／损害的动物模型（如果有）进行的 POC 研究可能会提供更多信息。一般而言，POC 研究应能够呈现基因编辑产品的收益／风险比，重要的是不仅要评估生物学活性（理想情况下是在异常表型的情况下），而且要在可行的情况下纳入安全性评估，然后可以在未来的临床前安全性研究中进一步进行测试。

通过体外和体内模型对基因编辑产品进行概念验证和作用机制等方面的研究，评价基因编辑产品的生物学活性和药理学作用对理解该类药物在体内诱导产生预期生物学效应的能力具有重要意义。所进行的研究应能阐明基因编辑产品应用于目标患者治疗时的生物学可行性，包括靶基因基因编辑效率和靶细胞的功能活性，最终为该产品在目标人群中的使用提供科学依据。预期通过概念验证和药效学研究确定药理学活性剂量范围、最佳剂量和最低有效剂量，以及可能最优的给药途径和早期临床试验的给药方案。

对于预期和非预期基因改变的检测和定量分析，可用的方法是有限的，且需不

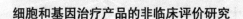

断地改进提高，如增加敏感性。目前的计算机软件预测方法本身不能提供可靠的风险评估。体外模型中的试验数据可提供有用的定位信息。

二、动物模型的选择及其局限性

基因编辑产品的非临床研究应基于产品特性和风险，应包括：在相关疾病／损伤动物模型体内进行的药理学／概念验证；健康动物的毒理研究；药理毒理的综合性研究；载体或转入基因元件的分布研究；针对安全性考虑的额外研究。

实验系统的选择，需考虑人体相关性。考虑不同动物种属的研究价值，以及与体外人体细胞研究的比较，要体内、外模型相结合。动物模型有其局限性，如由于gRNA的种属特异性，可能需要采用替代分子进行相关研究。使用类器官可以反映疾病的某些方面，但不能提供全貌，因此应与其他方法相结合，并支持或作为其他方法选择的支持证据。

由于人类和动物之间的基因组存在显著差异，使得确定合适动物模型／种属具有挑战性。可从以下几方面来考虑实验系统的相关性：临床拟用产品是否可以直接进行动物试验研究，还是采用动物源基因编辑元件？动物源替代产品能否反映临床设计？对于离体基因编辑细胞，应考虑细胞来源，是患者来源细胞、健康供体细胞还是动物来源细胞？对于基因编辑的反应是否与临床相似？对于直接体内基因编辑产品，所选动物种属是否适合同时评估基因编辑元件和递送系统的特性？

由于疾病模型状态下各种生物样本中的基因编辑细胞水平和持久性可能与健康动物明显不同，ICH认可疾病模型用于概念验证、药动学、药效学、病毒脱落和安全性的评价。但同时也提出，疾病模型存在多个方面的不足：通常使用的免疫缺陷动物对病毒载体或基因表达产物的免疫应答有限；疾病状态可能导致寿命缩短。因此，采用疾病模型进行长期安全性评估存在一定的局限性。为弥补上述不足，要考虑采用非疾病模型且生物学上敏感的动物种属作为补充，以用于基因编辑产品的安全性评估。当选择病毒载体时，一方面要对病毒载体具有生物学反应；另一方面，所选择的动物种属对该基因表达产物具有药理学响应是非常重要的。如果转入的基因在该动物种属中无活性，则可以选择表达种属特异性的同源类似物，并通过非临床研究以考察其活性和安全性。在这种情况下，应对动物实验所用基因编辑产品进行考察，评估其与预期临床试验所用的基因编辑产品的可比性程度，如基因编辑效率和基因编辑效率的存续。

理想情况下，针对病毒载体的体内基因编辑产品，所使用的动物种属应既对病毒感染敏感，也对病毒在人体中诱发的感染的病理效应敏感。还建议选择动物物种时应考虑该基因编辑产品的预期临床给药方案；若预期的临床给药途径不是标准途径，如肝内动脉注射，则可能需要采用大型动物种属。若常规用于非临床试验的标准动物种属不适用于该产品的评价，可考虑其他动物种属（如棉鼠、金黄地鼠等）的适用性。

三、毒理学和安全性研究原则

在进行临床研究之前，申办者必须提供 IND 有关药理和毒理学研究的足够信息。动物试验和其他试验的种类、持续时间和研究范围，应根据拟定临床研究的持续时间和性质而调整。适用于基因编辑产品的充分临床前研究计划可为拟定的临床试验提供充分的科学依据，确定生物学活性剂量水平和给药方案，优化临床给药途径，潜在的局部和全身毒性的表征，患者的入排标准和生理参数的识别，以帮助和指导临床研究。

但是，因为基因编辑产品的复杂性和异质性，使得很难做到临床前研究方法的标准化。因此，对基因编辑产品的监管审查过程需要在特定产品属性、递送方法、给药途径以及目标患者群体的背景下进行认真地、基于科学的利益风险分析。尽管方法灵活，但它是基于一个通用框架，该框架包含了许多基本的毒理学原理，这些原理是更为传统的标准化临床前研究策略的基础。在美国 FDA《行业指南：研究性细胞和基因疗法产品的临床前评估》（2013 年 11 月）的文件中也介绍了一些特定的临床前研究设计注意事项。

安全性 / 毒理学研究应足够全面，以允许对潜在的局部和全身毒性（即急性或延迟性），任何毒性的恢复可能性以及剂量反应关系进行鉴别、描述和定量。一般而言，研究设计应尽可能模拟临床试验设计，并应包括以下内容：①采用减少研究偏倚的盲法和随机方法；②适当的对照组（例如未经治疗的对照组，假手术组，单独的溶媒对照，单独的载体对照等）；③支持预期临床拟用剂量范围的多个剂量水平；④模拟临床拟用给药途径，或尽可能地模拟；⑤安全终点的综合评估（例如，死亡率、临床观察、体重食量、生理指标检查、临床病理、解剖病理和组织病理学等）。

除了结合上面概述的基本设计原理外，特定的安全性评价策略还应该基于特定于产品的属性：

对于体内基因编辑产品，适当的临床前研究可能需要评估：①载体和（或）表达的转基因的不良免疫反应的潜力；②非靶细胞 / 组织中病毒复制的水平；③插入诱变或致癌性；④给药后载体的生物分布和转基因表达水平。

对于离体基因编辑产品，可能会更加关注：①致瘤、成瘤或促瘤特性；②未知的供体细胞命运（即，细胞留存 / 持久性、表型、分布和增殖），这可能需要作为临床前研究的一部分进行评估。

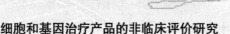

总的来说，从临床前研究中获得的这些信息将有助于指导初始临床试验的设计，例如，确定未观察到的不良反应水平。在某些情况下，临床试验开始后的后期发育过程中可能需要进行其他动物研究。对于基因编辑产品，这可能包括对生殖和发育毒性的需求，具体取决于产品的特定属性，通常可以与Ⅲ期临床试验同时进行。

在可能的情况下，应在所有确定的（即启用 IND 的）临床前研究中评估将要施用于目标患者人群的基因编辑产品。但是，这可能并不总是合适的，并且存在潜在的例外情况。对于临床前研究，可能需要评估相关的基因编辑产品而不是预期的临床产品。如果预计基因编辑产品（如某些整合了载体表达的人类转基因的体内基因编辑产品）的物种特异性限制 POC 研究和（或）确定性研究中评估目标临床产品的相关性，则需要进行类似动物来源或其他类似产品的评估。

潜在的脱靶毒性必须有 Case-by-Case 的评估和解释，这将取决于治疗策略，即产品和适应证的特异性，以及是离体处理后回输还是直接体内给药。在靶或脱靶活性已被证明是细胞 / 组织特异性的，即取决于细胞分化阶段、染色质结构或浓度，以及核酸酶暴露时间，需要进行相应的研究和考虑。干细胞已被用于细胞周期对基因编辑效率作用的研究。采用不同组织类型是必需的，以进一步评估基因编辑中的组织特异性风险。递送系统也需考虑，因为它可能会由于暴露变化而影响在靶或脱靶效应。监管机构要求根据非临床研究数据来识别或预测器官的脱靶毒性。但是，目前要回答这个问题还为时尚早。脱靶毒性受影响器官的识别将使临床试验中更集中地对患者进行监测和实施有针对性的风险最小化措施。在监管机构能够提供具体建议和指导原则之前，还需要在该领域获得进一步的经验。

四、生物分布和病毒脱落

动物的生物分布研究的重点在于考察病毒载体、运载的基因元件或回输细胞向靶器官和非靶器官的分布情况。ICH 推荐采用核酸测序法进行检测，建议采用至少1 种敏感方法（如 qPCR）来检测动物器官和组织中是否存在目标核酸序列。应对不同组织或基质中的目标核酸水平进行定量检测。在非靶组织中检出的明确或持久的核酸水平时，建议对该组织或生物基质进行进一步的分析。对生物分布、临床病理学和组织病理学研究结果进行综合分析，有助于确定动物中观察到的不良安全性信号是否与分布和（或）基因表达相关。

病毒载体使用过程中的潜在担忧是病毒在人与人之间的传播；本文将病毒脱落（viral shedding）定义为病毒通过患者的分泌物（sereta）/ 排泄物（excreta）进行的散播（dissemination）。病毒脱落不同于生物分布，更侧重于病毒向第三方或对可能的环境风险的评估，考察病毒的脱落有助于指导临床研究中长期不良反应的监测。

ICH 已制订关于病毒和载体脱落的考虑文件，对病毒脱落的检测方法（如 qPCR、滴度检测等）和非临床研究试验设计时的考虑（动物种属选择、剂量和给药途径、取样时间和频率、研究期限、样本收集、结果解释等）进行了详细的阐述。尽管关于病毒脱落的非临床信息有助于预测病毒传播的可能性，但不能替代临床试验中对病毒脱落的考察；即使在非临床研究中未观察到脱落，在临床试验中仍应对病毒脱落风险进行评估。

五、GLP 依从性

根据 ICH S6，某些采用特定的实验系统开展的研究，完全遵循区域性法律要求的"药物非临床研究质量管理规范"可能存在困难。在采用疾病 / 损伤动物模型进行的研究中，通常会采集与安全性评价相关的试验终点，因此可能需要对动物进行特殊的护理，生物安全要求也可能对开展某项病毒的非临床研究时的 GLP 依从性造成影响。因此，如果试验是按照前瞻性设计的方案进行的，且所获得的数据质量和完整性足以支持拟定的临床试验，非 GLP 试验可能是可以接受的。不过，根据 ICH M3（R2），用于支持注册申报的非临床研究，特别是毒理学试验要求遵循 GLP 规范。

第七节　临床前研究方法与挑战

如上文所述，基因编辑产品简单分为离体基因编辑细胞、病毒载体类体内基因编辑产品和非病毒载体类体内基因编辑产品。对于离体基因编辑细胞，应按照细胞治疗类产品开展概念验证、体内生物分布、体外软琼脂克隆形成试验、体内致瘤试验、体内成瘤试验、制剂安全性等研究，用于观察编辑细胞的毒性和制剂安全性。体内基因编辑产品，应参照一般性基因治疗产品进行研究，包括概念验证、基因编辑元件的体内生物分布、基因表达（核酸酶表达量、表达持久性以及 sgRNA 的检测）、一般毒性试验和制剂安全性试验等，在这些试验中伴随进行基因编辑效率和编辑效率的存续；针对病毒类载体，病毒载体的固有毒性和免疫反应也需额外关注。

在当前的基因编辑产品的安全性评估中，还有一些难以突破的障碍：尚无预测和识别脱靶基因修饰的金标准；尚无评估大基因组修饰或基因组不稳定性的金标准；现有的动物模型在进行安全性评价和随后的潜在长期风险识别上还存在一些限制性；并非所有脱靶基因修饰都必然导致不良生物学后果的发生。最后，也是最为重要的，基因编辑产品的临床应用中还需考虑到人类个体之间的基因多态性，这恐怕也是非临床研究向临床转化的难点之一。为减少与本书中其他章节的过多重复，针对基因编辑产品，本文侧重于基因编辑突变体或脱靶效应检测的描述。

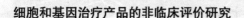

如前文所述，脱靶修饰或基因编辑突变体的检测，是基因编辑产品非临床研究的核心内容，要考虑是否同时使用偏倚和非偏倚方法对潜在的脱靶位点进行全面评估？在靶基因编辑效率、核酸酶的切割动力学以及切割活性的持久性如何？对于小的基因插入或删除（≤ 100 bp），可采用有偏倚的计算机软件预测并结合深度测序的方法，或非偏倚的生物化学方法和细胞学方法。对于通过切割可能发生的染色体内部或染色体之间的大改变（易位、倒置，缺失等），可通过计算机软件预测和分子分析、细胞学方法（如，荧光原位杂交 FISH、核型分析等）或全基因测序分析。

脱靶检测在揭示 CRISPR/Cas9 系统的脱靶机制以及进一步提高系统靶向性的研究中具有重要作用。早期的脱靶检测技术是由软件预测和测序组成，如 Sanger 测序、NGS 测序和全外显子组测序等。该类技术的原理是针对预测获知的脱靶位点进行测序，以确定是否在这些位点发生了非特异性结合。Sanger 测序法是检测 CRISPR/Cas9 系统脱靶的常用方法之一。首先，通过 Cas-OFFinder 等脱靶预测软件进行预测，获得可能的脱靶位点；然后，对预测的脱靶位点进行 PCR 扩增、测序，从而确定该位点是否发生脱靶突变。该类技术存在明显的偏倚，其主要针对的是软件预测的脱靶位点，而软件预测往往容易造成部分脱靶位点的遗漏。

由易错的 NHEJ 修复 Cas9 诱导的 DSB 时，往往会发生脱靶突变。检测 Cas9 脱靶的最直接方法是跟踪基因组中的 DSB。通过对 DSB 的标记实现了全基因组无偏脱靶检测，如 IDLVs、BLESS、GUIDE-seq 技术等。这类技术的原理是通过将特定的双链 DNA 或生物素接头整合到 DSB 中，从而达到检测目的。GUIDE-seq 是无偏检测脱靶效应的方法之一。首先，需要将特定的双链寡核苷酸（double stranded oligodeoxynucleotides, dsODN）整合到断裂位点；然后，提取基因组 DNA，随机打断；对含有 dsODN 片段的序列进行扩增、富集；最后，测序后分析切割位点，评估脱靶效应。该类技术虽然实现了全基因组无偏检测，但是其只能检测断裂时期的 DSB，对于已经修复或者未发生的 DSB 则不能检测。近年来，利用 Cas9 蛋白能够在体外消化 DNA 的特性，使用发夹接头或生物素等标记 DNA 片段，开发了 Digenome-seq、Circle-seq、SITE-seq 等技术。该类技术的原理是利用 Cas9 体外核酸酶特性，在体外对基因组 DNA 进行切割，产物经处理后，通过测序或其他手段，实现对脱靶位点的筛选。Digenome-seq 是利用 Cas9 体外消化 DNA 特性检测脱靶效应的技术之一。Cas9 体外消化基因组 DNA、测序；比对具有相同末端的序列，通过软件分析即可评估脱靶效率。该类技术同样从全基因组角度实现了无偏检测，且精度较前两类技术更高，唯一存在的问题是 Cas9 在体内和体外发挥作用时可能会存在一定的差异。

此外，脱靶检测方法还有利用 T7E1 酶、Surveyor 酶等对错配碱基切割的酶切法；

利用 dCas9 与靶序列和非靶序列结合，结合测序手段的 Chip-seq 技术以及基于染色体易位原理的 HTGTS 检测法等。最近，针对各类脱靶检测方法存在的问题，开发了一种普遍适用的无偏脱靶识别方法 DISCOVER-Seq。DISCOVER-Seq 的优势在于利用了 DNA 修复蛋白 MRN 复合物的亚基 MRE11，MRE11 与 DNA 的结合在插入缺失之前就可达到峰值，结合 Chip-seq 与定制软件 BLENDER，通过软件得分便可实现对脱靶事件的高度特异性鉴定。DISCOVER-Seq 提供了一种定义和量化整个生物体中基因编辑脱靶效应的一般策略，从而为促进体内基因编辑疗法的开发提供了蓝图。

2019 年，科学家建立了一种名为"二细胞胚胎注射法全基因组脱靶分析"（genome-wide off-target analysis by two-cell embryo injection，GOTI）的脱靶检测技术。他们在小鼠受精卵分裂到二细胞期时，编辑一个卵裂球，并用红色荧光蛋白标记，当小鼠胚胎发育到 14.5 天时，将其消化成多个单细胞，利用流式细胞分选技术，通过红色荧光蛋白分选出基因编辑过的细胞和没有基因编辑的细胞，用全基因组测序比较两组的差异。这样可以避免单细胞体外扩增带来的噪声问题，由于实验组和对照组来自同一枚受精卵，理论上它们的基因背景完全一致，直接比对两组细胞的基因组，其中的差异基本可认为是基因编辑造成的。借助这种系统，发现 CRISPR/Cas9 系统没有明显的脱靶效应，但是，之前从未发现过有明显脱靶问题的 BE 技术则存在非常严重的脱靶，且脱靶位点大多出现在传统脱靶预测认为不太可能出现的地方。这些脱靶位点有部分出现在抑癌基因上，因此 BE3 有着很大的隐患，不适用于临床。基于 GOTI 技术的脱靶检测结果说明，以 BE3 为代表的部分基因编辑技术存在无法预测的脱靶风险，需要开发精度更高、安全性更大的新一代基因编辑工具。

第八节　案例分析——β- 地中海贫血非临床研究案例分析

一、背景介绍

β- 地中海贫血是一种常染色体隐性遗传疾病，患有 β- 地中海贫血的患者无法产生足够的 β- 珠蛋白。结果会导致 α- 珠蛋白 /β- 珠蛋白失衡，红细胞中多余的未复合 α- 珠蛋白链积聚，患者缺乏足够的红细胞（RBCs）和血红蛋白（Hb）来有效地将氧气输送至全身，导致严重的贫血，患者常终生依赖输血。慢性输血可能会导致铁超负荷，因此患者需要服药以去除多余的铁元素。到目前为止，唯一根治性治疗选择是来自健康供体的干细胞移植。但是，在没有匹配的家庭捐助者的情况下，找到合适的捐助者通常很困难，并且干细胞移植的异体供体可能引起严重的不良反应。

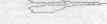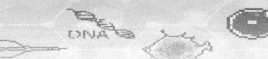

β- 地中海贫血的发生率和患病率在地理上存在差异，并具有地方性人群。主要存在于南亚、中东、北非和南欧。虽然移民正在改变全球人口的分布，但 β- 地中海贫血仍是欧洲大部分地区的罕见疾病。全世界有症状者年总发生率估计为 1/10 万。β- 地中海贫血在中国南部地区最普遍，包括广西、广东和海南等省（自治区）。特别是在广西壮族自治区，有 20% ~ 31.5% 的人口携带地中海贫血基因。

有几百种突变能影响 β- 珠蛋白基因的转录、RNA 加工或翻译，并可能导致 β- 地中海贫血的临床表现。能消除功能性 β- 珠蛋白产生的无效突变称为 β^0 突变。减少功能性 β- 珠蛋白表达的突变称为 β^+ 突变，导致功能性 β- 珠蛋白的数量变动。β- 地中海贫血患者的基因型通常根据这些突变（即 β^0/β^0，β^0/β^+，β^+/β^+）分类，某些突变可能具有特定名称，例如 β^E 含单个氨基酸变化（第 26 位密码子由谷氨酸转变为赖氨酸），流行于南亚。该突变形成一个 mRNA 剪切位点，导致正常的 mRNA 轻度缺乏和 β- 珠蛋白的生成减少。所有非无效突变包括 β^E 都归类为非 β^0 突变。

蓝鸟公司的 Zynteglo 的地贫基因治疗产品已经在欧洲获批上市。批准的适应证为：治疗年龄在 12 岁及以上的输血依赖性 β- 地中海贫血，非 β^0/β^0 基因型，适合造血干细胞移植的患者，但尚无与人类白细胞抗原匹配的相关 HSC 供体。

Zynteglo 使用慢病毒载体，将 β- 珠蛋白基因修饰的有效拷贝转入到患者自身的干细胞，回输给患者，归巢到骨髓，产生健康的 β- 珠蛋白红细胞。非 β^0/β^0 患者进行 Zynteglo 治疗后，产生了足够高水平的红细胞，可彻底摆脱或者有效减少需要定期输血的 β- 地中海贫血患者输血需求。Zynteglo 的效果有望持续患者一生。

二、非临床研究

Zynteglo 中的自体造血干细胞，经基因转染可表达转基因蛋白 $\beta^{A\text{-}T87Q}$- 珠蛋白。HSCs 植入和分化后的药效学作用依赖于 $\beta^{A\text{-}T87Q}$- 珠蛋白的产生。通过 RP-HPLC 测定，可以报告所产生的 $\beta^{A\text{-}T87Q}$- 珠蛋白的相对百分比。Zynteglo 的非临床研究包括一系列体外实验以及体内动物研究，研究样品包括了初始工艺和改进优化工艺生产批次的药物。

体内关键研究用来评估 BB305 LVV 转导细胞的治疗概念验证、药理学、生物分布、一般安全性、单剂量毒性和遗传毒性。

考虑到终产品的性质（用 BB305 慢病毒载体转染的自体地中海贫血 CD34$^+$ 造血干细胞），在非临床研究中分别使用了受试品和替代品，即由 BB305 LVV 转染的地中海贫血小鼠骨髓细胞向 β- 地中海贫血（Hbb$^{th1/th1}$）小鼠给药，或用 BB305 LVV 转导的人健康供体 HSCs，对免疫缺陷性（NOD scid gamma，NSG）小鼠给药。

（一）体外非临床研究

在体外试验中，病毒载体的转染效果以在 SCD（β^S/β^E，缺乏 β^A）骨髓 CD34$^+$

细胞的克隆形成实验和长期培养的起始细胞中的病毒拷贝数和 β^{A-T87Q}- 珠蛋白产生量评价。总体上，BB305 LVV 载体转染后，在 SCDBM CD34$^+$ 细胞中，β^{A-T87Q}- 珠蛋白为总 β 样珠蛋白的 22%。

与最初的工艺比较，在改进工艺后，细胞的病毒拷贝数有明显的增加。总体上，改进工艺后的病毒拷贝数介于 1 ~ 4 c/dg 之间。每个制剂批次都包含长期造血干细胞和短期繁殖细胞。

（二）体内研究

在 β- 地中海贫血（Hbb$^{th1/th1}$）小鼠模型和 NSG 小鼠中评估了 BB305LVV 转染的细胞。从原代 β- 地中海贫血小鼠中获得 BMC（骨髓细胞）供体，进行 BB305 LVV 转染后，成功移植到了原代受体 β- 地中海贫血小鼠中。移植后 2 ~ 3 个月，与对照相比，血红细胞计数增加，分化的血红细胞高出 40%，网织红细胞比例下降。移植后 4 个月，外周血中 β^{A-T87Q}- 珠蛋白占据总血红蛋白的比例高于 30%。有效地治疗了 β- 地中海贫血小鼠，纠了正 β- 地中海贫血表型，从而显示了基因治疗的可行性。

将 BB305 LVV 转染的骨髓细胞从原代受体 / 二代供体 β- 地中海贫血小鼠二次移植到野生型小鼠中，移植后 6 个月，骨髓中移植的细胞存留超过 90%，且细胞的病毒拷贝数维持较高水平表达，实现了造血细胞的稳定重建，保持了基因治疗校正的 β- 地中海贫血表型的改善。

采用 BB305LVV 转染健康人供体 CD34 阳性细胞，对免疫缺陷，骨髓消融的 NSG 小鼠的长期骨髓移植未见不利影响。优化工艺可实现长期骨髓移植，LVV$^+$ 细胞，病毒拷贝数和 β^{A-T87Q}- 珠蛋白产量更高。移植后 2 ~ 4 个月从动物骨髓中获取的细胞更多代表了早期祖细胞，而高表达病毒拷贝数的晚期祖细胞不易被移植。

未进行次要药理学、安全药理学、药效相互作用的研究。

（三）药代动力学

由于 Zynteglo 是进行了体外基因修饰的自体 HSC 产品，因此，无须进行经典的吸收、分布、代谢和排泄研究。

药代动力学、疗效概念性验证、单剂量毒性和遗传毒性研究中，评估了 BB305LVV 转染的 β- 地中海贫血小鼠骨髓细胞的体内药动学和生物分布特性。也进行了 BB305LVV 转染的健康人供体造血干细胞在 NSG 小鼠体内的药代动力学和生物分布研究。用到的不同标记 / 参数为：β^{A-T87Q}- 珠蛋白产量、转导（LVV$^+$）或克隆菌落百分比、病毒载体拷贝数。

（四）毒理学

共进行了 4 项单次给药毒性实验，分别在免疫健全和免疫缺陷小鼠中进行，对免疫健全小鼠使用了替代产品，给药途径为静脉注射。以 BB305LVV 转染 β- 地中

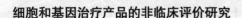

海贫血小鼠骨髓细胞，向 C57BL/6Hbb^{th1/th1}β-地中海贫血小鼠进行初次移植，然后再对野生型 C57BL/6 小鼠进行二次移植；还进行了 BB305 LVV 转染的健康人供体造血干细胞，移植于免疫缺陷小鼠的单次毒理评价。值得注意的是，其所进行的毒理实验并非全部在 GLP 条件下进行，而是药效、生物分布、单剂量毒性和基因毒性研究合并进行。

未进行重复给药毒理试验、致癌试验、生殖试验及免疫毒性试验。遗传毒性试验进行了体内和体外研究。伴随毒理试验进行了毒代及局部毒性检测。

（五）生态 / 环境风险评价

本产品包含一个基因改造的病毒载体，根据 Directive 2001/18/CE 进行了环境风险评估。转染的细胞产品 Zynteglo 在环境中不能生存，不具备传染性，在非目标人群中将被免疫系统清除。对于免疫缺陷人群来说，除非是目标人群，否则无法接触到本产品。免疫缺陷人群输入 Zynteglo 后，将表达 β^{A–T87Q} 珠蛋白，鉴于 β^{A–T87Q} 珠蛋白的低免疫原性，不太可能产生其他毒副作用。对目标患者的选择与给药将由追溯程序确保不发生失误。

终产品 Zynteglo 中残留的 BB305 LVV 病毒载体的量低于定量下限，且在环境中快速失活。

三、主要关注问题

（一）评价项目

非临床研究主要进行了 4 项结合了体内药理、组织分布、单次给药毒理及遗传毒性的实验。虽未完全遵照 GLP 规范，但这些实验被认为已经可以充分提供主要药效学和毒理学结果。

没有进行 Zynteglo 致癌性研究。最终产品用于单次 IV 给药常规的啮齿动物长期致癌性研究不适用于细胞和基因治疗产品。但是，从基于风险的角度来看，由于最终产品包含（未成熟的）CD34⁺ 造血干细胞，由慢病毒载体转导的插入诱变会否导致肿瘤发生（例如，白血病 / 淋巴瘤）仍然是主要的理论安全性问题。

因为在任何已实施的体内研究中未观察到心血管系统、呼吸系统、神经系统或消化系统等不利影响的证据，考虑到是自体人类细胞的性质和来源，缺乏独立的安全药理学研究被认为是可以接受的。次要药理学研究也主要来自地中海贫血小鼠的药效学研究结果，认为无须毒理的次要药理研究。

（二）体外转染效率

几个批次的细胞克隆病毒载体拷贝数上限接近或高于 10 c/dg。与之形成对比的是，培养的长期繁殖细胞的 VCN 低于 2.5 c/dg。含有高 VCN 的细胞是早期的祖细胞，不太可能移植后重建骨髓。移植后的 CD34+ 阳性人造血干细胞的 VCN 值介于 2 ~ 6 c/dg 之间，依赖于细胞批次、LVV 批次及操作者而不同。数据的波动更多来自供者的 CD34+ 阳性造血干细胞而非工艺或 LVV 效能。

（三）体内实验中的现象

骨髓移植后 2 个月或 4 个月获得的骨髓细胞来自移植的早期祖细胞。移植前细胞中的高 VCN 主要出现在不太可能移植的晚期祖细胞中。高 VCN 被认为有可能增加插入突变的风险。不过需要指出的是，这仅是从两个健康供者细胞产生的数据以及相关文献记载得出的推断。

（四）突变或致瘤风险评估

进行了体外永生化（IVIM）分析，以分析 LVV 转染的骨髓细胞的永生化或转化表型。

BB305 LVV 潜在的遗传毒性最低。在这种体外测定中，在六基因中或附近发现了插入片段，但其中没有一个明显与致癌性或造血系统恶性肿瘤有关。

在早期和晚期祖细胞中 LVV+ 细胞中，VCN 的百分比变化以及插入位点的不确定性妨碍了评估致肿瘤的风险是否纯粹是理论上的，还是真正的风险。没有证据表明较高的 VCN 值与癌症相关的基因富集整合有关或导致肿瘤发生的插入诱变风险增加。在进行的非临床研究里，BB305 LVV 转导的 β- 地中海贫血小鼠移植后第 4 或第 6 个月骨髓细胞的 ISA 谱表明没有整合偏好。比较前 10 位的 IS 并没有发现任何克隆优势证据，整合发生在整个基因组中，没有富集整合到癌症相关基因附近。

第九节　结　语

CRISPR 基因编辑技术真正应用于真核细胞基因的修饰也只有最近几年的时间，该技术仍有不断改进与完善的地方。如何提高 CRISPR 技术的特异性，降低其脱靶效应等，仍然是当前该技术在未来实际应用中最需要解决的问题。在过去 20 多年，传统基因疗法经历了大起大落的不同时期。新一代 CRISPR 基因编辑技术的出现及其近几年的快速发展，又一次为基因治疗带来了新的生命与希望。虽然要实现真正理想的目标还需要一定的时间，但 CRISPR 技术本身的优势不仅使传统基因疗法治疗遗传性疾病更加有效与方便，而且也为需要通过基因改造修饰而达到治疗某些疾病（如遗传性镰状红细胞贫血病，免疫相关疾病）等目的提供了可能。相信 CRISPR 基因编辑技术会在不远的将来给我们带来更多惊喜与希望。

基因编辑产品的非临床安全性评估，在于充分评估产品风险，而全面的产品特异性描述是理解产品风险的关键。应根据特定的基因编辑产品和认知的风险水平进行合适的非临床研究。随着科学技术的进步，应考虑建立新的体外和体内试验模型，并考虑动物使用的 3R 原则。此外，尽早地与监管机构做好沟通也是非常必要的。

参考文献

［1］HSU P D, LANDER E S, ZHANG F. Development and applications of CRISPR-Cas9 for genome engineering[J]. Cell, 2014, 157(6): 1262-1278.

［2］KIM H, KIM J S. A guide to genome endineering with programmable nucleases[J]. Nat Rev Genet, 2014, 15(5): 321-334.

［3］GAJ T, GERSBACH C A, BARBAS C F. ZFN, TALEN, and CRISPR/Cas-based methods for genome engineering[J]. Trends Biotechnol, 2013, 31(7): 397-405.

［4］SHAN Q, WANG Y, LI J, et al. Targeted genome modification of crop plants using a CRISPR-Cas system [J]. Nature Biotechnology, 2013, 31(8): 686-688.

［5］季海燕, 朱焕章. 基因编辑技术在基因治疗中的应用进展 [J]. 生命科学, 2015, 27(1): 71-82.

［6］夏天, 林仙花, 胡雪峰. 基因编辑技术及其应用研究进展 [J]. 生物学教学, 2016, 41(11): 2-5.

［7］程曦, 王文义, 邱金龙. 基因组编辑: 植物生物的机遇与挑战 [J]. 生物技术通报, 2015, 31(4): 25-33.

［8］PETERSEN B, NIEMANN H. Advances in genetic modification of farm animals using zinc-finger nucleases(ZFN)[J]. Chromosome Res, 2015, 23(1): 7-15.

［9］朱玉昌, 郑小江, 胡一兵. 基因编辑技术的方法、原理及应用 [J]. Hans J Biomed, 2015, 5(29): 32-41.

［10］BITINAITE J, WAH D A, AGGARWAL A K, et al. Fok I dimerization is required for DNA cleavage[J]. Proceedings of America, 1998, 95(18): 10570-10575.

［11］马琰岩, 李晶哲, 高尔宁, 等. 基因编辑技术的研究进展及其在中药研究中的前景展望 [J]. 中国中药杂志, 2017, 42(1): 34-40.

［12］BOCH J, SCHOLZE H, SCHORNACE S, et al. Breaking the code of DNA binding specificity of TAL-type Ⅲ effectors[J]. Science, 2009, 326(5959): 1509-1512.

［13］MOSCOU M J, BOGDANOVE A J. A simple cipher govems DNA recognition by TAL effectors[J]. Science, 2009, 326(5959): 1501-1501.

［14］张巧娟, 张艳琼, 刘长柏. 类转录激活样因子效应物核酸酶技术的原理及应用 [J]. 中国生物工程杂志, 2014, 34(7): 76-80.

［15］MALI P, ESVELT K M, CHURCH G M. Cas9 as a versatile tool for engineering biology[J]. Nature Methods, 2013, 10(10): 957-963.

［16］DELTCHEVA E, CHYLINSKI K, SHARMA C M, et al. CRISPR RNA maturation by trans-encoded small RNA and host factor RNase Ⅲ [J]. Nature, 2011, 471(7340): 602-607.

［17］JINEK M, CHYLINSKI K, FONFARA I, et al. A programmable dual-RNA-guided DNA endonuclease in adaptive bacterial immunity[J]. Science, 2012, 337(6096): 816-821.

［18］NIU Y, SHEN B, CUI Y, et al. Generation of gene-modified cynomolgus monkey via Cas9/RNA-mediated gene targeting in one-cell embryos[J]. Cell, 2014, 156(4): 836-843.

［19］TORRES R, MARTIN M C, GARCIA A, et al. Engineering human tumour-associated chromosomal translocations with the RNA-guided CRISPR-Cas9 system[J]. Nature Commun, 2014, 5: 3964.

［20］HSU P D, LANDER E S, ZHANG F. Development and applications of CISPR-Cas9 for genome engineering[J]. Cell, 2014, 157(6): 1262-1278.

［21］ABUDAYYEH O O, GOOTENBERGJS, KONERMANNS, et al. C2c2 in a single-component programmable RNA-guided RNA-targeting CRISPR effector[J]. Science, 2016, 353(6299): 5573.

［22］ZETSCHE B, GOOTENBERG J S, ABUDAYYEH O O, et al. Cpf1 is a single RNA-guided endonuclease of a class 2 CRISPR-Cas system[J]. Cell, 2015, 163(3): 759-771.

［23］KNOTT G J, DOUDNA J A. CRISPR-Cas guides the future of genetic engineering[J]. Science, 2018, 361(6405): 866-869.

［24］MURUGAN K, BABU K, SUNDARESAN R, et al. The revolution continues: newly discovered systems expand the CRISPR-Cas toolkit[J]. Molecular Cell, 2017, 68(1): 15-25.

［25］LI H, HAURIGOT V, DOYON Y, et al. In vivo genome editing restores haemostasis in a mouse model of haemophilia[J]. Nature, 2011, 475(7355): 217-221.

［26］郭倩颖，王洋，闫丽盈. 胚胎基因编辑的研究进展影响 [J]. 发育医学电子杂志，2018, 6(3): 154-159.

［27］KIM H, KIM J S. A guide to genome engineering with programmable nucleases[J]. Nat Rev Genet, 2014, 15(5): 321-334.

［28］MAHFOUZ M M, LI L. TALE nucleases and next generationGM crops[J]. GM crops, 2011, 2(2): 99-103.

［29］LI L, ATEF A, PIATEK A, et al. Characterization and DNA-binding specificities of Ralstonia TAL-like effectors[J]. Mol Plant, 2013, 6(4): 1318-1330.

［30］ROUET P, SMIH F, JASLN M. Introduction of doublestrand breaks into the genome of mouse cells by expression of a rare-cutting endonuclease[J]. Mol Cell Biol, 1994, 14(12): 8096-8106.

［31］EPINAT J C. A novel engineered meganuclease induces homologous recombination in yeast and mammalian cells[J]. Nucl Acid Res, 2003, 31(11): 2952-2962.

［32］ADLI M.The CRISPR tool kit for genome editing and beyond[J]. Nature Communications, 2018, 9(1): 1911.

［33］WU J, JORDAN M, WAXMAN D J. Metronomic cyclophosphamide activation of anti-tumor immunity: tumor model, mouse host, and drug schedule dependence of gene responses and their upstream regulators[J]. BMC Cancer, 2016, 16: 623.

［34］SHERMAN L A. Using autoimmunity to inform tumor immunity[J]. J Immunol, 2015, 195(11): 5091-5095.

［35］HUNG S S, CHRYSOSTOMOU V, Li F, et al. AAV-mediated CRISPR/Cas gene editing of retinal cells In Vivo[J]. Invest Ophthalmol Vis Sci, 2016, 57(7): 3470-3476.

［36］GORI J L, HSU P D, MAEDER M L, et al. Delivery and specificity of CRISPR-Cas9 genome editing technologies for human genetherapy[J]. Human Gene Therapy, 2015, 26(7): 443-451.

［37］COCKRELL A S, KAFRI T. Gene delivery by lentivirus vectors[J]. Mol Biotechnol, 2007, 36(3): 184-204.

［38］SANCHEZ · RIVERA F J, PAPAGIANNAKOPOUOLOS T, ROMERO R, et al. Rapid modelling of cooperating genetic events in cancerthrough somatic genome editing[J]. Nat, 2014, 516(7531): 428-431.

［39］LOMBARDO A, GENOVESE P, BEAUSEJOUR C M, et al. Geneeditingin human stem cellsusing-zincfingernucleases andintegrase-defectivelentiviral vector delivery[J]. Nat Biotechnol, 2007, 25(11): 1298-1306.

［40］MAEDER M L, GERSBACH C A. Genome-editing technologiesfor gene and celltherapy[J]. Mol Ther, 2016, 24(3): 430-446.

［41］MADDALO D, MANCHADO E, CONCEPCION C P, et al.In vivoengineeringof oncogenic chromosomal rearrangements with the CRISPR/Cas9 system[J]. Nature, 2014, 516(7531): 423-427.

［42］WANG A Y , PENG P D, EHRHARDT A, et al.Comparison of adenoviral and adeno-associated viral vectors for pancreatic genedeliveryin vivo[J]. Hum Gene Ther, 2004, 15(4): 405-413.

［43］LI H, HAURIGOT V, DOYON Y, et al. In vivogenome editing restoreshaemostasis in a mouse model of haemophilia[J]. Nature, 2011, 475(7355): 217-221.

［44］WU Z, YANG H, COLOSI P. Effect of genomesize on AAV vector packaging[J]. Mol Ther, 2010, 18(1): 80-86.

［45］EOH J, GU L. Biomaterials as vectors for the delivery of CRISPR-Cas9[J]. Biomater Sci, 2019, 7(4): 1240-1261.

［46］SHIN J, LEE N, SONG Y, et al. Efficient CRISPR/Cas9-mediated multiplex genome editing in CHO cells via high-level sgRNA-Cas9 complex[J]. Biotechnol Bioproc E, 2015, 20 (5): 825-833.

［47］GHASSEMI B, SHAMSARA M, SOLEIMANI M, et al. Pipeline for the generation of gene knockout mice using dual sgRNA CRISPR/Cas9-mediated gene editing[J]. Anal Biochem, 2019, 568: 31-40.

［48］MILLER J B, ZHANG S Y, KOS P, et al. Non-viral CRISPR/cas gene editing in vitro and in vivo enabled by synthetic nanoparticle Co-delivery of Cas9 mRNA and sgRNA[J]. Angew

Chem Int Ed Engl, 2017, 56(4): 1059-1063.

［49］SUN W J, JI W Y, HALL J M, et al. Self-assembled DNA nanoclews for the efficient delivery of CRISPR-Cas9 for genome editing[J]. Angew Chem Int Ed Engl, 2015, 54(41): 12029-12033.

［50］ALSAIARI S K, PATIL S, ALYAMI M, et al. Endosomal escape and delivery of CRISPR/ Cas9 genome editing machinery enabled by nanoscale zeolitic imidazolate framework[J]. J Am Chem Soc, 2018, 140(1): 143-146.

［51］WANG Q Y, YU J J, KADUNGURE T, et al. ARMMs as a versatile plat-form for intracellular delivery of macromolecules[J]. Nat Commun, 2018, 9(1): 960.

［52］ZURIS J A, THOMPSON D B, SHU Y L, et al. Cationic lipid-mediated delivery of proteins enables efficient protein-based genome editing in vitro and in vivo[J]. Nat Biotechnol, 2015, 33(1): 73-80.

［53］王影，李相敢，邱丽娟. CRISPR/Cas9基因组定点编辑中脱靶现象的研究进展 [J]. 植物学报，2018, 53(4): 528-541.

［54］FU Y F, FODEN J A, KHAYTER C, et al. High-frequency off-target mutagenesis induced by CRISPR-Cas nucleases in human cells[J]. Nat Biotechnol, 2013, 31(9): 822-826.

［55］LAWHORNC, YUFEROV V, RANDESIM, et al. Genetic diversityandlinkagedisequili brium inthechemokinereceptor CCR2-CCR5regionamongindividualsandpopulations[J]. Cytokine, 2013, 64(2): 571-576.

［56］KOOR G W, PAXIMADISM, PICTON A C P, et al. Cisregulatory genetic variantsin the CCR5 geneand natural HIV-1controlinblack South Africans[J]. Clin Immunol, 2019, 205: 16-24.

［57］ZHOU C, SUN Y D, YAN R, et al. Off-target RNA mutation induced by DNA base editing and its elimination by mutagenesis[J]. Nature, 2019, 571(7764): 275-278.

［58］ZHANG Y, GE X, YANG F, et al. Comparison of noncanonical PAMs for CRISPR/Cas9-mediated DNA cleavage in human cells[J]. Sci Rep, 2014, 4: 5405.

［59］CHEN B, GILBERT L A, CIMINI B A, et al. Dynamicimageingof genomic loci in living human cells by anoptimized CRISPR/Cas aystem[J]. Cell, 2013, 155(7): 1479-1491.

［60］FUY, SANDER J D, REYON D, et al. Improving CRISPR-Cas nuclease specificity using truncated guide RANs[J]. Nat Biotechnol, 2014, 32(3): 279-284.

［61］尹坤，贺桂芳，赖芳秾，等. CRISPR/Cas9系统的脱靶效应 [J]. 生物技术通报，2016, 32(3): 31-37.

［62］谢胜松，张懿，张利生，等. CRISPR/Cas9系统中sgRNA设计与脱靶效应评估 [J]. 遗传，2015, 37(11): 1125-1136.

［63］RAN F A, HSUPD, LINCY, et al. Double nicking by RNA-guided CRISPR Cas9 for enhanced genome editing specificity[J]. Cell, 2013, 154(6): 1380-1389.

［64］TREVINO A E, ZHANG F. Chapter eight-genome editing using Cas9 nickases[J]. Method Enzymol, 2014, 546(1): 161-174.

［65］KIANI S, BEAL J, EBRAHIMK HANI M R, et al. CRISPR transcriptional repression devices and layered circuits in mammalian cells[J]. Nat Method, 2014, 11(7): 723-726.

［66］DAVIS K M, PATTANAYAK V, THOMPSON D B, et al. Small molecule-triggered Cas9 protein with improved genome-editing specificity[J]. Nat Chem Bio, 2015, 11(5): 316-318.

［67］CRUDELE J M, CHAMBERLAIN J S. Cas9 immunity creates challenges for CRISPR gene editing therapies[J]. Nat Commun, 2018, 9(1): 3497.

［68］HAAPANIEMI E, BOTLA S, PERSSON J, et al. CRISPR-Cas9 genome editing induces a p53-mediated DNA damage response[J]. Nat Med, 2018, 24(7): 927-930.

［69］IHRY R J, WORRINGER K A, SALICK M R, et al. p53 inhibits CRISPR-Cas9 engineering in human pluripotent stem cells[J]. Nat Med, 2018, 24(7): 939-946.

［70］KOSICKI M, TOMBERG K, BRADLEY A. Repair of double-strand breaks induced by CRISPR-Cas9 leads to large deletions and complex rearrangements[J]. Nat Biotechnol, 2018, 36(8): 765-771.

［71］SHAHBAZIM, EBADIH, FATHI D, et al. CCR5-delta 32 alleleis associated with the risk of developing multiplesclerosis in the Iranian population[J]. Cell Mol Neurobiol, 2009, 29(8): 1205-1209.

［72］GLASS W G, MCDERMOTTDH, LIMJK, et al. CCR 5 deficiency increases risk of symptomatic West Nile virus infection[J]. J Exp Med, 2006, 203(1): 35-40.

［73］MOUT R, RAY M, LEE Y W, et al. In vivo delivery of CRISPR/cas9 for therapeutic gene editing: Progress and chal-lenges[J]. Bioconjug Chem, 2017, 28(4): 880-884.

［74］AMANIA, KABIRIT, SHAFIEES, et al. Preparation and characterization of PLA-PEG-PLA/PEI/DNA nanoparticles for improvement of transfection efficiency and controlled release of DNA in gene delivery systems[J]. Iran J Pharm Res, 2019, 18(1): 125-141.

［75］LIANG P P, XU Y W, ZHANG X Y, et al. CRISPR/Cas9-mediated gene editing in human tripronuclear zygotes[J]. Prot Cell, 2015, 6(5): 363-372.

［76］SMARGON A A, COX DBT, PYZOCHA N K, et al. Cas13b is a type VI-B CRISPR-associated RNA-guided rnase differentially regulated by accessory proteins Csx27 and Csx28[J]. Mol Cell, 2017, 65(4): 618-630.

［77］LABARBERA A R. Proceedings of the international summit on human gene editing: a global discussion-Washington, D.C., December 1-3, 2015[J]. Assist Reprod Genet, 2016, 33(9): 1123-1127.

［78］CYRANOSKID. Chinese scientists to pioneer first human CRISPR trial[J]. Nature, 2016, 535(7613): 476-477.

［79］国外医学妇产科学分册编辑部 . 第七届全国现代妇产科学新进展学术会议论文汇编[C]. 2003.

［80］ "上帝的手术刀"也失手基因编辑婴儿或面临早死风险 [EB/OL]. 今日医药 . (2019-06-10)[2019-8-21]. http://www.sohu.com/a/319645677_394886.

［81］HENDEL A, FINE E J, BAO G, et al. Quantifying on-and off-target genome editing[J].

Trends Biotechnol, 2015, 33(2): 132-140.

［82］CHO S W, KIM S, KIM Y, et al. Analysis of off-target effects of CRISPR/Cas-derived RNA-guided endonucleases andnickases[J]. Genome Res, 2014, 24(1): 132-141.

［83］BAE S, PARK J, KIM J S. Cas-OF Finder: a fast and versatile algorithm that searches for potential off-target sites of Cas9 RNA-guided endonucleases[J]. Bioinformatics, 2014, 30(10): 1473-1475.

［84］TSAI S Q, JOUNG J K. Defining and improving the genome-wide specificities of CRISPR-Cas9 nucleases[J]. Nat Rev Genetics, 2016, 17(5): 300-312.

［85］LEE C M, CRADICK T J, FINE E J, et al. Nuclease target site selection for maximizing on-target activity and minimizing off-target effects in genome editing[J]. Molecular Therapy, 2016, 24(3): 475-487.

［86］OSBORN M J, WEBBER B R, KNIPPING F, et al. Evaluation of TCR gene editing achieved by TALENs, CRISPR/Cas9, and megaTAL nucleases[J]. Mol Ther, 2016, 24(3): 570-581.

［87］TSAI S Q, ZONGNI Z, NGUYEN N T, et al. GUIDE-seq enables genome-wide profiling of off-target cleavage by CRISPR-Cas nucleases[J]. Nat Biotechnol, 2015, 33(2): 187-197.

［88］KIM D, KIM S, KIM S, et al. Genome-wide target specificities of CRISPR-Cas9 nucleases revealed by multiplex Digenome-seq[J]. Genome Res, 2016, 26(3): 406-415.

［89］TSAI S Q, NGUYEN N T, MALAGON LOPEZ J, et al. CIRCLE-seq: a highly sensitive in vitro screen for genome-wide CRISPR-Cas9 nuclease off-targets[J]. Nat Method, 2017, 14(6): 607-614.

［90］Cameron P, Fuller CK, Donohoue PD, et al. Mapping the genomiclandscape of CRISPR-Cas9 cleavage[J]. Nat Method, 2017, 14(6): 600-606.

［91］DAESIK K, SANGSU B, JEONGBIN P, et al. Digenome-seq：genome-wide profiling of CRISPR-Cas9 off-target effects in human cells[J]. Nat Method, 2015, 12(3): 237-243.

［92］WIENERTB, WYMAN S K, RICHARDSON C D, et al. Unbiased detection of CRISPR off-targets in vivo using DISCOVER-Seq[J]. Science, 2019, 364(6437): 286-289.

［93］ZUO E, SUN Y D, WU W, et al. Cytosine base editor generates substantial off-target single-nucleotide variants in mouse embryos[J]. Science, 2019, 364(6437): 289-292.

［94］ZHOU Y J, D.X. Progress in the prevention and treatment of beta-thalassemia[J]. Chin J Fam Plan, 2015, 23(10): 709-713.

第十三章

CGT 药品注册申报非临床评价现场核查要点

药物非临床研究包括药物药效学、药代和毒理学等研究内容，是新药研发的基础。为申请药品注册而进行的药物非临床研究在注重科学性的同时，研究的规范性更加需要关注。随着时代发展，我国药品相关的法律法规也在不断地更新，但对研发数据真实、准确、完整和可追溯的要求始终如一。药品注册现场核查是确保药品技术评审能够建立在真实可靠数据的基础之上的有力手段，也是保证药品安全有效的必需过程。细胞和基因治疗产品是新兴的药物品种，同样需要重视数据的真实性和规范性，充分地理解申请（investigational new drug，IND）注册申报非临床研究核查要点才能在研发过程中有的放矢。

第一节　现场核查相关法规依据

一、《中华人民共和国药品管理法》（2019 年国家主席令第 31 号）

为落实 2017 年 10 月中共中央办公厅、国务院办公厅《关于深化审评审批制度改革鼓励药品医疗器械创新的意见》，贯彻党中央"四个最严"的要求，完善药品监管制度，《中华人民共和国药品管理法》（2019 年国家主席令第 31 号）于 2019 年 8 月 26 日修订通过，自 2019 年 12 月 1 日起施行。《中华人民共和国药品管理法》规定药品上市许可持有人、生产经营企业、医疗机构应当建立、实施严格的追溯制度，保证全过程数据真实、准确、完整和可追溯。具体要求"从事药品研制、生产、经营和使用活动，应当遵守法律、法规、规章、标准和规范，保证全过程信息真实、准确、完整和可追溯""从事药品研制活动，应当遵守药物非临床研究质量管理规范、药物临床试验质量管理规范，保证药品研制全过程持续符合法定要求""开展药物非临床研究，应当符合国家有关规定，有与研究项目相适应的人员、场地、设备、仪器和管理制度，保证有关数据、资料和样品的真实性""申请药品注册，应当提供真实、充分、可靠的数据、资料和样品，证明药品的安全性、有效性和质量可控性"。

二、《药品注册管理办法》（国家市场监督管理总局令第 27 号）

为了适应《疫苗管理法》和新修订的《药品管理法》、药品审评审批制度改革的要求以及科学进步和医药行业快速发展的需要，《药品注册管理办法》（国家市场监督管理总局令第 27 号）于 2020 年颁布实施。为保证药品注册数据的真实、准确、完整和可追溯，《药品注册管理办法》的第四节对药品注册核查进行了详细的规定。

《药品注册管理办法》对药品注册核查的定义：为核实申报资料的真实性、一致性以及药品上市商业化生产条件，检查药品研制的合规性、数据可靠性等，对研制现场和生产现场开展的核查活动，以及必要时对药品注册申请所涉及的化学原料药、辅料及直接接触药品的包装材料和容器生产企业、供应商或者其他受托机构开展的延伸检查活动。

药品注册核查启动的原则、程序、时限和要求，由国家局药品审评中心（简称药审中心）制定公布；药品注册核查实施的原则、程序、时限和要求，由国家局食品药品审核查验中心（简称核查中心）制定公布。

这次修订《药品注册管理办法》，对药品注册现场核查进行了优化：一是优化了药品注册现场核查模式。不再实施"逢审必查"的核查模式，对于药品注册研制现场核查，根据药物创新程度、药物研究机构既往接受核查情况等，基于风险决定是否开展；对于药品注册生产现场核查，根据申报注册的品种、工艺、设施和既往接受核查情况等因素，基于风险决定是否开展。二是做好药品注册生产现场核查和上市前药品生产质量管理规范检查的衔接，需要上市前药品生产质量管理规范检查的，由药品核查中心协调相关省级药品监督管理部门与药品注册生产现场核查同步实施，加快了药品上市进程，与药品上市后监管进行有机衔接。三是明确了药品注册核查的定位，药品注册核查不是全体系的药品生产质量管理规范检查，其主要目的是核实申报资料的真实性、一致性以及药品上市商业化生产条件，检查药品研制的合规性、数据可靠性等。

三、药品注册现场核查的相关法规要求

2008 年，原国家食品药品监督管理局发布了《药品注册现场核查管理规定》（国食药监注〔2008〕255 号），对药品注册现场核查的具体规定。规定了各省、自治区、直辖市药品监督管理部门受理药品注册申请后，应当组织现场核查，按照《药品注册现场核查要点及判定原则》对药学、药理毒理等研究情况实施现场核查，现场核

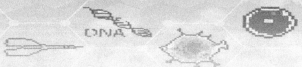

查报告连同申请人的申请资料等一并交国家药品审评中心进行技术审评。

2017 年，原国家食品药品监督管理总局发布了《总局关于调整药品注册受理工作的公告》（2017 年第 134 号），规定国家食品药品监督管理总局研究决定自 2017 年 12 月 1 日起，将现由省级食品药品监督管理部门受理、国家食品药品监督管理总局审评审批的药品注册申请，调整为国家食品药品监督管理总局集中受理。集中受理实施后，国家食品药品监督管理总局新受理的药品注册申请，根据药品技术审评中的需求，由国家食品药品监督管理总局食品药品审核查验中心统一组织全国药品注册检查资源实施现场核查，核查要点和判定原则沿用 255 号文的相关规定。

为适应新生效的《药品注册管理办法》（国家市场监督管理总局令第 27 号），核查中心起草了《药品注册核查实施原则和程序管理规定（征求意见稿）》《药品注册核查要点与判定原则（药理毒理学研究）（征求意见稿）》等核查规定，并于 2020 年 5 月公开征求意见。

第二节　注册核查的流程

一、注册核查分类

注册核查按类别可以分为药品注册研制现场核查和药品注册生产现场核查。药理毒理学研制现场核查属于研制现场核查的内容，是指药品监督管理部门对所受理药品注册申请的研制情况进行实地确证，对原始记录进行审查，确认申报资料真实性、一致性的过程。

按照启动原因，注册核查分为常规核查和有因检查。针对国家药品监督管理局药品审评中心在审评过程中，发现申报资料真实性存疑或者有明确线索举报等，需要现场核实的，核查中心组织开展针对性有因检查，必要时进行抽样检验。

二、注册核查的核心关注点

药理毒理学研制现场核查最主要关注两方面的问题：一是真实性问题，申请人及研制机构和单位应当诚实守信，禁止任何虚假行为，申报资料与原始资料的真实可靠完整；二是一致性问题，申请人用于评价药品安全性、有效性和质量可控性的申报资料内容和研究数据，应当与原始研究资料记载一致，相关生产和质量控制活动应与申报资料一致。

三、注册核查基本程序

（一）核查任务的接收

注册核查任务由药审中心发起。核查中心对核查任务及所附注册核查用资料进行核对、确认及接收。对于接收的注册核查任务，核查中心按照任务接收确认时间顺序分别建立核查序列，统筹安排现场核查。确认接收的核查任务通过核查中心网站告知申请人。

（二）核查计划的制订

核查中心根据药审中心提出的核查对象和核查重点制订核查计划。核查中心在审评时限内，确定核查时间并通知申请人和被核查单位接受现场核查。核查组由 2 名以上药品检查员组成，实行组长负责制。根据核查品种的具体情况，可有相关领域专家参与注册核查。被核查单位所在地省级局选派观察员。

（三）现场核查的实施

核查中心实施现场核查前根据核查重点，基于风险原则制订核查方案。核查方案内容包括：被核查单位基本情况、核查品种、核查目的、核查依据、现场核查时间、日程安排、核查内容和核查组成员等。核查组根据核查方案的要求对申请人和被核查单位进行现场核查。核查流程一般包括：首次会议、现场核查、撰写核查报告及末次会议。有因检查时，可能需要由核查组抽取样品交由药品检验机构进行样品检验。

（四）核查报告的审核

核查中心对核查组提交的现场核查报告进行审核。根据审核结果可能会需要申请人对相关问题进行反馈或提交解释说明，必要时，核查中心也可组织赴现场核实。如遇复杂或有争议的问题，核查中心可召开注册核查专家会审会。

（五）核查结果的处置

形成核查审核结论后，核查中心将告知申请人，并将现场核查报告和核查审核结论等材料送交药审中心。

第三节　药理毒理方面现场核查要点及解析

细胞和基因治疗产品与化学药物、中药和一般的生物技术药物相比有一定的特殊性，但对于申报数据的要求和核查内容基本一致。《药品注册核查要点与判定原则（药理毒理学研究）》对新药研究申请注册申报非临床研究核查要点进行了明确的规定。该要点总结起来主要包括两部分内容：参与研究的研究机构质量体系和申报数据的合规性。质量体系是数据合规的保证，数据是否合规是研究机构质量体系运行情况直接的反映。新法规的不仅关注数据真实、充分、可靠，对于数据产生规程的规范性也有较高的要求，并且对研究机构的质量管理体系提出了详细的规定。

对于毒理学研究项目，承担项目的研究机构应通过药物非临床研究质量管理规范认证，且研究内容应在机构通过 GLP 认证的试验项目范围内；对于其他研究项目，如药效学、药代等，承担项目的机构没有认证的要求，但必须符合《药品注册核查要点与判定原则（药理毒理学研究）》的相关规定。

一、研究机构质量管理体系方面的核查

（一）研究组织机构和人员

1. 组织机构和人员的要求

（1）组织机构设置合理，建立相应的组织机构图。

（2）实验室人员职责分工明确，具有研究所需专业知识和资格、工作经验和培训经历。重点强调项目负责人的要求，应具有良好的职业道德及专业素养，在项目实施过程中具有主导权，应对申报的项目报告负责。

（3）所有人员均应建立人员的档案，保存其简历、相关资格证书、培训记录、任命书等文件。

（4）对机构内人员签名进行管理，建立签名样式存档文件。

（5）对试验人员的健康状况作出要求，避免由于人员疾病影响试验正常开展。

2. 质量管理体系

研究机构应建立质量管理体系，制订完善的质量管理文件。具体的文件形式并没有强制要求，既可以是质量手册、程序文件、标准操作规程及记录表单的分级管理文件；也可以是只有标准操作规程单一层次的平面化管理文件。不同文件形式核心部分都是标准操作规程。

在《药物非临床研究质量管理规范》（国家食品药品监督管理总局令第 34 号）定义的标准操作规程为描述研究机构运行管理以及试验操作的程序性文件。在美国 FDA 的 GLP 法规中，标准操作规程的定义为：书面的操作程序文件，用来描述常规的试验操作方法，这些方法通常在项目研究方案中不进行详细的描述。标准操作规程在形式上应该是被批准有效的文件。标准操作规程内容方面，要求满足该机构正常运行以及申报的研究项目的需要。主要包括但不限于以下方面：

（1）应建立 SOP 的制订、修订、分发、归档及销毁和管理的 SOP。

（2）人员方面：建立包括人员的简历建档和存档、上岗的资质要求、岗位职责、培训规定以及签名管理等的 SOP。

（3）设施管理：建立动物试验设施、细胞试验设施、功能实验室等的内环境

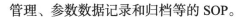

管理、参数数据记录和归档等的 SOP。

（4）仪器设备管理：建立包括仪器设备的购置、使用、保养、检定或校准等的 SOP；计算机化系统的设计、验证、使用、维护、备份及灾难恢复等的 SOP。

（5）受试物和对照品的管理：建立接收、标识、保存、分发、使用、留样、返还或废弃等的 SOP。

（6）实验体系的管理：包括实验动物和其他体外实验体系，应建立实验体系的购置、运输与接收、实验动物检疫、饲养管理、个体识别及分组等的 SOP。

（7）试验操作方面：建立各种试验样品采集、各种指标的检测等操作技术的 SOP。

（8）原始记录的管理：建立原始记录的范围、记录要求、处理要求及归档要求的 SOP。

（9）资料档案的管理：建立包括需要归档的原始数据范围、归档要求、档案编号及保存条件等的 SOP。

（二）设施

（1）建立开展研究项目必须的设施，要求设施应布局合理，应避免交叉污染而影响试验结果；同时应进行有效的管理以确保设施运行正常。

（2）实验动物设施。开展实验动物研究的机构，应建立符合相关法规及技术要求的动物试验设施，获得相应的实验动物使用许可证。配有动物设施平面图（标注动物、物品、人员和空气流向）。动物设施内环境参数，包括温度、湿度、氨浓度、换气次数、压差和照明等数据应有详细的记录，并进行归档管理。对于超范围的异常情况，应记录其参数数值、持续时间、处理措施等，如偏离情况发生在项目开展的过程中，应评估其对研究的影响，并反映在项目的总结报告中。

（3）功能实验室。包括受试物／对照品保管室、配制室、称量室及各类检测实验室。各类功能实验室应布局合理，避免交叉污染。如受试物或试验过程涉及放射性和生物危害性等物质时，应设置各类必须的设施条件，符合国家相关法律法规的要求。

（4）档案室。机构应建立用于保存纸质档案、电子档案、各类标本等的保存设施。档案室应由专人管理，并满足防火、防潮、防虫、防鼠、防磁和防盗等要求。对于有特殊要求的档案资料，应有相应的环境调控设施，保证温度、湿度符合要求。

（三）仪器设备

（1）研究机构应配备研究所需的仪器设备，且仪器的性能参数能够满足开展的项目的要求。

（2）仪器设备的放置符合仪器设备的要求，必要时控制温度、湿度等环境参数。

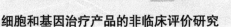

例如，电子天平应放置于稳定的台面或专业的天平台上；部分精密的分析仪器对房间的温度、湿度敏感，应控制环境参数，并进行记录。

（3）仪器设备的管理。可以根据仪器设备的复杂程度、是否直接产生数据及数据产生的过程，把仪器分为三类进行管理。A类：非测量辅助设备，这类仪器设备为试验过程用具，不直接出具数据，是否正常可直观观察到且对试验过程的影响也可以直观判断。如振荡器、搅拌器、显微镜、切片机等。B类：简单测量仪器，这类仪器可以产生测量数据，但不需要进行复杂的参数设定。这类仪器需要进行定期的检定、校准和期间核查等。如天平、温度计、pH计和移液器等。C类：多为配有计算机化系统的仪器设备，这类仪器产生测量数据前需要对仪器的参数、仪器控制、数据采集、处理及数据报告等进行设置。此类仪器设备产生数据时会有多种影响因素，因此在投入使用前必须进行性能验证，并进行定期的检定、校准和期间核查等，如高效液相色谱、液质联用仪、生化分析仪和血液分析仪等。

（4）仪器设备应建立完善的档案，仪器档案应该仪器覆盖整个的生命周期，包括：接收日期及启用日期、说明书、仪器的编号、验证材料、检定、校准、期间核查记录、维修记录及仪器退役记录等。

（5）仪器设备应制定相应的SOP，仪器说明书可以作为SOP的附件。

（6）仪器在使用过程中，应形成仪器设备的使用记录并完整保存，仪器设备使用的人员、时间及研究内容应与项目开展情况一致。

（7）计算机化系统的管理。计算机化系统是由硬件、系统软件、应用软件以及相关外围设备组成的，可执行某一功能或一组功能的体系。计算机化系统也可以进行分类管理，分类方法很多，常见的分为以下3类。A类：可豁免的基础软件，如计算机操作系统，Office文档工具，网络监控工具等。B类：简单的嵌入式系统，基于固件的应用程序，具有输入、存储功能，可以调用运行参数，如离心机、pH计、天平、电导率仪等。C类：复杂的计算机化系统，一般由计算机、操作系统、应用程序和仪器固件组成，具备参数调整、输入、产生数据等功能，并可以显示、控制、处理数据、贮存数据等，如LIMS、高效液相色谱、液质联用仪软件等。

1）A、B类计算机化系统通常不需要进行验证。C类计算机化系统用于研究的计算机系统在投入使用前应进行验证。验证过程形成的文件主要包括：用户需求说明书、风险评估报告、系统描述清单、设备系统安装、制订验证计划（包括安装验证IQ、操作验证OQ及性能验证PQ）、实施验证、出具验证报告等。所有验证实施过程产生的文件、数据均应归档保存。

2）A类计算机化系统不需要制定SOP。B、C类计算机化系统应制定SOP。

3）C类计算机化系统应对账户、角色及权限进行验证和管理。账户角色一般情况包括管理员、分析员、操作员和 QA 核查人员等，每种角色根据工作性质不同分配不同的权限。仪器操作人员应经过培训学习，考核通过后，方可创建账户进行操作。账户需要进行权限变更时应有相应的批准程序并保存记录。当使用人由于转岗或离职等原因，不再使用原账户时，应进行账户停用，不得删除账户。

4）计算机化系统的审计追踪。具有审计追踪功能的计算机系统应确保正常开启，审计追踪功能应该能实时、详细、准确记录计算机化系统中所有操作，并记录操作发生的时间以及操作人。

5）系统变更的控制。计算机化系统经过验证后，如果系统发生变更，如硬件的更改、软件的更新或升级、数据库关键参数的变更，所有的变更均需有文件记录。同时对变更造成的影响进行评估，如经评估该变更可能导致已验证的状态出现偏离，应针对变更部分实施验证。例如：软件升级后增加新的测量功能，新增的功能在之前的验证中未进行确认，则需要针对新增功能进行部分验证。

6）计算机系统所产生的数据应妥善保存。制定相关的 SOP，应规定电子数据及相关运行软件归档方式、地点、存储条件、保存时间及备份的要求。

（四）受试物/对照品

（1）受试物/对照品的管理应由专人负责。应具备符合各类保存条件的设施和设备，如常温、低温、防潮、避光等。

（2）受试物/对照品的接收。在接收前应了解样品的特性，确保能够提供相应的保存条件。样品接收工作应由专人负责。接收时，需要送样人填写送样单及样品信息表，一般应包含：名称、批号、性状、含量纯度、理化性状、有效期、储存条件、运输条件及数量等。接收人应根据上述表单核对样品信息，如出现不相符的情况应要求送样人进行说明或拒收。

（3）受试物/对照品的编号管理。应制定受试物/对照品的编号的 SOP。验收合格的样品应给予具有唯一性的编号，并进行标识。样品编号应记载于项目实施过程中，包括试验方案、原始记录及总结报告中。

（4）受试物/对照品的储存。受试物/对照品储存条件应符合样品基本信息的要求。研究机构应在接收前评估是否具备相应的储存设备，收到样品后应即刻存入。另外，储存设施区域应合理布局，避免交叉污染。研究机构应完整保存环境监测的数据，出现偏离的情况应及时记录并评估其影响。

（5）受试物/对照品的领取。受试物/对照品每次领取由使用人员申请，由样品管理人员进行发放。领取过程应详细记录并妥善保存，主要内容包括名称、数量、用途、时间及人员签名。在领取过程中发生的意外也需详细记录，如样品的破损、遗撒等。

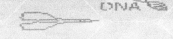

（6）受试物／对照品的返还及处理。试验过程中，领取使用后剩余的少量样品，可以根据实际情况进行废弃处理或返还样品管理部门。无论何种方式，均应进行详细的记录并妥善保存，内容包括：剩余数量、处理方式、操作人员签名及日期等。所有试验项目结束后，剩余样品原则上应返还委托方，做好相关的记录并需委托方签字确认；如遇委托方不接收的情况，研究机构需全面评估样品的对环境、人员潜在危害，按照相关的法规规定进行处理，并保存相关记录。

（7）特殊受试物／对照品（如毒、麻、精、放及生物危害）的管理应遵守相关的法律法规的要求。

（五）实验系统管理

（1）用于药理毒理研究的实验系统可分为实验动物和体外实验系统。

（2）实验动物应从持有实验动物生产许可证的单位进行购买。每批动物均需开具实验动物合格证，实验动物合格证及其他证明文件需随项目原始资料归档保存。实验动物的饲养、使用均应在获得实验动物使用许可证的设施中进行。

（3）体外实验系统（如细胞、细菌和病毒等），应保存购买的相关证明文件。应要求供货方提供系统的背景信息，如细胞、细菌的核型鉴定结果和代次等信息，必要时研究机构应对体外实验系统进行鉴定和确认。体外实验系统传代保存时，应详细记录名称、批号或编号、代次和冻存时间等信息，每支冻存管上均需有注明名称和编号的标识。对于有生物危害的实验系统，在保存、使用过程中应遵守相关的法律法规。

二、申报项目的核查

（一）原始数据的基本要求

（1）真实、准确、完整和可追溯，这是法规对药品数据的总要求。

（2）数据管理应当贯穿整个数据生命周期。数据生命周期的定义为：数据从产生、记录、处理、审核、分析、报告、转移、储存、归档、恢复直至销毁的全过程。

（3）数据管理应保证归属至人（attributable）、清晰可溯（legible）、同步记录（contemporaneous）、原始一致（original）、准确真实（accurate）（国际上，常用缩略词"ALCOA"）。

（4）数据归属至人。研究所有数据应能追溯到数据的产生者或记录者。机构应对研究人员的签名进行管理，就是为保证纸质记录可追溯性。对于电子记录，产生数据的计算机化系统应对账户、角色、权限及电子签名进行验证。对于不需要验证或不能建立账户的计算机化系统，可采取电子记录加纸质记录的方式确保数据归属。数据需要修改时，不得覆盖原数据，并需记录修改人、时间及原因。计算机化系统退役时，应充分评估已产生的数据的可读性，必要时应保存相关的计算机及软件。

（5）数据清晰可溯。原始数据记录应清楚和不易消除，如不可以用铅笔进行记录。对于不能长期保存的记录，如使用热敏纸打印的原始数据，要及时复印，并保存原件和复印件。计算机化系统应保证审计追踪功能的开启；对于不具备审计追踪功能的计算机化系统，可采取电子记录加纸质记录的方式确保数据可追溯。

（6）数据同步记录。纸质记录应直接、及时地记录在专用的记录纸或记录本上，不得将数据记录在草稿纸上然后再誊写。电子记录应能体系计算机化系统的时间戳信息，制定相应的 SOP 管理系统时间，不得随意改动系统时间。

（7）数据原始一致。研究机构应制定原始数据审核的 SOP，研究数据产生后，应及时进行审核，确保数据真实反映观察、测量的结果。原始数据转换为二次数据时，如纸质记录录入计算机或电子数据导出成不同的文件格式，也需进行审核，以保证二次数据与原始数据的一致性。

（8）数据准确真实。研究机构应采取必要的控制措施以确保数据准确真实。具体措施包括：仪器设备的检定、校准和期间核查，试验人员培训、考核及能力授权，计算机化系统的验证等。

（二）药理毒理试验项目核查概要

（1）核查申报资料与试验方案、原始数据、总结报告的一致性。以原始数据为核心，检查是否严格执行试验方案的规定，检测指标的数量、时间，漏做及多做均为试验方案的偏离，核查是否有相关的偏离记录及处理措施。检查总结报告是否真实、全面地反映了原始数据，是否有漏报、错报或选择性的报告，试验过程中出现的异常情况及偏离试验方案和 SOP 的情况均应记载于总结报告中。

（2）核查受试物 / 对照品的相关记录。包括接收记录、储存记录、发放记录、使用记录、返还记录及废弃记录，并对储存环境参数记录、发放时使用的仪器的使用记录、受试物 / 对照品的配制记录及配制中使用的溶剂的相关记录进行延伸检查。核对记录与申报材料的一致性。

（3）核查实验系统的相关记录。

1）核查项目使用的实验动物的实验动物合格证、数量、年龄、性别及清洁等级等信息。核对记录与申报材料的一致性。

2）核查实验动物饲养的相关信息，包括：环境参数、饲料、垫料及饮水等记录。核对记录与申报材料的一致性。

3）核查实验动物使用的相关信息，包括：动物标识、分组、给药、观察、解剖及尸体处理等相关记录。核对记录与申报材料的一致性。

4）核查体外实验系统的相关记录，包括实验系统的质量鉴定文件、复苏、传代及培养等记录，核查体外培养使用的培养箱、试剂、培养基、血清及抗生素等的记录。核对记录与申报材料的一致性。

（4）核查检测指标的相关记录。各项指标的检测应严格按照试验方案的规定进行。检测样本采集、运输、处理、保存、检测及留样等均需保存相关记录，核查时应能根据上述记录完整溯源。核查检测的项目、数量、时间、方法及仪器等与申报资料的一致性。对于电子数据，应调取计算机化系统中的稽查轨迹进行核查。

（5）如研究项目存在外包检测，核查相关的外包合同或协议的内容，并对外包方产生的数据进行延伸检查。

第四节　现场核查案例

核查人员在对申报项目的现场核查，一般是以某项试验报告为线索，检查其相关的数据和结果的真实性和规范性。在检查过程中，对于涉及的研究机构的质量管理相关的内容会进行延伸检查。特别是关系到数据的准确性和真实性的环节，会被重点关注，比如相关技术人员的能力和资质、仪器设备的检定或校准等。

以 CAR-T 体内药效学试验和组织分布试验为例列举常见的核查内容：

一、体内药效学试验

（一）查阅相关委托合同或协议等

重点检查委托合同内容是否包含了所有申报的试验项目；核对合同签订日期和试验开展日期的逻辑关系。

（二）一致性核查

检查申报的试验报告与被检查机构存档的试验报告的一致性，包括报告内容、签名和日期等。

（三）检查参与试验项目的主要人员档案

关注相关人员的专业、学历、研究经历、相关培训及留存签名等。

（四）检查试验方案

重点关注：是否在研究开展前是否制定并批准了相应的试验方案；试验实施是否严格执行了方案的规定；是否存在方案的变更。

（五）受试物相关检查

（1）检查受试物接收记录。记录的内容应包含以下信息：名称、批号、生产商、性状、运输条件、贮存条件、有效期、规格、操作人员安全性警示、接收日期及接收量等。另外，接收受试物时，研究机构是否核对相关的信息，特别是运输过程的

冷链信息。核对以上信息是否与报告内容一致。

（2）检查受试物的贮存记录。检查受试物贮存的位置记录；查阅保存环境的参数记录，特别是冰箱的温度记录，关注是否有温度超标的情况，是否有相应的偏离记录和处理措施；对于产生环境参数的设备（如温度计、湿度计）关注其检定或校准记录。

（3）检查受试物使用记录。每次使用均应有领取、使用、废弃或返还记录。根据相应记录核对单次和总体受试物数量，例如根据动物给药方案、动物数量计算某次给药的总量，核对领取数量是否合理。

（4）检查受试物返还或废弃记录。试验完成后，剩余受试物应形成处理记录，可以是返还记录或是废弃记录，核对记录的数量是否合理。

（5）细胞治疗品种有些是新鲜制备新鲜送样，研究机构收到样品直接给药，不进行储存。这种情况除不存在储存记录外，接收记录、使用记录、废弃记录等均应按要求进行。

（六）实验动物的相关检查

（1）检查动物实验设施。检查开展项目的设施的实验动物使用许可证；动物试验开展的房间记录；动物设施的环境记录，包括温度、湿度和光照等。

（2）检查实验动物的相关资质文件。主要包括实验动物供货方的资质、申报项目使用的动物的合格证等，核对以上信息是否与试验报告一致。

（3）检查实验动物的一般信息。检查动物接收、检疫、使用及处置的相关记录，核对动物的种属、级别、年龄、性别和数量等信息。

（4）此类试验因动物造模的原因，经常会多订购一定数量的动物。对于这个问题要求研究机构必须在方案中明确预定数量和动物取舍标准，并在方案实施的过程中及时、详细记录动物的流转过程。

（七）造模使用的肿瘤细胞的检查

（1）检查细胞的一般信息。包括细胞来源的证明文件、细胞鉴别的相关文件、细胞保存及传代的相关记录等。

（2）检查细胞复苏及扩增的相关记录。包括细胞领取记录或台账、离心记录、培养记录及换液记录等。

（3）检查细胞操作中相关仪器设备。包括离心机、细胞培养箱、显微镜等的标准操作规程和使用记录。

（4）检查细胞操作中相关试剂的记录。包括培养基、试剂溶液等的配制记录，核对名称、批号等是否与试验报告一致。

（八）试验实施过程的检查

（1）检查造模过程。包括肿瘤细胞悬液制备记录、肿瘤细胞接种记录，核对接种细胞量、接种动物数量及日期等。

（2）检查分组前肿瘤观察。包括分组前动物笼旁观察、肿瘤测量等记录，如肿瘤测量使用活体成像等仪器，应对动物麻醉记录、仪器使用记录进行检查。

（3）检查动物分组。包括检查动物分组计算过程、动物编号以及组别的对应关系，检查是否有剔除动物的情况，是否记录了剔除理由及剔除动物去向，核对上述操作是否按照试验方案的规定进行。

（4）检查给药。包括检查每次给药记录、剩余受试物处理记录等。核对动物的给药量、给药日期、时间、操作者、剩余量及处理方式等信息，核对与受试物领取记录的一致性。

（5）检查体重记录，核对动物称重的日期、时间、操作者及使用的电子天平，检查仪器使用记录是否与称重内容及时间一致。

（6）检查给药后肿瘤观察过程。包括给药后动物笼旁观察、肿瘤测量等记录，如肿瘤测量使用活体成像等仪器，应对动物麻醉记录、仪器使用记录进行检查。

（7）检查动物安乐死过程。包括动物安乐死记录、动物尸体处理记录，如使用麻醉药品、麻醉机等则需要检查相应的毒麻药领取及仪器使用记录，核对安乐死动物的数量、编号、日期、时间及操作者等信息。

（8）检查动物解剖。包括动物解剖记录、组织称量记录等，核对动物数量、编号及组别等信息，检查天平使用记录是否与组织称量的内容及时间一致。

（9）检查统计学过程的相关记录，核对统计方法是否与试验方案规定一致，核对原始数据和录入／导入统计的二次数据的一致性。

（九）试验报告的检查

（1）试验报告的形式检查。包括：检查报告书是否有专题负责人的签字和日期，如果出现报告的修订是否有修订报告的签字和日期；检查报告中是否记有研究机构和委托单位的名称和地址，是否与委托协议或合同一致；检查报告中是否说明了研究主要参加人员及其参与负责的主要工作；检查报告中是否记录了该项目所有的原始数据、标本及档案等的保存地点、负责人及联系方式等。

（2）检查试验报告书中受试物和对照品相关数据是否全面，一般包括名称、批号、生产商、性状、贮存条件、有效期、规格及有效期等信息，核对上述信息是否与受试物接收记录一致。如受试物需要配制或进行浓度检测，则需检测相关配制及细胞计数记录。

（3）实验动物的检查。包括：核对动物的种属、级别、年龄、性别及数量等

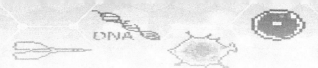

信息与动物相关记录是否一致。

（4）造模使用的肿瘤细胞信息，核对使用细胞的种类、来源、保存、使用及培养过程等是否与原始记录一致。

（5）各种检测指标的检查。包括检查试验报告中是否涵盖了方案规定的全部检测项目，核对检测时间、检测频率及检测样本数是否与方案规定一致。

（6）对试验结果的检查。包括核对报告中的个体数据是否与原始记录一致，如动物体重、肿瘤测量数据及瘤重等；核对报告中统计数据是否与统计记录一致。

二、组织分布试验

组织分布试验过程中部分操作与药效学试验相同，相同部分的检查关注点是一样的，故不再赘述。下面列举组织分布试验特殊关注点：

（一）检测样品相关检查

（1）检查生物样品采样过程。生物样品采集应当严格按照方案的规定进行，并保存记录。核实时间、数量及操作人等信息的相符性，及与申报资料的一致性。

（2）检查生物样品的编号。生物样品的编号方法应在相关SOP或试验方案中进行明确的规定，编号的规定应覆盖采样、样品处理及分析的各个环节。抽查留样的编号，核对样品编号的相符性。

（3）检查生物样品的保存情况。生物样品的保存条件应在试验方案中明确规定，检查生物样品的保存位置、保存条件、相关人员签名和日期。一般情况，生物样品需低温保存，检查冰箱的冷链记录等。

（4）检查生物样品管理的相关台账。包括样品接收、保存、领取、返还及废弃的记录，核对样品数量、编号、相关人员签名和日期等。

（5）检查空白对照样品的相关记录。样品检测过程中使用会使用到空白对照样品，对于空白对照品应按检测样品的管理要求进行。

（二）样品测定过程的检查

（1）仪器设备的检查。检查仪器设备的检定/校准情况、仪器的SOP、使用记录等。对于仪器相关的计算机化系统系统，应检查其验证情况，包括检查审计追踪功能的是否开启和正常运行、人员电子签名及权限的设定、系统时间日期控制及系统安全等。

（2）检查方法学验证。方法学验证应事先制订验证方案，严格按照方案开展验证工作，主要包括标准曲线和定量范围、精密度与准确度、平行性、特异性等。检查验证过程中样品、试剂、人员、仪器及数据的一致性。

（3）检查样品检测。试验样品检测应严格执行检测方案。样品前处理的过程和检测方法应与方法学验证一致。检测样品应有唯一性编号，样品应按照顺序连续不间断进行检测，如中断，在原始记录中记录中断原因。所有检测样品均应记录在原始记录中（不论成功或失败），对于失败的试验样品应进行原因分析及说明。相关 SOP 或试验方案中应对试验样品重新分析进行明确的规定，试验过程中如进行了重新分析应符合要求，不能为临时个人决定。样品检测的原值、重分析的原因、重分析值等应保留记录且在试验报告中说明，并与申报资料一致。

（4）检查数据统计分析。核对统计方法是否与试验方案规定一致，核对原始数据和录入 / 导入统计的二次数据的一致性。

第五节　现场核查发现的缺陷问题举例

细胞培养记录为打印的试验步骤整片记录仅有手写签名及日期，缺失冻存的细胞冻融、离心、清洗及培养基配制等多项记录，不能体现实际的操作过程，原始记录不完整。使用天平称量样品，虽称量前进行了校准，但校准范围无法覆盖称量值。原始记录中测量数值为理论值而非真实示值。

动物实验中淘汰动物无淘汰记录，无法溯源淘汰动物的去向。

动物实验在普通实验室中进行或无法提供在相应的动物设施中开展的证据。

原始记录每页仅在末尾有一个签名和日期，不能溯源记录中每项每次操作的操作人和时间。

受试物 / 对照品领取过程记录的数量为理论值进行记录，试验结束后剩余样品实际称量值与记录不符。

外包检测项目无委托的证明文件，检测样本交接无记录，且收到的检测报告仅有数值，无名称、编号等信息，数据无法溯源。

原始数据未使用纸质记录形式，而使用不具有审计追踪功能的软件人工录入（如 Excel），无法溯源记录的时间、记录人，且可随意修改。

归档的病理标本编号混乱，无法溯源标本来源的动物信息。

受试物配制量与动物给药量不符，且无其他记录证明其合理性。

原始数据修改不规范：修改前的数据涂抹，无法辨识；修改时未记录修改理由、修改人及时间。

研究人员职责分配不合理，如计算机化系统管理员兼任分析员、质量保证人员参与试验操作。

原始数据所附的分析图谱为截图粘贴，无法溯源其他信息。

试验数据统计分析时，无实验方案、SOP 的事先规定，随意剔除数据。

第六节　结　语

　　近年来，在全球范围内，细胞和基因治疗产品新药层出不穷，我国相关领域也在不断升温，相关的监管政策和技术指导原则相继出台。细胞和基因治疗产品研发过程中，非临床研究领域新技术的应用对传统的现场核查提出了挑战。药品监管部门在不断地积累相关经验后，将会出台更加细化、更有针对性的核查要点。作为研发人员，在新药申报时提供真实可靠的数据是最基本的责任。保证数据真实、准确、完整和可追溯是基本的原则，不论在研发过程中使用了怎样的新技术和新方法均应参照执行。

参考文献

　　［1］中华人民共和国药品管理法（2019 年国家主席令第 31 号）[EB/OL]. (2019-08-27). https://www.nmpa.gov.cn/xxgk/fgwj/flxzhfg/20190827083801685.html.

　　［2］国家市场监督管理总局.药品注册管理办法（国家市场监督管理总局令第 27 号）[EB/OL]. (2020-03-30). https://www.nmpa.gov.cn/xxgk/fgwj/bmgzh/20200330180501220.html.

　　［3］国家药品监督管理局.《药品注册管理办法》·政策解读 [EB/OL]. (2020-03-31). https://www.nmpa.gov.cn/xxgk/zhcjd/zhcjdyp/20200331144901137.html.

　　［4］国家食品药品监督管理局.药品注册现场核查管理规定（国食药监注〔2008〕255 号）[EB/OL]. (2008-05-23). https://www.nmpa.gov.cn/xxgk/fgwj/gzwj/gzwjyp/20080523120001411.html.

　　［5］国家药品监督管理局.药品记录与数据管理要求（试行）[EB/OL]. (2020-07-01). https://www.nmpa.gov.cn/yaopin/ypggtg/ypqtgg/20200701110301645.html.

缩略词表

缩略词	英文全称	中文释义
AAV	adeno-associated virus	腺相关病毒
ADAs	anti-drug antibodies	抗药抗体
ADME	absorption, distribution, metabolism and excretion	吸收，分布，代谢和排泄
ATMPs	advanced therapy medicinal products	先进治疗医药产品
BCMA	B cell maturation antigen	B 细胞成熟抗原
BE	base editing	单碱基编辑
BLI	bioluminescent imaging	生物发光成像
CAR	chimeric antigen receptor	嵌合抗原受体
CAR-T	chimeric antigen receptor T cell	嵌合抗原受体 T 细胞
CDE	Center for Drug Evaluation	药品审评中心
CFSE	carboxyfluorescein diacetate succinimidyl ester	羧荧光素二乙酸酯琥珀酰亚胺酯
CGT	cellular and gene therapy	细胞和基因治疗
CRES	CAR-T cell relevant encephalopathy syndrome	CAR-T 细胞相关脑病综合征
CRS	cytokine storm	细胞因子风暴
CRISPR	clustered regularly interspaced short palindromic repeat sequence	规律成簇间隔短回文重复序列
CT	cell therapy	细胞治疗
CTL	cytotoxic lymphocyte	细胞毒性 T 淋巴细胞
CTLA-4	cytotoxic T lymphocyte associate protein-4	细胞毒性 T 细胞相关蛋白 -4
DC	dendritic cell	树突状细胞
DLBCL	diffuse large B-cell lymphoma	弥漫性大 B 细胞淋巴瘤
DSB	double strand break	双链断裂

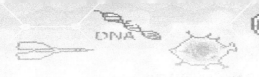

EGFR	epidermal growth factor receptor	表皮生长因子受体
ELISPOT	enzyme-linked immunospot assay	酶联免疫吸附斑点
EMA	European Medicines Agency	欧洲药品管理局
ESC	embryonic stem cell	胚胎干细胞
FDA	Food and Drug Administration	食品药品管理局
FOB	functional observation battery	功能观察试验组合
GFP	green fluorescent protein	绿色荧光蛋白
GLP	good laboratory practice	质量管理规范
GM-CSF	granulocyte-macrophage colony stimulating factor	粒细胞 - 巨噬细胞集落刺激因子
GOTI	genome-wide off-target analysis by two-cell embryo injection	二细胞胚胎注射法全基因组脱靶分析
GT	gene therapy	基因治疗
GvHD	graft versus host disease	移植物抗宿主病
HCT/P	human cells, tissues, and cellular and tissue-based products	人体细胞，组织，以及相关产品
HDR	homology-directed recombination	同源重组修复
HER	human epidermal growth factor receptor	人表皮生长因子受体
hESC	humanembryonic stem cell	人胚胎干细胞
HLA	human leukocyte antigen	人类白细胞抗原
HLA Ⅰ	human leukocyte antigen Ⅰ	人白细胞抗原Ⅰ
HSC	hematopoietic stem cell	造血干细胞
HSV	herpes simplex virus	单纯疱疹病毒
ICH	International Conference on harmonisation of technical requirement for registration of pharmaceutical for human use	药品注册的国际技术要求
IFN- γ	interferon- γ	干扰素 - γ
IL	interleukin	白介素
IND	investigational new drug	新药临床试验申请
iPSC	induced pluripotent stem cell	诱导多能干细胞
LNP	lipid nanoparticles	脂质纳米颗粒
MC	mesenchymal cell	间充质细胞
MHC	major histocompatibility complex	主要组织相容性复合体
mHC	minor histocompatibility complex	次要组织相容性复合体

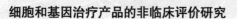

MLR	mixed lymphocyte reaction	混合淋巴细胞反应
MM	multiple myeloma	多发性骨髓瘤
MSC	mesenchymal stem cell	充质干细胞
NDA	new drug application	新药上市许可申请
NHEJ	non-homologous end joining	非同源末端修复
NK	natural killer	自然杀伤
NLS	nuclear localization sequence	核定位信号
OV	oncolytic virus	溶瘤病毒
PAM	protospacer adjacent motif	原型间隔毗邻序列
PBMC	peripheral blood mononuclear cell	外周血单个核细胞
PHS Act	public health service act	公共健康服务法
POC	proof-of-concept	概念验证
PSC	pluripotent stem cell	多能干细胞
qPCR	quantitative real-time polymerase chain reaction	实时定量聚合酶链反应
RMP	risk management plan	风险管理计划
RNP	ribonucleoprotein complex	核糖蛋白复合物
RVDs	repeat varible di-residues	双氨基酸残基
SC	stem cells	干细胞
scFv	single chain variable fragment	单链可变片段
SCID	severe combined immunodeficiency	免疫缺陷综合征
SSC	specialized stem cell	专能干细胞
SSNs	sequence-specific nucleases	序列特异性核酸酶
TAA	tumor-associated antigen	肿瘤相关抗原
TALE	transcription activator-like effector	类转录激活因子效应物
TCR	T cell receptor	T 细胞受体
TLS	tumor lysis syndrome	肿瘤细胞溶解综合征
TIL	tumor-infiltrating lymphocyte	肿瘤浸润淋巴细胞
ZAL	zwitterionic amino lipid	两性离子氨基脂质
ZFNs	zinc finger nucleases	锌指核酸酶
ZFP	zinc finger protein	锌指蛋白结构